LES

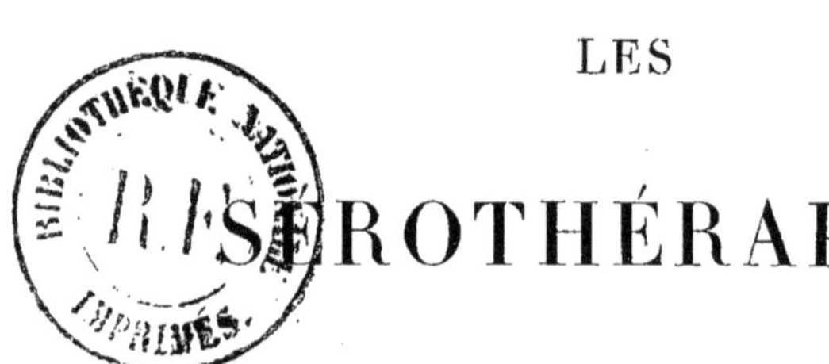

SÉROTHÉRAPIES

L. LANDOUZY

PROFESSEUR A LA FACULTÉ DE MÉDECINE DE PARIS
MÉDECIN DE L'HÔPITAL LAËNNEC
MEMBRE DE L'ACADÉMIE DE MÉDECINE ET DE LA SOCIÉTÉ DE BIOLOGIE

LES SÉROTHÉRAPIES

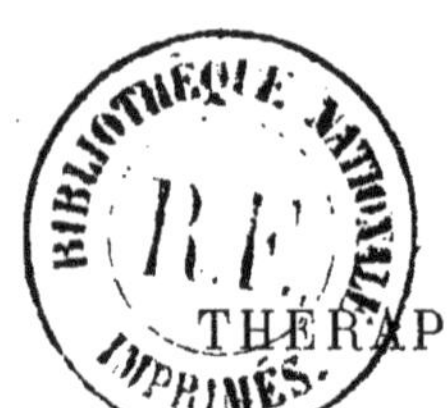

LEÇONS

DE

THÉRAPEUTIQUE ET MATIÈRE MÉDICALE

PROFESSÉES A LA FACULTÉ DE MÉDECINE
DE L'UNIVERSITÉ DE PARIS

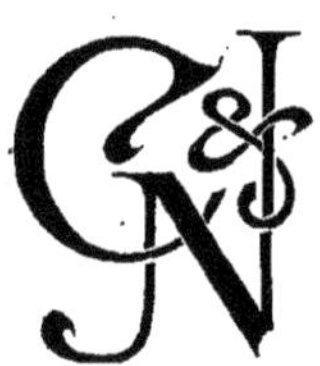

PARIS
GEORGES CARRÉ ET C. NAUD, ÉDITEURS
3, RUE RACINE, 3

1898

INTRODUCTION

Appelé, en 1893, par la Faculté de médecine de Paris, à la chaire de Thérapeutique et Matière médicale, je l'occupais à l'heure où la Thérapeutique, éclairée par la Doctrine pastorienne, par les découvertes de R. Koch, de Brieger, de A. Gautier, suggestionnée par les recherches de Ch. Bouchard et de ses élèves, par les expériences de Ch. Richet et Héricourt, par les travaux de Metchnikoff et par ceux de Roux et Yersin ; à l'heure où la Matière médicale, enrichie par les découvertes de Behring et par celles de Brown-Séquard, allait scientifiquement s'engager dans des sentiers nouveaux.

J'étais appelé à professer à une heure où la Thérapeutique subissait une orientation nouvelle, où la Matière médicale avait à connaître d'inventions et de moyens à peine soupçonnés de nos pères. La Thérapeutique, de symptomatique qu'elle était, devenait pathogénique ; la Thérapeutique ne se faisait plus seulement palliative et défensive, elle se proposait d'être préventive, immunisatrice, vraiment curative ; nous en étions aux premiers essais de sérothérapie, de microbithérapie, de toxinothérapie, aux premières applications d'opothérapie.

Ce sont ces *actualités* de la Thérapeutique, ce sont ces nouveautés de la Matière médicale, c'est l'emploi des sérums, c'est l'emploi des humeurs animales, qui allaient pour la première fois, à la Faculté, être enseignés aux étudiants et aux praticiens, soucieux de savoir ce que doctrines et applications thérapeutiques devenaient au milieu de cette évolution nouvelle de toutes les branches de la Médecine.

Dans la leçon-programme par laquelle j'ouvrais mon cours (1893), j'indiquais la nouveauté et la difficulté de ma tâche[1].

Je m'efforçais d'y marquer la forme nouvelle que devait prendre l'enseignement de la Thérapeutique, si cet enseignement voulait être moderne, si, sans rien répudier de l'empirisme de bon aloi dont sont faites les meilleures de nos médications, il voulait se vivifier aux doctrines pathogéniques et physiologiques qui, à notre époque, agitent la Médecine et mènent la Thérapeutique. Je m'efforçais d'y marquer le rôle du médecin-thérapeute, du médecin-guérisseur qui, poussé par l'orientation nouvelle de toutes choses, est contraint de mettre un esprit encyclopédique au service de la Thérapeutique, qui n'est nullement, comme on le croit trop facilement, la science des médicaments, mais bien la science et l'art des *médications*.

Aujourd'hui moins que jamais la Thérapeutique ne saurait, sous peine d'impuissance, se cantonner dans les limites artificielles qui forment les frontières des diverses branches de la Médecine. Car, en somme, dans la pratique, c'est alors seulement que nous avons fait œuvre d'anatomistes, de physiologistes, de nosographes, alors seulement que nous sommes fixés sur la pathogénie de la *maladie*, sur son diagnostic, sur son pronostic, alors enfin que nous avons établi le bilan du *malade*, que, nous autres médecins-traitants, nous sommes à même de saisir les indications thérapeutiques, de discerner parmi les nombreuses médications celle qui s'impose, et d'aller demander à la Matière médicale des armes pour combattre.

Ce sont pareilles considérations que je développais lorsque je disais que c'est par la Thérapeutique que la Médecine se fait science appliquée, bien ou mal faisante ; que c'est comme thérapeute que le médecin s'affirme vraiment artiste, ainsi que le proclamait l'un de mes illustres prédécesseurs, Trousseau, passé maître inimitable en art médical.

La Thérapeutique étant, à la fois, science et art de soigner les

1. L. Landouzy. — Cours de Thérapeutique et Matière médicale. Leçon d'ouverture. *La Presse médicale*, 1893, Décembre, n° 2, p. 9.

malades, il ne saurait, parmi toutes les branches de la Médecine, y en avoir une seule qui soit plus immédiatement pratique.

Toutes les branches de la médecine, l'anatomie, l'histologie, la physiologie, l'anatomie pathologique, la microbilogie, la nosographie, la séméiotique, la pathologie générale, peuvent faire, de ceux qui les étudient, des savants, des naturalistes comme on disait autrefois, des biologistes comme on dit aujourd'hui ; la culture de toutes ces sciences ne saurait faire un médecin, encore moins un médecin-thérapeute. Se montreront médecins ceux-là seulement qui feront converger synthétiquement toutes leurs études vers la connaissance des médications, afin d'en pénétrer la science et d'en pratiquer l'art. Ceux-là, et ceux-là seulement, seront médecins, qui, ayant reconnu la maladie, ayant compris et pénétré le malade, cessant d'être simples spectateurs du drame morbide qui se joue devant eux, et devenant partie prenante, sauront entrer en lice, sauront se mêler à l'action et entreprendre *quelque chose*, avec la volonté expresse de changer le cours des événements, en leur imprimant telle direction qu'ils jugeront salutaire. A la minute seulement où ils agiront, ne serait-ce même que pour faire respecter la marche naturelle et souhaitable de certains troubles fonctionnels (crises urinaires, crises sudorales, diarrhées, crises de larmes, saignées naturelles, tels les épistaxis utérines et les flux hémorrhoïdaires, etc., etc.), à la minute seulement, où, de spectateurs ils deviendront acteurs, ils seront réellement médecins, synthétisant vraiment dans leur entreprise thérapeutique toutes les branches de la Médecine.

C'est que, à bien prendre les choses, la Thérapeutique est la *moralité* des études médicales, la *raison d'être du médecin*. Jusqu'à l'heure de nos premiers actes thérapeutiques, nous avons pu faire œuvre de recherches et de découvertes scientifiques, mais nous sommes devenus médecins à l'heure seulement où, visant le but défini de rendre aux malades la santé, nous avons employé pour l'atteindre une arme choisie, de préférence à toute autre, dans la Matière médicale.

C'est que la Matière médicale est cette branche de la Médecine qui connaît seulement des agents employés en Thérapeutique.

Si la Matière médicale étudie les agents mis au service du thérapeute, la Thérapeutique, elle, étudie les médications autant que les occasions et la manière de se servir de ces agents. Exceller en Thérapeutique, c'est exceller dans l'art de rétablir la santé. On pourrait dire, si l'on voulait emprunter à l'école de guerre une juste comparaison, que la Matière médicale est notre science balistique, à nous autres médecins, comme la Thérapeutique est notre science tactique.

Il faut bien se garder de certaines illusions qui feraient croire que serait thérapeute celui qui posséderait le mieux sa Matière médicale, qui aurait complète la connaissance des origines, des propriétés physiques, chimiques, organoleptiques, des formes pharmaceutiques, des actions physiologiques, dynamogéniques ou toxiques des agents employés en médecine. Le posologue, le pharmacodynamiste, le possesseur de formules que serait celui auquel je fais allusion, risquerait fort de se montrer un piètre thérapeute, usant très maladroitement de ses armes. C'est que le vrai thérapeute est le tacticien que je visais tout à l'heure; il est l'homme qui saisit le moment précis de faire marcher ses troupes, et ne les engage que lorsqu'elles peuvent donner le maximum de leurs efforts, et produire le meilleur de leurs effets.

Le plus instruit de nos officiers sur la résistance générale des armées, sur la valeur comparée de l'infanterie et des autres corps, sur les armements modernes, sur la trajectoire et la force de pénétration des projectiles, pourra ne jamais faire qu'un piètre tacticien; de même, le plus fort des biologistes sur les principes de la pharmacodynamie, sur les apports de la thérapeutique expérimentale, pourra n'être qu'un mauvais médecin-thérapeute. Ce qui fait le tacticien, ce qui fait le soldat victorieux, comme le thérapeute et le médecin-guérisseur, ce n'est point la science de la technique militaire ou la connaissance approfondie de la Matière médicale, c'est la conception que le tacticien aussi bien que le thérapeute savent prendre, à l'heure décisive, de l'ensemble de leurs moyens d'action et de la masse des résistances à vaincre. En d'autres termes, ce qui fait le tacticien comme le thérapeute, c'est la complète connaissance des armées, c'est la science des médications, c'est l'art de saisir les indications, c'est l'art de les remplir. La victoire comme la guérison sont œuvres de stratégie, et voilà pourquoi, si nous ne manquons pas d'excellents traités de Balistique et de Matière médicale, nous avons si peu de très bons traités de Tactique et de Thérapeutique.

Si la Thérapeutique et la Matière médicale n'étaient pas deux choses essentiellement distinctes — que cependant tant de médecins confondent — il n'y aurait pas de bons et de médiocres thérapeutes : les armes fournies par la Matière médicale étant les mêmes, les résultats heureux ou néfastes sont imputables à la valeur différente des hommes qui les emploient. Et cependant, les élèves en médecine, aussi bien que nombre de praticiens, sont loin de se faire des choses l'idée que j'essaye d'en donner : il s'en faut, qu'on mette dans les mots thérapeutique, matière médicale, pharmacologie, thérapeutique expérimentale, la netteté d'acception et de définition qu'il y a dans les faits ; or, ne s'entendant pas bien sur la valeur des termes, on risque fort de ne pas se comprendre sur la valeur et l'importance des idées comme des choses.

Dussé-je scandaliser mes lecteurs, il faut que je dise que nombre de médecins — toute la faute n'en est pas à leurs Maîtres, mais à une certaine paresse intellectuelle bien douce à chacun de nous — se préparent assez maladroitement au traitement de leurs malades : *quémandant* à leurs livres de Thérapeutique des formules toutes faites ; exigeant de la Matière médicale des armes toutes chargées ; faisant ainsi œuvre passive, œuvre *radicale*, là où précisément se suppose une œuvre éminemment active, intelligente, et *opportuniste* ; faisant acte de mémoire et non de réflexion, sans s'apercevoir que, procédant ainsi, ils s'exposent à être pris au dépourvu, si par malheur leurs souvenirs viennent à manquer, si l'arme que le pharmacien leur livre n'est pas conforme au modèle qu'ils se sont accoutumés à voir manier par leurs Maîtres. Dans de telles conditions, semblables médecins deviennent redoutables, car ils ont l'audace que prêtent la sûreté et la précision des moyens d'action. L'étude et la parfaite connaissance des indications, la discussion des médications et le choix des moyens, l'hésitation dans l'entreprise, la temporisation, l'expectation, ne sont pas leur affaire. Pour un peu, ils diraient que tout cela est l'œuvre des ignorants, des impuissants, des sceptiques ; ils ont la foi des néophytes, si enviable, si féconde, et en même temps si dangereuse ! Pour un peu, pareils médecins se croiraient obligés d'avoir toujours prêt le même traitement pour chaque maladie, que celle-ci s'attaque à un bébé, à un enfant, à un adulte, à une jeune femme, ou à un vieillard !

C'est ainsi que, sans prendre la peine de se demander s'il faut faire *quelque chose* et quel sera le meilleur de ce *quelque chose*, ils n'approchent pas un malade sans se croire obligés d'intervenir, au risque de troquer une expectation sage et bienfaisante contre une intervention puérile ou nocive. C'est qu'un commerce ininterrompu avec la Pathologie générale et les fréquentations cliniques quotidiennes ne les ont pas conquis à cette vérité, qui est le commencement de la sagesse en thérapeutique, *que nous n'avons pas à traiter des maladies, mais des malades.*

Que le lecteur fasse un retour sur lui-même, et je suis certain qu'il ne me contredira pas. A l'hôpital ou en ville, abordant un de ses clients, tant qu'il s'agit d'établir un diagnostic, de formuler un pronostic, de déduire une pathogénie, d'établir une étiologie, d'augurer de la marche et de la terminaison de l'affection, le praticien n'aura d'yeux que pour son malade, et non pour cet être de raison, pour cette entité schématique, cataloguée par les nosographes sous le titre de maladie : il voit, il pense, à juste raison, en clinicien et non en nosographe. Et puis, par une aberration d'esprit des plus bizarres, brusquement, quand il s'agit de passer au traitement de ce client, quand il s'agit de faire œuvre de thérapeute, les abstractions réapparaissent, et, à propos de son malade, le praticien sort de sa mémoire le traitement de la maladie. Alors qu'il devrait penser et agir thérapeutiquement, il tombe si bel et si bien en suggestion nosographique, que la maladie revient lui masquer le malade. De corps et de fait, il assiste le malade ; mais, en pensées et en actes, il traite la maladie. Et le pli en est si bien pris, le praticien est tellement asservi par ses souvenirs nosographiques, que, petit à petit, sans s'en apercevoir, il est dupe de sa mémoire qui prend la place de son jugement. Il oublie tellement la personnalité de son malade, que, de clinicien redevenant nosographe, il le traite impersonnellement, lui appliquant, pour ainsi dire à la volée, tout un traitement fait d'abstractions : c'est la théorie du bloc, transportée de la Pathologie descriptive à la Clinique !

C'est ainsi que, par une pente douce, mais fatale, on aboutit à une déplorable manière de faire que souvent, à l'hôpital, j'appelle, en un langage dont la liberté n'exclut pas l'exactitude, *la thérapeutique réflexe* : réflexe, parce que, sans choix, sans recherches, sans hésitations, elle laisse jaillir de la mémoire, percutée par le seul diagnostic, une médication, tout comme le marteau patellaire détermine le mouvement involontaire de la jambe. Cette thérapeutique n'est jamais excusable, en dépit de certaines apparences, même pour les médications dites spécifiques, car il est tel cas de syphilis ou de paludisme, par exemple, où l'on risquerait fort de compromettre la guérison en s'adressant, soit exclusivement, soit trop longtemps, au mercure, à l'iodure de potassium ou à la quinine.

C'est cette fâcheuse manière de faire que souvent encore je qualifie familièrement de *thérapeutique d'équations*, parce que l'esprit de celui qui la pratique semble avoir accepté un rapport mathématique et nécessaire entre telle maladie et tel agent de la Matière médicale.

Eh bien ! cette thérapeutique, logique et sûre d'apparence, elle fait facilement de jeunes médecins, timides en leurs jugements, des audacieux en leurs actes ; cette thérapeutique d'équations, cette thérapeutique réflexe, mise par le « Mémorial thérapeutique » à la portée des esprits paresseux ou irréfléchis, apprise aux laïques par la presse extra-médicale, a conduit à ce résultat au moins curieux, qu'à l'heure qu'il est, tout le monde fait de la thérapeutique, tout le monde donne des consultations, même les médecins.

Ne va-t-on pas voir, avant qu'il soit longtemps, et pour peu que les choses aillent jusqu'à l'absurde, la Thérapeutique desservie par de véritables distributeurs automatiques, dont les boutons, pressés en ordre alphabétique, donneraient aux mots : cœur, des granules de digitale ; névralgie, des pilules d'aconitine ; phtisie, de la créosote ; au mot pneumonie, du kermès assorti à l'inévitable vésicatoire. Ce qui nous ramènerait à 1300 ans en arrière, aux temps hippocratiques, à l'époque où, la Thérapeutique étant toute symptomatique, les malades venaient sur les murs des temples d'Esculape et d'Hygie lire, à côté de la description des maladies, l'indication des remèdes et des secours employés. Agissant ainsi, les malades et les médecins de la Grèce faisaient pour le mieux, ne pouvant agir autrement ; en face des malades, les Asclépiades pensaient, jugeaient symptomatiquement et *thérapeutiquaient* de même.

Mais, ce qui était naturel, excusable pour les *Primitifs*, devient insuffisant et condamnable pour ceux qui, au travers des âges et des labeurs qu'a vécus la Médecine, ont appris à penser pathogéniquement, c'est-à-dire ont appris, en face d'un malade, à saisir la série des actes morbides par lesquels passe toute son économie, depuis le moment où elle est assaillie par l'agent pathogène, jusqu'à la minute où, mobilisant ses forces de réaction et de résistance, elle devient le théâtre où se déroulera ce drame, en plus ou moins d'actes et de tableaux, qui est la maladie. Et c'est précisément parce qu'une maladie est quelque chose qui marche, qui évolue, c'est parce que le malade qui en est atteint est en constant devenir, que la Thérapeutique symptomatique, pour logique qu'elle paraisse, est d'ordinaire insuffisante.

Aussi le médecin qui veut agir, qui veut intervenir, doit-il d'abord pénétrer l'enchaînement des phénomènes morbides (l'action, comme on dit au théâtre), pour se déterminer, pour savoir par où, quand, comment il pourra jeter à la traverse de ces phénomènes (l'action engagée) tels éléments nouveaux, autres ou contraires, qui modifieront la pièce, la feront dévier, en changeront et en brusqueront le dénouement.

Pour intervenir utilement en pareilles aventures, il faut au médecin saisir d'abord les indications, c'est-à-dire avoir dégagé les raisons d'agir. Ces indications se déduisent de toutes les particularités présentées par le malade ; ces indications se déduisent non pas du fait, du symptôme, mais de l'enchaînement des troubles fonctionnels ou organiques, de leur filiation, de leur subordination, de leur pourquoi et de leur comment.

A-t-on, par exemple, à secourir un vieillard en proie à une épistaxis, un catarrheux pulmonaire, un enfant fébricitant et toussant depuis peu, un hépatalgique, un malade qui se plaint d'essoufflement et d'insomnie rebelles : si l'on ne cherche pas, avant tout, le comment et le pourquoi de l'affection constatée chez chacun de ces malades, si l'on ne pénètre pas le procédé instrumental qui a congestionné la pituitaire, qui fait le flux bronchique, qui allume la fièvre, qui irrite le foie et qui trouble la circulation cérébrale, on en est réduit à faire le tamponnement des fosses nasales, à donner des béchiques, à prescrire la quinine, à pratiquer la révulsion sur l'hypochondre droit, à ordonner l'opium. Eh bien ! dans chacun de ces cas, on échouera piteusement, parce qu'on aura fait exclusivement de la thérapeutique symptomatique.

Bien au contraire, réussira celui qui sera thérapeute-pathogéniste. Il réussira, parce qu'il a su reconnaître que l'hémorragique est un artério-scléreux en hypertension, et qu'il a, chez lui, su provoquer une déplétion vasculaire par une évacuation intestinale ; que le catarrheux pulmonaire est un emphysémateux avec dilatation du cœur droit, sur laquelle peut faire merveille la digitale ; que le fébricitant est un typho-bacillaire au début, influençable, momentanément au moins, par l'antipyrine donnée à doses successives ; que l'hépatalgique est en accès de congestion paludéenne, de sorte qu'avec la quinine, congestion et douleur ont disparu comme par enchantement ; qu'enfin, le sujet en état de dyspnée et d'insomnie est un cardiopathe subasystolique, si bien que la thérapeutique a su, dans l'espèce, trouver au café des vertus respiratoires et dormitives.

Si c'est par la science des indications que le médecin a pu, dans chacun de ces cas, devenir un thérapeute heureux, c'est qu'il a su en acquérir la connaissance par la fréquentation incessante des malades ; on ne saurait trop le dire et le répéter aux étudiants : l'hôpital est la grande école du thérapeute. C'est à l'hôpital, et à l'hôpital seulement, que l'on devient vraiment thérapeute ; c'est là que, mettant en œuvre le meilleur des diverses médications, on apprend à faire une thérapeutique éclectique, une thérapeutique qui mériterait qu'on l'appelât *opportuniste*, si ce mot, détourné de son vrai sens, ne menaçait pas d'être pris en mauvaise part.

Telle est la façon dont j'envisage la Thérapeutique, que je me plais à résumer en cette formule :

« La Thérapeutique doit toujours être clinique, pathogénique, physiologique, opportuniste : clinique, en ses informations ; pathogénique, en ses indications ; physiologique, en ses moyens ; opportuniste, en ses décisions ».

C'est cette conception de la Thérapeutique qui oriente mon enseignement. Sans rien laisser dans l'ombre des questions doctrinales et scientifiques, je me suis toujours efforcé d'être également démonstratif et pratique. Traitant d'une médication, j'en ai étudié la nature, j'en ai discuté et posé les indications, en m'appuyant sur une série de malades empruntés à mon expérience clinique, comme à autant d'exemples de grammaire, desquels doivent découler les préceptes et les règles thérapeutiques.

Après l'étude des grandes médications, des indications d'urgence, j'ai abordé l'étude des questions d'actualité, mon devoir étant de répondre à la curiosité naturelle de tous ceux qui veulent éclairer leur religion sur les méthodes thérapeutiques et les médications nouvelles ; mon devoir étant aussi de ne pas laisser croire que tout médicament nouveau est une conquête pour la Thérapeutique.

Pour me conformer à ce programme général, mon premier cours, 1893-1894, fut consacré à l'étude des indications thérapeutiques tirées de l'hyperthermie, à l'étude des agents chimiques et physiques antithermiques. C'est à propos de ces derniers que je donnais un exposé complet de la méthode de Brand, dont j'analysais longuement le mécanisme antithermique. Je montrais que le bain frais n'est antithermique que médiatement, l'antithermie étant fonction du rôle tonique, dépurateur, antitoxique et diurétique, exercé par le froid sur les systèmes nerveux et vasculaire, sur les activités phagocytaires, sur les états dyscrasiques comme sur les appareils et les fonctions de dépuration.

Mon cours de 1894-1895 fut consacré, d'une part, à l'étude doctrinale et pratique de la sérothérapie antidiphtéritique et de la méthode de Brown-Séquard ; d'autre part et surtout, à l'étude des indications thérapeutiques à saisir dans les affections de l'appareil vasculaire : affections du cœur, de l'aorte et des vaisseaux, angiosclérose, etc., etc.

Mon troisième cours, 1895-1896, fut consacré, pour le plus grand nombre des leçons, à l'étude des diverses Sérothérapies, de l'Opothérapie, de la Tuberculine et de la Malléine, ces dernières envisagées exclusivement comme agents diagnostiques de Matière médicale microbienne ; puis à l'étude des indications à remplir au cours des affections de l'appareil rénal et à l'étude du traitement des urémiques.

En principe, ces leçons de 1895-1896, pas plus que leurs devancières, ne devaient être publiées ; j'estimais que chacune des questions exposées était trop neuve, nécessitait encore trop d'études complémentaires, devait, au point de vue des applications, trop recevoir la longue épreuve du temps, pour qu'il fût opportun de les présenter sous la forme d'un livre, cette forme laissant toujours supposer au lecteur qu'il y trouvera un enseignement complet et didactique.

Dans l'état d'enfantement où je trouvais les Sérothérapies et l'Opothérapie, ma tâche consistait à exposer tout un programme ouvert par la Thérapeutique et la Matière médicale, plutôt qu'à enseigner les applications formelles qu'en pourraient faire d'ores et déjà les médecins. Si mon devoir strict m'obligeait de donner à mes auditeurs l'exposé des questions thérapeutiques les plus actuelles et les plus pratiques — les sérothérapies antitétanique, antidiphtéritique, antivenimeuse, antipesteuse, antistreptococcique, — j'estimais que le moment était prématuré pour faire même un essai de code thérapeutique en la matière. Je pensais ainsi parce que, les sujets qui faisaient l'objet de mon cours étant, la plupart au moins, enseignés pour la première fois, j'avais à exposer des essais, des promesses et des espérances, autant que des conquêtes et des réalités thérapeutiques.

C'étaient les méthodes nouvelles que j'avais à faire connaître dans leurs principes et dans leurs tendances, comme dans leurs résultats pratiques ; c'était la philosophie de la Thérapeutique et de la Matière médicale nouvelles que j'avais à enseigner, aussi bien que leurs inventions et leurs applications.

Et c'est précisément parce que telles étaient les visées de mon enseignement, rendu épineux par la nouveauté même des doctrines et des choses, que je me suis laissé dire qu'il y avait intérêt à publier les réflexions et les commentaires par lesquels je m'efforçais d'apprendre aux jeunes médecins à réfléchir en thérapeutique, plutôt que de leur enseigner les remèdes, comme le font communément les livres de Thérapeutique et de Matière médicale qu'ils ont entre les mains. C'est que j'ai d'autres manières de comprendre et la Thérapeutique et son enseignement. J'ai soutenu et développé une manière de voir — que naturellement j'estime la meilleure — qui n'est pas tout à fait celle de mes devanciers, puisque je professe qu'étudier la Thérapeutique c'est, avant tout, analyser la nature des médications, pour les bien connaître et rationnellement les appliquer.

Le mouvement qui, en 1895 et 1896, emportait la Thérapeutique nouvelle — comme toutes les autres branches de la Médecine — était d'ailleurs trop rapide, pour que bien des choses que j'avais enseignées alors, ne fussent déjà quelque peu vieillies, ou tout au moins modifiées, avant qu'un livre eût pu voir le jour.

Si donc j'ai laissé publier mes leçons de 1895-1896, c'est que des auditeurs, à coup sûr bienveillants, ont exprimé le désir de voir réunies des matières sur lesquelles aucun cours n'avait encore été fait ; c'est que mes auditeurs ont prétendu que ces leçons, en plus de leur intérêt d'actualité, valaient par la somme des documents rassemblés et des expériences relatées, par la qualité des travaux cités, par l'analyse critique que j'en faisais, par le nombre d'observations empruntées aux cliniques humaine et vétérinaire, par l'orientation surtout que je montrais à la Thérapeutique nouvelle.

J'aurais eu mauvaise grâce à ne pas reconnaître que la matière de mes leçons formait un dossier dans lequel la thérapeutique clinique aurait à puiser, pour instruire le procès des méthodes nouvelles et porter un jugement sur l'emploi des Sérothérapies immunisatrice et artificielle, comme de l'Opothérapie.

C'est qu'en effet, il s'est publié spécialement sur ces deux méthodes un nombre considérable d'observations et d'expériences.

Pour arriver à un fidèle exposé de ce qu'on a vu, cherché, expérimenté, dit et écrit, rien que sur la Sérothérapie — qui s'est attaquée à toutes les maladies et à bon nombre d'affections — et sur l'Opothérapie, dont la sphère d'action nous apparaît si grande, il m'a fallu singulièrement me documenter et dépouiller quantité de travaux (ayant d'ailleurs valeur et portée bien inégales), parus en tous pays.

C'est cette documentation que mes leçons auront le mérite de mettre à la portée de tous, épargnant à chacun un labeur analytique et critique devant lequel je n'avais pas le droit de reculer.

Cette documentation, déjà considérable pour 1895-1896, s'est singulièrement accrue : biologistes, physiologistes, expérimentateurs, médecins, ont fourni tant et de si importantes contributions doctrinales et appliquées à l'histoire de la Sérothérapie et de l'Opothérapie, qu'on pourrait aujourd'hui faire un volume rien qu'avec les indications bibliographiques ressortissant aux deux plus récentes de nos méthodes thérapeutiques. Ai-je besoin, à ce propos, de dire le train dont marche, depuis un an, la question de la sérothérapie artificielle, et de rappeler les applications heureuses qu'on en fait de tous côtés, dans les cas d'empoisonnements et d'infections médico-chirurgicales, par exemple, comme en témoignent les travaux récents de Lejars, Barré, Bosc et Vedel, etc., etc. Ai-je besoin encore de rappeler l'heureux emploi que le docteur O. Sirot vient de faire de la sérothérapie artificielle au diagnostic précoce de la Tuberculose?

Ceci, entre parenthèses, prouve que je n'exagérais rien quand, dans mes leçons-programmes, faisant, en 1893-1894 et 1894-1895, connaître aux médecins les premiers succès sérothérapiques de Kitasato et de Behring, ainsi que les résultats des premières injections de sucs organiques, je disais qu'une ère nouvelle s'ouvrait pour la Thérapeutique; que les Sérothérapies et l'Opothérapie allaient révolutionner la pratique médicale; que, grâce à la médecine pathogénique et à la médecine expérimentale, nous allions, comme thérapeutes, faire peut-être en quelques années autant de progrès qu'en avaient fait, pendant de longs siècles, la thérapeutique galénique et la thérapeutique chimique.

Si j'ai été empêché de publier ces leçons aussitôt que je l'aurais voulu, c'est que, depuis lors, mon cours de 1896-1897, consacré à la Thérapeutique de la Tuberculose [1], m'a tout entier absorbé.

Que si le lecteur s'aperçoit que plusieurs questions traitées dans le présent volume, comme la sérothérapie antityphoïde, la vaccination anticholérique, la sérothérapie anticoquelucheuse, etc., etc., ne sont pas complètement mises au point, il devra se souvenir que mon cours est publié tel qu'il a été fait pendant le semestre 1895-1896, époque à laquelle chacune de ces questions commençait seulement à être étudiée.

En ce qui concerne l'Opothérapie, on a produit tant de travaux et fait tant de recherches, que j'ai voulu compléter l'enseignement analytique et critique que je donnais en 1895-1896. J'ai tenu à jour chacune des opothérapies, dans celles de mes leçons qui font l'objet du second volume actuellement sous presse, dans lequel j'aurai au moins le mérite d'exposer, aussi complètement que possible, l'état de la question, en permettant ainsi aux praticiens d'apprendre de quels secours peut être pour leurs malades l'emploi des sucs organiques.

Pour que ces leçons pûssent paraître, il a fallu d'ailleurs l'insistance et la collaboration de quelques-uns de mes élèves et amis, que je tiens aujourd'hui à vivement remercier de ne pas avoir reculé devant la tâche ingrate de m'aider dans cette publication.

M. le docteur Marmorek m'a fourni, pour documenter et illustrer

1. L. Landouzy. — Leçon-programme du cours de Thérapeutique. *La Presse médicale*, 1897 19 Novembre, n° 95.

mes leçons sur le sérum antistreptococcique, les observations et les tracés qui viennent à l'appui de ses travaux; M. Bayeux a bien voulu me donner les dessins nécessaires à la démonstration de son procédé de détubage dans le croup : je les remercie l'un et l'autre.

Mes remerciements sont dus également à MM. Georges Carré et C. Naud, qui, en éditant ces leçons avec luxe, ont montré le soin et le goût dont ils sont coutumiers quand il s'agit de servir l'enseignement de la Médecine.

L. Landouzy.

LEÇONS

DE

THÉRAPEUTIQUE & MATIÈRE MÉDICALE

PREMIÈRE LEÇON

Pasteur et la Thérapeutique. — Fermentations et maladies, fonctions de matière vivante. — Lister et l'antisepsie chirurgicale. — Médecine et thérapeutique pathogéniques. — Orientation nouvelle de la thérapeutique.
Matière médicale nouvelle : Virus atténués ; agents d'immunisation, de vaccination, de curation. Sérothérapie.
Sécrétions récrémentitielles des tissus ; leur rôle physiologique, pathologique ; leur emploi en thérapeutique. Opothérapie.

PROGRAMME DU COURS. — *Première partie.* — SÉROTHÉRAPIE : indications, applications, résultats. — OPOTHÉRAPIE : principes de la méthode et prémisses physiologiques. Indications, applications, résultats.
Deuxième partie. — Médications et indications thérapeutiques au cours des affections de l'appareil rénal. — Thérapeutique des maladies ; thérapeutique des affections.

Ceux d'entre vous, Messieurs, qui, l'année dernière, assistaient à ma première leçon, ne m'en voudront pas si, aujourd'hui [1], au lendemain des funérailles que, dans un immense élan d'admiration et de reconnaissance, l'humanité, avec Paris, vient de faire à Pasteur, j'éprouve le besoin de répéter ce que je disais à cette place, à pareil jour, l'an dernier, en commençant le cours de Thérapeutique et Matière médicale.

Je disais que la Thérapeutique et la Matière médicale, comme maintes autres branches de la Médecine, étaient en train de se rénover ; que la Thérapeutique et la Matière médicale subissaient une transformation qui était une sorte de révolution, puisque le thérapeute d'aujourd'hui était imbu de doctrines et de tendances presque inconnues de nos pères ; puisque la Médecine expérimentale mettait aux mains du prati-

---

1. Vendredi 8 novembre 1895.

2. Cours de la Faculté de Médecine : semestre d'hiver 1894-1895. Thérapeutique et Matière médicale : première leçon. *Presse médicale*, Nov. 1894, p. 365.

cien des agents empruntés au règne animal, au *règne humain* et au *règne microbien* (virus atténués, vaccins), hier encore insoupçonnés de la Matière médicale.

L'évolution thérapeutique, les doctrines nouvelles qui mènent l'art de guérir, les suggestions neuves qui conduisent à l'invention d'agents curateurs inédits, tout cela, vous disais-je, est, pour la meilleure part, l'œuvre des découvertes pastoriennes, qui, démontrant expérimentalement le *pourquoi* des maladies, introduisaient dans nos conceptions de *la maladie* un élément pathogénique que certains soupçonnaient peut-être, qu'aucun ne savait.

C'est assurément par ses découvertes expérimentales du pourquoi de la maladie, que Pasteur a préparé la Réforme en médecine. Il n'est permis à personne d'entre vous, médecins, d'ignorer le chemin glorieux parcouru par Pasteur ; d'ignorer la série d'étapes qui l'ont conduit, de l'étude des fermentations, d'abord, à l'étude analytique et synthétique des maladies des vins et de la bière, ensuite à l'étude des maladies des animaux et de l'homme.

Vous n'ignorez pas, Messieurs, comment Pasteur, par ses travaux sur les fermentations, par sa campagne victorieuse contre la génération spontanée, suggestionnait Lister, qui, créant l'antisepsie chirurgicale, assurait à la Médecine opératoire tant et de si grands succès, qu'elle ne se connut plus d'obstacles et put se permettre toutes les audaces.

Avec l'antisepsie chirurgicale disparaissaient la septicémie, la gangrène, la pourriture d'hôpital, qui avaient tant écœuré tous ceux d'entre nous, les élèves d'alors, qui, en 1870, faisaient de la chirurgie.

C'est que, Messieurs, à cette époque, tous les blessés, tous les opérés suppuraient ; c'est que, sinon tous, du moins beaucoup mouraient ; c'est que la septicémie était partout ; c'est que le pus semblait germer de toutes parts, comme si vraiment il avait été semé par le chirurgien ! Nous en étions arrivés à ce que les maîtres de la chirurgie n'osaient plus tenir un bistouri et se refusaient à opérer, acculés à ce poignant dilemme : laisser mourir le blessé, le tuer en l'opérant !

C'était, Messieurs, l'époque, qu'on ne connaîtra plus jamais, de la chirurgie qui s'était faite presque plus redoutable que secourable ! C'était l'époque où mon chef de service, le professeur Denonvilliers, chirurgien de la Charité, un Maître celui-là dans la science du diagnostic, un virtuose et un dilettante s'il en fut dans l'art d'opérer, nous disait : « Quand vous aurez une amputation à faire, regardez-y à dix fois, car, si nous décidons d'une opération, trop souvent nous signons un arrêt de mort ! » C'était l'époque, pour tout dire, où les chirurgiens avaient peur de la chirurgie !

En ces temps néfastes, ce n'étaient pas seulement les salles de blessés qui payaient la dîme à la mortalité, c'étaient encore les Maternités. Alors, la septicémie guettait la femme enceinte et trop souvent faisait de l'accouchement, acte physiologique par excellence, un redoutable accident ; alors, trop souvent, la fièvre puerpérale permettait, fait abominable, contre nature, que la naissance d'un enfant coûtât la vie à sa mère ! C'était l'époque où Lefort, Trélat, Tarnier dénonçaient les Maternités comme des foyers de pestilence et de contagion ; c'était l'époque où le populaire en était arrivé à vouloir accoucher partout, hormis dans les services d'accouchements !

S'il me faut, Messieurs, évoquer ces funèbres souvenirs, c'est que, fort heureusement, toutes choses ont changé : ils sont venus les temps héroïques où c'en est fini des grandes épidémies de fièvre puerpérale ; nos Maternités sont devenues pour les parturientes des asiles où gouverne l'antisepsie, où règne la sécurité. C'est qu'un miracle a passé par là ; c'est que les accoucheurs, c'est que Tarnier, comme Lister, déclarant la guerre à l'infection et à la contagion puerpérales, ont fait, par l'isolement, tomber la mortalité des femmes en couches de 9,3 à 2,3 pour 100, l'ont amenée à 1,1 pour 100, arrivant à ce résultat paradoxal, de faire des Maternités, si justement redoutées hier, un refuge contre la puerpéralité, en restituant à l'acte de l'accouchement son caractère purement physiologique [1].

Qui a fait ces miracles? la doctrine pathogénique de Pasteur, qui, après l'antisepsie chirurgicale, enfante la pratique de l'isolement d'abord, puis la pratique de l'antisepsie obstétricale ; qui partout, maintenant, veille sur la femme enceinte ; qui préside à l'accouchement et poursuit la nouvelle accouchée.

Vous l'avez compris, Messieurs, si blessés et accouchées ne meurent plus, s'ils ne doivent plus mourir sans qu'on ait le droit de nous accuser de quelque faute, c'est qu'ils sont devenus clients de Pasteur [2].

La chirurgie des années terribles que j'ai évoquée, était à celle que vous voyez pratiquer aujourd'hui ce que la nuit est au jour. Cette révolution, qui l'a faite ? Pasteur et Lister. Avec Lister, c'en est si bien fini de la suppuration que la réunion par première intention s'obtient partout, qu'un blessé n'est plus un malade, que les opérés ne doivent

---

1. L. Landouzy. — « Les progrès de l'hygiène et Pasteur ». Cours d'Hygiène de la Faculté, 1885. *Revue scientifique*, p. 97, juillet 1885.

2. La sécurité donnée aujourd'hui aux accouchées hospitalisées est si grande que la *mortalité totale* a pu être de 0,32 0/0 et la *mortalité par septicémie* de 0,18 0/0 pour l'année 1894 dans le service de mon collègue, le professeur Pinard. A. Pinard et V. Wallich, Traitement de l'infection puerpérale, 1896, p. III.

plus mourir, que les blessés ne meurent plus. C'en est si bien fini de la suppuration, que Pasteur mérite déjà, à l'heure de la chirurgie listérienne, la statue d'or que Nélaton voulait qu'on élevât à celui qui « nous délivrerait du pus ». C'est que, la septicémie vaincue, la septicémie disparue, s'est ouverte à la Chirurgie une ère de telle sécurité, de tels progrès, de telle puissance, que je puis dire, sans crainte d'être démenti, qu'il y a plus loin de la chirurgie de ces vingt dernières années, qu'il n'y avait de la chirurgie qu'ont connue les étudiants de mon temps à la chirurgie du XVIe siècle, à la chirurgie d'Ambroise Paré.

Pendant que des doctrines pastoriennes naissait l'antisepsie chirurgicale, Pasteur enrichissait notre agriculture, l'agriculture du monde entier, puis l'industrie des vins et de la soie, par des découvertes qui ont fait dire à Huxley qu'elles avaient rapporté à la France plus que n'avait coûté notre indemnité de guerre.

C'est après cette série fameuse de travaux, que Pasteur se met à appliquer sa conception de la maladie à l'étude de l'homme, trouve le traitement de la rage, donne à la Médecine la révélation de la pathogénie des maladies contagieuses, démontre que la maladie est fonction de matière vivante, nous apprend à commander à la maladie en lui obéissant, crée vraiment la thérapeutique expérimentale et devient l'instaurateur de l'humorisme moderne scientifique, que la Médecine expérimentale substitue définitivement à l'humorisme ancien, inspiré, instinctif.

Cela nous est un devoir de reconnaissance envers le savant qui a le plus travaillé pour diminuer les souffrances humaines, pour retarder la mort, pour porter aux confins du monde le renom de la science lumineuse, féconde, bienfaisante, toujours consolante; cela nous est un devoir, de proclamer que la plus grande conquête qu'aient jamais enregistrée les sciences médicales est œuvre française, puisqu'il était réservé au génie expérimental de Pasteur de créer la médecine et la thérapeutique *pathogéniques*, comme, il y a dix-huit cents ans, il avait été donné au génie d'observation d'Hippocrate de codifier, en une forme intangible, la médecine des symptômes et des signes. C'est ce qui me faisait dire naguère, à cette même place, qu'il suffirait à l'impartiale Histoire, pour marquer les vraiment fécondes et décisives époques de la Médecine, de proclamer que ces époques — nous les dénommerons : époques symptomatique, diagnostique ou hippocratique ; pathogénique ou pastorienne — appartiennent aux temps hippocratiques et au siècle de Pasteur.

Pour en revenir précisément à la thérapeutique et à ce qu'elle doit à Pasteur, j'ai, l'an dernier déjà, exposé ici comment il fallait l'œuvre pastorienne pour que la thérapeutique, qui, en dépit d'efforts louables, de travaux considérables, de découvertes importantes, de services éclatants, avait été, au XIXe siècle, moins de l'avant que beaucoup d'autres branches de la médecine, trouvât des voies nouvelles, prît son plein essor et pût, d'un bond, monter aussi haut qu'étaient venues, en ces cinquante dernières années, la nosographie, l'anatomie pathologique, qui avaient tant progressé dans notre pays, grâce aux travaux de Corvisart, Dupuytren, Laënnec, Andral, Bretonneau, Bouillaud, Trousseau, Cruveilhier, Ricord, Bazin, Hardy, Duchenne (de Boulogne), Charcot, Brown-Séquard.

Il fallait Pasteur pour que la thérapeutique, d'empirique, de symptomatologique, de physiologique, — j'aurai à vous redire, chemin faisant, dans les leçons prochaines, à propos des indications thérapeutiques au cours des affections rénales, j'aurai à vous dire de combien d'utiles médications, de combien d'excellents médicaments nous resterons éternellement reconnaissants à la vieille thérapeutique et à l'ancienne matière médicale — devînt pathogénique.

Réfléchissez-y bien, Messieurs, de la médecine pathogénique, de la science du pourquoi de la maladie, devait sortir l'idée, la science et l'art d'empêcher, d'atténuer, d'arrêter, de guérir les maladies ; de la science pathogénique devait sortir l'invention d'agents thérapeutiques nouveaux empruntés *immédiatement* ou *médiatement* au *règne humain*, le médecin ayant appris de Pasteur l'art d'asservir au laboratoire les humeurs prises à l'hôpital, pour en faire un agent de réconfort ou de défense pour le malade ? Atténuation de la maladie, arrêt de la maladie, — comme dans les injections du sérum antidiphtérique de Behring-Roux, — vaccination instantanée ou prochaine, à perpétuité ou à temps, mithridatisme, immunisation, thérapeutique préventive, — comme dans les injections faites par la méthode de Nocard chez les animaux ou l'homme atteints de blessures suspectes de pouvoir donner le tétanos, — procédés sérothérapiques, quelles que soient du reste leur matière, leurs visées ou leurs applications, toutes ces entreprises, conduites à l'aide d'agents thérapeutiques artificiels ou naturels, demandés au règne animal ou au règne humain, tout cela découle directement de la médecine pathogénique, de l'idée que nous nous faisons du pourquoi de la maladie, de l'idée que nous avons de la nature des maladies infectieuses et toxiques.

C'est donc, de la part de la Matière médicale, faire encore acte de reconnaissance, que de proclamer qu'elle aussi est largement tributaire de l'œuvre pastorienne, puisque celle-ci a doté notre arsenal d'armes d'une efficacité, d'une portée et d'une précision qui ne le cèdent en rien à la puissance des meilleurs alcaloïdes dont nous ait enrichis la chimie moderne.

La sérothérapie, cette branche de la thérapeutique qui n'était rien hier et qui ferait mine de vouloir être tout (à en croire certains médecins alternativement prompts à l'enthousiasme et au dénigrement pour toutes choses nouvelles, à en croire certains praticiens compromettants pour les meilleures médications), la sérothérapie, méthode merveilleuse de thérapeutique, est sortie toute entière de la médecine pathogénique, et c'est de Pasteur que se réclament tous ceux qui, de Ch. Richet et Héricourt à Behring, à Kitasato, à Roux, à Tommasoli, à Celso Pellizari, à Kollmann, à Foa et Bonome, à Klemperer, à Emmerich et Towitzky, à Foa et Scabia, à Mosny, à Ch. Bouchard, à Gamaléïa et Charrin, à Roger, à Marmorek, à Maragliano, à Nocard, à Roux et Vaillard, à Marchaux, se sont lancés, avec des succès si divers, parfois décisifs, dans les tentatives que vous savez, d'hématothérapie et de sérothérapie : méthodes sur lesquelles je me suis longuement étendu l'an dernier, quand je vous ai fait connaître, dans leur doctrine, dans leur technique, dans leurs applications, dans leurs résultats, spécialement les injections de sérum antidiphtérique.

Je ne dois aujourd'hui rien vous laisser ignorer des recherches qui se poursuivent en maints laboratoires puisqu'il y va, dans les résultats obtenus, des avantages que pourront en retirer vos clients. De ce que les recherches et certains succès de Roger, de Marmorek, nous donnent actuellement plus de chances encore que de certitudes de guérison contre les accidents formidables de la fièvre puerpérale ; de ce que les expériences et les essais de Nocard, Roux et Vaillard, dotent la médecine vétérinaire et la médecine humaine du traitement seulement préventif du tétanos ; de ce que les prémisses expérimentales de E. Marchaux nous promettent plus qu'elles n'ont été à même de nous donner dans le traitement du charbon, chez l'homme (par injection de sérum dès l'apparition de la pustule maligne) ; de ce que chacun de ces problèmes si ardus soit loin, très loin encore, de sa solution, celle-ci pourtant est déjà assez entrevue, le progrès thérapeutique apparaît assez marqué, les prémisses sont assez encourageantes, certaines applications à l'homme sont d'ores et déjà assez heureuses, pour que, vous, praticiens en quête de médications, vous ayez le devoir de ne rien ignorer des doctrines et de la technique sérothérapiques, afin d'être à même d'en accorder ou d'en refuser le secours à vos malades.

Quand il s'agit de tétanos, de fièvre puerpérale, de charbon, affections que vous savez d'ordinaire fatales, toutes les tentatives, pourvu qu'elles ne soient pas nocives, sont permises, et le médecin s'avoue coupable d'inscience, qui, par le temps qui court, reste inerte, ne se fait pas prudemment sérothérapiste et n'apporte pas à son client le secours, si minime même serait-il, d'une méthode qui, dites-vous le bien, est en train de révolutionner la thérapeutique.

Comprenez-vous, Messieurs, pourquoi le professeur de Thérapeutique manquerait à sa mission s'il ne vous tenait pas, au jour le jour, au courant des essais et des acquisitions de la médecine en quête d'augmenter sa puissance d'immunisation. Je vous ai trop souvent dit et redit qu'en médecine, tant valait le doctrinaire, tant valait le praticien, pour vous laisser ignorer, en thérapeutique, rien des progrès auxquels nous amène la médecine pathogénique.

Il y va, Messieurs, du salut de vos malades, du repos de votre conscience, de l'honneur de l'Ecole, que vous n'ignoriez rien des doctrines nouvelles qui, vous le voulant ou ne le voulant pas, vous le sachant ou l'ignorant, mèneront demain votre pratique.

Ces quelques réflexions étaient nécessaires pour que ceux d'entre vous qui, l'an dernier, suivaient le cours de Thérapeutique, ne s'étonnent plus, qu'ayant déjà traité de la sérothérapie au point de vue doctrinaire et pratique, mais uniquement dans ses rapports avec la diphtérie, je revienne aujourd'hui encore sur ce sujet tout d'actualité et dont l'importance va chaque jour grandissant.

C'est de propos délibéré, après mûres réflexions, que j'ai choisi et libellé le programme de mon cours tel qu'il vous a été annoncé : ce programme, je vous le dois commenter aujourd'hui. J'ai voulu, ne vous y trompez pas, que mon cours fût essentiellement utilitaire; aussi m'imposerai-je, à chacune de mes leçons, la tâche difficile de vous *apprendre à penser thérapeutiquement* plus encore que de vous enseigner précisément dans leurs détails la Thérapeutique et la Matière médicale.

J'ai conçu et rédigé mon programme de façon qu'il comportât deux parties, qui, pour avoir chacune des visées autant pratiques que doctrinaires, semblent bien faites pour marquer la distinction que vous apercevrez, en vos pensées et en vos actes cliniques, quand vous aurez à *guérir* des maladies et à *traiter* des malades.

PREMIÈRE PARTIE

Sérothérapie; acquisitions, applications, résultats.

Opothérapie ; prémisses physiologiques : applications, résultats.

DEUXIÈME PARTIE

Indications thérapeutiques et médications dans les affections de l'appareil rénal.

Si j'ai procédé ainsi, c'est que, loin d'avoir peur des redites, je les ai recherchées, pour répondre aux préoccupations et aux demandes journalières des praticiens qui veulent savoir à quoi s'en tenir sur toute une série de méthodes et de moyens thérapeutiques qui, vous ne pouvez l'ignorer, mènent si grand tapage dans le monde. Je me crois le devoir impérieux de fixer votre attention sur la sérothérapie, estimant que cette médication, tant par ses résultats déjà acquis, que par les espérances qu'elle donne, tient une place importante, et dans les suggestions du médecin qui, au lit du patient atteint d'une maladie aiguë, pense pathogéniquement, et dans l'esprit et la confiance, parfois d'autant plus absolue qu'elle est moins éclairée, des malades. J'ai mission expresse de vous instruire, au jour le jour, de ce que vous pouvez légitimement attendre de la médication ; de ce que vous avez le droit de donner et de refuser à vos clients, trop portés à croire qu'il en est, en matière de curation de tuberculose, pour ne parler que de cette dernière maladie (bien autrement meurtrière, vous le savez, que la diphtérie), ce qu'il en est des angines et des laryngites avec bacilles de Lœffler.

En matière de tuberculose nous sommes loin, très loin encore, du but à atteindre : la question n'a guère avancé ces années dernières. Il ne s'agit guère que d'espérances dans la communication faite par Maragliano au Congrès de Bordeaux, et ce sont ces mêmes espérances, rien de plus, que le professeur de Gênes apportait à ses compatriotes au sixième Congrès de la Société italienne de médecine interne tenu à Rome, il y a juste quinze jours.

C'est qu'en matière de tuberculose, comme en matière d'autres maladies graves (en matière de maladies qui, suivant le langage usuel, ne pardonnent guère), il vous faudra une religion bien éclairée, il vous faudra une force et une foi puisées aux meilleures sources, pour pouvoir, dans votre pratique, répondre aux demandes incessantes qui vous seront faites de recourir à telles ou telles « injections » dont vous ne devez pas moins être connaisseurs que vos clients. Votre pratique se doit d'être enquêteuse ; d'être, au jour le jour, au courant des méthodes, des moyens, qui, perfectionnés aujourd'hui, pourront donner demain ce qu'ils promettaient hier. Il faut que vous soyez à même, dans certains cas, d'imposer votre conviction, votre expérience dans une méthode (méthode de Brandt, par exemple) ou dans un agent thérapeutique qui tient le public en défiance. De même qu'il vous faut savoir imposer votre conviction en face d'une situation périlleuse, — cela m'est arrivé, en matière d'injection antidiphtérique, avant que la communication de Roux au Congrès de Buda-Pest ait créé le mouvement d'enthousiasme que vous savez, — il vous faudra, dans l'enseignement qui vous aura été transmis ici, puiser l'honnêteté courageuse de répondre, sinon au malade, du moins à son entourage, qu'en dépit de certains avantages généraux possibles, qu'en dépit d'un certain reconfort, qu'en dépit de légers soulagements apportés à certaines douleurs, qu'en dépit d'amendements procurés à certaines cachexies, qu'en dépit d'arrêts obtenus parfois dans l'évolution d'affections organiques, qu'en dépit d'une certaine vaillantise rendue, contre tout espoir, à des miséreux qui ont recouvré de l'appétit, du calme, du sommeil, de la respiration, des forces, la marche même ; il vous faudra, dis-je, une certaine honnêteté courageuse pour avertir une famille assoiffée de guérison ou de soulagement, que le remède « proclamé depuis hier infaillible » n'est pas ce que l'on pense ; que l'injection « providentielle » n'est pas encore trouvée ; et que, pour merveilleuses que soient déjà les conquêtes de la sérothérapie ou de l'opothérapie, il est malheureusement un petit nombre de maladies seulement, où, à l'heure présente, leurs indications soient formelles et leur application décisive. C'est ce que je vous dirai en détail, dans les prochaines leçons qui vous apporteront le bilan des acquisitions positives de la Sérothérapie et de l'Opothérapie.

J'ai à m'expliquer, Messieurs, sur cette expression qui a tout lieu de vous surprendre, attendu qu'elle est nouvelle, l'ayant forgée pour les besoins de mon cours, pour la commodité et la rapidité qu'elle donnera au langage, quand je vous parlerai des médications qui, mettant en œuvre, comme agents de Matière médicale, les sucs empruntés aux tissus animaux ou humains, les tissus eux-mêmes (corps thyroïde par exemple), les emploient soit après greffe, soit après broiement, macération ou tous autres modes de préparation qui ressortissent à la pharmacologie nouvelle.

A l'*Opothérapie* (de οπος, suc, jus, humeur de tissu, tissu, et θεραπεια, traitement, cure) ressortissent non seulement les injections orchidiennes de Brown-Séquard, mais encore les injections ou les ingestions de sucs exprimés de viscères extraits d'un animal vivant ou mis à mort, aussi bien que les injections et les ingestions des tissus eux-mêmes empruntés aux animaux ou à l'homme ; qu'il s'agisse de l'emploi du suc thyroïdien dans le myxœdème, dans les affections goîtreuses ou dans la maladie de Basedow ; de suc pancréatique dans certains diabètes ; de suc thyroïdien dans l'obésité ; de tissu rénal dans certaines affections néphrétiques ; de tissu nerveux, chez les neurasthéniques ; de tissu cardiaque, comme cela a été proposé et ordonnancé en Allemagne, dans certains cas d'insuffisance cardiaque !

Déjà, l'an dernier, plusieurs de mes leçons ont porté sur les applications de la méthode Séquardienne, tenant à ce que vous fussiez bien fixés sur ce que vous aviez le devoir d'accepter ou de refuser de cette médication sur laquelle on a, tour à tour, jeté trop de confiance, de suspicions et surtout de dénigrement. Cette année, je consacrerai de nouveaux développements à l'opothérapie, comme à une méthode qu'on aurait tort de juger sur ses seuls débuts; qui a pour elle maintes prémisses physiologiques, qui porte à son actif d'incontestables services; qui a répondu efficacement déjà à certaines indications qu'il appartient à la clinique et à la médecine expérimentale de mieux dégager et de préciser.

Puisque nous savons, par les travaux de Schiff, d'Heger, de Lautenbach, de Jacques, de Roger, entre autres, que le foie possède le pouvoir de retenir certains alcaloïdes végétaux, strychnine, aconitine, etc., si bien qu'il faut, pour tuer un animal, une quantité plus considérable de poison, quand on l'injecte par un rameau porte que par une veine quelconque, par la jugulaire, par exemple ; puisque nous savons, d'autre part, que des fragments de foie, broyés avec une solution d'alcaloïde, diminuent la toxicité de celui-ci; puisque encore nous savons de quelle importance est, dans la genèse de certaines de nos autointoxications, la non intégrité du viscère hépatique, est-il déraisonnable de chercher, par injection ou ingestion de tissu hépatique, à rétablir la fonction antitoxémique empêchée, ralentie, viciée chez des cirrhosés ? L'opothérapie hépatique ne mérite-t-elle pas d'être tentée comme médication de l'ictère grave symptomatique, par exemple ?

Autre chose : puisque nous savons, notamment par les récentes recherches d'Abelous, que cette propriété antitoxique, pour être grandement fonction hépatique, n'est pas l'apanage exclusif du foie; puisque nous savons le tissu musculaire doué du pouvoir, presque égal à celui du foie, de retenir certaines substances toxiques, n'est-il pas indiqué de faire appel, soit à des injections du suc musculaire, soit à des ingestions du tissu musculaire — celui-ci, *à priori*, ne devrait pas subir la cuisson que lui imposent nos habitudes culinaires, — soit à des greffes, soit à des inclusions de muscle, pour militer contre certaines intoxications, que celles-ci se produisent, chez des sujets en intégrité hépatique, que celles-ci se produisent au contraire, chez des hépatalgiques, en insuffisance fonctionnelle..... l'opothérapie musculaire se proposant, dans l'espèce, un rôle vicariant, par rapport au foie défaillant ?

A quelles suggestions thérapeutiques ne se sent-on pas vraiment invité quand on connaît certains des résultats extraordinaires auxquels sont arrivés Brieger, Kitasato et Wassermann, en quête de procédés d'immunisation contre le tétanos? Apprenez, Messieurs, que Brieger, Kitasato et Wassermann, cultivant le bacille tétanique, le bacille de Nicolaïer, dans de l'extrait de thymus, s'aperçoivent que ces cultures sont autant asporogènes et aussi peu toxiques que sont très sporogènes et hypertoxiques les cultures faites dans le bouillon ordinaire !

Que penser encore de cette variante d'expérience des mêmes auteurs ? Il leur suffit de mélanger de l'extrait de thymus à une culture tétanique très toxique pour que, peu à peu, la culture perde sa toxicité! Que vous dit, Messieurs, cette action exercée par le thymus sur une culture tétanique ? Au départ, la culture tétanique était si hypertoxique qu'on ne la peut comparer qu'au plus terrible des venins, qu'elle tue en douze ou vingt heures une souris par injection d'un cinq centième de centimètre cube, qu'elle tue en trente-six à quarante heures un cobaye par injection d'un huit centième de centimètre cube! Il a suffi de mélanger pareille culture hypertoxique à du suc thymique pour en faire un vaccin qui permettra d'immuniser les animaux les plus sensibles au tétanos!

Ces faits n'emportent-ils pas tout un enseignement, et ne croyez-vous pas qu'il y ait beaucoup à trouver dans l'opothérapie ?

Il est évident qu'il y a là tout un champ de recherches à explorer, et que l'opothérapie scientifiquement étudiée, scientifiquement pratiquée, prudemment conduite, nous réserve plus d'une surprise ; il est évident que nous aurions tort de ne pas nous laisser mettre, par la médecine expérimentale, en suggestions thérapeutiques, qui, vraisemblablement, reculeront demain notre zone d'action sur les affections viscérales, dont le plus grand nombre résiste, vous ne l'apprendrez que trop, aux entreprises de notre thérapeutique courante. Que s'il n'appartient pas plus à l'opothérapie qu'à nos médications usuelles de permettre à nos viscères de revenir organiquement *ad integrum*, il n'est pas interdit au médecin qui pense pathogéniquement de faire appel à des tissus et à leurs fonctions de vicariance ; il ne lui est pas interdit de demander à un tissu de renfort de tenir le rôle *fonctionnel* du viscère adultéré.

Sans vouloir escompter tout ce que la thérapeutique de demain, lancée dans une voie nouvelle (car elle n'aura garde de se réclamer de la vieille pharmacopée de nos aïeux, qui amalgamait en des apozèmes infects de la poudre d'un frontal humain, du sang de renard, le corps d'une vipère, le foie d'un chien, le cœur d'une tourterelle et les bézoards de vigognes), sans vouloir escompter ce que cette thérapeutique nouvelle semble pouvoir nous donner, je vous ferai prochainement connaître le meilleur de l'opothérapie. Le jour où l'opothérapie scientifique serait une arme éprouvée dans la main du praticien ; le jour où l'opothérapie nous fournirait le moyen efficace de pallier vite et bien au plus pernicieux parmi tout un groupe de troubles fonctionnels ; le jour, par exemple, où l'opothérapie hépatique, ou même musculaire, empêcherait, diminuerait les accidents formidables d'ictère grave que nous voyons parfois survenir au cours d'une lithiase biliaire, — je vous ai dit, à cette place, il y a deux ans, combien malheureusement la chose était relativement assez peu rare chez les femmes enceintes ou qui viennent d'accoucher, — la thérapeutique aurait décuplé ses forces, puisqu'elle serait en mesure de suppléer à une défaillance fonctionnelle par un apport adéquatement fonctionnel. Combien autrement active, autrement entreprenante que son aînée, sera la thérapeutique de demain, si, par l'opothérapie nervine, elle est à même de guérir certaines monoplégies hystériques ou d'en finir avec les désolants et indéracinables états neurasthéniques ?

La neuropathologie devra d'autant moins se désintéresser de ces problèmes que je pourrais lui appliquer ce que je disais en commençant des lents progrès qu'avait faits la Thérapeutique générale au milieu de notre siècle, comparés aux progrès des autres branches de la médecine. Si la neuropathologie a bien mérité de la science pour l'analyse pénétrante qu'elle a su porter dans l'étude anatomopathologique, nosographique, diagnostique et pathogénique des pathies nerveuses, centrales ou périphériques ; si la neuropathologie a le droit de s'énorgueillir des travaux d'Ollivier d'Angers, de Landry, de Rostan, de Cruveilhier, de Vulpian, de Duchenne de Boulogne, de Charcot, de Brown-Séquard (pour ne parler que de nos morts), il faut savoir reconnaître que ses apports thérapeutiques ont été bien minces, et que, de tous temps, les neuropathologistes se sont révélés analystes plus sagaces, chercheurs plus avisés, peintres plus excellents, que guérisseurs puissants et ingénieux.

La neuropathologie devra, dès aujourd'hui, s'orienter dans la voie nouvellement ouverte par Brown-Séquard, et qui nous ménage peut-être autant de surprises que celles qui accueillirent les premières tentatives de thérapeutique thyroïdienne appliquée au myxœdème et à la maladie de Basedow ; que celles qui accueillirent l'opothérapie thyroïdienne de l'obésité, qui n'est, à bien prendre les choses, qu'une manière de dystrophie nerveuse. Je ne fais qu'indiquer cette question, ayant à la reprendre, avec tous les développements qu'elle comporte, quand je traiterai spécialement et longuement de l'opothérapie thyroïdienne.

Je reviens, Messieurs, au libellé du programme de mon cours, au sommaire de la seconde partie : indications thérapeutiques et médications au cours des affections de l'appareil rénal.

Je tiens à vous expliquer pourquoi, cette année encore, j'ai voulu, par une manière d'opposition, consacrer la première partie des leçons à la sérothérapie envisagée, tant dans ses résultats acquis que dans ses tentatives, dans le *traitement*, la *curation* des infections : tétanos, septicémie puerpérale, érysipèle, diphtérie, pneumonie, syphilis, tuberculose, etc., etc., alors que j'étudierai, dans la seconde partie, non plus le traitement, la curation des affections de l'appareil rénal, mais *l'assistance qu'apporte le médecin* aux néphrétiques. J'ai cherché à fixer votre attention sur la distance et la différence qui séparaient la manière dont pense, se détermine et agit thérapeutiquement le médecin alors qu'il assiste un diphtéritique, un érysipélateux, un syphilitique, un pneumonique, un tuberculeux, ou bien alors qu'il assiste un patient atteint de néphrite au cours d'une fièvre typhoïde par exemple, ou encore un patient devenu albuminurique au cours ou au lointain déclin d'une scarlatine; alors encore qu'il assiste un asystolique en insuffisance rénale quantitative; alors qu'il assiste un podagre mis en inhibition rénale par un accès de goutte; alors qu'il assiste un vieux saturnin mis à mal par une sommation rénale de son intoxication ; alors encore qu'il assiste un vieil urinaire qui a fait d'une infection vésicale une néphrite ascendante; alors encore qu'il assiste, comme cela vous arrivera si communément, un artério-scléreux (un polyscléreux, vaudrait-il mieux dire), en proie à des accidents frustes ou éclatants d'insuffisance qualitative urinaire.

Quand vous pensez et agissez thérapeutiquement au lit du diphtéritique, de l'érysipélateux, d'un angineux streptococcique, du mégissier atteint de pustule maligne, du blessé suspect de devoir faire du tétanos, vous prétendez agir, d'emblée, directement, sur la cause de l'évolution de la maladie; vous vous proposez que *la maladie ne devienne pas*, vous l'arrêtez à son premier essor, peu importe l'idée que vous vous fassiez de l'agent curateur que vous avez dans la main. Que vous en fassiez du sérum ou antidote; que vous en fassiez un vaccin; que vous lui prêtiez même une vertu spécifique ; que vous l'envisagiez simplement comme un antiseptique ; que vous le considériez encore comme un viatique spécial (je ne dis plus spécifique), qui, ralliant le système nerveux, qui, mobilisant l'armée cellulaire phagocytaire, permet à l'économie de faire fonds sur son pouvoir bactéricide personnel et sur les ressources de sa *nature médicatrice*, vous vous proposez de traiter la maladie, abstraction presque faite du malade.

Toutes autres doivent être vos intentions, beaucoup plus humbles doivent être vos prétentions, quand vous secourez le rénal qui vous demande assistance. C'est par tout un chemin détourné, c'est par le relevé de toute une série d'indications, c'est après constatation de tout un enchaînement de désordres organiques et de troubles fonctionnels, que vous trouverez moyen de pallier l'affection rénale, puisque vous ne pouvez plus ne pas reconnaître que, si nous avons le pouvoir d'enrayer une diphtérie, de prévenir un tétanos, d'empêcher la rage, d'arrêter la septicémie streptococcique, d'atténuer peut-être la pneumococcie, nous n'avons pas le pouvoir de recréer une activité rénale spécifique là où s'est faite une désorganisation ; dès qu'a disparu l'épithélium d'Heidenheim ; dès que s'est produite une sclérose qui a étouffé tout le système tubulaire rénal ; dès que, le tissu rénal venant à disparaître, s'est éteinte forcément la fonction de dépuration urinaire. Ce qui revient à dire, à bien comprendre les choses, que, si la thérapeutique moderne nous donne la puissance sur quelques maladies, que si la thérapeutique moderne permet au médecin de se vanter de pouvoir *guérir* la diphtérie, la rage, le tétanos, la septicémie puerpérale et la pustule maligne peut-être, la thérapeutique ne lui donne ni le moyen ni le droit de dire qu'il ait jamais guéri une vraie néphrite.

Est-ce à dire, pour cela, que nous ne sachions et que nous ne puissions être que d'une faible utilité, que d'un mince secours, pour les patients atteints d'affection rénale ? Rien ne serait moins exact, rien ne serait plus en désaccord avec l'exposé de toute la série d'indications thérapeutiques et de médications que je vous apprendrai à relever au cours des affections de l'appareil urinaire.

J'ai voulu simplement vous faire comprendre combien étaient différentes nos manières de penser, d'agir et d'obtenir, quand, nous médecins-traitants, nous étions aux prises avec les maladies infectieuses ou avec leurs séquelles, avec leurs complications, avec leurs diverses localisations organiques, avec les néphropathies.

Je ne veux pas aujourd'hui m'étendre sur ces considérations de thérapeutique générale que nous reprendrons quand nous commencerons, en thérapeutes, l'étude des affections rénales. Alors j'aurai à soumettre à vos méditations des considérations de pathologie générale, déjà exposées l'an dernier, à propos du rôle du médecin-thérapeute aux prises avec les angiopathies et les cardiopathies [1].

Je vous répèterai que la thérapeutique, si elle nous donne aujourd'hui le traitement de la diphtérie, de la fièvre paludéenne, de la syphilis, ne

1. L. Landouzy. — Leçons de Thérapeutique et Matière médicale, novembre 1894. *Presse médicale*, 1894, p. 367.

nous donne et ne peut guère nous donner le traitement des pathies rénales.

Nous concevons, pour les considérations d'anatomie et de physiologie pathologiques que je vous ai dites, *le traitement* de la fièvre pneumonique, de la pneumococcie, nous concevons le traitement du choléra, de la peste, nous ne concevons pas le traitement, nous ne concevons pas la curation d'affections (myocardites, néphrites, encéphalites, névrites) qui ne sont rien autre chose que des suppressions ou des déviations fonctionnelles adéquates à des viciations organiques quasi irrémédiables. Tant que la thérapeutique n'aura pas en son pouvoir le retour *ad integrum* des viscères et des appareils en lesquels se seront faites des sommations (des localisations, comme nous disons en anatomie pathologique), au cours des maladies d'infection ou d'intoxication, notre rôle de médecin-thérapeute se bornera à assister, aider, soulager, améliorer, réconforter les cardiopathes, les tabétiques, les hépatiques, les néphrétiques, non à les guérir, si par guérir nous entendons leur rendre l'intégrité organique et fonctionnelle perdue.

Ce n'est pas à dire, Messieurs, que ce rôle, pour ingrat qu'il puisse vous paraître, ne doive pas être digne d'un vrai médecin. La tâche est assez malaisée, le problème reste assez ardu, les difficultés restent assez nombreuses et pressantes, pour que vous appreniez à l'user que la thérapeutique des affections rénales est une des plus difficiles autant qu'une des plus importantes, et que vous n'y mettrez pas trop quand vous y emploierez le meilleur de votre intelligence, de votre savoir, de votre expérience, de votre tact, de votre patience et de votre dévouement.

C'est au traitement de pareils malades qu'on juge bien de la sagacité et de l'ingéniosité du thérapeute ; car, laissez-moi vous le dire, sans rien diminuer du mérite de la sérothérapie, il est bien autrement difficile, délicat, pénible, long, de traiter un néphrétique interstitiel, d'assurer sa diététique, de pratiquer chez lui une bonne antisepsie médicale, de faire accepter une prudente et parcimonieuse médication, que de traiter une diphtérie, un érisypèle ou une pneumonie.

C'est au traitement des néphrétiques, comme au traitement des cardiopathes, que j'attends, pour le juger, le vrai médecin : celui qui sait, au jour le jour, avec patience, saisir chacune des indications thérapeutiques ; celui qui ne livre rien à l'aventure, qui ne néglige rien de l'état général du malade ; celui qui règle sa diététique journalière ; celui qui s'enquiert de l'hygiène intellectuelle, morale, familiale, autant que de l'hygiène générale de son client ; celui qui s'occupe de tout cela autant et plus que de la médication proprement dite ; celui qui, sachant qu'il ne peut guérir son néphrétique, sait aussi qu'il lui fera une vie possible et qu'il est dans les moyens de la thérapeutique *d'accommoder* le néphrétique aux servitudes de son mal.

Si, Messieurs, j'insiste sur ces considérations de thérapeutique appliquée, si je tiens à retenir votre attention sur les distinctions doctrinaires et pratiques que vous ne manquerez pas de faire entre la manière de concevoir le traitement des maladies et celui des malades, c'est afin que vous ne vous imaginiez pas que le rôle du thérapeute moderne soit devenu plus simple, et que la sérothérapie menace de vous ramener à cette thérapeutique réflexe[1] contre laquelle je m'élevais, à cette même place, à pareil jour, il y a deux ans !

Quand bien même la sérothérapie deviendrait méthode dix fois encore plus positive, plus sûre, plus efficace, vous n'auriez pas pour cela à faire abstraction de votre personnalité, de votre jugement. Jamais, au grand jamais, le sérothérapiste ne devra supplanter le médecin, puisqu'à côté des indications qui pourront directement relever de la sérothérapie, il vous faudra toujours vous enquérir de ce que la maladie, justiciable du sérum, aura jeté de perturbations organiques et fonctionnelles sur votre malade. Toujours vous devrez vous souvenir que les maladies, quelles qu'elles soient, ne valent que par ce que les font les malades ; vous ne perdrez jamais de vue qu'à bien prendre les choses, les préoccupations de la clinique thérapeutique doivent aller tout entières à la maladie par le malade.

Assurément la thérapeutique est dix fois plus puissante aujourd'hui qu'hier ; assurément la Matière médicale nouvelle compte des richesses et des moyens inouïs, inespérés : n'allez pas, pour cela, vous imaginer, Messieurs, que la médecine soit devenue facile ; n'allez pas vous imaginer, comme je l'entends répéter, que, demain, besoin plus ne sera d'être médecin-thérapeute, les sérums se chargeant, dans chacun des cas particuliers de maladies, de faire œuvre curative quand ils n'auront pu faire œuvre préventive !

Détrompez-vous, Messieurs, votre tâche demeure épineuse et l'art de la thérapeutique reste, comme pour vos devanciers, chose délicate et difficile entre toutes. Demain comme hier, il vous faudra, avant de rien entreprendre, chercher, trouver, saisir et remplir les *indications*. C'est alors que vous apercevrez que nos responsabilités sont en train de croître avec l'incroyable énergie de nos nouveaux agents de Matière médicale,

---

1. Voir *Presse médicale*, 1893, p. 10.

et qu'elles ne peuvent plus être des prescriptions anodines, nos pratiques de toxinothérapie !

Et puis, Messieurs, n'allez pas vous imaginer que, quand bien même la sérothérapie et l'opothérapie répondraient plus et mieux encore aux besoins de la médecine, vous n'ayez plus à vous soucier des enseignements de la vieille thérapeutique qui si souvent savait, dans maints états diathésiques, dans maintes affections, mettre au service des malades les forces de la *natura medicatrix* !

Si quelques-uns d'entre vous, Messieurs, avaient la fâcheuse pensée de se croire amoindris parce qu'ils se feraient, en maintes occasions, sérothérapeutes, dites-vous bien que trop nombreuses encore sont les occasions où la thérapeutique spécifique nous fait défaut. Dites-vous bien, qu'en dépit des conquêtes nouvelles de la thérapeutique, tout ou presque tout reste encore à faire ; dites-vous bien que la tâche de demain est assez haute pour tenter les efforts des meilleurs et des plus dignes d'entre vous.

En dépit des maladies justiciables des procédés d'immunisation, en dépit des maladies que le génie de Pasteur aura vaincues et qui iront grossir le nombre des maladies éteintes, vous n'aurez longtemps encore que trop d'occasions d'exercer votre activité thérapeutique. Est-ce qu'il ne vous reste pas à secourir, à rétablir, à réconforter, à soulager trop de malheureux : atteints d'affections héréditaires, de maladies de la nutrition, d'intoxications professionnelles ou alimentaires ; victimes d'accidents de toutes sortes, d'erreurs de jeunesse ou de régime, de surmenage physique ou intellectuel ; en proie à toute la série d'affections que laissent après elles, soit la lutte pour l'existence, soit les maladies que nos manquements à l'hygiène n'ont pas su faire évitables.

Vous n'aurez qu'à regarder autour de vous, pour vous apercevoir, Messieurs, que votre activité charitable ne rencontrera que trop d'éclopés de la vie, trop d'invalides civils, au lit desquels votre intelligence, votre perspicacité, votre expérience, votre cœur, sauront faire valoir les ressources de votre thérapeutique, que je vous assure devoir être heureuse, pourvu, comme je ne cesse de le répéter ici, comme je m'efforce de vous le démontrer à l'hôpital, que vous sachiez la faire « clinique en ses informations, pathogénique en ses indications, physiologique en ses moyens, opportuniste en ses décisions ».

DEUXIÈME LEÇON

SÉROTHÉRAPIE GÉNÉRALE

SÉROTHÉRAPIE PRÉVENTIVE DU TÉTANOS

I. — Définition de la sérothérapie : méthode thérapeutique définie par les agents et les moyens qu'elle emploie. — Espèces et variétés de sérums : sérums sanguins naturels ; sérums artificiels ; sérums sanguins immunisateurs.

Invention et applications des sérums immunisateurs ; matière médicale et thérapeutique nouvelles. — La sérothérapie immunisatrice devenue, par l'importance de ses applications et la valeur de ses résultats, question thérapeutique capitale.

La sérothérapie dérivée de l'hématothérapie : hématothérapie ancienne et moderne, empirique et scientifique.

Premiers résultats de la sérothérapie appliquée : curation et prévention de la diphtérie. — Apôtres et détracteurs de la sérothérapie ; sort commun à la sérothérapie et à toutes les inventions.

II. — La prévention du tétanos : conquête de sérothérapie appliquée. — Le tétanos choisi comme exemple concret de sérothérapie préventive appliquée. — Importance de la sérothérapie antitétanique pour la sérothérapie générale. — Importance décisive de la sérothérapie préventive pour le tétanos humain et animal.

Fréquence relative et léthalité du tétanos ; formes classiques et frustes de la maladie. Le tétanos fréquemment méconnu en médecine humaine : tétanos partiel, tétanos céphalique, hémispasme facial.

Prémisses pathogéniques des maladies infectieuses : maladies localisées toxiques ; maladies généralisées septicémiques. — Prémisses de pathogénie sérothérapique : sérums antitoxémiques ; sérums antimicrobiens.

Prémisses de sérothérapie appliquée au tétanos. Microbie du tétanos ; toxines, antitoxines tétaniques (Nicolaïer, Brieger, Kitasato et Behring, Vaillard, etc.).

Suivant le programme que je vous ai annoncé, je commence, Messieurs, l'histoire de la sérothérapie appliquée. Je la commence par la sérothérapie préventive du tétanos ; mais, auparavant, laissez-moi vous exposer en quelques mots les principes fondamentaux de la sérothérapie.

Je m'étendrai peu sur les questions théoriques, elles sont plutôt du ressort du cours de Pathologie et de Thérapeutique générales ; elles sont plutôt du ressort de l'enseignement de mon Maître le Professeur Ch. Bouchard, qui, précisément, sur l'action des médicaments d'origine animale[1], a donné un complet exposé de la doctrine dans son discours présidentiel du Congrès de médecine de Bordeaux. J'aborde la question par ses côtés pratiques, voulant que vous n'ignoriez rien des services qu'en vos mains expertes la sérothérapie peut rendre aux malades.

I

Sous le nom de *Sérothérapie*, on entend la méthode qui emprunte ses agents et ses moyens thérapeutiques aux sérums.

Je dis, remarquez-le bien, sérums au pluriel, parce qu'il en est toute une variété. Les sérums, en effet, pour avoir tous un fond de composition chimique commun, se différencient singulièrement, tant dans les applications qu'on en fait, tant dans les résultats qu'on en attend, que dans la source à laquelle la Matière médicale les puise, que dans la manière encore dont la Matière médicale les obtient et les prépare.

Tantôt, vous le savez, nous prenons le sérum, par saignée, directement dans le sang physiologique de l'homme ou de l'animal.

Tantôt nous fabriquons de toutes pièces un sérum, en calquant sa composition sur celle du sérum sanguin normal : nous le dénommons alors sérum artificiel, par opposition au sérum sanguin normal, naturel.

Tantôt enfin (c'est ainsi que nous procédons aujourd'hui le plus communément) nous empruntons le sérum soit à l'homme malade ou convalescent, soit à un animal spontanément ou expérimentalement malade, sachant, que, dans les deux cas, le sérum sanguin se trouve doué de qualités nouvelles que la Médecine expérimentale a montré pouvoir être transportées de l'organisme sérumifère à un autre organisme. Cet autre organisme subit, au contact du sérum, des modifications telles, qu'il va jouir de privautés semblables à celles dont la maladie spontanée ou provoquée avait doté le terrain sérumifère. En d'autres termes, le terrain neuf recevant ce sérum est mis, du jour de l'imprégnation et par cette imprégnation même, en état d'immunisation, d'atténuation, de prévention, de défense ou de guérison contre la maladie spontanée, ou expérimentalement provoquée, dont était atteint l'organisme qui fournit le sérum sanguin.

Cette troisième variété de sérum, absolument au même titre que les

1. Ch. Bouchard. — Les médicaments d'origine animale, leur action. *Presse médicale*, 1895. Août.

deux premières, est agent de Matière médicale ; chacune de ces trois variétés de sérum correspond à une des modalités sérothérapiques, ce sont toutes trois des agents de méthode sérothérapique.

Les propriétés thérapeutiques de ces agents, leurs indications, leurs effets, leurs avantages, leurs inconvénients, aussi bien que les résultats cherchés dans l'emploi de chacun d'eux, pourront varier comme leur mode de préparation, comme leur source, comme leur provenance ; mais, à bien comprendre les choses, en Matière médicale générale, ce sera toujours de sérum dont aura fait usage le médecin en quête de remplir des indications thérapeutiques précises, ce sera toujours œuvre de sérothérapeute qu'il aura faite.

Que, parmi ces trois variétés de sérums, la dernière, le sérum immunisateur, soit celle qui, à l'heure présente, tient légitimement la plus grande place dans les préoccupations de la thérapeutique théorique et appliquée, je n'y saurais contredire, puisque c'est à elle, l'an dernier, que j'ai, à propos de la diphtérie, consacré exclusivement de longs développements. Que les sérums immunisateurs aient été à eux seuls, en ces derniers temps, l'objet de plus de travaux et de découvertes que ne l'avaient jamais été les sérums normal et artificiel, personne ne le pense et ne vous le dira plus que moi. C'est justement parce que le sérum immunisateur tire à soi toute l'attention médicale et représente la plus forte part des applications sérothérapiques, que, pour la majorité des médecins, l'expression de sérothérapie menace d'évoquer uniquement, exclusivement, l'idée de sérums immunisateurs.

Assurément, quand, au lit du malade, nous parlons sérothérapie, neuf fois sur dix, nous pensons, sans qu'il soit besoin d'explications préalables, aux sérums immunisateurs et non plus aux sérums normal et artificiel. N'empêche, que la sérothérapie est une méthode qui compte avec d'autres procédés que les sérums préparés à fin d'immunisation ; n'empêche, qu'en Matière médicale générale, qu'en vraie classification, nous n'avons pas le droit de rejeter du cadre de la sérothérapie tout ce qui n'est pas sérum immunisateur. Est agent et moyen de sérothérapie tout ce qui, au point de vue Matière médicale, peut, en sa composition, se réclamer du sérum sanguin ; les nuances, les variétés, les formes, les quantités, le but qu'on se propose, les résultats qu'on cherche importent peu, le fond de composition imprimant nettement à l'agent médicamenteux sa vraie nature, sa marque d'origine, et le faisant légitimement rentrer dans la classe des moyens mis en œuvre par la sérothérapie.

Ne vous étonnez donc pas, Messieurs, si, bientôt, vous donnant une étude complète de la sérothérapie appliquée, je vous parle de l'emploi du sérum normal, soit humain, soit animal, puis de l'emploi des sérums artificiels ; cette dernière étude faisant suite aux longs développements que je vais d'abord consacrer à la sérothérapie dite nouvelle, à celle que la guérison des diphtériques a rendue populaire, à celle que nous appellerons immunisatrice, pour la désigner par la fonction qui lui est dévolue.

Dans ma précédente leçon, comme dans la leçon d'ouverture[1] de mon cours (1893), j'ai pris soin de vous dire comment, avec les doctrines pastoriennes, s'était ouverte l'ère de la médecine et de la thérapeutique pathogéniques. Je vous ait dit comment était venu aux médecins le concept de l'atténuation, de l'immunisation, de la prévention et de la guérison des maladies infectieuses et virulentes. L'an dernier, à pareil jour, ayant à traiter spécialement de la sérothérapie antidiphtéritique, je vous ai exposé, avant de vous en donner les indications et les résultats, la philosophie, si l'on peut ainsi dire, de la sérothérapie, méthode générale de traitement. Je vous ai appris quand, comment, pourquoi, il avait pu venir aux médecins l'idée d'appliquer, pour en faire un agent de prévention ou de curation des maladies infectieuses et virulentes, les propriétés découvertes dans le sérum des animaux atteints de ces mêmes maladies ou immunisés contre elles.

Je vous ai rappelé, qu'en cela, la médecine scientifique contemporaine ne réalisait pas autre chose que ce dont la médecine ancienne empirique avait eu l'instinct, alors qu'elle cherchait, par les transfusions sanguines, soit à traiter certaines affections, les maladies chroniques surtout (le mal comitial par exemple, ou encore les vésanies), soit à guérir les malades.

Si la sérothérapie moderne est en germe et en fait dans les pratiques tentées, il y a beau temps déjà, par les médecins transfuseurs, la sérothérapie, telle que nous la pratiquons aujourd'hui, est née tout armée, sachez-le bien, de l'hématothérapie scientifique moderne.

Quand, bientôt, à propos de l'opothérapie, je traiterai de l'hématothérapie — le sang n'est-il pas à proprement parler un tissu, n'est-ce pas la chair coulante des anciens? — je vous prouverai que c'est de l'hématothérapie qu'est née la sérothérapie. J'aurai à vous redire rapidement la genèse et l'historique de la question, et à vous rappeler que l'honneur de la découverte revient, d'une part à feu Maurice Raynaud, d'autre part à mon collègue Ch. Richet et à son collaborateur Héricourt. C'est avec

1. L. Landouzy. — Leçon d'ouverture du cours de Thérapeutique et Matière médicale. *Presse médicale*, 1893. Décembre.

du sang, vous ne l'ignorez pas, qu'expérimentaient, qu'opéraient Maurice Raynaud et Ch. Richet. C'était de l'hématothérapie qu'ils faisaient, et c'est de leur hématothérapie même que devait sortir la sérothérapie, le jour où mon maître Bouchard et ses élèves démontreraient que le sérum d'un sang immunisé est doué des mêmes propriétés thérapeutiques que le sang lui-même, envisagé dans la masse de ses constituants.

Je vous devais ces quelques prolégomènes au début d'un cours consacré à la sérothérapie appliquée ; n'ayant pas le loisir d'approfondir le sujet au point de vue doctrinal, je devais, avant de vous faire connaître les applications de la sérothérapie, vous donner le plus de clartés possibles sur une méthode qui est en train de changer l'orientation de la Thérapeutique. Et pourtant, il s'en faut, en dépit des applications merveilleuses qu'on ait pu faire de la sérothérapie à la prévention et à la curation de la diphtérie, il s'en faut que la sérothérapie ait vraiment conquis la majorité des médecins ; la méthode est tenue encore fortement en suspicion, et, pour ne parler que de la sérothérapie antidiphtéritique, on dirait vraiment qu'elle compte encore presque autant de détracteurs que de partisans !

Je dis qu'il s'en faut que la sérothérapie antidiphtéritique ait vraiment conquis le public médical, parce qu'il n'y a qu'à regarder la conduite d'un trop grand nombre de médecins pour s'apercevoir, ou qu'ils ne pratiquent pas la sérothérapie antidiphtéritique, ou qu'ils la pratiquent mal, se servant de cette médication souvent encore comme d'un pis aller, au lieu d'y recourir dès que le diagnostic est établi. Trop de médecins encore ont l'air d'ignorer qu'en France, en Allemagne, en Autriche, en Belgique [1], *la sérothérapie a abaissé la mortalité diphtéritique de près des deux tiers* ! Il faut vraiment que pareilles vérités soient bien méconnues pour que tous les médecins n'aient pas en la sérothérapie antidiphtéritique la foi sincère, celle qui agit.

Mais, en matière de diphtérie, ce n'est pas tout que de pratiquer la sérothérapie, il faut l'appliquer hâtivement, dès la maladie constatée. Tout médecin qui agit mollement, tardivement, compromet par ses atermoiements non seulement la vie de son malade, mais encore la valeur de la médication, puisqu'il aide à ce que celle-ci ne donne pas le plein de ses effets.

Qui de nous, Messieurs, médecins consultants, ne pourrait vous dire combien de fois il a vu et voit encore aujourd'hui, tant en ville qu'à l'hôpital, des diphtériques dont la gorge est pseudo-membraneuse de-

1. FUNCK. — Manuel de sérothérapie. *Georges Carré*, éditeur. Paris, 1895.

puis plusieurs jours, sans qu'on se soit décidé à recourir chez eux à l'injection de sérum ? Qui de nous, à l'heure qu'il est, n'a trop souvent encore à réclamer contre la mollesse ou l'hésitation de confrères qui attendent, pour faire de la sérothérapie, que la diphtérie d'angineuse soit devenue laryngée ? Que de fois n'avons-nous pas vu ainsi compromettre, non seulement la guérison que la sérothérapie précoce aurait donnée mieux et plus vite, mais encore l'intervention décisive du tubage, ce traitement de choix du croup, qui tire le meilleur de ses indications de l'association qu'on en sait faire à la sérothérapie hâtivement pratiquée. Qui de nous ne devrait être depuis longtemps gagné à la doctrine et à la pratique de Roux et de Martin, qui ne cessent de proclamer que « l'application *précoce* du traitement antidiphtéritique est la première condition de succès » ?

Sachez, Messieurs, que, pour avoir abaissé la mortalité diphtéritique de près de deux tiers en Europe, la sérothérapie n'a pu nous montrer encore le maximum de sa puissance. J'espère vous convaincre prochainement que la sérothérapie antidiphtéritique est une médication encore meilleure qu'on ne l'a dite ; mais, pour que cette médication fasse merveille, encore faut-il que les médecins eux-mêmes ne la compromettent pas, ne l'atténuent pas dans l'excellence de ses résultats, par une application intempestivement, insuffisamment faite.

De ce que les médecins n'aient point encore la foi en la sérothérapie antidiphtéritique ; de ce qu'ils n'en aient pas encore le maniement ; de ce qu'ils disputent et discutent encore, au lieu d'agir ; de cela, Messieurs, il ne faudrait pas trop vous étonner : ce qui se passe maintenant en matière de suspicions, de critiques, de détractations, d'accusations même, contre la sérothérapie appliquée à la prévention et à la curation de la diphtérie, s'est passé à toutes les époques de l'histoire, en matière de médications nouvelles ; et cela, alors même que ces inventions ne bouleversaient ni la manière de voir des laïques, ni la manière de pratiquer des médecins, comme le fait la sérothérapie. Si j'en avais le droit et le temps, dans ce cours (qui ne doit rien distraire de mes efforts vers les applications thérapeutiques), je vous dirais les orages soulevés, parmi le corps médical aussi bien que dans le monde, à propos de la saignée, à propos de la transfusion du sang, à propos de l'importation du quinquina, à propos de la variolisation, à propos de l'antimoine, à propos de la vaccine jennérienne.... orages tels que, le plus souvent, ils ne purent être calmés qu'à grand renfort de décrets rendus en plein Parlement, qu'à grand renfort d'arrêtés royaux !

Ne soyez donc pas trop surpris, Messieurs, si la sérothérapie n'en a pas fini avec les difficultés et les douleurs de l'enfantement ; le temps fera son œuvre, et cela, vraisemblablement, en moins de lustres que les inventions thérapeutiques de nos pères n'en mettaient pour faire leur chemin dans le monde. A voir ce qu'a donné déjà la sérothérapie, née seulement d'hier à la vie scientifique, vous pouvez être certains qu'ils sont vraiment venus les temps héroïques dont je vous parlais, alors que je vous disais qu'aujourd'hui, grâce à la Médecine expérimentale, nous nous trouvions en mesure d'empêcher et de guérir certaines maladies, à l'aide de procédés parfaitement raisonnés, absolument certains, scientifiquement étudiés, cliniquement éprouvés.

Maintenant que vous savez ce que l'on doit comprendre sous le terme de sérothérapie, j'aborde l'histoire de la sérothérapie immunisatrice par l'une de ses applications les plus récentes, par l'étude de la sérothérapie préventive du tétanos.

II

Le *Tétanos* est une de ces maladies contre lesquelles nous garantit absolument la sérothérapie; la *sérothérapie préventive* du tétanos est chose faite. Remarquez, Messieurs, que j'appuie sur l'épithète « préventive ». C'est que, en dépit de ce qu'avaient fait primitivement espérer les injections massives de sérum — usitées, comme vous savez, beaucoup en Italie — nous n'en sommes encore qu'au traitement préventif; la sérothérapie curative du tétanos est tout entière à reprendre : pour le tétanos, comme pour la rage, si nous pouvons prévenir la maladie à l'avant-veille de son éclosion, la thérapeutique nouvelle nous laisse désarmés contre la maladie déclarée.

Si j'ai choisi comme entrée en matière d'études de sérothérapies appliquées la sérothérapie préventive du tétanos, si je l'ai choisie comme exemple concret de sérothérapie clinique, c'est que, d'une part, la question est une de celles qui ont fait les progrès les plus décisifs; c'est que, d'autre part, les nombreux et si beaux travaux entrepris sur le traitement du tétanos — ceci n'est point indifférent par le temps qui court de suspicions jetées sur la sérothérapie pratique, — ont puissamment servi la cause de la sérothérapie en général. La prévention du tétanos par les injections de sérum marque une étape importante sur le chemin déjà parcouru par les sérothérapeutes ; et, nombreuses sont les suggestions dans lesquelles ont été jetés les médecins biologistes qui n'ignoraient rien des études dont le tétanos, ces années dernières, devenait l'objet.

Pour légitimer le choix que je fais de l'étude du tétanos, pour vous démontrer le bien fondé des idées que je vous expose à ce sujet, je n'aurais assurément qu'à invoquer le témoignage de Roux : le jeune Maître n'a-t-il pas dit, dans sa mémorable communication de Buda-Pesth, que, « si la sérothérapie est née avec les expériences de Maurice Raynaud sur le sang des génisses inoculées de cow-pox, avec celles de MM. Ch. Richet et Héricourt sur le sérum des chiens et des lapins vaccinés contre une septicémie spéciale, son importance n'a été comprise qu'après les travaux de MM. Behring et Kitasato sur le tétanos et la diphtérie ». Cependant, Messieurs, pour des plus curieuses, pour des plus suggestives que soit, au point de vue historique et doctrinaire, l'étude du tétanos envisagée dans son traitement préventif, je ne l'entreprendrais pas devant vous, avec les longs développements qu'elle comporte, si vous ne deviez y prendre un intérêt pratique immédiat.

Le tétanos qui, vous le savez, sévit soit à l'état isolé, soit à l'état épidémique, chez les animaux et chez l'homme, a trouvé, grâce à la sérothérapie, son traitement préventif. Les recherches de Vaillard, Nocard et Roux, ont doté la thérapeutique animale et humaine d'un moyen nouveau qui nous permet, chez un animal ou un homme, porteurs d'un traumatisme suspect de tétanos, d'empêcher la maladie. L'individu en suspicion voit, après avoir reçu une injection d'antitoxine tétanique, tomber ses congénères, à l'écurie ou à l'hôpital, tandis que lui, traité préventivement, résiste au mal !

Certains d'entre vous, Messieurs, seront peut-être étonnés de me voir tant insister sur le tétanos, supposant sans doute que cette maladie ne mérite pas qu'on lui consacre, dans un cours de Thérapeutique, un chapitre spécial. En cela, laissez moi vous dire qu'ils seraient dans l'erreur, car si la morbidité du tétanos n'est pas élevée, sa léthalité est énorme.

Nous sommes assez mal renseignés sur les cas de survies dans le tétanos; Behring qui, d'après Rose et Richter, avait adopté le chiffre de 10 à 20 0/0, paraît être resté très au-dessous de la vérité; Albertoni donne le chiffre de 24 0/0; Sormanni celui de 56 0/0; Roux et Vaillard ont adopté le chiffre de 50 0/0. Bon an, mal an, dans ces quinze dernières années, à Paris, la mortalité annuelle par le tétanos peut être évaluée à 10 ou 12 décès.

La mort étant hier à peu près la seule issue dans les cas de tétanos chirurgical aigu, il est indispensable que le thérapeute connaisse à fond la méthode qui lui permet aujourd'hui de s'opposer à l'éclosion d'une maladie dont la sérothérapie vient de changer le pronostic.

D'ailleurs, l'observation clinique a démontré que le tétanos est moins rare qu'on ne le pensait il n'y a pas bien longtemps encore, puisqu'elle a permis de rattacher au tétanos beaucoup de phénomènes morbides dont on ne connaissait pas la nature, qu'on diagnostiquait mal ou qui passaient inaperçus : je veux parler des cas de tétanos localisé, partiel, et plus particulièrement du tétanos céphalique. Beaucoup de malades atteints d'hémiplégie faciale, de torticolis, de contracture partielle des muscles de la face, étaient considérés comme atteints d'une affection différente du tétanos. Les symptômes observés n'étaient pas rapportés à leur véritable cause : on pensait à une affection méningée, à du méningisme symptomatique d'une infection telle que la pneumococcie ou la streptococcie, la petite plaie faciale ou cervicale, porte d'entrée de la maladie, ayant passé inaperçue ; erreur préjudiciable au malade, car, avec un tel diagnostic, on ne pouvait faire qu'une fausse thérapeutique et le malade n'en succombait que plus fatalement.

Ce que vous devez savoir tous de la symptomatologie du tétanos (que vous aurez à reconnaître soit en chirurgie, dans ses formes classiques, trismus, opisthotonos, convulsions cloniques et toniques, soit en médecine, dans ses formes frustes — tétanos céphalique — dont maintes observations ont été publiées) vous montrera, à la réflexion, que la thérapeutique préventive du tétanos est une question de première importance, et que, si la sérothérapie prévient vraiment le tétanos, chez l'homme comme chez l'animal, c'est assurément une des meilleures médications qu'ait su inventer la thérapeutique expérimentale.

Le *tétanos céphalique*, auquel je viens de faire allusion, n'est pas rare, et il ne se passe pas d'années que médecins ou chirurgiens n'en communiquent à Paris plusieurs observations.

Terrillon et Schwartz[1] en ont réuni une vingtaine de cas. La plupart de ces observations sont prises dans des services de chirurgie ou d'accouchement, ce qui explique que le tétanos dit médical passe pour moins fréquent ; j'entends par là le tétanos observé dans nos services de médecine, car je ne fais, bien entendu, aucune distinction pathogénique entre le tétanos dit chirurgical et le tétanos dit médical.

Pour moi, médecin, j'ai vu quatre cas de tétanos céphalique depuis que je suis chef de service ; je ne parlerai que des deux derniers pour cette raison que, mon instruction sur ce sujet étant plus complète, je les ai mieux suivis et étudiés.

---

1. TERRILLON et SCHWARTZ. — Sur quelques formes rares du tétanos (tétanos céphalique, trismus hémiplégique). *Revue de Chirurgie*, 1888.

Le premier a trait à une femme de 50 ans que j'ai soignée à l'hôpital Tenon en 1889, et qui, dans une dispute avec son mari, avait reçu un coup de hoyau au niveau de l'arcade sourcilière gauche, d'où était résulté une large ecchymose. J'appelle votre attention sur l'instrument qui avait servi à cet homme, terrassier de son métier, pour frapper sa femme; c'était un hoyau, partant un outil souillé de terre, et susceptible entre tous de porter le germe tétanique. La femme, après avoir été souffrante chez elle pendant quelques jours, se présenta à l'hôpital à la consultation de chirurgie. Elle avait, à ce moment, un peu de torticolis et une hémi-contracture de la face et de la mâchoire; le chirurgien l'envoya en médecine où elle fut admise. A un premier examen, la malade paraissait présenter des symptômes liés à une violente commotion cérébrale. Ce n'est qu'au bout de deux jours que je pensai aux cas spéciaux de tétanos que j'avais antérieurement observés et que l'on décrit sous le nom de tétanos céphalique, parce que l'ensemble symptomatique débute, se localise et persiste dans la région céphalique, frappant les muscles de la face et du cou, durant quelquefois des semaines entières, sans grande tendance à la généralisation, ce qui est bien fait pour tromper le clinicien et ce qui explique que la nature des accidents soit longtemps restée inconnue.

Croyant avoir affaire à un cas de tétanos céphalique, je montrai ma malade au chirurgien de l'hôpital, et lui demandai s'il ne croyait pas opportun de faire une large incision au niveau de l'arcade sourcilière traumatisée, de façon à pouvoir ruginer l'os, empêcher *in situ* la culture microbienne et s'opposer à l'intoxication. Le chirurgien ne fut pas de mon avis; quelques jours après, la malade mourait, ayant présenté de l'opisthotonos et des convulsions généralisées.

Comme la malade avait déposé une plainte contre son mari, il y eut autopsie judiciaire, ce qui me mit dans l'impossibilité de faire un ensemencement avec les tissus traumatisés, pour compléter par la preuve expérimentale le diagnostic clinique que les derniers moments de la malade avaient incontestablement confirmé.

J'obtins, sur l'intervention obligeante de mon Maître le Professeur Brouardel, l'autorisation de faire moi-même l'autopsie judiciaire : l'absence de lésions viscérales capables d'expliquer la mort confirmait mon diagnostic de tétanos. Au niveau de l'arcade sourcilière gauche, je constatai la présence d'une petite esquille osseuse, retenue par le périoste, épaissi, enflammé : il y avait là, tout autour de l'esquille, un petit foyer inflammatoire dans lequel s'étaient élaborées les toxines tétaniques.

Quelques années après, je reçus dans mon service de l'hôpital Laënnec un malade dont la physionomie particulière m'avait frappé. C'était un garçon de 24 à 25 ans, habitant les environs de Paris, où il était occupé dans une vacherie. En sautant sur une voiture chargée de fourrage, il s'était heurté la joue contre une des pointes de la fourche qui lui servait à ramasser l'herbe sur le sol et à la charger sur sa voiture; il y avait bien des chances pour que les dents de l'instrument fussent souillées de terre.

Mon vacher avait de la fièvre et présentait un hémispasme facial qui faisait, qu'au premier abord, on pouvait penser à une hémiplégie faciale; je me demandai donc s'il ne s'agissait pas là d'une névrite *à frigore* ou d'une compression du nerf facial dans l'aqueduc de Fallope? Le lendemain, mon malade avait du torticolis et des petits mouvements convulsifs qui lui faisaient faire alternativement des signes d'affirmation et de négation. Etant donné les cas de tétanos céphalique déjà observés et les circonstances dans lesquelles la maladie avait débuté, je fis le diagnostic de tétanos céphalique et, ayant présenté mon vacher au chirurgien de l'hôpital, mon collègue Potherat, je lui demandai de faire, profondément, l'ablation d'un grand lambeau de téguments au niveau de la plaie faciale, afin de détruire dans la mesure du possible tout le foyer d'infection.

Je considérais cette manœuvre comme absolument indispensable, me proposant, par un véritable curettage de la plaie, de débarrasser d'abord le blessé de son foyer tétanigène. Mon collègue se rallia à ma thérapeutique et tailla largement et profondément dans la région blessée.

J'avais fait voir le malade à mon maître Roux, d'une part pour confirmer le diagnostic, et d'autre part pour avoir de lui du sérum antitétanique qu'on essayait à doses massives à cette époque, vous ne l'ignorez pas, comme agent curatif du tétanos confirmé. Certains de mes collègues en médecine et en chirurgie ayant fait, à ce moment même, de larges appels au sérum préparé par Roux et Nocard, il me fut impossible d'appliquer cette médication. Je le regrettai d'autant moins que des observations antérieures m'avaient donné confiance dans le curettage de la plaie rapidement fait, comme excellent moyen d'enrayer et d'atténuer les accidents tétaniques commençant, et que les faits publiés en France et en Italie, sur les grandes injections curatives de sérum antitétanique, avaient montré l'inanité de la méthode, inanité telle qu'on semble avoir pour le moment abandonné, en Europe, presque toute croyance en la sérothérapie curative, pour ne s'en fier qu'au traitement préventif du tétanos, le seul dont nous ayions à parler.

Je dus me contenter du traitement symptomatique ancien et je prescrivis le chloral à la dose de huit grammes par jour.

La température qui avait atteint 40° cessa de s'élever dès l'intervention chirurgicale; le malade put s'alimenter malgré le trismus; au bout de 14 jours il était guéri et sortait de l'hôpital; je l'ai revu très bien portant six mois après. J'ajouterai, en terminant cette observation, que, dans l'écurie où ce garçon était occupé, une vache était morte du tétanos l'année précédente.

J'ai ouvert cette parenthèse sur le tétanos céphalique parce que vous pouvez vous trouver un jour en présence de pareils cas, et je ne voudrais pas que, faute de savoir que vous aurez à compter avec les tétanos céphaliques plus qu'avec les tétanos classiques, vous fassiez une erreur de diagnostic, vous ne recherchiez pas, de propos délibéré, le traumatisme tétanifère, et ne fassiez pas procéder à l'abrasion de la plaie, qui, arrêtant dans son foyer la production des toxines, vous aidera à sauver votre malade.

Je vous disais tout à l'heure que le tétanos en général donne, par an, à Paris, seulement une dizaine de cas; ce ne serait guère, évidemment, que dix cas de tétanos, par an, pour une ville comme Paris, si la maladie n'entraînait presque toujours la mort.

Si vous voulez vous reporter à la statistique de Mathieu[1], vous verrez que 2 034 cas de tétanos, par lui relevés, ont donné une mortalité de 88 0/0; pendant la guerre de Sécession, le tétanos consécutif aux plaies de la tête et du cou a donné une mortalité de 95,2 0/0!

Il est évident que tout individu atteint de tétanos n'est pas forcément un homme mort, — l'observation que je vous communiquais plus haut en est un exemple, — mais les chiffres que je viens de vous citer vous prouvent qu'il s'en faut de peu. La preuve en est encore que, si vous ouvrez un de vos livres de pathologie chirurgicale au chapitre de la thérapeutique du tétanos, vous y lirez que nous pouvons soulager les tétaniques, mais que nous ne pouvons les guérir. Le curare, le chloral, la morphine, ne sont que des moyens de thérapeutique symptomatique ou palliative par lesquels nous aidions hier le malade à vivre plus longtemps que sa maladie, par lesquels nous mettions le malade dans un état d'assistance thérapeutique telle, que nous lui permettions de purger sa condamnation à vingt ou trente jours de toxinémie, au bout desquels quelques blessés survivaient.

Je crois donc vous avoir suffisamment démontré que toute thérapeutique, serait-elle seulement préventive, qui s'opposerait au tétanos,

1. MATHIEU. — Article « Tétanos ». *Dict. encyclop. des Sciences médicales*, 3e série, XVI, 1886.

serait la bienvenue au point de vue pratique, en même temps qu'elle aurait une extrême portée doctrinale, s'adressant à une maladie infectieuse contre laquelle la médecine se savait impuissante.

Je ne vous ferai pas, Messieurs, la description symptomatique du tétanos, car vous la trouverez dans tous vos livres classiques. Je voudrais seulement, en passant, pour vous montrer combien la question a changé de face avec les doctrines microbiennes, vous rappeler que, quand vos livres d'hier insistaient sur les causes du tétanos, ils prenaient pour les causes réelles, efficientes, ce que nous considérons aujourd'hui comme causes purement occasionnelles.

Je relisais, ces jours derniers, un des livres classiques au temps où je faisais mes études médicales, le *Traité de Pathologie externe* de Follin et Duplay, qui était en quelque sorte l'Evangile chirurgical de ma jeunesse. Eh bien! dans cet ouvrage on trouve énumérées, comme causes efficientes du tétanos, toutes les causes occasionnelles. Le tétanos, y est-il dit, succède non seulement à de grandes blessures, mais à de petites plaies, chez des individus exposés au froid, surmenés par une grande fatigue, dont le moral a été déprimé par des revers, qui se sont refroidis au cours d'une abondante transpiration, etc. Pour prouver la valeur pathogénique de ces circonstances, on invoquait des faits semblables signalés en médecine vétérinaire. Vous vous rappelez que le baron Larrey père avait observé, le soir de la bataille de Lutzen, une véritable épizootie et une épidémie de tétanos dans le camp français. Le surmenage de cette terrible journée, le refroidissement de la nuit, avaient, d'après lui, suffi à faire éclater le tétanos.

Aujourd'hui, toutes ces causes, d'efficientes sont devenues occasionnelles ; elles ont passé du premier au second et même au troisième plan ; elles n'agissent qu'en mettant l'individu ou l'animal dans les conditions voulues pour prendre la maladie, elles ne créent en rien la maladie. Pour devenir tétanique, il faut rencontrer sur son chemin du microbe tétanique, et il faut présenter à ce microbe une porte d'entrée, quelqu'insignifiante qu'elle puisse paraître. De même qu'il n'y a pas de diphtérie spontanée, il n'y a pas de tétanos spontané ; de même que pour faire de la diphtérie il faut du bacille diphtérique, de même, pour faire du tétanos, il faut du bacille tétanique.

Ne croyez pourtant pas que ces notions datent absolument d'hier : il y a longtemps déjà que les médecins soupçonnaient la nature infectieuse, contagieuse, épidémique, du tétanos. Depuis longtemps, il semblait bien que le refroidissement, la fatigue, ne devaient pas suffire pour engendrer le tétanos. On avait constaté que, souvent, un cas de tétanos était précédé ou suivi d'un autre cas. On avait vu, dans les pays de race nègre en particulier, des femmes en couches atteintes de tétanos, dont les enfants contractaient aussi la maladie, soit en même temps, soit peu après. On avait vu, dans une même écurie, plusieurs chevaux mourir en peu de temps du tétanos. Dans une ambulance où avait été amené un tétanique, on avait vu, quelques jours après, éclater plusieurs cas de tétanos.

La preuve de la transmissibilité, de la nature infectieuse, de la nature vivante du tétanos, comme disait Pasteur, fut donnée pour la première fois, en 1884, par Carle et Rattone [1], qui inoculèrent à des lapins du suc d'un œdème pris sur un individu atteint de tétanos; mais, s'ils obtinrent des cas de tétanos typique chez presque tous les animaux, c'est à Nicolaïer [2] qu'on doit la découverte de l'agent causal du tétanos. Prenant de la terre dans les champs, les jardins, les rues, et l'inoculant dans le tissu cellulaire sous-cutané de souris, de lapins, de cobayes, il déterminait tantôt la septicémie du vibrion septique, tantôt le tétanos vrai. Dans ce dernier cas, au bout d'un jour ou deux après l'opération, il voyait apparaître des contractures des membres, de l'opisthotonos, du trismus, puis survenait de la dyspnée, et l'animal ne tardait pas à mourir ; à l'autopsie, on ne trouvait rien de particulier, si ce n'est un petit abcès au foyer de l'inoculation. L'inoculation du pus contenu dans ces abcès donnait naissance au même ensemble symptomatique. Dans ce pus Nicolaïer constata la présence, au milieu de beaucoup d'autres microbes, d'un bâtonnet souvent terminé par une spore, ce qui lui donnait vaguement l'aspect d'une épingle ou d'un clou; il ne put l'obtenir à l'état de culture pure.

Rosenbach [3], Hochsinger [4], Bonome [5], étudièrent les caractères morphologiques de ce microbe, sans pouvoir non plus obtenir de cultures pures.

C'est à Kitasato [6] que devait revenir l'honneur d'isoler le bacille de Nicolaïer. Pour arriver à ce résultat, il mit à profit successivement la grande résistance des spores de ce microbe à la chaleur et sa qualité d'anaérobie. Depuis, ce microbe a été l'objet de nombreux travaux, parmi les

---

1. Carle et Rattone. — Studio sperimentale sull'etiologia del tetanos. *Academia di medecina di Torino*, 1884. Mars.

2. Nicolaier. — Beiträge zur Ætiologie des Wundstarr Krampf. *Inaug. Dissert.*, Gottingen, 1885. — Ueber infectiosen Tetanus. *Deutsche medizinische Wochenschrift*, 1884. 26 Décembre.

3. Rosenbach. — Zur Ætiologie des Wundstarrkrampfes beim Menschen. *Arch. für klinische Chirurgie*, 1886. XXXIV, p. 306.

4. Hochsinger. — Zur Ætiologie des menschlichen Wundstarrkrampfes. *Centralblatt f. Bakteriologie*, 1887. II, nos 6 et 7.

5. Bonome. — Sur l'étiologie du tétanos. *Congrès de l'Association médicale italienne*, 1887.

6. Kitasato. — Ueber den Tetanus bacillus. *Zeitschrift für Hygiene*, 1889. VII, p. 226.

quels je vous citerai ceux de Verhoogen et Baert [1], de Sanchez Toledo et Veillon [2], et surtout ceux de Vaillard et Vincent [3].

Il est un fait important sur lequel je veux attirer votre attention, car il me servira à vous expliquer comment on est arrivé scientifiquement à concevoir l'idée de la sérothérapie antitoxique du tétanos : les auteurs qui les premiers firent des recherches bactériologiques avaient remarqué, à l'autopsie d'individus morts du tétanos ou d'animaux tués expérimentalement, que le microbe de Nicolaïer ne se rencontrait jamais qu'au niveau de la plaie ou du foyer de l'inoculation, et qu'il ne se retrouvait dans aucun viscère, ni dans le sang, ni dans aucune autre humeur. C'est que, en effet, le bacille de Nicolaïer reste localisé au point de l'infection et agit ensuite sur l'organisme par l'intermédiaire de ses produits toxiques ; c'est qu'il y a là une maladie dans laquelle l'infection n'est presque rien, si on la compare à l'intoxication diffusante formidable qui va s'en suivre.

En matière de tétanos, comme en matière de diphtérie, en effet, c'est moins l'infection localisée qui importe et qui tue, que le poison ; en matière de tétanos, comme en matière de diphtérie, le microbisme ne menace guère le malade, et n'intéresse vraiment le thérapeute que par ses toxines. Presque négligeable comme infection localisée, le tétanos devient redoutable comme laboratoire de toxines ; c'est comme tel qu'il est justiciable d'une thérapeutique agissant sur les cellules de l'organisme pour les rendre non susceptibles à l'action toxique de la tétanine, plutôt qu'il n'est justiciable d'une thérapeutique antimicrobienne ; la thérapeutique ici est antidotique plutôt qu'antimicrobienne.

Si vous voulez bien y réfléchir, Messieurs, au point de vue pathogénique et clinique, les choses se passent, dans le tétanos, comme dans la diphtérie ; elles diffèrent, au contraire, de ce que l'on observe dans d'autres maladies microbiennes, non plus toxémiques, mais septicémiques, telles que la streptococcie, la staphylococcie, la fièvre typhoïde, etc. Vous verrez, d'autre part, que les sérums spécifiques de ces maladies sont obtenus par des procédés différents : dans un cas, on prend le sérum d'animaux auxquels on a injecté des doses progressivement croissantes de *poison microbien* ; dans l'autre cas, le sérum d'animaux vaccinés avec des *cultures vivantes de microbes*. Le premier sérum,

---

1. VERHOOGEN et BAERT. — Premières recherches sur la nature de l'étiologie du tétanos. *Soc. royale des Sciences naturelles et médicales de Bruxelles*, 1888-1889.

2. SANCHEZ-TOLEDO et VEILLON. — Recherches microbiologiques et expérimentales sur le tétanos. *Archives de Médecine expérimentale*, 1890. II, p. 709.

3. VAILLARD et VINCENT. — Contribution à l'étude du tétanos. *Ann. de l'Institut Pasteur*, 1891. Janvier.

antidotique, rendant les cellules de l'organisme insensibles aux toxines, annihilera par le fait la toxémie : et la maladie ne s'ensuivra pas, pourvu, bien entendu, que les toxines n'aient pas eu le temps de jeter au travers des cellules nerveuses des lésions irréparables. Le second sérum, microbicide, empêchera la généralisation du microbe dans l'organisme et arrêtera sur place son développement.

Ces prémisses de pathogénie des maladies infectieuses et toxiques devaient vous être dites dès l'abord, pour que vous comprissiez, d'une part, la physiologie de la sérothérapie, les raisons doctrinales qui l'inspirent et la mènent; pour que vous comprissiez, d'autre part, certaines indications thérapeutiques qu'il vous faudra relever et remplir en tant que vous recourrez à la sérothérapie. Vous saurez ainsi, par avance, que ces indications thérapeutiques associées à la sérothérapie ne seront point les mêmes suivant que vous aurez à traiter les maladies spécialement toxinifères ou les maladies septicémiques. Vous saurez que, si, d'une maladie infectieuse à foyer circonscrit, d'une maladie nettement localisée, doit sortir, sur place, une toxémie, vous pourrez beaucoup en agissant, *loco dolenti*, sur la détermination primitivement infectieuse.

Et, pour en revenir au tétanos, vous saisissez maintenant, Messieurs, la nécessité d'agir au plus vite contre le foyer toxinigène, vous saisissez la nécessité d'éteindre au plus vite le foyer infectieux, d'abraser, de cureter les plaies suspectes : c'est là le premier terme de la thérapeutique préventive du tétanos, sur lequel je ne saurais trop appeler votre attention, le second terme étant représenté par les injections de sérum antitétanique dont j'ai maintenant à vous faire l'histoire.

Brieger[1], le premier, chercha à isoler les produits toxiques du tétanos. De cultures impures du bacille de Nicolaïer il isola trois ptomaïnes différentes par leurs propriétés physiologiques, dont il tenta vainement de déterminer la composition chimique. Ce sont : la *tétanine*, qui engendre le tétanos classique et détermine la mort ; la *tétanotoxine*, qui provoque des accès convulsifs suivis de paralysie complète ; enfin la *spasmotoxine*, qui, outre des phénomènes convulsifs, détermine du ptyalisme ?

Kitasato et Weyl [2] continuèrent ces recherches sur des cultures pures, sans obtenir les mêmes résultats expérimentaux. Faber[3] annonça

1. Brieger. — Untersuchungen über Ptomaïne, 3e partie. Berlin, 1886.
2. Kitasato et Weyl. — Zur Kenntniss der Anaeroben. *Zeitschrift f. Hygiene*, VIII, p. 404.
3. Knud Faber. — Pathogenese des Tetanus. *Berliner klinische Wochenschrift*, 1890. n° 31.

le premier qu'on pouvait déterminer un tétanos expérimental typique, en inoculant aux animaux des bouillons de culture très virulents, privés de tout microbe par filtration sur filtre Chamberland. Ayant constaté que la toxicité des cultures filtrées était complètement détruite par un chauffage de 5 minutes à 65°, il en conclut que le poison tétanique n'est pas une ptomaïne, comme l'avait dit Brieger, mais une substance voisine des diastases, opinion qui fut confirmée par les recherches de Tizzoni et Cattani[1], de Tizzoni, Cattani et Bagnis[2], de Brieger et Frankel[3], de Vaillard et Vincent[4].

Mon collègue Vaillard, qui par ses travaux a mérité d'être placé, avec Kitasato, au premier rang des savants qui se sont occupés du tétanos, a non seulement étudié merveilleusement la toxine tétanique, mais encore nous a fourni, comme vous le verrez plus loin, un sérum dont l'emploi permet de prévenir sûrement le tétanos. C'est, chacun de leur côté, que Vaillard et Kitasato réalisaient de toutes pièces le tétanos expérimental; ils parcouraient en même temps toutes les étapes expérimentales qu'un médecin, désireux d'avoir l'analyse et la synthèse d'une maladie, a le droit de demander à quiconque prétend en faire complète l'histoire étiologique et pathogénique.

Prenant du pus chez un tétanique, ils ont, en l'inoculant à un animal sain, reproduit le tétanos. Ils ont, avec ce pus, fait des cultures dont ils ont isolé le microbe d'une part, les toxines de l'autre; en inoculant soit la culture, soit la toxine, ils ont reproduit la maladie. Ils ont atténué la culture, puis modifié la toxine, de telle façon que cette toxine devînt un vaccin, un agent préventif, en attendant qu'elle devînt un agent curateur.

Après avoir déterminé le tétanos expérimental chez le cobaye, la souris, le lapin, Vaillard, poursuivant son idée d'une immunisation antitétanique, chercha s'il n'existait pas une espèce animale domestique réfractaire au tétanos; il constata qu'il en était ainsi des Gallinacés. Il injecta donc à des poules des quantités considérables de culture ou de toxine tétanique et obtint ainsi, au bout de quelque temps, un sérum doué d'un pouvoir antitoxique énergique.

---

1. Tizzoni et Cattani. — Sul venerio di tetano. *Riforma medica*, 1890, n° 128. — Experimentelle Untersuchungen über das Tetanusgift. *Arch. f. exper. Pathol.*, Bd. XXVII.

2. Tizzoni, Cattani et Bagnis. — Bacteriologische Untersuchungen über den Tetanus. *Ziegler's Beiträge zur patholog. Anatomie*, 1890.

3. Brieger et Frankel. — Untersuchungen über Bacteriengifte. *Berliner klinische Wochenschrift*, 1890, n° 11-12.

4. Vaillard et Vincent. — Le poison tétanique. *Soc. de Biologie*, 1890. 15 Novembre. — Contribution à l'étude du tétanos. *Annales de l'Institut Pasteur*, 1891. Janvier.

Dans ses inoculations aux animaux, Vaillard, remarquant que, pour produire le tétanos, toutes les voies étaient bonnes, sauf la voie gastrique, rapprocha avec beaucoup de justesse la toxine tétanique des venins de serpents ; rapprochement qui se poursuit quand on compare la toxicité formidable du bacille de Nicolaïer à la puissance de la morsure des serpents : l'inoculation de 1/1000 de culture de tétanos filtrée suffit pour tuer un cobaye en 36 à 40 heures et 1/100 000 suffit pour une souris ! Si on calcule que 1 centimètre cube de bouillon donne, après évaporation, à peine 0 gr. 025 de matière organique contenant la toxine, on voit que la dose de toxine tétanique nécessaire pour tuer un cobaye atteint à peine 0 gr. 000 025, et, pour la souris, 0 gr. 000 000 25. Il n'y a donc pas de virus dont l'intensité d'action puisse être comparée à celle de la toxine tétanique.

Je vous ai dit que Brieger avait cherché à déterminer chimiquement la composition de cette toxine qu'il considérait comme une ptomaïne, et qu'il avait échoué. A l'heure actuelle, nous ne sommes pas plus avancés : nous n'avons, pour déterminer la nature d'une toxine, qu'elle soit tétanique, dipthérique, cholérique, etc., aussi bien que pour déterminer l'espèce d'une antitoxine, d'autre critérium que la réaction biologique, autrement dit l'ensemble symptomatique que la toxine détermine *in anima vili*.

Aussi ne vous étonnerez-vous pas quand, professeur de Matière médicale, ayant à vous parler de l'antitétanine, je ne vous décrirai aucune de ses caractéristiques organoleptiques, chimiques, physiques, comme je l'ai fait quand, en Matière médicale, j'ai eu à vous parler de médicaments alcaloïdiques, de la digitaline, de l'aconitine, de la caféine, par exemple. Tout médecin se trouvant de l'antitétanine dans la main, n'a, pour en reconnaître la nature, d'autre élément que les réactions biologiques antitétaniques ; ni caractères de saveur, de couleur, d'odeur, ni réactions chimiques, ne l'aideraient à savoir que l'agent nouveau de Matière médicale est de l'antitétanine. La seule manière de la reconnaître est de l'inoculer à un animal qui, de ce chef, se montrera réfractaire à l'inoculation tétanique.

Ce sont là des considérations sur lesquelles nous aurons à revenir, lorsqu'à propos des sérums sanguins antidiphtérique, antistreptococcique, etc., nous vous dirons que les agents de la Matière médicale nouvelle, empruntés au *règne microbien* et au *règne humain*, n'ont que des caractéristiques biologiques ; je vous dirai la même chose quand nous étudierons, dans leur origine et dans leur emploi diagnostique si précieux, deux produits de la Matière médicale animale nouvelle, la tuberculine et la malléine.

Je n'ai pas à étudier ici avec vous, Messieurs, le bacille du tétanos ni ses produits de sécrétion, cela appartient au cours de Bactériologie; je tiens cependant à toucher quelques points qui nous intéressent directement en thérapeutique.

La toxine tétanique, je crois vous l'avoir déjà dit, perd sa virulence, comme l'a montré Faber, quand on la soumet à la température de 65°; sa toxicité est également atténuée quand on l'expose à l'air, à la lumière, aux rayons solaires. Ces propriétés, jointes à quelques autres dont je vous ai déjà parlé, ont permis de la rapprocher des diastases, des venins de serpents, et de la différencier de certaines autres toxines, telles que celles du bacille de Koch, de la morve, du charbon symptomatique, pour ne prendre que quelques exemples. Peut-être pourrait-on expliquer par cette différence ce fait que, dans les tentatives d'immunisation contre le tétanos, on n'ait obtenu que des résultats passagers, et que jusqu'ici on n'ait réussi que dans le traitement préventif de cette maladie, sans atteindre le traitement curateur, comme pour la diphtérie ?

Les recherches d'Ehrlich [1] sur l'abrine et la ricine, albuminoïdes toxiques d'origine végétale, jettent également une certaine clarté sur cette question encore obscure. Vous savez qu'Ehrlich a démontré que l'immunité des animaux contre les poisons n'est pas une chose définie, invariable, mais qu'elle peut présenter des degrés très divers; vous savez, de plus, que le pouvoir antitoxique et immunisant du sérum de ces animaux vaccinés varie au prorata du degré d'immunisation qu'ils ont eux-mêmes acquis.

Cette manière d'antithèse qui existe entre la non-curation du tétanos et sa prévention par la sérothérapie, a mis en suggestion l'esprit des biologistes qui en en ont cherché l'explication. C'est ainsi que Courmont et Doyon [2], se basant sur ce fait que la toxine tétanique ne détermine des accidents qu'après une sorte de période d'incubation, déclarent que la toxine n'est pas la cause immédiate des accidents tétaniques. Agissant à la façon d'un enzyme, elle provoquerait, au niveau des tissus, dans certaines conditions de chaleur indispensables, une fermentation aboutissant à la formation de produits toxiques, agissant directement sur les éléments nerveux? Parmi ces produits se trouve une substance strychni-

1. Ehrlich. — Experimentelle Untersuchungen über Immunität. *Deutsche Medic. Wochenschrift*, 1891, nos 32 et 44.

2. Courmont et Doyon. — La substance toxique qui engendre le tétanos résulte de l'action sur l'organisme récepteur d'un ferment soluble secrété par le bacille de Nicolaïer. *Société de Biologie*, 1893. 11 Mars.

sante que Courmont et Doyon ont pu isoler des muscles, du sang, de l'urine des animaux morts du tétanos.

Si l'on admet cette théorie, on comprend que le sérum, agissant sur l'enzyme pour empêcher ou modifier la fermentation, n'aura d'effet que si les produits de cette fermentation ne sont pas encore élaborés. Si, au contraire, la substance strychnisante est déjà formée, le sérum restera sans action et le tétanos suivra son cours. C'est ce qui expliquerait que le sérum se soit montré efficace dans certains cas de tétanos confirmé *lent*, dont je vous parlerai, tandis qu'il s'est presque constamment montré impuissant dans le tétanos *aigu* ou *rapide*.

Je devais vous faire connaître ces interprétations de Courmont et Doyon, parce qu'il n'est aucune des questions de la sérothérapie dont nous ayons le droit de nous désintéresser ; j'ajouterai que, si curieuses que soient ces interprétations touchant le rôle purement préventif du sérum antitétanique, alors que le sérum antidiphtéritique est, lui, à la fois préventif et curateur, aucune d'elles ne me paraît valoir celle que nous suggère la clinique.

Vous savez que, chez un individu atteint de diphtérie, l'infection se traduit presque immédiatement et invariablement par la réaction locale de l'endothélium ou de l'épithélium, par la production d'une fausse membrane dans l'épaisseur de laquelle le bacille de Lœffler se développe et secrète silencieusement sa toxine. La diphtérie se dénonce donc par sa fausse membrane ; l'infection se dévoile d'ordinaire bien avant la toxémie : la maladie infectieuse dénoncée, le sérum peut s'y attaquer et l'éteindre, puisqu'il peut agir sur les cellules de l'organisme pour les rendre insensibles à l'action de la toxémie naissante, l'antidote marchant de pair avec l'empoisonnement microbien.

Dans le tétanos, il n'en est pas de même. Quand un blessé reçoit dans une plaie le germe du tétanos, cette infection ne se traduit en rien au niveau de la porte d'entrée : pas de suppuration souvent, pas de formation néomembraneuse ; rien, symptomatiquement parlant, n'annonce l'inclusion dans la plaie d'un foyer microbien élaborateur de toxines diffusantes, rien ne dénonce le feu sous la cendre, puisque la cendre est incluse dans la profondeur de la plaie. Comme un incendie qui éclate tout à coup en déjouant toutes prévisions, le tétanos ne se dénonce pas comme maladie infectieuse, mais d'emblée seulement comme intoxication diffusée, comme maladie dans laquelle les cellules nerveuses ont été *impressionnées* par les toxines. La maladie n'éclate avec toute son évidence qu'au moment où apparaissent les phénomènes pathognomoniques, le trismus, l'opisthotonos, l'emprosthotonos, la raideur du cou, etc. ; à ce moment, la maladie toxique est constituée de toutes pièces, il est trop tard pour l'intervention du sérum ; à ce moment, il lui faudrait pourvoir à des réparations et à des rénovations cellulaires.

Ce qui se produit chez le tétanique vous rappelle ce qui se passe chez le rabique, lorsque survient le premier spasme hydrophobique; de même que la plaie tétanigène n'offre au premier abord aucun caractère personnel dénonciateur, de même la morsure d'un chien enragé ne présente rien qui permette de prévoir, ou la non éclosion, ou l'éclosion ultérieure de la rage.

Ce fait, sur lequel nous aurons prochainement à revenir en parlant de la diphtérie, que la sérothérapie diphtérique est à la fois préventive et curative, alors que nous n'en sommes, en matière de tétanos, qu'à la sérothérapie préventive, n'a cessé d'intriguer les biologistes qui, en tous sens, ont retourné la question. C'est ainsi que Sahli, faisant un parallèle de la sérothérapie dans la diphtérie et dans le tétanos, cherchant les motifs pour lesquels la sérothérapie a été beaucoup moins efficace dans cette dernière maladie que dans la première, reconnaissait que le début silencieux de l'infection tétanique, contrastant avec le début solennel, visible, palpable, de la diphtérie, en est une des causes principales, mais n'en est pas la seule.

Il faut, en effet, prendre en considération que, si la symptomatologie du tétanos est fonction des toxines préalablement élaborées dans la plaie infectée, le tétanos ne résulte pas précisément, immédiatement, de l'imprégnation du système nerveux par les toxines : il semble qu'il ne s'agisse pas là d'une simple imbibition toxique, mais de troubles organiques ressentis par les éléments nerveux dans lesquels a diffusé la toxine ? C'est-à-dire que le bacille de Nicolaïer peut avoir disparu de la plaie tétanigène, la toxine tétanique peut avoir été éliminée de l'organisme, le sang du malade peut même avoir acquis des propriétés immunisantes, et, malgré cela, le consensus symptomatique tétanique continuer à se développer de par le fait de l'altération organique et dynamique du système nerveux, dont le tétanos est la manifestation. Par suite, une fois que le tétanos s'est déclaré, le sérum est aussi incapable d'amener la guérison que, par exemple, le salicylate de soude, spécifique de la fièvre rhumatismale, est incapable de guérir une insuffisance mitrale rhumatismale, fonction de prolifération conjonctive embryonnaire infectieuse rhumatismale.

Les considérations cliniques sur lesquelles je viens de m'étendre, quand j'ai opposé le malade « *diphtérifère* » au malade « *tétanifère* », vous ont fait comprendre combien différents sont les aspects sous lesquels se présenteront à vous ces deux variétés de malades. D'habitude le diphtérifère se dénonce tel, il extériorise son infection en tramant la fausse membrane : le médecin, par l'inspection de la gorge, est averti qu'il doit compter avec une maladie infectieuse. Tout autres sont les choses chez le tétanifère : rien dans l'aspect du malade, rien dans l'examen de la plaie, ni aujourd'hui, ni demain, ni les jours suivants, ne dénoncera le travail infectieux étroitement localisé, d'où lentement, sourdement, va sortir la toxémie.

Tous les expérimentateurs qui ont fait de propos délibéré des plaies tétanigènes, n'ont pu, vous le savez, décrire à ces plaies expérimentales aucun caractère spécial ; s'ils ont d'emblée institué le traitement préventif expérimental du tétanos expérimental, c'est, qu'ayant fait la plaie tétanifère, ils la savaient tétanigène ; la thérapeutique préventive marchant de pair avec l'infection expérimentale, la prévention pouvait être sûrement obtenue. C'est sur la foi de ces prémisses que, suspectant tétanifère une plaie, vous saurez d'emblée faire appel au pouvoir préventif du sérum.

En transportant ces données de l'expérimentation, aussi bien que les enseignements de la clinique, dans la thérapeutique pratique, je vous dirai : si, en matière de diphtérie, la sérothérapie est affaire d'indications objectives, en matière de tétanos la sérothérapie est affaire de suspicions ; si ce sont les sujets atteints et *convaincus* de diphtérie que vous injectez, ce sont les sujets *suspects* de tétanos que vous devrez, au moindre soupçon, traiter par la sérothérapie. Là où vous avez à craindre le tétanos, là où vous avez affaire à un individu dont la blessure, si légère soit-elle, peut être tétanigène pour telle ou telle raison de vous connue et appréciée, intervenez de suite avec l'antitoxine, car si votre malade n'est pas en imminence de tétanos, l'antitoxine ne saurait lui être préjudiciable ; si, au contraire, sa plaie est tétanigène, votre thérapeutique s'opposera aux effets de la toxine, le tétanos ne sera pas.

N'attendez pas, car l'antitoxine perdra toute efficacité dès le moment où le consensus symptomatique se sera déjà produit. De même que vous ne pouvez, par le traitement de Pasteur, arrêter la rage après son éclosion, de même vous ne pouvez sérothérapiquement guérir le tétanos déclaré.

Non seulement agissez, mais agissez vite : la hâte, toujours permise en matière de sérothérapie, s'impose en matière de prévention du tétanos.

TROISIÈME LEÇON

SÉROTHÉRAPIE PRÉVENTIVE DU TÉTANOS

— SUITE ET FIN —

Tentatives et procédés d'immunisation tétanique. Immunisation et prévention à temps. Tentatives de sérothérapie tétanique curative : insuffisance des résultats. Tentatives de sérothérapie tétanique préventive : certitude des résultats. — Application à la médecine vétérinaire (Nocard). Statistique. — Le tétanos avant et après les injections préventives. — Applications à la médecine humaine (Reclus, Bazy). — Le tétanos entrevu comme maladie éteinte. — Technique du traitement préventif du tétanos : curettage de la plaie ; première injection de sérum, immédiate ; seconde injection, dans la huitaine.

Vous vous souvenez, Messieurs, que, dans la dernière leçon, j'ai étudié l'histoire analytique du tétanos. Je vous ai fait voir les différentes phases par lesquelles étaient passés les expérimentateurs, et je vous ai montré comment l'application des idées de la médecine pathogénique au tétanos avait fait, d'une maladie si redoutable jusqu'à hier, un ennemi contre lequel nous pouvons, à l'heure actuelle, nous défendre, puisque nous pouvons faire que le tétanos menaçant n'éclose pas.

Vous vous rappelez ce qu'était le tétanos avant l'ère pastorienne ; vous avez vu comment, à la lumière des idées nouvelles, on avait pu considérer cette maladie comme une intoxication générale associée à une infection locale. Vous savez qu'après avoir isolé l'élément pathogène, après avoir extrait sa toxine, on est arrivé expérimentalement, avec le bacille comme avec la toxine, à reproduire toute la symptomatologie du tétanos.

Vous n'avez pas oublié non plus que c'est dans la plaie, et là seulement, que se retrouve l'agent pathogène ; le tétanos, comme la diphtérie, ayant pour caractéristique d'être bien plus une intoxication qu'une maladie infectieuse, à proprement parler. La culture se fait dans la plaie du tétanique : c'est là que s'élabore silencieusement, au lendemain de l'infection localisée, la toxine, qui, diffusant ensuite dans tout l'organisme, donne naissance à la symptomatologie que vous connaissez.

Je ne veux pas revenir sur ce que je vous ai dit de la morphologie du bacille de Nicolaïer et de ses cultures. Il y a cependant un point sur lequel je désire m'arrêter un instant, puisqu'il intéresse au premier chef le traitement prophylactique de la maladie et l'extinction de ses endémies ; et puis, il n'y a qu'avantages à retenir constamment votre attention sur le comment et le pourquoi des maladies.

Ce bacille se présente souvent sous l'aspect sporulé : ses spores offrent une grande résistance, qui explique certains faits de pathologie humaine ou vétérinaire, comme celui, par exemple, de voir éclater des épizooties tétaniques dans un endroit, où, quelques années avant, s'étaient produits un ou plusieurs cas de tétanos : dans une écurie, un cheval meurt du tétanos ; quelque temps après, un an ou même davantage, dans le même box, un autre cheval contracte le tétanos et meurt, et ainsi de suite. De même n'a-t-on pas vu certains chirurgiens donner le tétanos à plusieurs malades avec le même instrument? Cette reviviscence des spores tétaniques est telle, comme facilité et comme durée, que plusieurs vétérinaires, reprenant des casseaux qui n'avaient plus servi depuis longtemps à la castration des chevaux, ont pu, expérimentalement, reproduire le tétanos en introduisant des fragments de ces casseaux dans le tissu cellulaire sous-cutané d'animaux, tels que les souris et les cobayes.

Le tétanos se caractérise non seulement par la grande vitalité, par la résistance de ses spores, mais par l'extrême virulence de sa toxine. Je vous ai déjà dit que la toxine tétanique laisse loin derrière elle, non seulement les alcaloïdes les plus énergiques, mais encore les venins les plus redoutables que nous connaissions.

Il faut 1/1000e de centimètre cube de culture et 1/100 000e de centimètre cube de toxine pour tuer une souris ; 1/500e de centimètre cube de culture suffit pour tuer un cobaye en 50 heures au maximum, et Nocard a démontré qu'avec *deux gouttes* de toxine, c'est-à-dire 1/10e de centimètre cube, on tue infailliblement un cheval robuste en pleine santé !

Comme je vous l'ai dit, malgré les savantes recherches de plusieurs expérimentateurs, parmi lesquels je vous ai cité Brieger, nous ne connaissons rien de la composition chimique de cette toxine. Mais vous avouerez que cette hypertoxicité est presque un caractère assez important pour que, si l'on vous donnait à déterminer la nature d'une toxine, vous puissiez, de par l'expérimentation *in anima vili*, dire, sans grandes chances de vous tromper, s'il s'agit vraisemblablement ou non de toxine tétanique.

C'est en atténuant cette toxicité, en asservissant en quelque sorte la toxine tétanique, qu'on a pu faire de cet agent fabuleusement terrible une arme bienfaisante et curative. On a cherché pendant plusieurs années, un peu de tous côtés, quel était le moyen le meilleur et le plus rapide de transformer le poison en antidote; de ces recherches sont nés beaucoup de procédés.

La plupart des savants qui avaient essayé de vacciner des animaux contre le tétanos avaient régulièrement échoué, quand Behring et Kitasato[1] annoncèrent, les premiers, qu'ils avaient réussi à immuniser des animaux. Sans entrer dans le détail de leur méthode, je vous dirai seulement que, d'après les conclusions de leur Mémoire :

1° Les lapins vaccinés résistent, non seulement à l'inoculation du bacille tétanique vivant, mais aussi à l'injection de la toxine.

2° Ce fait est dû, non à une accoutumance de leur organisme à ce poison, non à du mithridatisme, mais à la destruction de la toxine dans leur corps; en effet, le sang et le sérum sanguin des lapins vaccinés, mêlé, même en petite proportion, à la toxine tétanique, en détruit l'effet, tandis que le sang des animaux non vaccinés ne possède pas cette propriété antitoxique.

3° Cette propriété s'exerce non seulement *in vitro*, mais dans le corps des autres animaux; si, en effet, on injecte du sérum de lapins vaccinés à des souris, elles deviennent réfractaires vis-à-vis du bacille ou de la toxine. Ce sérum jouirait même de propriétés curatives et guérirait des souris déjà atteintes de tétanos.

Ces recherches semblaient bien prouver, pour Behring et Kitasato, que le sérum des animaux immunisés contre le poison tétanique renferme une substance, une antitoxine, capable de détruire le poison tétanique. Or, il n'en est rien, et si les faits énoncés par ces observateurs ont toujours et partout été confirmés comme exacts, l'interprétation qu'ils en ont donnée est fausse.

Roux[2] a démontré, en effet, que, dans le mélange de toxine et de sérum antitoxique, toxine et sérum conservent les propriétés qui leur sont personnelles : la toxine n'est pas détruite. L'injection du mélange ne reste sans effet, chez les animaux les plus sensibles, que s'il s'agit d'animaux neufs, c'est-à-dire qui n'ont encore subi l'action d'aucun autre microbe ou produit microbien; mais, si le mélange est injecté

---

1. BEHRING et KITASATO. — Ueber das Zustandekommen der Diphterie-immunität und der Tetanus immunität bei Thieren. *Deutsche med. Wochenschrift*, 1890, n° 49.

2. ROUX. — Sur les Sérums antitoxiques (Communication au Congrès de Buda-Pesth). *Annales de l'Institut Pasteur*, 1894. Octobre.

sous la peau de cobayes antérieurement soumis à l'action de cultures du prodigiosus, du streptocoque de la gourme, du colibacille, etc., etc., bien qu'ils aient conservé toutes les apparences de la santé, ces cobayes succombent en présentant les symptômes et les lésions du tétanos. Si les cobayes neufs résistent à l'inoculation du mélange de toxine et de sérum, ce n'est donc pas que la toxine soit détruite, c'est que le sérum exerce sur leurs cellules une stimulation particulière qui augmente leur énergie, au point qu'elles deviennent capables de résister à l'action du poison (Nocard).

D'ailleurs, les recherches faites par Vaillard[1] lui ont démontré que le sérum d'un animal vacciné contre le tétanos constitue un milieu de culture dans lequel le bacille élabore un poison d'une grande activité. Les humeurs vivantes n'apportent aucune entrave à la végétation des spores, et celles-ci y donnent naissance à des bacilles dont le pouvoir pathogène reste entier.

Par conséquent, non seulement les humeurs d'un animal immunisé contre le tétanos ne détruisent pas le poison tétanique, comme on aurait pu le croire, mais elles n'exercent aucune influence bactéricide ou atténuatrice sur le virus de cette maladie.

Peu de temps après le travail de Behring et Kitasato, Tizzoni et Cattani[2] réussirent à vacciner des pigeons et des chiens contre le tétanos, en leur inoculant de petites doses de cultures tétaniques.

Vous voyez combien variées ont été les méthodes employées pour immuniser les animaux : vous allez voir combien quelques-unes d'entre elles sont particulièrement intéressantes.

Je ne citerai que pour mémoire le procédé employé par Kitasato[3] et Behring[4] qui se servaient d'une toxine atténuée par l'addition d'une certaine quantité de trichlorure d'iode.

Vaillard[5] s'est d'abord servi de cultures filtrées et chauffées à 60° pendant une heure, cette température enlevant à la toxine tétanique sa virulence et lui donnant le pouvoir de conférer l'immunité, tandis que si on poussait jusqu'à 65°, ce pouvoir était détruit.

---

1. Vaillard. — De l'action des humeurs d'un animal immunisé contre le tétanos sur le virus de cette maladie. *Annales de l'Institut Pasteur*, 1892. Octobre.

2. Tizzoni et Cattani. — Ueber die Art, einem Thiere die Immunität gegen Tetanus zu uebertragen. *Centralblatt f. Bacteriologie*, LIX, n° 6.

3. Kitasato. — Experimentelle Untersuchungen über das Tetanusgift. *Zeitschrift f. Hygiene*, X, p. 267.

4. Behring. — Ueber Immunisirung u. Heilung von Versuchtieren beim Tetanus. *Zeitschrift f. Hygiene*, XII, p. 45.

5. Vaillard. — Immunité contre le Tétanos. *Société de Biologie*, 1891. 21 Février.

Il est un autre procédé, non moins sûr comme résultat, mais beaucoup plus curieux et bien fait pour donner à réfléchir aux biologistes et aux partisans de l'opothérapie. Je fais allusion aux travaux faits en commun par Brieger, Kitasato et Wassermann[1], que j'ai déjà cités dans ma première leçon. Ces auteurs ont constaté, qu'en mélangeant une culture virulente de tétanos avec du suc de thymus, on rend cette culture inoffensive. En effet, si, au lieu d'ensemencer du tétanos sur du bouillon de bœuf, on prend comme milieu de culture de l'extrait de thymus, le microbe se développe, mais incomplètement : il n'y a pas de sporulation; et, non seulement le microbe reste à l'état embryonnaire, mais il perd la faculté de secréter de la toxine : la culture ainsi obtenue n'a plus aucune toxicité.

Quand on a parlé, pour la première fois, de traiter un myxœdémateux par de l'extrait de corps thyroïde, quand on a parlé de pallier certaines infections par l'emploi du suc hépatique, beaucoup de gens n'ont pas pris au sérieux cette thérapeutique nouvelle. J'imagine que les mêmes sceptiques y auraient regardé à deux fois avant de se prononcer, s'ils avaient su que le suc thymique jouit du pouvoir exorbitant de transformer en un vaccin la plus redoutable des toxines, et je trouve pour ma part les recherches de Brieger, Kitasato et Wassermann, singulièrement instructives et suggestives.

Vaillard[2], en 1892, indiqua deux nouveaux procédés d'immunisation : l'un qui consiste à injecter des cultures tétaniques additionnées d'eau iodée, l'autre qui se rapproche du procédé Tizzoni-Cattani et dans lequel il inoculait des doses extrêmement petites de virus.

Roux, dans son discours sur l'Immunité, au Congrès de Londres, avait déjà mentionné un procédé d'immunisation à l'aide de la toxine modifiée par l'iode : moyen facile, pratique, et qui donne des résultats également certains pour la diphtérie et le tétanos.

L'iode, à faible dose, neutralise ou modifie instantanément le poison tétanique. Si, à 0 cc. 5 d'une culture filtrée, dont 1/6000e de centimètre cube suffit pour tuer un cobaye adulte, on ajoute un volume égal d'eau iodée à 1/500e, on peut, immédiatement après, injecter la totalité du mélange sous la peau d'un jeune cobaye, sans déterminer le moindre symptôme tétanique. De même aucun accident ne succède à l'injection, dans les veines du lapin, de quantités relativement considérables de cultures

1. Brieger, Kitasato et Wassermann. — Ueber Immunität u. Giftfestigung. *Zeitschrift f. Hygiene*, XII, p. 187.

2. Vaillard. — Sur quelques points concernant l'immunité contre le tétanos. *Annales de l'Institut Pasteur*, 1892. Avril.

filtrées, additionnées d'eau iodée. C'est après quelques injections de ce genre, comportant des doses croissantes de culture, que les animaux acquièrent l'immunité.

En même temps qu'il s'occupait d'immuniser les animaux contre le tétanos, Vaillard étudiait le pouvoir antitoxique du sérum sanguin des animaux vaccinés et concluait de ses recherches que l'immunité ne saurait s'expliquer par le pouvoir vraiment antitoxique du sérum, car chez les animaux naturellement réfractaires, comme la poule, le sérum n'est pas antitoxique normalement ; il ne devient antitoxique qu'après l'injection d'une forte dose de toxine. De même, chez les animaux immunisés, le pouvoir antitoxique du sérum ne se manifeste qu'après l'administration de doses considérables de toxine[1].

A l'heure actuelle, les procédés d'immunisation les plus employés consistent à inoculer à un animal non réfractaire, au cheval d'ordinaire, soit de très petites doses de toxine pure, soit de la toxine chauffée entre 65° et 70°, soit enfin de la toxine modifiée dans son activité par son mélange avec une solution iodée légère (liqueur de Gram). Les injections doivent être répétées fréquemment, à intervalles plus ou moins rapprochés, en augmentant graduellement et peu à peu la quantité de matière injectée. Telle est la méthode suivie par Vaillard, Roux et Nocard[2], qui ont pu injecter ainsi à un cheval 250 à 300 centimètres cubes de toxine tétanique atténuée, et cela sans avoir aucun accident, alors que deux gouttes de toxine ordinaire suffisent, vous vous en souvenez, pour tuer le cheval le plus robuste ; il y avait donc, dans cette dose, de quoi tuer 2500 chevaux ! Un autre de leurs chevaux a reçu, en une seule injection intraveineuse, jusqu'à 600 centimètres cubes d'une toxine extrêmement active !

C'est à des chevaux ainsi immunisés qu'on a emprunté du sérum sanguin, pour en faire l'agent préventif. En traitant ces chevaux par la méthode que je viens de vous exposer, non seulement on les rend réfractaires vis-à-vis du tétanos, mais on confère à leur sérum sanguin des propriétés telles, qu'il pourra à son tour servir de vaccin et empêcher un animal qui vient d'être traumatisé, volontairement (castration, écourtage) ou accidentellement, de contracter le tétanos.

Vaillard[3] fait remarquer que « le sérum préserve les animaux infectés

---

1. VAILLARD. — Propriété du sérum des animaux réfractaires au tétanos. *Société de Biologie*, 1891. 6 Juin.

2. NOCARD. — Sur la sérothérapie du tétanos. Essai de traitement préventif. *Académie de Médecine*, 1895. 22 Octobre.

3. VAILLARD. — Prophylaxie du tétanos par les injections préventives de sérum antitétanique. *Académie des Sciences*, 1895. 27 Mai.

avec le virus vivant par des procédés conformes à ceux de l'infection naturelle. La préservation est *certaine, complète*, lorsque l'infection a pour siège le tissu conjonctif sous-cutané ; elle devient moins constante si le virus est porté dans l'épaisseur d'un muscle, ce qui réalise le mode d'inoculation le plus sévère ; parfois alors les animaux restent indemnes pendant un, deux et même trois mois, puis deviennent tétaniques. C'est que, pour être définitive, la préservation exige la destruction du virus par les cellules phagocytaires ; cette destruction est facile et prompte dans le tissu conjonctif, elle est, au contraire, aléatoire et malaisée dans le muscle, où les phénomènes phagocytaires sont toujours moins actifs. Mais les cas d'infection intra-musculaire sont loin d'être communs en clinique humaine ou vétérinaire ».

J'ai dit vaccination et traitement préventif du tétanos, je ne dis pas guérison ; car, je tiens à spécifier que nous n'avons pas encore, à l'heure actuelle, le moyen de guérir le tétanos déclaré : c'est un point que j'ai déjà traité. Bien plus, l'immunité que nous pouvons conférer n'est que temporaire ; elle disparaît promptement, au bout de quatre, cinq à six semaines, suivant la dose injectée ; mais, il est facile de la prolonger par la réitération des injections.

L'immunisation antitétanique, comme, du reste, les autres immunisations obtenues par la sérothérapie, ne saurait donc être comparée à celle que l'on obtient avec la vaccination jennérienne, puisqu'il s'agit d'immunisations temporaires, dont la durée est, le plus souvent, courte. Je ne veux pas dire, car cela serait une erreur, que la vaccination jennérienne confère une immunité à vie ; cependant, quoique vous sachiez la revaccination nécessaire, il n'en est pas moins vrai que maints individus ont pu traverser impunément une épidémie de variole, 20, 30, 40 ans même après avoir été vaccinés, et que les 4/5 des hommes se contentent d'une première vaccination. Beaucoup d'entre nous ont subi sans succès, depuis leur enfance, plusieurs tentatives de revaccination, ce qui prouve qu'ils restaient en état d'immunité. Dans le tétanos, l'immunité n'a toujours qu'une courte durée ; et c'est là ce qui explique que les expérimentateurs n'ont pas proposé aux agriculteurs, aux éleveurs, de vacciner leurs animaux contre le tétanos, comme on vaccine les troupeaux de moutons contre le charbon.

Quoiqu'il en soit, de même que pour la diphtérie, le sérum antitétanique agit d'autant mieux qu'il est injecté plus tôt ; il exerce une action thérapeutique d'autant plus efficace qu'il est injecté plus rapidement après l'inoculation du microbe spécifique ou après l'absorption des toxines sécrétées par ce microbe. J'insiste sur ce point, parce que, malgré la rareté relative du tétanos dans la pathologie humaine, vous pouvez tous être appelés à soigner des tétaniques, et que vous verrez alors, par vous-mêmes, l'impuissance presque complète de nos moyens vis-à-vis de la maladie, quand elle est déclarée. Vous devrez donc toujours, en présence d'une plaie susceptible de devenir tétanigène, — plaies par coups de feu, assez fréquentes en temps de chasse, plaies par écrasement, plaies souillées par de la terre cultivée, etc. — employer *de suite* le sérum préventif. En agissant ainsi, vous suivrez la pratique de beaucoup de chirurgiens, qui, aujourd'hui, quand ils ont à traiter une plaie de cette nature, font une injection de sérum, immédiatement après ablation antiseptique du foyer d'infection, et se trouvent fort bien d'adopter cette règle de conduite.

Il faut intervenir le plus tôt possible. Pour bien graver cette notion dans vos esprits, je veux, en vous citant deux expériences fort intéressantes de Nocard, vous montrer que l'expérimentation a confirmé les données de la clinique, le bien fondé des dernières pratiques chirurgicales.

Nocard injecte sous la peau d'un cobaye neuf un centimètre cube d'une toxine tétanique mortelle à la dose de 1/500e de centimètre cube. S'il s'agissait d'une solution de strychnine, l'animal serait tétanisé au bout d'un instant; ici rien de pareil. Bien que le cobaye ait reçu une dose de toxine cinq cents fois supérieure à la dose mortelle, bien que la toxine ait été absorbée en quelques minutes, néanmoins l'animal conserve toutes les apparences de la santé pendant 20, 24, 30 heures et plus. Ce n'est qu'après cette longue *incubation*, suivant l'expression de Nocard, qu'apparaissent les premiers signes du tétanos. Pendant tout ce temps le poison a lentement diffusé dans l'organisme, passant de cellule en cellule, les troublant au point de vue organique et dynamique, jusqu'au moment où, l'imprégnation de l'animal étant complète, le tétanos a éclaté. Vous comprenez combien il eût été inutile d'intervenir par le sérum à ce moment.

Nocard cite une autre expérience qui montre mieux encore l'inefficacité du traitement curatif du tétanos confirmé. Prenant trois moutons à longue queue, il insère sous la peau de l'extrémité de la queue de chacun d'eux une petite écharde imprégnée de spores tétaniques desséchées; puis il surveille les animaux, et, à la première manifestation tétanique, il ampute la queue de deux d'entre eux à 20 centimètres au-dessus du point inoculé; il fait enfin à l'un des deux amputés des injections de sérum antitétanique très actif, à la dose de 10, 15, 20 centimètres cubes, répétées toutes les deux heures. Les trois animaux meurent, sans que l'on puisse noter une différence sensible dans l'évolution de la maladie chez le témoin ou chez ceux qui ont subi le traitement. C'est tout au plus si le mouton qui a reçu du sérum a des crises moins nombreuses et moins intenses ; il n'en meurt pas moins aussi vite que les autres.

La conclusion à tirer de ces faits expérimentaux, c'est que la thérapeutique nouvelle ne peut rien sur les tétanos aigus, qu'elle ne promet et ne donne de résultats que contre le tétanos qui va germer de la plaie imprégnée du bacille de Nicolaïer ou de ses spores. Si je reviens, comme à satiété, sur cette question, c'est qu'il s'est fait une confusion dans l'esprit de certains médecins, qui, ayant ouï parler, ces années dernières, de guérison de tétanos confirmé, pourraient vivre dans une confiance qui coûterait la vie à leurs blessés. Je veux qu'il n'y ait de doute pour personne : *attendre l'éclosion du tétanos chez un suspect est une faute ; agir contre une suspicion de tétanos devient une règle.*

Si je parle ici exclusivement du *traitement préventif* du tétanos, si j'entends vous apprendre la thérapeutique préventive du tétanos, si j'ai le droit de vous donner parfaite confiance dans cette médication, si j'ai le devoir de vous répéter que la prévention seule est dans les moyens de la thérapeutique actuelle, ce n'est certes pas que j'ignore toutes les tentatives et toutes les observations ayant trait au soi-disant traitement curatif du tétanos confirmé.

Kitasato fut le premier qui tenta de guérir un tétanique à l'aide de sérum de lapin vacciné [1].

En 1892, Tizzoni et Cattani [2] possédaient, disaient-ils, sept cas de guérison obtenue à l'aide d'une poudre extraite du sérum de chiens immunisés. L'antitoxine solide de Tizzoni et Cattani, assez employée aujourd'hui en Italie et en Angleterre, est obtenue en faisant évaporer *in vacuo*, sur de l'acide sulfurique, le sérum d'un animal immunisé, un cheval par exemple. Elle se présente sous forme d'une poudre qu'il est facile de conserver : un gramme de cette antitoxine correspond à environ 10 centimètres cubes de sérum, de sorte que la dose à en injecter varie entre 1 et 4 grammes. Quand elle est très fine, elle se dissout facilement dans l'eau distillée : 5 à 10 centimètres cubes d'eau suffisent pour dissoudre 1 gramme d'antitoxine ; elle peut être ainsi dissoute immédiatement avant chaque injection, selon les besoins de la thérapeutique.

---

1. KITASATO et BAGINSKY. — *Deutsche med. Wochenschrift*, 1891, p. 263.
2. TIZZONI et CATTANI. — Observations publiées par Schwartz. *Centralbl. f. Bacteriologie*, 1891, nº 24. — FINOTTI. *Wiener klin. Wochenschrift*, 1892, nº 1. — GAGLIARDI. *Centralbl. f. Bact.*, 1891, nº 26, et *Riforma medica*, 1892.

La même année, deux cas de tétanos furent traités sans succès dans le service de mon collègue Dieulafoy, à l'aide de sérum préparé par Vaillard et Roux [1].

Ces deux derniers auteurs ont traité par le sérum 7 individus tétaniques, ils ont observé 5 morts et deux guérisons, dont l'une, dans le service de mon collègue Barth; celle-ci fut communiquée à la Société médicale des hôpitaux.

Von Haeker [2], Celli [3], Caretti [4], Makeig Jones [5], Guisti et Bonajute [6], se seraient servis avec succès de l'antitoxine de Tizzoni.

Hartenstein [7] dit avoir eu, sur le cheval, des résultats non plus préventifs mais réellement curatifs, en employant comme agent le sérum d'un cheval atteint de *tétanos confirmé*, au lieu du sérum d'un cheval immunisé par l'un des procédés que j'ai indiqués ; il n'a encore opéré que sur deux cas, et les deux cas se seraient terminés par la guérison.

En Angleterre, où l'on emploie presque exclusivement l'antitoxine solide de Tizzoni, on a publié quelques cas de guérison de tétanos confirmé ; c'est ainsi que Marriott [8] a traité avec succès un homme atteint de tétanos traumatique, à l'aide d'antitoxine de Tizzoni : ce malade avait d'abord été soigné par les injections de morphine, de physostigmine, et par le chloral. La même antitoxine n'a donné aucun résultat entre les mains de Lacy Firth [9], qui l'avait employée pour traiter un cas de tétanos traumatique et un cas de tétanos ombilical chez un nouveau-né.

Fenwick [10], au contraire, cite l'observation d'un forgeron chez lequel on commença le traitement antitoxique vingt-trois jours après le traumatisme tétanigène et treize jours après la première manifestation tétanique. Cet homme guérit après avoir reçu en tout 15 grammes 80 d'antitoxine, à laquelle on joignit le chloroforme et la morphine, pour calmer les accès paroxystiques.

---

1. RENON. — Deux cas de tétanos traités par des injections de sang antitoxique. *Ann. de l'Institut Pasteur*, 1892. Avril.
2. VON HAEKER. — *Wiener klin. Wochenschrift*, 1894. 25 Nov.
3. CELLI. — *Arch. ital. di Pediatri*, 1894.
4. CARETTI. — *Riforma medica*, 1895. 17 Janvier.
5. MAKEIG JONES. — *Quart. med. Journal*, 1895. Janvier.
6. GUISTI et BONAJUTE. — *Gazetta degli Ospedali*, 1894, n° 56.
7. HARTENSTEIN. — Traitement du tétanos par l'injection sous cutanée du sérum d'un cheval tétanique. *Recueil de médecine vetérinaire*, 1895. 30 Novembre.
8. MARRIOTT. — A case of tetanus treated by antitoxin. *British medical Journal*, 1895. 19 Janvier.
9. LACY FIRTH. — A case of tetanus neonatorum unsuccessfully treated with tetanus antitoxin. *British medical Journal*, 1895. 19 Janvier.
10. FENWICK. — A case of recovery from tetanus in wich antitoxin was used. *British med. Journal*, 1895. 23 Février.

Williamson[1] aurait traité un cas suivi de mort; Gornall[2] a injecté 11 grammes d'antitoxine de Tizzoni à un malade chez lequel le traitement sérothérapique fut commencé au second jour de la maladie, le tétanos s'étant lui-même déclaré 11 jours après le traumatisme tétanigène; à l'antitoxine on avait joint le chloral et le bromure à haute dose : le malade a guéri.

A la séance de la *Société de Chirurgie* du 26 février dernier, mon collègue Lucas-Championnière dit avoir vu un cas de tétanos guérir après des injections de sérum antitétanique.

E. Lardy[3] a publié un cas de tétanos *chronique* guéri en pleine évolution par le sérum antitétanique joint aux narcotiques, suivant le conseil de Sahli.

Broca[4] a présenté également à la *Société de Chirurgie* un petit malade atteint de tétanos subaigu, guéri par le traitement mixte : chloral et injections de sérum antitétanique.

Hewlett[5] a, de son côté, relevé 42 cas de tétanos traités par l'antitoxine, presque tous d'origine traumatique : 15 se sont terminés par la mort, ce qui fait une mortalité d'environ 36 °/₀. Or, d'après la statistique de Gowers[6], la mortalité du tétanos traumatique serait en général de 90 °/₀.

Au total, ces diverses observations, malgré leur réel intérêt, ne sont guère faites pour nous rendre confiance dans le traitement curatif du tétanos confirmé : d'abord, elles ont toutes trait à des cas de tétanos lent, c'est-à-dire à des cas de tétanos parfois spontanément curables; ensuite, elles ont trait à des malades chez lesquels diverses médications ont été employées avant, pendant ou après l'antitoxine.

Je ne ferai exception que pour le cas tout récent que vient de publier Ridge[7] et qui a trait à un tétanos soigné exclusivement par l'antitoxine, et cela plusieurs jours après que la maladie était en pleine évolution.

Il s'agit d'un jeune homme qui eut la main droite prise dans une roue d'engrenage. La peau fut arrachée entre les doigts et le pouce, les muscles furent contusionnés ; il n'y eut pas de lésions osseuses La

1. Williamson. — A case of traumatic tetanus treated with tetanus antitoxin.
2. Gornall. — Traumatic tetanus treated with antitoxin. *British medical Journal*, 1895. 27 Avril.
3. E. Lardy. — Contribution à la sérothérapie du tétanos. *Revue de chirurgie*, 1896. 10 Mai.
4. Broca. — *Société de chirurgie*, 1896. 27 Mai.
5. Hewlett. — Tetanus antitoxin : its preparation and properties. *British medical Journal*, 1895. 2 Mars.
6. Gowers. — Manuel of diseases of the nervous system. 1893, p. 685.
7. Ridge. — Case of tetanus treated with antitoxin. *British med. journal*, 1896. 12 Septembre.

plaie fut pansée avec de l'huile phéniquée, et tout allait bien, quand, au bout de 13 jours, le malade se plaignit de raideur dans la mâchoire et de douleurs dans le dos. On prescrivit du chloral à haute dose. L'état alla en s'aggravant et l'on vit apparaître du trismus, du rire sardonique, de l'opisthotonos, des crampes douloureuses, etc. Huit jours après l'apparition du premier symptôme tétanique, on suspendit le chloral et l'on injecta un gramme d'antitoxine de Allen et Hanbury. On fit ainsi treize injections en six jours. Au début, l'antitoxine ne parut avoir qu'une faible action ; puis, on vit diminuer peu à peu la fréquence et l'intensité des crampes. La température descendit progressivement, après avoir présenté de nombreuses oscillations ; la raideur musculaire disparut lentement : le sommeil faisant complètement défaut, on associa le chloral à l'antitoxine. Sous l'influence de ce traitement, le malade guérit.

Je crois inutile de vous rapporter d'autres observations ; les résultats contradictoires cités de divers côtés confirment les affirmations que je vous donnais plus haut, en vous disant que la sérothérapie du tétanos ne nous donne encore de certitude que dans le traitement préventif. Il en est du tétanos comme de la rage : la thérapeutique nouvelle empêche la maladie, mais ne la guérit pas. Le résultat n'en est pas moins tout à l'honneur de cette thérapeutique nouvelle, puisque le plus grand nombre des malades qui mouraient hier pourront être sauvés aujourd'hui.

Il faut faire fond sur le sérum, seulement comme agent préventif : ce sont là, Messieurs, les conclusions radicales, formelles, du mémoire que Nocard a lu dernièrement à l'Académie de Médecine[1]. S'appuyant sur les résultats obtenus au laboratoire et en médecine vétérinaire, il nous apprend à nous servir, dans la thérapeutique humaine, du sérum comme moyen préventif. C'est son conseil que plusieurs chirurgiens n'ont pas hésité à suivre, et je vous ai dit qu'ils s'en étaient fort bien trouvés ; que chaque fois qu'ils avaient demandé au sérum la prévention du tétanos, les résultats avaient répondu à leur attente.

Mon collègue Bazy[2], chirurgien de Bicêtre, a, l'an dernier, perdu par le tétanos, à l'hôpital, trois individus porteurs de plaies souillées de terre ; à ces trois malades il avait fait (visant la curation, puisque le tétanos

1. Nocard. — Sur la sérothérapie du tétanos : essais de traitement préventif. *Académie de médecine*, 1895. 22 Octobre.

2. Bazy. — *Société de Chirurgie*, 1896, 26 février, et Boudant. — Le tétanos et la sérothérapie. *Thèse*, Paris, 1896.

était confirmé lors de son intervention) des injections massives de sérum ; ces trois malades moururent, se chargeant une fois de plus de démontrer l'inefficacité de la sérothérapie antitétanique curative ; ce que voyant, Bazy se promit de renoncer désormais à la sérothérapie curative, pour s'adresser exclusivement à la sérothérapie préventive. Depuis cette époque, mon collègue, se trouvant par son service placé dans une des zones que nous savons particulièrement tétanifères (Ivry, Bicêtre, Arcueil, sont logés à la même enseigne que certaines parties du Bois de Boulogne : la médecine expérimentale nous a appris que la terre de l'allée des cavaliers, inoculée à des cobayes, leur donne presque toujours le tétanos) ; Bazy, vous disais-je, ne reçoit plus dans ses salles aucun malade porteur d'une plaie souillée de terre, sans lui faire une injection préventive. Depuis, il n'a eu aucun cas de tétanos, résultat heureux qu'il a communiqué à la Société de Chirurgie, le 26 février 1896. Il a fait des injections préventives dans 23 cas de plaies diverses, dont il faut déduire 2 cas terminés par la mort (un vieillard écrasé par un tramway et un alcoolique mort de délirium tremens au troisième jour d'une fracture de jambe) ; dans aucun de ces 23 cas on n'a observé de tétanos, et les injections préventives n'ont donné lieu à aucun accident.

Mon collègue Reclus m'a raconté lui-même, qu'ayant perdu, il y a 18 mois, un malade atteint de tétanos pour avoir été écrasé par une charrette, il s'est fait un devoir de ne plus jamais soigner un malade suspect de devenir tétanique, sans lui faire, le jour de son entrée à l'hôpital, une injection de 10 centimètres cubes de sérum préparé par l'Institut Pasteur. Au bout de 48 heures, il fait une deuxième injection, et vers le dixième jour il en fait une troisième. Depuis cette époque, il n'a pas observé un seul cas de tétanos.

Messieurs, ces cas sont encourageants ; ils vous engageront, je l'espère, à ne pas hésiter en face d'un blessé suspect et à faire toujours appel au sérum antitétanique : par blessé suspect de contracter le tétanos, j'entends un individu dont la blessure, par sa nature ou par son siège, aura pu être souillée par de la terre, par des contacts immédiats d'animaux, par des objets de jardinage ou par des instruments de culture. Je ne saurais trop vous répéter que la terre, la terre cultivée et fumée surtout, est un habitat de prédilection pour le bacille de Nicolaïer ; vous savez qu'il en occupe les couches superficielles. L'origine tellurique incontestable du tétanos explique comment on trouve son germe dans les poussières des fermes, sur les végétaux, sur certaines haies avoisinant les habitations, sur les toiles d'araignée, sur celles des écuries surtout, et comment, entre parenthèse, l'application sur des plaies de toiles d'araignée, en vue d'arrêter les hémorrhagies, a pu faire que des blessés hémorrhagiques fussent pris de tétanos ! L'origine tellurique explique pourquoi on trouve si communément le bacille de Nicolaïer dans le fumier et les écuries, ce qui, pour le dire en passant, avait incité Verneuil à attribuer au tétanos une origine équine. L'origine tellurique du tétanos explique que les instruments aratoires, les végétaux, les animaux et les hommes, puissent être souillés par la terre tétanifère ; que les animaux végétariens (chevaux, etc.), absorbant des spores tétaniques inattaquées par le suc gastrique et vivant, en leur qualité d'anaérobies, dans le tube intestinal, rendent au sol par leurs excréments ces spores que nous retrouvons dans le fumier ou sur la terre des routes, toutes prêtes à infecter nos animaux domestiques et les gens préposés à leur garde. C'est ce qui explique ce fait constaté depuis longtemps : la fréquence du tétanos sur les terres cultivées, c'est-à-dire sur les terres remuées, où les besoins de la culture demandent que l'homme, les animaux, les choses et le sol aient des contacts médiats et immédiats incessants.

Cette incursion rapide que je viens de faire dans la manière dont s'entretient et se donne le tétanos n'est point un hors d'œuvre ; elle vous fait connaître toute la catégorie des blessés que vous devez suspecter de tétanos, vous souvenant que l'innocuité des injections antitétaniques est telle, qu'il vaut mieux risquer d'injecter inutilement vingt blessés que de permettre, par votre inaction, l'éclosion d'un seul cas de tétanos.

Bien plus, Messieurs, en employant le sérum antitétanique, vous ferez mieux que remplir votre devoir de médecin guérisseur, vous ferez mieux que d'assister vos clients : vous aiderez à la diminution, à la disparition peut-être, du tétanos.

Si, depuis deux ans, la diphtérie est devenue une maladie non seulement moins redoutable, mais aussi plus rare, il faut en remercier en partie ceux des médecins qui savent employer le sérum antidiphtérique. En arrêtant la diphtérie à ses débuts, on diminue d'autant les chances de contagion pour l'entourage du malade infecté ; on fait que la diphtérie demeure une, au lieu de se multiplier. Autrefois, la diphtérie durait longtemps avant d'avoir épuisé sa virulence : redoutable pour l'enfant malade, elle était menaçante pour ceux qui le soignaient. En diminuant la durée de la diphtérie, on a restreint son épidémicité.

De même, si les médecins et les vétérinaires s'ingénient à empêcher l'éclosion du tétanos chez les blessés et les opérés, hommes ou animaux, ils anéantiront la graine ; ils diminueront les foyers d'infection tétanique, en empêcheront la dissémination, et contribueront à faire disparaître le tétanos des annales de la Pathologie.

Je veux bien que le tétanos soit déjà relativement rare dans notre pays; mais il est des contrées du Nord de l'Europe où le tétanos ombilical tue 20, 30 et même 40 % des nouveau-nés. Croyez-vous que, dans ces pays, il ne serait pas logique et utile de faire à tout enfant nouveau-né, le jour même de sa naissance, une injection de sérum, et ne devrait-on pas envoyer du sérum antitétanique dans les pays où, par exemple, connaissant les si grandes affinités de la race nègre pour le tétanos, nous lui devons spécialement le secours préventif antitétanique.

Il appartient à la Matière médicale de savoir combien de pays, en Europe et hors d'Europe, sont tributaires de ses agents nouveaux : la prévention du tétanos, comme la prévention des morsures de serpents, impose à la Matière médicale nouvelle d'élargir sa sphère d'action et de savoir tout ce qu'il y a de vies humaines à conserver en Amérique, aux Indes et en Afrique.

Vous n'ignorez sans doute pas qu'aux Nouvelles-Hébrides, qui ne sont pas éloignées de notre colonie de la Nouvelle-Calédonie, les indigènes se servent encore de flèches dont la blessure détermine presque infailliblement le tétanos. Ne serait-il pas très simple de fournir aux navigateurs qui vont dans ces parages une certaine quantité de sérum antitétanique ? Le sérum se conserve assez facilement, et la dose qu'il faut injecter pour obtenir un résultat préventif est si minime, 10 à 20 centimètres cubes au plus, qu'il n'est pas nécessaire d'en emporter de grandes quantités, et que toute objection que l'on pourrait faire de ce chef tombe d'elle-même.

Messieurs, je vous en ai dit assez, j'imagine, pour que vous soyez convaincus de la puissance préventive du sérum antitétanique ; je vous en ai dit assez pour pouvoir vous demander, quand vous vous trouverez en présence d'un individu suspect, de le traiter de la façon suivante.

Commencez par laver abondamment la plaie à l'aide d'un liquide antiseptique. Faites ensuite l'abrasion, et si c'est possible l'éradication de la plaie ; autrement dit, enlevez le foyer de l'infection et ne craignez pas de créer une perte de substance trop considérable. — Vous vous rappelez que ce procédé m'a aidé à sauver un malade dont je vous ai parlé dans la dernière leçon ; cette pratique n'est d'ailleurs pas particulière au traitement du tétanos : dans la rage suspecte, la cautérisation profonde, faite immédiatement après la morsure, a souvent donné d'excellents résultats. — Une fois la plaie lavée et curetée, faites la médication spécifique, autrement dit pratiquez dans le tissu cellulaire sous-cutané une injection de 10 centimètres cubes de sérum. Au bout de quelques jours, faites une deuxième, puis une troisième injection, et de cette façon vous sauverez votre malade.

Si j'insiste sur la nécessité de s'attaquer à la plaie elle-même, c'est que nous savons que le tétanos reste d'abord à l'état de maladie infectieuse, circonscrite, localisée; que dans ce foyer infectieux s'élabore la toxine, qui par sa diffusion seule engendrera la maladie convulsive; que c'est, par conséquent, au foyer infectieux lui-même qu'il faut aller, et le plus rapidement possible, pour s'opposer à la toxémie. Une fois la toxine sortie du foyer qui l'a élaborée, l'intervention chirurgicale, irait-elle jusqu'à sacrifier tout un membre, arrivera trop tard pour s'opposer à la diffusion déjà produite; et les insuccès des chirurgiens, voyant le tétanos continuer malgré l'amputation de tout un membre, parlent dans le même sens que les expériences (entre autres celles de Nocard) qui ont montré qu'on n'empêchait pas le tétanos en sectionnant la queue des animaux, si loin que la section fût pratiquée du point où avait été faite l'injection de toxine tétanique.

Si je reviens sur ces considérations, c'est qu'elles n'ont pas suffisamment retenu l'attention des médecins, qui persistent à voir dans le tétanos plus la maladie infectieuse que la maladie toxique. Je m'en voudrais de ne pas insister; je m'en voudrais si, dans ce cas particulier, je ne vous faisais pas toucher du doigt la valeur des considérations doctrinales si importantes pour le médecin en quête de médications : pour agir thérapeutiquement, ne devez-vous pas commencer par penser pathogéniquement ?

Messieurs, ce que je vous demande de faire pour le tétanos de l'homme, Nocard l'a demandé aux vétérinaires de France pour le tétanos animal. Il est des régions, en France, où le tétanos du cheval est d'une extrême fréquence, où il complique trop souvent certains traumatismes accidentels ou chirurgicaux. Le tétanos de castration est loin d'être rare, et c'est un accident des plus préjudiciables pour le vétérinaire opérateur autant que pour les propriétaires. De plus il existe, dans la banlieue nord-est de Paris, plusieurs communes où les piqûres, les clous de rue, les javarts, les amputations de queue, les blessures des membres, etc., sont communément suivis de tétanos.

Aussi, dans le Mémoire communiqué à l'Académie de Médecine et dont je vous ai tant parlé antérieurement, Nocard raconte-t-il avoir adressé, en décembre 1894, aux vétérinaires de France, une circulaire dans laquelle, préconisant la sérothérapie antitétanique, il les prévenait qu'il leur enverrait, sur leur demande, autant de sérum qu'ils en désireraient.

Pendant le premier semestre de 1895, il a ainsi distribué 1800 flacons de 10 centimètres cubes : à chaque envoi était jointe une note recommandant de faire une première injection de 10 centimètres cubes sous la peau de l'encolure, le plus tôt possible après le traumatisme suspect, accidentel ou opératoire ; une deuxième injection devait suivre la première à 12 ou 15 jours d'intervalle.

Les renseignements que mon confrère de l'Académie a pu se procurer sur les résultats obtenus, s'appliquent à 375 animaux, dont 327 chevaux, ânes ou mulets, 47 agneaux et 1 bœuf. Tous les animaux qui furent soumis à ce traitement étaient porteurs de blessures accidentelles ou chirurgicales, susceptibles de devenir tétanigènes. Quelques-uns appartenaient à des écuries non suspectes ; mais la plupart vivaient dans des écuries ou dans des fermes qui, un certain temps auparavant, avaient été le théâtre d'un ou plusieurs cas de tétanos. D'autres fois, ces animaux s'étaient trouvés au contact ou au voisinage d'autres animaux atteints de tétanos. Pour quelques-uns, enfin, le traumatisme s'était produit en même temps et dans les mêmes conditions que pour d'autres qui, non traités, sont devenus tétaniques.

Eh bien ! Messieurs, les 26 vétérinaires correspondants de Nocard n'ont perdu aucun des 375 animaux qu'ils ont traités ; et, pendant ce même temps, ils ont observé 55 cas de tétanos sur des animaux non injectés, dont 29 chevaux et 26 moutons.

D'une part, 55 animaux traumatisés avec 55 cas de tétanos ; d'autre part, 375 blessés suspects de devenir tétaniques, mais traités par le sérum et ne fournissant pas un cas de tétanos : il faut donc que le pouvoir d'immunisation du sérum soit vraiment à la hauteur de ce que les auteurs ont annoncé.

Si l'on entre dans les détails de la statistique de Nocard, les résultats sont encore plus saisissants que si on la considère en bloc. On voit, par exemple, que M. Picard, de Sourdon, a perdu en quatre ans, de 1891 à 1894, quinze chevaux tétaniques, la maladie s'étant toujours montrée soit après la castration, soit après l'écourtage ; il a vu ainsi 2 cas en 1891, 6 en 1892, 4 en 1893 et 3 en 1894. En 1895, il a pris la précaution de soumettre aux injections préventives tous les animaux opérés, là où du tétanos avait été observé antérieurement, et il n'a perdu aucun de ses opérés.

M. Coret, d'Aubervilliers, voit chaque année, depuis quinze ans, de 30 à 40 cas de tétanos. Pendant le premier trimestre de 1895, il a soumis aux injections préventives de sérum antitétanique 54 chevaux atteints de clous de rues, de piqûres de maréchal, de blessures aux membres, etc. : aucun de ces animaux n'est devenu tétanique. Or, pendant ce même semestre, il a été consulté pour 7 chevaux atteints de tétanos à la suite de traumatismes analogues, mais non soumis aux injections préventives.

M. Gellez, de Carvin, étant aux prises, en mai 1895, avec une épidémie de tétanos qui venait d'éclater dans un troupeau de 49 agneaux récemments châtrés, fit appel à Nocard qui lui envoya du sérum. 9 agneaux étaient déjà morts. Une première injection de 5 centimètres cubes fut faite aux 40 survivants ; deux moururent le même jour, les 38 autres restèrent bien portants : la maladie avait cessé dès le lendemain de l'injection.

Je pense que, pareils résultats connus, vous me croirez quand je vous dis que la sérothérapie compte à son actif le traitement préventif d'une maladie qui jadis ne pardonnait guère ; que dès demain, le cas échéant, la sérothérapie préventive entrera dans votre pratique ; qu'en matière même de simple suspicion de tétanos vous deviendrez sérothérapeutes militants.

Donc, Messieurs, vous suivrez la seule thérapeutique vraiment moderne, utilitaire, qui s'appuie aussi bien sur la doctrine que sur la médecine expérimentale et la clinique comparée. Vous ferez pour l'homme ce que les vétérinaires n'ont pas hésité à faire pour le cheval. Vous n'hésiterez pas à injecter du sérum antitétanique à un homme que vous supposerez menacé de tétanos.

Je veux, en terminant, vous laisser sous l'impression de chiffres vertigineux qui vous montreront la justesse de ce que je vous disais dans ma première leçon, quand je vous annonçais que la Matière médicale nouvelle allait compter dans son arsenal des agents de puissance inouie, extraordinairement formidable. Vous vous rappelez ce que je vous ai dit de l'hypertoxicité phénoménale de la toxine tétanique ; cette hypertoxicité n'a d'égale, dans son invraisemblance, que l'intensité incroyable du pouvoir préventif du sérum.

En effet, Vaillard tient à votre disposition un sérum antitétanique actif au 1/3 000 000e ; un cheval de Nocard fournit un sérum actif au milliardième ! Au moment où mon collègue a communiqué son Mémoire à l'Académie, l'un de ses chevaux vaccinés fournissait un sérum si actif, qu'il suffisait d'en injecter à un cobaye neuf un *trillionième* de son poids pour le vacciner sûrement contre la dose de toxine toujours mortelle pour les cobayes non préparés.

Rien n'est plus facile pour Vaillard[1] que d'obtenir un sérum dont le pouvoir touche au stupéfiant : 1 volume de sérum antitétanique rend

1. VAILLARD. — *Académie des Sciences,* 1895. 27 Mai.

inoffensifs 100 volumes d'une toxine très active ; un quintillionième de centimètre cube (0,000 000 000 000 000 001) par gramme de souris suffit à préserver cet animal contre une dose de toxine tétanique sûrement mortelle !

Est-ce que cette puissance, jusqu'alors inchiffrable, ne laisse pas loin derrière elle tout ce qui avait émerveillé nos pères, quand on leur avait parlé de l'action des alcaloïdes ? Qu'est-ce donc que 1/10e de milligramme d'aconitine, 1/5e de milligramme de digitaline cristallisée, 1/2 milligramme d'atropine, qu'est-ce que l'acide prussique médicinal, le plus redoutable des poisons-médicaments, qu'est-ce que tout cela, à côté d'un sérum qui agit sur un animal, à la dose de un trillionième de son poids ?

QUATRIÈME LEÇON

SÉROTHÉRAPIE ANTIVENIMEUSE

Morsures de serpents. — Fréquence en Europe. — Vipères. Symptomatologie. — Morsures de serpents en Asie, en Afrique et en Amérique. — Mortalité annuelle pour les Indes : 20 000.

Les serpents dans l'antiquité. — La médecine théocratique et mythique : isothérapie ; croyances et pratiques isothérapiques. — Médecine des signes : son origine, sa continuité au travers des âges. — De l'empirisme en médecine.

Etude chimique du venin des serpents : A. Gautier. — Analogie des toxines de l'envenimation, des toxines végétales et des toxines animales. — Des facteurs de l'envenimation : venins, terrains. — Ensemble des conditions qui permettent ou qui refusent l'envenimation comme l'infection : idiosyncrasie, immunité, mithridatisme.

Physiologie pathologique de l'envenimation.

Dans les précédentes leçons, j'ai, Messieurs, fréquemment comparé la toxicité de certains produits microbiens, tels que la toxine tétanique, à la toxicité des venins sécrétés par l'appareil glandulaire des serpents.

Je voudrais aujourd'hui reprendre et continuer cette comparaison, pour les enseignements qu'elle nous donne au point de vue de la médecine doctrinale, pratique et utilitaire. Nous touchons, en effet, au moment où la sérothérapie semble pouvoir être appliquée à la prévention des graves accidents déterminés par le venin des serpents, avec autant de succès qu'à la prévention du tétanos.

Il y a de grandes ressemblances chimiques et surtout biologiques entre les toxines du tétanos et la toxine glandulaire des serpents. Je vous ai déjà dit qu'au point de vue symptomatique, *biologique*, — je souligne le mot, — la réaction était identique. Les symptômes qu'on observe en matière de morsures de serpents vous rappelleront, d'autre part, la rapidité d'apparition exceptée, certains symptômes notés dans le tétanos expérimental ou accidentel.

Bien que je ne veuille pas insister sur le côté clinique de la question, je tiens cependant à vous rappeler en quelques mots l'ensemble symptomatique qu'entraîne une morsure de serpent.

Peut être trouverez-vous, Messieurs, que c'est attacher, dans un cours de thérapeutique, beaucoup d'importance à un sujet qui ne mérite guère votre attention. Détrompez-vous, car, en dehors même de certaines applications immédiatement utilitaires, il y a dans l'étude de l'envenimation une question de doctrine générale, dont vous pourrez tirer beaucoup de notions fort instructives.

S'il vous arrivait d'être mordus par une vipère, serpent assez répandu dans certaines forêts de France, vous éprouveriez d'abord une douleur assez vive, cuisante, primitivement localisée, mais envahissant ensuite toute l'étendue du membre mordu; celui-ci se gonflerait et s'engourdirait. En même temps vous éprouveriez une certaine angoisse, une sensation de défaillance, avec tendance à la lipothymie ou même à la syncope. Cet état s'accompagnerait d'accélération du pouls, de dyspnée, de sueurs froides. Un peu plus tard, les téguments voisins du siège de la morsure deviendraient rouges, tuméfiés, se couvriraient de phlyctènes; la plaie suinterait légèrement et quelquefois même deviendrait le siège d'un processus gangréneux.

La gravité de ces accidents, ordinairement minime, peut cependant, dans quelques cas, être suffisante pour entraîner une indisposition de quelques jours. La mort est assez rare, car, d'après la statistique de Fontana portant sur 6000 cas, elle ne serait que de 1 °/₀.

En France, Viaud Grand-Marais a relevé, pour les départements de la Vendée et de la Loire-Inférieure seuls, pendant une période de six années, 321 cas de morsures de vipère, dont 62 ont été suivis de mort.

En Auvergne, Fredet[1] en a relaté 140 observations qui ont amené six morts.

Par conséquent, si les morsûres de nos vipères ne sont ni très fréquentes ni très graves, il n'en est pas moins vrai qu'elles peuvent, dans quelques cas, constituer un véritable danger, et que les chiffres que je viens de vous donner montrent, qu'à tout prendre, les morsures de serpents indigènes ne sont pas ce que l'on s'imagine vulgairement, puisqu'en France elles feraient presque autant de victimes que le tétanos.

L'Europe est d'ailleurs, sous ce rapport, une terre relativement privilégiée, car aux Indes, en Australie, dans presque toute l'Afrique, dans l'Amérique du Sud, au Mexique, etc., la morsure de serpents tels que le serpent à sonnettes, le trigonocéphale, le bothrops, le cobracapel, le serpent tigre, l'aspic, entraine des accidents terribles, ordinairement mortels.

---

1. Fredet. — *Académie de médecine*, 1889. 19 Mars.

Au dire des médecins anglais et français de l'Inde, au dire des missionnaires, la piqûre des cobras n'est pas très douloureuse. Elle est surtout caractérisée par l'engourdissement qui survient dans la partie mordue, se propage rapidement dans tout le corps et provoque des syncopes, des défaillances ; la bouche se contracte, devient baveuse, la langue se gonfle, les dents se resserrent, puis le malheureux blessé tombe dans le coma le plus profond et expire en quelques heures[1].

La morsure du cobra n'est pourtant pas toujours mortelle : les statistiques donnent à cet égard des chiffres variables ; d'après celles de Fayrer et de Desaint, la léthalité moyenne des individus mordus serait de 25 à 35 0/0 ; d'après Huillet, elle atteindrait 45 0/0. La statistique des Indes donne 65 0/0 de morsures mortelles en quelques heures, et les journaux anglais estiment à 20 000 le nombre de victimes que font, par an, dans l'Inde, les morsures de serpents.

Par conséquent, s'il n'y avait pas dans ce sujet des points de vue doctrinaux qui vont vous laisser en suggestion de thérapeutique générale, il y aurait encore là une question d'intérêt immédiat pour ceux d'entre vous qui peuvent être appelés à soigner ou à instruire les habitants des pays auxquels je viens de faire allusion. Il y a, dans la sérothérapie appliquée à l'envenimation, une question de thérapeutique pratique, et aucun médecin n'a plus le droit de se désintéresser de la question du traitement des morsures de serpents. Un explorateur me demandait, il y a peu de temps, quelle était la valeur des résultats obtenus par Calmette, par Phisalix et Bertrand, et s'il était légitime de faire application à la pratique des résultats trouvés au laboratoire, ajoutant que tout voyageur portant avec lui des moyens d'antienvenimation bénéficierait, non seulement de la sécurité matérielle que lui apporterait le médicament, mais encore de toute l'autorité morale que lui donnerait, aux yeux des indigènes, la première de toutes les puissances, celle de faire reculer la mort, celle de guérir les morsures de serpents.

Il s'agit donc là d'une question passionnément intéressante, et vous comprendrez que je veuille l'étudier avec vous.

Il est curieux de voir la place que les serpents, à divers titres, ont tenue dans l'histoire des peuples anciens. Ne trouve-t-on pas, en Grèce et à Rome, dans les monuments que nous ont laissés leur civilisation, la trace de maintes croyances importées d'Orient, importées d'Asie et

---

1. C. Desaint, missionnaire de l'Inde. — Manuel de médecine. Compiègne, 1876.
Sir J. Fayrer. — Thanatophidia indica.

d'Afrique, d'Egypte surtout, où les peuplades vivaient dans une terreur quasi religieuse du serpent regardé comme animal personnifiant à la fois la prudence — la preuve en est que toute la statuaire antique met au cou de Minerve un collier fait de serpents — la force et la perfidie, comme animal défiant la mort, et pouvant, à volonté, la répandre autour de lui. Ce sont ces mêmes peuplades qui, terrorisées par les morsures d'aspics, vénéraient, divinisaient certains animaux qui, réfractaires aux venins, osaient s'attaquer aux serpents et les tuer. Ce sont ces mêmes peuplades qui avaient remarqué, il y a plus de deux mille ans de cela, que certaines tribus, douées de privilèges divins, n'avaient rien à craindre de la morsure des serpents. Ce sont ces observations, ces croyances, qui, transmises (en se transformant, en s'adultérant, en se mélangeant à toutes sortes de naïvetés) au travers des âges, ont servi à propager tels moyens empiriques dont certains individus, à la fois devins, prêtres et médecins, usaient, tant pour se montrer réfractaires aux morsures des serpents, que pour faire éclater la secrète puissance qu'ils avaient de les guérir.

Dans les recettes de ces thaumaturges, outre certaines plantes, entraient, d'ordinaire, tout ou parties de serpents, en vertu de principes que nous voyons, aux temps primitifs de la médecine, dominer maintes médications dont l'idée première est fort intéressante. L'idée première est une idée d'isothérapie (ἴσος, égal), une idée qui veut qu'on cherche à opposer, dans le retour au bien (guérison, santé), une égalité de la puissance qui a conduit au mal, à la maladie ou à la mort; l'idée est d'inspiration théocratique et mythique. L'idée veut que la maladie vienne d'une puissance surnaturelle, d'une divinité, agissant par elle-même ou par l'intermédiaire des éléments ou des choses, soit animées, soit inanimées, hommes, animaux, plantes. L'idée mère est celle-ci : la puissance a fait la maladie, la *même* puissance peut la défaire et procurer la guérison ; la cause étant égale en puissance pour le bien comme pour le mal, rien de plus logique que d'invoquer cette cause comme moyen thérapeutique. De cette idée naît naturellement l'isothérapie, c'est-à-dire la méthode thérapeutique qui, comptant sur les *égalités* de puissance, d'action, de force, met en jeu les moyens d'amener les divinités, les éléments, les hommes, les animaux, les végétaux — en un mot les causes — qui ont fait la maladie, à faire la guérison.

Je n'ai pas, j'imagine, Messieurs, besoin de développer davantage ces considérations, pour qu'en vos esprits une confusion ne se fasse pas entre l'isothérapie et l'homéopathie, entre l'isothérapie et l'homéothérapie. A y bien regarder, les deux systèmes diffèrent essentiellement dans leurs visées comme dans leurs moyens.

Il y a, dans l'isothérapie, une idée dominante d'égalité de puissance, d'*égalité d'action*, dans la cause qui fait la maladie comme elle refera la santé : l'idée de puissance morbifique, l'idée de la cause morbide, l'idée étiologique domine dans l'isothérapie. Cette idée va faire que nous trouverons dans les visées comme dans les moyens de l'isothérapie, la recherche de la prévention, de l'atténuation des maladies, tout comme leur curation.

Toute autre est la doctrine homéopathique : l'isothérapie repose sur l'emploi en thérapeutique des causes et des moyens morbifiques ; le système homéopathique, lui, repose sur l'idée des ressemblances symptomatologiques (ομοιὸς, semblable). Et puis, ai-je encore besoin de vous rappeler que la doctrine d'Hahnemann consiste, non seulement à traiter la maladie par des remèdes qu'on suppose avoir la propriété de produire des *symptômes semblables* à cette maladie, mais encore à traiter la maladie par ces remèdes administrés à doses infiniment petites.

Vous avez compris combien isothérapie et homéopathie sont deux systèmes thérapeutiques différents.

Si je ne craignais, Messieurs, de trop m'écarter de l'objet immédiat de la leçon je me laisserais aller à vous montrer tout ce que l'étude historique de la Thérapeutique et de la Matière médicale aurait d'intéressant à recueillir dans cet ordre d'idées. Vous ne sauriez croire tout ce que nous aurions encore à apprendre et à comprendre dans la manière dont certaines Thérapeutiques et certaines Matières médicales se sont constituées. Je vous assure que c'est, aujourd'hui encore, très instructif de savoir comment sont parties, aux premiers temps de l'humanité, d'observations très justes, certaines pratiques empiriques qui se sont dénaturées au travers des âges. Il n'est pas sans intérêt de savoir comment est née, comment s'est formée cette manière de Thérapeutique et de Matière médicale, qui a fini par fournir au populaire de tous les pays des remèdes reposant sur l'idée antique d'une correspondance, d'une égalité mystérieuse et mythique entre la cause de la maladie et le malade.

C'est cette idée qui a voulu, qu'après les invocations faites aux divinités, on s'adressât aux humeurs mêmes des patients, pour qu'elles défissent elles-mêmes la maladie incorporée au malade ; on s'adressât à la cause même de la maladie, en allant la chercher dans les éléments, les hommes, les animaux, les plantes, qu'on en rendait responsables ; on s'adressât, par exemple, dans la rage, au chien qui l'avait donnée, comme c'était le cas de certaine médication antique qui voulait que l'homme mordu mangeât du chien mordeur.

Vous savez que cette pratique est recommandée par Pline ; vous savez qu'elle est, de toute antiquité, dans les habitudes des Chinois ; vous n'ignorez pas qu'elle figure dans la médecine des XVI° et XVII° siècles. C'est la même idée d'isothérapie, qui veut qu'à défaut du chien enragé on s'adresse à un autre chien, et que, prenant de lui, vivant ou mort, une partie, on l'applique sur la région mordue.

De ces pratiques isothérapiques sont, par associations et perversions d'idées, sorties des médications qui visaient, non plus l'animal qui avait fait la maladie, non plus son congénère, mais l'emploi d'objets, de plantes par exemple, qui, d'une façon quelconque, par leurs caractères morphologiques (racines, feuilles, fleurs, etc.), par leurs noms même, rappelaient la cause morbifique.

C'est ainsi que, pour rester dans la maladie rabique, Pline recommandait contre la morsure du chien enragé le rosier sauvage, la rose de chien, le *cynorrhodon*.

D'autres fois, la médecine des premiers âges ne s'adresse plus à des parties de l'animal morbifère ; elle ne s'adresse plus même à des plantes ou à des pierres qui peuvent avoir avec la cause morbifique une ressemblance quelconque, si lointaine, si minime, si naïve soit-elle : la médecine, mi-religieuse, mi-laïque, s'adresse à des représentations, à des emblêmes, à des effigies de cette cause morbifique. Ce sont ces emblêmes qui, regardés, évoqués, ou appliqués *loco dolenti*, vont soulager et guérir ; bientôt même, nous les verrons prémunir contre la maladie et nous verrons l'isothérapie préventive faire autant merveille que l'isothérapie curative. Il vous apparaîtra, à vous comme à moi, Messieurs, que le rôle curatif et préventif des amulettes, qui sont de tous les temps — j'en ai vu, au musée de Boulacq, contemporaines de Sésostris, datant de 5000 ans avant J.-C. — de tous les pays, de toutes les religions, est né des idées d'isothérapie que je vous ai dit avoir hanté l'esprit des premiers médicastres, à l'époque où l'étiologie des maladies reposait presque tout entière sur la croyance à la puissance qu'on prêtait aux mêmes divinités pour le bien comme pour le mal ; sur la croyance à l'influence qu'on prêtait aux mêmes divinités sur la vie comme sur la mort, sur la santé comme sur la maladie. Remarquez, que je dis aux mêmes divinités, car il a fallu, en cela comme en toutes autres choses, du temps, pour que la spécialisation se fît et que les divinités, après avoir été d'abord omnipotentes, à la fois bienfaisantes et malfaisantes, devînssent exclusivement les unes ou les autres ; ne répandîssent plus, tour à tour, d'une seule main, le bonheur et le malheur, la santé et la maladie, la vie et la mort sur l'humanité. Une fois la spécialisation commencée, elle ne s'arrêta plus, et l'on vit certaines divinités toujours bienfaisantes présider à deux ou trois fonctions seulement. C'est ainsi que Minerve devint la déesse de la sagesse et des arts, et qu'à ce titre elle fut l'émule de la fille d'Esculape, de la déesse Hygie qui, elle, prend dans ses attributions exclusives (nous dirions aujourd'hui dans sa spécialité) la santé.

De certaines pratiques d'isothérapie par l'image, par les signes, par l'intervention d'un emblême représentant la cause vraie ou supposée du mal lui-même, de certaines pratiques exécutées en vue qu'un signe portât avec lui la curation des maladies, je ne saurais vous citer (précisément à propos des morsures de serpents) meilleur exemple que le fameux serpent d'airain de Moïse, qui a servi de thème à Paul Rubens, dans un tableau[1] où il s'est révélé compositeur plus vigoureux que brillant coloriste :

« Les Israélites[2], après avoir passé au fil de l'épée les Chananéens, partirent de la montagne de Har, par le chemin qui mène à la Mer Rouge. Le peuple commençant à s'ennuyer du chemin et du travail parla contre Moïse et Dieu : c'est pourquoi le Seigneur envoya contre le peuple des serpents; plusieurs israélites en ayant été blessés ou tués, ils vinrent à Moïse et lui dirent : Priez Dieu qu'il nous délivre des serpents. Le Seigneur dit à Moïse : « Faites un serpent d'airain et mettez-le pour *servir* de signe ; quiconque étant blessé des serpents le regardera sera guéri ». Moïse fit donc un serpent d'airain et il le mit pour *servir* de signe; et ceux qui, ayant été blessés, le regardaient, étaient guéris ».

Cette médication par les *signes*, dans laquelle il entre autant d'idées de médecine théocratique que d'isothérapie, nous la retrouverons souvent jusque dans la pratique et dans les pharmacopées des XVIe, XVIIe et XVIIIe siècles; les applications en sont nombreuses, la coutume s'en est établie au travers des âges, sans que, le plus souvent, on se fût rendu compte des idées religieuses ou profanes, des idées justes ou fausses qui avaient présidé à sa genèse, à ses transformations, comme à ses défigurations.

Pour en revenir aux pratiques empiriques de nos anciennes pharmacopées, qui reposaient sur l'emploi de Matières médicales animales, j'aurai à vous dire, plus tard, certaines ressemblances curieuses que présentaient ces pratiques avec la méthode opothérapique moderne. Je vous

1. *Galerie nationale de Londres*, salle X.
2. *Ancien testament* : Nombres, Chapitre XXI. Versets 4, 5, 6, 7, 8 et 9.

dirai ce que l'ancienne médecine avait su faire déjà empiriquement par l'emploi de certains tissus animaux sains ou morbides.

Certaines de ces pratiques empiriques visaient justement l'antivenimation et n'avaient jamais cessé d'être usitées aux pays d'outre-mer. Des explorateurs en revenaient, disant avoir vu les indigènes, par l'emploi de certains remèdes — dans lesquels il entrait du serpent — échapper à la morsure des reptiles les plus venimeux. De ces pratiques les biologistes n'avaient certes pas le droit de se désintéresser, et je ne vous étonnerai sans doute pas en vous disant que ces pratiques empiriques ont guidé les expérimentateurs contemporains dans l'invention du traitement scientifiquement aujourd'hui entrepris de l'envenimation.

Messieurs, le mot « empirique » revient quelquefois sur mes lèvres, et je voudrais que ce mot fût entendu et compris de tous, comme il le mérite. Il est de mode lorsqu'on dit « l'empirisme, les empiriques », de prêter à ces mots une idée de dédain, et l'on a l'air de mépriser la thérapeutique ancienne en la qualifiant d'empirique, en l'opposant à la thérapeutique moderne, scientifique, expérimentale. Loin de moi cette pensée, car je donne au mot « empirique » sa signification philosophique, qu'il doit d'ailleurs garder.

Dire d'une méthode qu'elle est empirique, cela signifie qu'elle repose sur des faits accumulés. Quand on vous dit que c'est l'empirisme qui nous a donné la médication par le quinquina dans la fièvre palustre, le traitement iodo-mercuriel dans la syphilis, on n'entend pas par là la routine vulgaire qui n'examine pas, qui n'étudie pas, qui ne compare pas. Cela veut dire simplement, que la considération, sans parti pris, d'un grand nombre de faits bien observés a démontré les effets bienfaisants de l'écorce de quinquina dans l'impaludisme, de l'iodure de potassium et du mercure dans la syphilis. Nous ne devons donc pas mépriser les conquêtes de la thérapeutique empirique à laquelle, comme vous me l'entendrez répéter souvent, la médecine est redevable de ses meilleures médications.

D'ailleurs, quand on étudie impartialement les orientations nouvelles de la thérapeutique qui ont donné naissance à la sérothérapie, on est obligé de reconnaître que ces orientations, toute scientifiques, toute dérivées qu'elles soient des réflexions inspirées par l'œuvre pastorienne, n'en sont pas moins empiriques au départ; c'est de l'empirisme basé sur des méditations, des suggestions doublées d'expérimentations. Il est donc malséant, à mon sens, d'attribuer au mot « empirisme » une dédaigneuse signification, et d'oublier que nos pères, qui n'avaient comme méthode que l'observation pure et simple, ont souvent fort merveilleusement inventé et fait d'excellente médecine, contre laquelle ne sauraient jamais prévaloir les conquêtes des méthodes modernes.

Ceci dit, Messieurs, je ferme la parenthèse et j'entre au cœur de mon sujet.

La question des venins, envisagée au point de vue thérapeutique, a été l'objet de nombreux travaux, parmi lesquels je vous citerai les importantes et récentes recherches de Calmette, Phisalix et Bertrand en France, de Fraser en Angleterre.

Je dois immédiatement vous dire que l'esprit de ces auteurs avait été éveillé par les recherches du professeur A. Gautier, qui, en 1881 déjà, avait cherché à isoler le principe actif du venin de serpents et à en déterminer la nature. Weir Mitchell et Reichert en Amérique, de Wall et Armstrong en Angleterre, poursuivaient des recherches semblables.

D'ailleurs, cette idée paraît avoir hanté l'esprit de bien des savants, et Ehrlich avait déjà fait remarquer qu'expérimentalement, le venin des serpents donne des résultats assez semblables à ceux que l'on obtient avec certaines toxalbumines végétales, telles que la *ricine* et l'*abrine*.

Suivant l'exemple de Brieger qui avait, vous vous en souvenez, essayé d'extraire le principe actif de la toxine tétanique, le professeur A. Gautier prépara, avec des échantillons de venin de trigonocéphale et de naja, deux alcaloïdes nouveaux, la *najine* et l'*élaphine*, qui présentent les réactions habituelles des ptomaïnes, mais ne constituent pas la partie la plus dangereuse de ces venins, car s'ils déterminent certains accidents, ils ne font pas succomber les animaux auxquels on les inocule.

D'après A. Gautier[1], la partie essentiellement active du venin des ophidiens est « azotée, mais non alcaloïdique : la composition du venin se rapprochant singulièrement de celle de la partie incristallisable, extractive des urines normales ».

La nature du principe actif des venins nous est inconnue, mais leur mode d'action physiologique, et la disposition anatomique des glandes qui les secrètent, font supposer une analogie entre eux et la salive parotidienne. La salive des vertébrés supérieurs contient, en effet, des substances toxiques : A. Gautier en a retiré un extrait venimeux au moins pour les oiseaux, et, d'après lui[2], le venin des serpents différerait de notre salive par l'intensité des effets bien plus que par sa nature intime.

1. GAUTIER. — *Académie de médecine*, 1886. 12 et 19 Janvier.

2. GAUTIER. — Les alcaloïdes dérivés des matières protéiques sous l'influence de la vie des ferments et des tissus. *Journal d'anatomie et de physiologie*, 1881. Septembre-Octobre.

La destruction de la toxicité du venin reptilien par la chaleur, — comme pour la toxine tétanique, — les précipités toxiques albuminoïdes obtenus quand on ajoute aux venins du phosphate ou du sulfate d'ammoniaque, ont fait supposer que le principe actif des venins est de nature albuminoïde, que c'est une nucléine.

Au cours de ses recherches, Calmette[1] a constaté que toutes les albumines qu'on peut séparer du venin par chauffage discontinu, à des températures variant entre 70 et 95°, ne possèdent aucun pouvoir toxique. Si on dialyse pendant 24 heures, dans un courant d'eau stérilisée, le venin ainsi débarrassé de toute l'albumine qu'il contenait, on en sépare les sels et on obtient, dans le dialyseur, une substance qui, desséchée rapidement au moyen du vide, présente l'aspect d'une poudre brune amorphe. Cette substance est *quarante* fois plus toxique que le venin desséché normal; elle tue d'ailleurs en reproduisant toute la série des phénomènes classiques de l'envenimation.

Les réactions chimiques de cette substance, qui paraît être le principe actif du venin de serpents, semblent indiquer que les venins présentent des affinités étroites avec les diastases et les toxines, soit microbiennes, soit végétales, c'est-à-dire avec les *enzymes*.

En dépit de toutes les études chimiques faites sur le venin des serpents, nous ne savons en somme rien de positif sur sa constitution: si nous le connaissons par ses effets, nous en ignorons la nature, et vous pouvez conclure que, pour la toxine du venin de serpent, comme pour la toxine tétanique, seule la réaction *in vitro* ou *in anima vili* en médecine expérimentale, seules les réactions symptomatologiques en clinique, nous permettent d'établir des caractères différentiels, et que rien, ni au point de vue physique, ni au point de vue chimique, ne rend, quant à présent, possible la distinction de ces poisons les uns des autres.

Messieurs, à propos de toutes les maladies infectieuses dont j'ai ici abordé l'étude, qu'il s'agît de la tuberculose, de la diphtérie, du tétanos, je vous ai dit qu'il fallait toujours et partout tenir compte de deux facteurs : le terrain et la graine. Nous présentons comme terrains, vis à vis des agents infectieux, des alcaloïdes végétaux et animaux, des réactions fonctionnelles individuelles, variant suivant une foule de conditions que nous connaissons non dans leur essence, mais seulement par les différents résultats du conflit engagé entre l'agent infectant et nos

1. Calmette. — Le venin des Serpents, *Société d'Editions Scientifiques*, Paris, 1896.

tissus, entre l'alcaloïde, d'où qu'il vienne (microbien, animal ou végétal), et notre organisme : ce sont les coefficients réactionnels inhérents aux terrains qui caractérisent ce que la pathologie générale d'hier appelait l'*idiosyncrasie*.

A côté des réactions inhérentes aux terrains, il faut compter avec les réactions inhérentes à la graine elle-même, et c'est en Thérapeutique, en Matière médicale surtout, qu'il est nécessaire de compter avec les réactions propres, non plus cette fois avec les terrains, mais avec les graines dont vous devez tenir les effets comme éminemment variables, non seulement de graines à graines, mais encore pour une seule et même graine.

Je vous ai dit déjà que les principes actifs des graines (que l'activité de ces principes fût employée à faire la maladie ou à faire la thérapeutique de ladite maladie, c'est tout un) variaient singulièrement suivant leur provenance. Ce qui est vrai pour les toxines microbiennes de nos maladies communes, ce qui est vrai pour les toxines tuberculeuse, diphtéritique, tétanique, — dont la variabilité de provenance explique en partie la variante symptomatologique, — est vrai également pour les venins, comme pour les intoxications par les toxines végétales.

Il y a là une règle générale sur laquelle je ne saurais trop retenir votre attention, et du moment que la Matière médicale nouvelle tire ses agents et ses moyens du règne animal, il est de première importance de savoir qu'il en sera des produits animaux comme des produits végétaux ; il faut que vous sachiez que l'agent animal devenu médicament variera suivant l'espèce, l'âge, le climat, la nourriture, etc, etc.

J'ai dû, à propos de Matière médicale végétale, vous rappeler que les effets de certains alcaloïdes végétaux, la digitaline, l'aconitine, n'étaient point les mêmes, suivant que les alcaloïdes provenaient de plantes cueillies dans les Alpes ou dans les Pyrénées ; suivant que la cueillette avait été faite en mai ou en septembre ; suivant que l'alcaloïde avait été retiré de la tige ou de la feuille. J'ai eu également à vous rappeler que l'opium varie en sa teneur morphinée, suivant sa provenance : tandis que l'opium d'Asie-Mineure (tel qu'on nous l'apporte de Smyrne ou de Constantinople) contient 11 à 11,50 % de morphine, l'opium de l'Inde en renferme 9 à 9, 5 %, l'opium de Perse 8 %, l'opium de Chine 3, 5 %, l'opium d'Egypte 3 à 4 % seulement, et l'opium d'Europe le dixième de son poids environ. J'ai dû vous rappeler que le titre en morphine de l'opium du commerce, comme l'a démontré Aubergier, varie de 2 à 15 % suivant le pays qui nous le fournit, aussi bien que suivant le degré de la maturité de la capsule du pavot au moment de la récolte !

Cette variété dans la teneur des plantes médicinales en principes actifs, en alcaloïdes, nous la retrouverons dans la teneur en principes actifs de nos espèces animales médicinales. Je parle d'espèces animales médicinales, comme je parlais tout à l'heure de plantes médicinales, puisque c'est, dans le cas particulier, le serpent lui-même qui va faire les frais de la thérapeutique de l'antivenimation.

Eh bien! il faut que nous nous accoutumions à la pensée de savoir que les principes actifs que nous emprunterons aux matières alcaloïdiques ou alcaloïdiformes de la *Matière médicale animale* varieront, non seulement avec les espèces animales, mais encore avec chacune des individualités animales qui nous fourniront les agents médicamenteux nouveaux. Maintenant que nous faisons de la *toxinothérapie animale*, il nous faut compter avec les variabilités d'effets résultant de la variabilité de provenance des agents thérapeutiques. Il y a là toute une pharmacodynamie dont il faudra patiemment déterminer les lois.

En matière d'envenimation, comme en matière de toute intoxication, nous aurons donc à compter avec une série importante de facteurs, et il nous faudra également envisager successivement l'animal mordeur et l'individu mordu, la graine et le terrain.

De même qu'il n'y a pas identité absolue dans la symptomatologie et dans l'acuité de l'envenimation des diverses espèces de serpents, il n'y a équivalence absolue, ni dans le venin d'une même espèce, ni même dans le venin du même animal.

La toxicité des venins de serpents varie suivant une foule de conditions; suivant, par exemple, que le serpent a été diversement nourri, suivant surtout qu'il mord à telle ou telle époque de l'année. Maints explorateurs nous ont, sur ces questions, rapporté une foule de renseignements précieux qu'ils tenaient d'empiriques, lesquels savaient fort bien en faire leur profit. C'est ainsi que les indigènes de l'Amérique du Sud sauraient parfaitement vous dire que les morsures de certains serpents, justement redoutés, sont presque anodines quand *brillent certaines constellations*, ce qui signifie, en interprétation scientifique, que la toxicité des venins desdits serpents varie avec les saisons, tout comme je vous disais tout à l'heure que la toxicité de l'aconit et de la digitale différait notablement suivant qu'on les avait cueillis en mai ou en septembre.

Il faut aussi tenir compte de l'âge de l'animal, de ce fait qu'il a ou n'a pas mordu depuis un certain temps, qu'il vient de manger ou qu'il est à jeun. Calmette, ayant conservé pendant huit mois, à l'Institut Pasteur de Lille, un Naja haje d'Egypte, qui n'avait jamais voulu prendre aucun aliment, a constaté que sa secrétion venimeuse augmentait au fur et à mesure qu'il jeûnait depuis plus longtemps. En effet, au début son venin tuait un lapin de 1700 gr. à la dose de 0^{mgr}7 en 4 heures; au bout de deux mois, il suffisait de $0^{mgr}2,5$ pour obtenir le même résultat, et quand l'animal mourut, au bout de huit mois, $0^{mgr}\cdot 1$ de son venin tuait un lapin de 2 kilos.

C'est ainsi encore que la toxicité de la sécrétion venimeuse varie d'une espèce à l'autre, et que l'on ne saurait comparer le venin de la vipère à celui du cobra, du serpent à sonnettes ou de l'aspic. Si 4 milligrammes de venin de vipère arrivent à peine à déterminer des accidents locaux, $0^{mgr}25$ de venin de naja suffisent pour entraîner rapidement la mort.

Ces najas comptent deux variétés particulièrement redoutables: le cobra et l'aspic. Très répandu en Egypte, l'aspic, au dire de Galien, servait à Alexandrie pour l'exécution des condamnés à mort, et je vous rappelle que Cléopâtre voulant, au lendemain de la bataille d'Actium, échapper à Octave vainqueur d'Antoine, se donna volontairement la mort en se faisant mordre par un aspic.

La virulence du venin de ce serpent est extrême : il y a quelques années, un garçon du jardin zoologique de Londres mourut une demi-heure après avoir été mordu par un aspic dont il était le gardien.

C'est cependant de ce genre de reptiles que se servent les charmeurs de serpents si répandus dans le nord de l'Afrique, au Maroc, en Egypte.

La plupart du temps les charmeurs prennent, avant de se livrer à leurs jongleries, la précaution d'arracher au serpent dont ils se servent son appareil à venin. Vous savez que cet appareil est constitué par deux glandes situées de chaque côté de la mâchoire supérieure et enveloppées dans un réseau de muscles destinés à expulser le venin de sa poche glandulaire. Chaque glande, allongée en forme d'amande, se termine en avant par un canal qui aboutit à la base d'une dent canelée chez certains serpents, perforée et canaliculée chez d'autres. Cet appareil, comme vous le voyez, rappelle par beaucoup de côtés les seringues dont nous nous servons pour faire des injections hypodermiques ; c'est une véritable injection de toxine venimeuse que fait la morsure d'un serpent.

A côté des charlatans qui mutilent leurs reptiles, il en est d'autres qui se servent de serpents non édentés, intacts, porteurs de leurs glandes venimeuses, comme c'était le cas d'un marocain que j'ai vu sur la place du marché de Tanger ; la plupart de ces charmeurs peuvent, par suite d'une immunisation acquise, on ne sait trop comment, subir impunément la morsure des serpents les plus redoutables.

C'est le fait des Eisowys qui forment une secte nombreuse disséminée dans les villes de l'ouest de la Barbarie, dont l'état réfractaire à la morsure des serpents paraît acquis par une série de pratiques que l'on suppose plus qu'on ne les a surprises. Il se pourrait faire que l'immunité acquise de ces Africains tînt en partie à ce qu'ils mangent des serpents entiers : si cela était, l'opothérapie reptilienne empirique aurait précédé ici, comme en maintes autres circonstances, les tentatives scientifiques, puisque je vous dirai tout à l'heure que Fraser serait parvenu à réaliser l'atténuation venimeuse par la voie gastrique. C'est comme belle observation d'immunisation empirique que je tiens à vous rapporter l'observation de charmeurs, mangeurs de serpents, dont au Maroc a été témoin James Richardson[1].

« J'avais souvent entendu parler des terribles serpents de la province de Sons, parmi lesquels, s'il faut en croire les Arabes, se trouvent encore les pythons, capables de fermer les routes aux caravanes, et dignes, par leur taille, de figurer non loin des fameux serpents de Bagrada, de classique mémoire. C'est de la même province que sortent presque tous les Eisowys, ou industriels possédant l'art de charmer les vipères les plus dangereuses.

Un matin, sur la place du marché, nous rencontrâmes une bande de quatre de ces hommes : trois d'entre eux étaient musiciens ; leurs instruments, longs et grossiers roseaux en forme de flûtes, percés aux deux bouts, produisaient des sons mélancoliques, mais qui n'étaient pas dépourvus d'un certain charme.

Les Eisowys, invités à nous montrer leurs serpents, s'y prêtèrent de bonne grâce. Elevant d'abord leurs mains, comme s'ils tenaient un livre, ils murmurèrent, à l'unisson, une prière adressée à la Divinité et invoquèrent Sudna-Eiser qui, dans le Maroc, est le patron des charmeurs de serpents. Il ne faut pas confondre Sudna-Eiser avec Sudna-Aïsa, qui est le nom par lequel les Arabes désignent le Christ, qu'ils appellent aussi Rohallats (le souffle de Dieu). Leur invocation terminée, la musique commença, le charmeur de serpents se mit à danser en tournoyant avec vélocité autour d'un panier de jonc, recouvert d'une peau de chèvre sous laquelle se trouvaient les reptiles. Soudain, le charmeur de serpents s'arrête, il plonge son bras nu dans le panier et en retire un cobra-capello, qu'il contourne comme si c'eût été un turban ; tout en dansant, il l'enroule autour de sa tête ; le serpent, paraissant obéir à ses désirs, conserve la position qu'il lui a donnée. Le cobra est ensuite placé à terre ; se dressant alors sur lui-même, il commence à balancer sa tête de droite à gauche : on dirait qu'il accompagne la mesure.

---

1. Le Maroc à l'époque actuelle : Relation du voyage de James Richardson. *Le Tour du Monde*, 1860, 1er Semestre, pages 222 et 223.

Tournant plus rapidement encore, l'Eisowy plonge sa main dans le panier, dont il retire successivement deux serpents très venimeux, de l'espèce que les habitants de la province de Sons désignent sous le nom de leffa. Ces reptiles, dont la robe marbrée est tachetée de noir, ont le corps assez gros ; leur longueur n'excède pas deux pieds et demi à trois pieds.

Ces deux leffas étaient moins bien dressés et plus ardents que le cobra : à demi roulés, la tête penchée, prêts à l'attaque, ils suivaient d'un œil étincelant les mouvements du charmeur de serpents ; quand il s'approchait d'eux, s'élançant sur lui, la mâchoire ouverte, ils dardaient leur corps avec une incroyable vitesse, leur queue cependant semblait immobile, puis ils se repliaient sur eux-mêmes. L'Eisowy avec son haïk repoussait les attaques dirigées contre ses jambes nues, et les leffas épuisaient leur poison sur le vêtement.

Invoquant alors Sudna-Eiser, le charmeur saisit un des serpents par la nuque, en continuant toujours sa danse tournoyante : il ouvrit alors, à l'aide d'une baguette, les machoires du reptile pour faire voir aux spectateurs les crochets qui laissaient suinter une matière blanche et huileuse. Il présenta ensuite son bras au leffa qui y enfonça immédiatement ses crochets, pendant que l'homme, faisant de hideuses contorsions, tournoyait toujours rapidement en invoquant son saint patron. Le reptile continua de mordre jusqu'au moment où l'Eisowy, le retirant, nous montra le sang qui coulait de son bras.

Déposant ensuite le leffa à terre, il porta sa blessure à sa bouche, en la pressant avec ses dents ; il se mit à danser, la musique hâtant de plus en plus la mesure, jusqu'à ce qu'enfin il s'arrêtât, épuisé de fatigue.

Persuadé que ce n'était qu'une jonglerie et qu'il avait enlevé le venin du leffa, je demandai à toucher le serpent.

— Etes-vous un Eisowy, me dit l'homme de Sons, ou bien avez-vous une foi inébranlable dans le pouvoir de notre saint ?

Je répondis négativement.

— Si le serpent vous mord, me dit-il, votre heure est venue : qu'on me donne une poule ou tout autre animal, je veux vous donner une preuve évidente de ce que j'avance, avant que vous ne touchiez un leffa.

On apporta une poule : le charmeur de serpents prit un de ses reptiles et lui laissa mordre l'oiseau. On mit à terre la poule, qui tourna pendant une minute, comme si elle avait des convulsions, chancela et tomba morte. Peu après, sa chair avait pris une teinte bleuâtre. Il va sans dire que je n'insistai pas pour toucher au leffa.

Remettant ses reptiles dans le panier, notre charmeur en retira d'autres serpents connus dans les environs de Mogador ; je remarquai entre autres le *boumenfahk* (le père de l'enflure); la morsure de ces serpents n'est pas assez venimeuse pour mettre la vie en danger. L'Eisowy joua pendant quelque temps avec eux et les laissait mordre son corps à demi nu qui ruisselait de sang pendant qu'il dansait, puis, saisissant entre ses dents la queue d'un de ces serpents, pendant que les autres s'enroulaient autour de son corps, il commença à le manger ou plutôt à le mâcher; le reptile, se tordant de douleur, mordit le cou et les mains de l'Eisowy, jusqu'à ce que celui-ci l'eût complètement dévoré. Je n'ai jamais vu de plus dégoûtant spectacle.

Dans mes courses, j'ai souvent rencontré des Eisowys, je les ai toujours vus manier les scorpions et d'autres reptiles venimeux sans en avoir jamais été blessés. Pendant mon séjour à Tanger, un jeune Maure assistant aux exploits d'un charmeur de serpents, le tourna en ridicule, en disant que ce n'était que jongleries ; mis au défi par un des Eisowys, il entra dans le cercle magique, toucha un des leffas, fut mordu et expira en peu d'instants.

Les Eisowys forment une secte nombreuse, disséminée dans les villes de l'ouest de la Barbarie ; ils rappellent sous certains rapports les Derviches tourneurs de l'Orient: comme eux, ils s'assemblent les jours de fête dans les maisons consacrées à la célébration de leurs rites. Ils croient que leur amour et leur respect pour Sudna-Eiser, leur patron, doit arriver à leur faire dépasser les bornes de la raison humaine ; cette idée les fait tomber, pendant qu'ils s'y livrent, dans une aberration d'esprit telle, qu'ils s'imaginent être transformés en bêtes sauvages, tigres ou lions, chiens, etc. Ils se mettent alors à hurler, à aboyer ou à crier, à l'imitation des animaux qu'ils croient représenter. Cet état de folie tient, soit à l'emploi d'une herbe enivrante, le haschisch, qu'ils prennent par petites quantités dans un verre d'eau, soit à ce qu'ils fument du kif, plante fort commune dans le Maroc, ainsi que la précédente. Quand les Eisowys sont en cet état, on les promène quelquefois dans les rues, enchaînés deux à deux ; leur chef (Emkaden) les précède, monté à cheval. Ils poussent des hurlements horribles, et font des bonds prodigieux. Les spectateurs leur jettent quelquefois un mouton vivant : il est aussitôt mis en pièces et dévoré, intestins et tout ».

Ce fait que certains individus acquièrent le moyen de résister à un poison, mortel pour d'autres, m'amène naturellement à vous parler maintenant de la question du *terrain*.

Pour les alcaloïdes animaux comme pour les alcaloïdes végétaux, il y a des terrains naturellement réfractaires, d'autres sensibles, d'autres enfin particulièrement, immédiatement influençables par le produit toxique.

Il y a, je vous le rappelle, des animaux relativement réfractaires à certaines de nos maladies infectieuses, et c'est à ces animaux qu'on avait eu, aux premières heures de la sérothérapie, l'idée de s'adresser pour leur emprunter leur sérum. C'est ainsi, vous le savez, qu'on avait été demander du sérum au chien et à la chèvre, qui passaient pour difficilement tuberculisables ; qu'on avait injecté ce sérum à d'autres animaux afin de les rendre, eux aussi, réfractaires à la tuberculisation, et qu'on avait cru pouvoir faire ainsi de la sérothérapie antituberculeuse.

De même, en matière d'envenimation, il y a de grandes différences dans la sensibilité des terrains, c'est-à-dire des animaux, vis à vis des venins. C'est ainsi que 1 kilogramme de cobaye est plus sensible que 1 kilogramme de lapin ; c'est ainsi encore que le chien est moins sensible que le lapin, puisque pour tuer un chien de 7 kilos il faut plus de venin que pour 12 kilos de lapin.

Il existe enfin des animaux absolument réfractaires à la morsure des serpents ; les serpents eux-mêmes ne réagissent pas à la morsure de leurs congénères, puisqu'il est impossible d'envenimer expérimentalement un serpent.

Cette immunité paraît tenir à la présence, dans le sang, non seulement des serpents venimeux, mais encore des serpents non venimeux, et même des anguilles, d'une substance toxique que certains auteurs considèrent comme le venin lui-même en dilution dans la masse sanguine, mais qui serait, d'après Calmette (s'appuyant pour penser ainsi sur les effets physiologiques de cette substance et sur sa destruction par le chauffage à 68°), un principe diastasique spécial, différent du venin, à la constitution définitive duquel il prend peut-être part.

Les reptiles ne sont pas seuls doués de cet état réfractaire vis à vis du venin. Dans la série des mammifères, je peux vous citer le porc, le hérisson, le mangouste, qui jouissent de la même immunité. Calmette[1] a pu constater que la réputation du mangouste, qui passait, dans l'antiquité, comme je vous l'ai rappelé, pour résister à la morsure des serpents, n'a rien que de mérité. Vous savez que ce quadrupède carnassier, de la famille des civettes (il a la taille d'un chat et la forme d'une marte), connu également sous le nom d'Ichneumon, de *rat de Pharaon,* était révéré par les Egyptiens parce qu'il détruisait les serpents et les jeunes crocodiles. A la Guadeloupe, où le mangouste pullule, il n'y a plus de

1. Calmette. — Contribution à l'étude des venins, des toxines et des sérums antitoxiques. *Annales de l'Institut Pasteur,* 1895. Avril.

serpents venimeux : c'est ce qui explique qu'on ait cherché à acclimater cet animal bienfaisant dans les pays infestés de serpents, tels que la Martinique où il fait merveille.

Toutes conditions égales d'ailleurs, la gravité et la rapidité de l'envenimation varieront chez le même individu suivant le siège de la morsure, exactement comme pour le tétanos et surtout pour la rage.

Vous savez que, dans la rage, il y a une période d'incubation dont la durée varie suivant le siège de la morsure. Tandis qu'un individu mordu au pied par un chien enragé peut attendre jusqu'à quatre mois l'apparition des phénomènes bulbaires qui entraîneront sa mort, peu de jours suffisent s'il a été mordu à la figure. C'est pourquoi il était d'usage, il y a quelques années, dans certains pays, d'amputer séance tenante le doigt mordu ; quelques individus, s'étant spontanément coupé un doigt sans attendre l'intervention du chirurgien, ne durent qu'à ce sacrifice d'échapper à la mort. L'essentiel est d'empêcher la diffusion du principe rabique, et c'est à cela qu'on visait, soit en supprimant le doigt mordu, soit en plaçant un lien au dessus du siège de la morsure, quand cela était possible.

De même, en matière d'envenimation, il faut tenir compte et du siège de la morsure, et de la voie d'introduction du venin. Parmi les différentes voies par lesquelles le venin peut être introduit dans l'organisme des animaux, la plus dangereuse est l'intraveineuse ; ce qui explique que, chez l'homme, une morsure faite dans l'hypoderme sera d'autant plus redoutable que le tissu cellulaire sous-cutané est plus vasculaire.

Les séreuses absorbent lentement le venin : l'inoculation intrapéritonéale produit tardivement l'envenimation. A quantité égale de substance toxique sur les muqueuses, la conjonctive par exemple, le venin de tous les serpents amène une inflammation très intense : il est phlogogène plus que toxique. Il ne paraît point cependant avoir d'action toxique sur la muqueuse du tube digestif ; c'est pourquoi l'on peut et l'on doit même, à la condition que la muqueuse buccopharyngée soit saine, sucer une morsure de serpent, de manière à empêcher la pénétration du poison dans l'épaisseur des tissus et son passage dans la circulation.

De même que, chez un même individu, vous avez dans l'envenimation des différences de degré tenant au siège de la morsure, de même vous aurez, d'un sujet à un autre, des variétés individuelles dépendant de facteurs divers, dont le principal paraît être l'état organique et fonctionnel des viscères destinés à la destruction et à l'élimination des produits toxiques en circulation dans l'organisme, je veux dire le foie et les reins.

Vous m'entendez souvent, ici ou à l'hôpital, répéter — faute d'être bien compris, je risquerais de passer pour exprimer une naïveté ou un paradoxe — que la meilleure manière de ne pas mourir d'une maladie, d'une infection, ou d'une intoxication, c'est d'être bien portant. Cela veut dire que la meilleure manière de faire les frais d'une maladie, que la meilleure manière de vivre plus longtemps que ne dure l'infection ou l'intoxication, est d'avoir ses constituants organiques et fonctionnels en pleine valeur ; est de se trouver en pleines intégrités et activités viscérales ; est de n'avoir aucune tare, et d'opposer aux offenses infectieuses et toxiques, toutes les défenses que nous promettent un système nerveux énergique, une parfaite activité phagocytaire, un cœur vaillant, une complète dépuration urinaire et hépatique. C'est ainsi que vous devez comprendre l'inégalité constante que vous observez chez les sujets aux prises avec les maladies. C'est ainsi que vous devez comprendre comment et pourquoi, dans les dernières épidémies de grippe, j'établissais le pronostic de mes clients sur ce fait que la maladie les prenait bien ou mal portants. C'est ainsi que vous comprendrez ce que nous prétendons dire, quand nous proclamons que c'est indûment, le plus souvent, qu'on déclare telle ou telle personne mourir de pneumonie, alors qu'elle succombe à ses tares organiques plutôt qu'à sa pneumococcie, qu'elle succombe à propos de sa pneumonie et non à sa pneumonie. C'est ainsi que vous comprendrez pourquoi je ne cesse de répéter que les éléments du pronostic doivent être cherchés bien plus dans la considération des malades que dans l'étude de la maladie.

C'est dans le même ordre d'idées qu'on doit chercher l'explication d'accidents qu'entraîne quelquefois l'administration de tel ou tel médicament. Un médecin, sur la foi des traités de thérapeutique et de pharmacologie, prescrit à un malade, à dose classique, un médicament déterminé. Peu après éclatent des désordres aussi graves qu'imprévus ; le malade meurt. L'enquête prouve qu'aucune erreur n'a été commise de la part du pharmacien qui a livré le médicament ; mais, à l'autopsie, on constate que le malade, ancien lithiasique, avait de la dégénérescence graisseuse du foie. Les cellules hépatiques ayant perdu une partie de leurs propriétés spécifiques de dépuration, pouvaient suffire, à la rigueur, au travail quotidien ordinaire, aidées dans leur fonctionnement limité par des cellules rénales également adultérées ; l'introduction, dans cet organisme déchu, d'un principe médicamenteux toxique, destiné à passer par le foie et les reins, est venu compléter l'insuffisance hépato-rénale qui, relative jusque-là, devenant absolue, s'est traduite par de graves accidents dont la mort a été la conclusion.

De ces faits nous avons une explication satisfaisante par la constatation des désordres organiques que nous révèle l'anatomie pathologique, microscopique et histologique.

D'autres interprétations relèvent évidemment les cas où l'on voit un individu résister, au cours d'une épidémie, aux attaques de la maladie, alors qu'autour de lui tout le monde est atteint et que beaucoup succombent. Il faut, ici, faire appel à l'intervention d'un humorisme spécial, congénital ou acquis, résultant d'une mithridatisation antérieure par une maladie atténuée, avortée : typhoïdette, variole abortive, etc., etc.

Enfin, Messieurs, il est, dans cet ordre d'idées, des faits inexplicables, tels que la sensibilité d'une race toute entière vis-à-vis d'une maladie infectieuse déterminée. Vous avez par exemple tous entendu dire que les Anglais craignent la scarlatine comme la peste : c'est pour eux la peste pourpre. La scarlatine, en effet, pousse remarquablement sur le terrain humoral anglais et y acquiert une virulence extrême, ainsi qu'en font foi les statistiques des épidémies de scarlatine en Angleterre. Les Français, au contraire, supportent beaucoup mieux l'infection scarlatineuse, et, à égalité d'épidémicité, à égale valeur de graine, l'Anglais fera une scarlatine grave, maligne, mortelle peut-être, là où le Français fera une scarlatine bénigne. Le rôle du milieu humoral est, dans l'espèce, si remarquable, qu'alors qu'à Boulogne-sur-Mer (dont la population est, comme vous le savez, mi anglaise, mi française) survient une épidémie de scarlatine, il est commun de voir dans un même quartier, dans une même rue, dans une même maison, toutes choses égales d'ailleurs, les Anglais payer beaucoup plus durement tribut à la scarlatine que les Français. C'est là une particularité de race sur laquelle j'ai insisté à cette place, quand j'ai eu, autrefois, dans des leçons d'Hygiène, à étudier les facteurs de contagiosité.

Messieurs, ce sont toutes ces circonstances, d'ordres si divers, qu'on avait autrefois réunies sous le nom d'*idiosyncrasie*, croyant expliquer par cette conception purement métaphysique les faits singuliers qui avaient justement frappé l'attention des médecins. Ces états ne sont probablement que la résultante d'augmentations ou d'atténuations (produites à la faveur d'endémies ou d'épidémies) dans la vitalité des graines, assurant ainsi leur hypervirulence ou hypovirulence. Il ne faudrait pas, à cet égard, sous prétexte que nous avons de ces faits une interprétation plus scientifique que nos pères, nous imaginer que nous ayions trouvé la solution du problème de la malignité dans les maladies, problème tant de fois soulevé par l'empirisme.

Comprenez-vous, maintenant, comment il n'est plus nécessaire aujourd'hui, pour établir le pronostic d'une maladie infectieuse, de faire appel à ce que nos pères appelaient le génie morbide, quand il s'agissait de la graine, l'idiosyncrasie quand il s'agissait du terrain. Tout, ou presque tout, s'interprète maintenant, en clinique, non plus par de simples hypothèses, mais à l'aide de faits dont l'analyse clinique a été fécondée par la médecine expérimentale.

Eh bien ! Messieurs, ce qui est vrai pour les maladies infectieuses, telles que la scarlatine, la variole, la diphtérie, l'est également, *mutatis mutandis*, pour l'envenimation. Vous retrouverez, en matière de morsures de serpents, toutes les conditions auxquelles je viens de faire allusion, et l'idiosyncrasie — pour me servir de ce terme ancien dont vous comprenez maintenant, je l'espère, la valeur et la signification, — l'idiosyncrasie joue, chez les individus mordus par des serpents, un rôle analogue à celui qu'elle joue chez les scarlatineux et les varioleux. C'est par une même idiosyncrasie que le hérisson, le porc, le mangouste, sont absolument ou relativement réfractaires à la morsure des serpents.

Je n'ai point à vous décrire ici la physiologie pathologique de l'envenimation ; je voudrais pourtant vous faire remarquer que c'est sur les centres bulbaires que le venin paraît exercer spécialement son action.

En effet, un des premiers symptômes observés dans l'envenimation expérimentale serait, au dire de Calmette, le ptosis, en rapport avec une altération des noyaux d'origine des nerfs moteurs oculaires communs ; la paralysie bulbaire progresse ensuite rapidement et la mort survient par asphyxie, dès que l'intoxication a envahi les noyaux des pneumogastriques.

Le venin, porté directement à l'aide d'une pipette capillaire dans le tissu musculaire ou dans les cavités du cœur, ne modifie pas la régularité des contractions de cet organe, jusqu'à ce que l'intoxication bulbo-médullaire ait eu le temps de se produire.

Mélangé au sang, il n'altère ni la forme ni la couleur des globules, jusqu'après la mort de l'animal. Calmette[1], auquel j'emprunte ces détails, dit n'avoir pas vu dans les hématies les corps ovoïdes, brillants, signalés par Lacerda ; il a seulement constaté que les hématies se gonflent un peu et que l'hémoglobine se dissout rapidement.

---

1. Calmette. — Etude expérimentale du venin de Najatripudians ou cobra capel ; et exposé d'une méthode de neutralisation de ce venin dans l'organisme. *Annales de l'Institut Pasteur*, 1892. Mars.

Après l'arrêt du cœur, la coagulation survient très vite, tout le sang contenu dans les cavités se prend en une masse homogène offrant l'aspect de la gelée de cassis.

Quelques auteurs, Lacerda et Fayrer entre autres, ont déclaré que le sang d'un animal tué par le venin est lui-même venimeux, et que, si on l'injecte à un animal neuf, il détermine rapidement les mêmes effets que le venin lui-même. Calmette et Viaud Grand-Marais ne sont pas de cet avis, car, d'après eux, l'inoculation du sang d'un animal mort d'envenimation vipérienne donne toujours des résultats négatifs.

Une des propriétés les plus remarquables du venin de serpents, c'est son extrême diffusibilité. Si on introduit sous la peau, au dernier tiers de la queue d'un rat, une dose mortelle de venin, et que, *une minute après*, on pratique l'amputation de cet organe au tiers supérieur, la marche de l'envenimation suit son cours, la mort est à peine retardée.

Cette rapide diffusion explique l'inefficacité presque absolue des traitements locaux les plus énergiques des morsures de serpents, tels que les incisions, les cautérisations au fer rouge, les injections de certains liquides, la ligature du membre mordu ; pour s'opposer à l'envenimation, il faut recourir à d'autres moyens plus efficaces, dont l'étude fera l'objet de la prochaine leçon.

CINQUIÈME LEÇON

SÉROTHÉRAPIE ANTIVENIMEUSE

— SUITE ET FIN —

Thérapeutique empirique des morsures de serpents. — Ses procédés. — Immunité accidentelle professionnelle. — Immunité provoquée. — Immunité personnelle. — Immunité héréditaire.

Méthodes scientifiques d'immunisation. — Atténuation du venin : procédés physiques et chimiques (Calmette, Phisalix et Bertrand). — Tentatives et procédés d'immunisation des animaux (Calmette, Fraser). — Propriétés préventives et curatives du sérum des animaux immunisés. — Sérum liquide et sérum solide : poudre, antivenin de Fraser.

Traitement de l'envenimation chez l'homme.

Dans la dernière leçon j'ai fait, Messieurs, allusion à certaines pratiques empiriques employées avec d'assez bons résultats dans le traitement de l'envenimation, et je vous ai dit ce que j'entendais par « empirisme ».

Depuis un temps indéterminé, on savait qu'en suçant la plaie, qu'en plaçant une ligature au-dessus d'elle, qu'en y appliquant certaines substances presque toutes de réaction alcaline, on avait des chances d'empêcher la pénétration du venin et de rendre la morsure inoffensive, et cela dans 25 °/₀ des cas environ.

Bien plus, les relations des voyageurs prouvaient que l'idée de l'immunisation n'est pas une notion nouvelle et que les habitants de certains pays ont su faire, de tous temps et couramment, de la thérapeutique préventive contre les morsures de serpents.

Sans aller bien loin, nous avons en France, à Clermont-Ferrand, un chasseur de vipères, nommé Jean-Vipère, qui passe pour être réfractaire à la morsure de ce reptile. Il est probable que cet individu aura été mordu plusieurs fois, et que, par un concours de circonstances heureuses, ces morsures, chacune prise en particulier, insuffisantes pour déterminer une intoxication grave, auront été, par leur répétition et leur addition, suffisantes pour l'immuniser, le mithridatiser.

A Arbois, le pays de Pasteur, il existe un autre chasseur de vipères qui a été vu et interrogé par Roux, Phisalix et Kaufman, et qui paraît jouir de la même immunité. A chaque saison, il se fait mordre volontairement une ou deux fois pour conserver son immunité intacte : s'il ne prenait pas cette précaution, il s'exposerait, affirme-t-il, à de graves accidents. Ce n'est là évidemment qu'une immunité acquise, accidentellement d'abord, puis volontairement, une véritable mithridatisation.

C'est volontairement aussi, et de parti pris, que certains indigènes de l'Amérique tentent, par des pratiques plus ou moins compliquées, de déterminer l'état réfractaire, la véritable immunisation vis-à-vis du venin de serpents dont la morsure est autrement redoutable que celle des vipères de nos contrées.

Au Mexique, certains Indiens appelés *Curados de Culebras* savent, en s'inoculant plusieurs fois avec des dents de crotales, acquérir le privilège de pouvoir être mordus par les serpents les plus venimeux, sans qu'il en résulte le moindre danger pour leur existence. Pendant un séjour à Tuxpan, le Dr Jacolot, médecin de la marine, a fait une enquête sur ces Curados de Culebras, et il a pu se convaincre que leur immunité est réelle.

L'explorateur portugais Serpa Pinto raconte, dans un rapport communiqué à l'Académie des sciences, le 24 février 1896, comment il s'est fait vacciner par les indigènes du Mozambique. « Les Vatuas extraient le poison d'un serpent nommé *Aleatifa* : ce poison est mêlé à des substances végétales et forme avec elles une pâte gluante très brune. Ils font à la peau deux incisions parallèles, longues de 5 millimètres en chaque endroit, et y introduisent la pâte qui contient le poison. Ces incisions sont faites sur les bras, près de la jonction du radius et du cubitus avec les os du carpe, au revers de la main, au dos sur les omoplates, et aux pieds près du gros orteil. Quand j'ai subi cette opération, j'ai été pendant huit jours tout enflé, et j'ai eu toutes les souffrances possibles. Je n'ai jamais été piqué par aucun serpent et je ne puis affirmer que ce remède soit infaillible. Les Vatuas affirment que oui, et la preuve en serait qu'ils ne tuent jamais un serpent. Peu après avoir été vacciné, j'ai été piqué aux îles Seychelles par un scorpion qui ne m'a fait aucun mal ; dix ans plus tard, lors de ma traversée en Afrique, j'ai été piqué par un autre scorpion qui m'a fait un mal horrible, et j'ai cru pendant huit jours que j'allais mourir ou perdre mon bras ».

Les *Archives de l'Anthropologie criminelle*[1] rapportent le fait suivant, arrivé à un Lyonnais travaillant dans les placers de la Guyane, qui, ayant voulu se faire immuniser contre la morsure des serpents, très nombreux et très dangereux dans cette région, raconte, dans les termes suivants, la pratique des indigènes :

« L'indien prit, dans un flacon qui en contenait plusieurs, une dent de *grage*, serpent extrêmement venimeux, et s'en servit pour me faire sur le cou-de-pied trois incisions de 3 centimètres de largeur environ. Il laissa saigner la plaie une minute. J'éprouvai alors une sensation de défaillance : de grosses gouttes de sueur me tombèrent du front. Les plaies furent ensuite frictionnées avec une poudre noirâtre. J'ai su, depuis, que cette poudre était composée du foie et du fiel de l'animal, séchés au soleil et pilés avec les poches à venin. Le sang cessa immédiatement de couler. L'Indien mastiqua des feuilles d'arbre avec cette poudre et, appliquant ses lèvres sur la blessure, y injecta de la salive autant qu'il le put, en faisant effort comme pour gonfler un ballon. L'opération était finie ».

Cette manière d'opérer vous apparaîtra, Messieurs, comme à moi, très intéressante. Si nous passons en revue les différentes phases de l'opération, nous voyons que l'Indien commença par faire saigner la plaie pour empêcher la pénétration du venin, qu'il appliqua ensuite sur cette plaie des organes empruntés à un animal réfractaire à la morsure de serpents, organes pilés avec des poches à venin, et qu'enfin, se servant de sa bouche comme nous de la seringue de Pravaz, il fit dans les tissus une véritable injection sous-cutanée d'un suc végétal.

Ce procédé présente, comme vous le verrez tout à l'heure, de grandes analogies avec les méthodes employées dans les laboratoires pour immuniser les animaux contre le venin des serpents ou guérir une envenimation en voie d'évolution. Le résultat obtenu paraît d'ailleurs être le même, car le voyageur ajoute :

« J'ai, depuis, été mordu sept fois par différents serpents très dangereux, grage, serpent-corail, etc.: je n'ai pas même eu d'accès de fièvre. Les Indiens Galibis, Bonis, Emerillons, les nègres Bosses et tous les indigènes de la Guyane procèdent de la même façon. Ils prétendent même que cette sorte de vaccination est transmissible aux enfants et que l'immunité est héréditaire pour plusieurs générations ».

Voilà une assertion empirique, la transmissibilité d'un état réfractaire au travers de plusieurs générations, qui, il y a quelques années, aurait risqué de ne pas être prise au sérieux, de n'être pas même discutée ; l'em-

1. Vaccination contre la morsure des serpents chez les sauvages de la Guyane. *Revue scientifique*, 1892. I, p. 254.

pirisme, néanmoins, a dit vrai, ici comme en bien d'autres circonstances. Ne connaissez-vous pas maints faits expérimentaux, maintes observations cliniques qui, en pathologie humaine comme en pathologie animale, ont prouvé certaines immunités transmissibles des générateurs à leur descendance ? Ne voyons-nous pas une femme atteinte de variole au cours d'une grossesse, mettre au monde un enfant réfractaire, non seulement à la variole, mais au vaccin ? L'immunisation s'est faite de la mère à l'enfant, au travers du placenta. Cela ne veut assurément pas dire que, si vous aviez demain à donner vos soins à une femme enceinte, atteinte de variole, vous ne devriez pas faire plus tard vacciner son enfant, tout comme si la grossesse s'était passée sans incident. Rappelez-vous ce procédé d'immunisation intra-utérine, mais ne comptez pas absolument sur lui.

D'ailleurs, ce que je vous dis là pour les maladies infectieuses, je pourrais le répéter en matière d'intoxications végétales. Vous vous rappelez qu'Ehrlich, dans ses expériences sur les toxalbumines végétales, a réussi à immuniser des animaux et leur descendance contre certaines toxines, telles que l'abrine et la ricine.

Pourquoi donc ce qui est vrai pour les maladies infectieuses microbiennes et pour certaines intoxications végétales ne l'aurait-il pas été pour l'envenimation, l'empirisme se chargeant encore, par ce côté, de nous dénoncer les ressemblances que la science moderne nous a montré, avec le professeur Gautier, exister entre les venins et certaines toxines microbiennes ?

Cette notion d'une immunité héréditaire n'est pas nouvelle : la preuve en est que je la trouve explicitement notée dans un passage fort intéressant de la *Pharsale*, dans lequel Lucain[1] décrit les mœurs des Psylles, peuplade avec laquelle l'armée de Caton se rencontra pendant son séjour en Afrique.

« La nation des Psylles
« Seule au monde se rit du venin des reptiles.
« Leur langue a la vertu des herbages puissants :
« Leur sang même est intact quand se taisent leurs chants,
« Il n'admet nul venin. La nature l'ordonne ;
« Ils touchent sans danger ces germes de Gorgone.
« Heureux de vivre ainsi, grâce aux bienfaits du sort,
« Au milieu des poisons, en paix avec la mort.

1. *La Pharsale de Lucain,* traduite en vers français par Jacques Demogeot. Hachette, éditeur, Paris, 1866. — L'armée de Caton en Afrique. — L'armée assaillie par des serpents. — *Les Psylles,* chant IX, vers 563 et suivants.

« Telle est leur confiance en ce don tutélaire,
« Que, sitôt qu'un enfant sort du sein de sa mère,
« S'ils craignent l'œuvre impur d'un amour étranger,
« Par la dent de l'aspic ils osent en juger.
« Tel le roi des oiseaux, quand son œuf vient d'éclore,
« Tourne l'aiglon naissant vers les feux de l'aurore.
« S'il en soutient l'éclat sans abaisser les yeux,
« Son père le nourrit pour l'usage des cieux;
« Mais, s'il cède à Phébus, loin de l'aire on le chasse.
« Le Psylle admet ainsi comme enfant de sa race
« Celui qui sans effroi peut toucher des serpents
« Et se joue au milieu de ces monstres rampants. »

N'est-il pas curieux de voir, en l'an 60 de Jésus-Christ, décrire en termes aussi précis cette immunité héréditaire de toute une race contre le venin des serpents ?

J'ai tenu, Messieurs, à vous rapporter tout au long le passage de Lucain, parce qu'il constitue le document le plus ancien que je sache, touchant un des points les plus intéressants de la pathologie générale, l'immunisation. D'autant que cette notion empirique semblait s'être perdue, jusqu'au jour où les voyageurs nous l'ont rapportée d'Amérique et d'Afrique, quand ils nous ont parlé d'individus ou de tribus qui jouissaient du pouvoir de résister aux morsures des serpents et de les guérir.

Messieurs, je crois vous en avoir dit assez sur l'empirisme si intéressant de l'envenimation. Je puis vous déclarer d'ores et déjà, et personne ne me contredira, que les Psylles, les Curados de Culebras, les Vatuas de Serpa Pinto, ont été les précurseurs des hommes qui, dans le laboratoire, à la lumière des découvertes antérieures, ont fait de propos délibéré, scientifiquement, l'immunisation contre le venin de serpents.

En étudiant maintenant les moyens employés, tant pour atténuer la toxine du venin reptilien que pour immuniser contre elle les hommes et les animaux, vous comprendrez toute l'importance des révélations de l'empirisme, et vous reconnaîtrez avec moi combien voisines sont les pratiques des Indiens dont je viens de vous parler et les méthodes employées à l'heure actuelle par les expérimentateurs dont je vous ai déjà donné les noms : Calmette, Phisalix, Bertrand, Fraser.

Pour pratiquer l'immunisation, on peut recourir à plusieurs procédés : tantôt se servir de toxines atténuées ; tantôt introduire dans l'organisme, par une voie déterminée, des doses d'abord infinitésimales mais progressivement croissantes de venin pur, non modifié, autrement dit mithridatiser l'individu, de manière à lui permettre de supporter des doses considérables de poison.

Pour atténuer la toxine du venin reptilien, nous avons à notre disposition des moyens très divers, les uns physiques, les autres chimiques.

Parmi les *agents physiques*, le premier employé a été la *chaleur*. Celle-ci détruit beaucoup plus difficilement les propriétés virulentes du venin de serpent, du cobra par exemple, que celles des toxines microbiennes ou des diastases en général. C'est ainsi qu'on peut chauffer le venin impunément pendant une heure, à 90°, sans lui faire perdre son activité; ses effets sont seulement un petit peu retardés. Un chauffage d'une demi-heure, à 97°, au bain-marie, laisse encore subsister la virulence; mais, si la température monte à 98° degrés, pendant au moins dix minutes, la virulence est détruite. Calmette ajoute que, si l'on chauffe du venin à l'autoclave à 100° et 120° pendant un quart d'heure, jamais l'injection du liquide chauffé ne donne naissance au moindre symptôme d'envenimation chez les animaux, même à des doses très élevées et répétées deux fois par jour pendant une semaine.

Ce que Calmette a fait pour le venin du cobra, Phisalix et Bertrand[1] l'ont fait pour le venin de vipère. Ils ont constaté que ce venin, chauffé dix minutes à 80°, ne détermine plus d'œdème, quel que soit son degré de dilution, et qu'il faut en injecter au moins 6 milligrammes pour tuer un lapin, $0^{mgr}4$ pour tuer un cobaye.

On peut donc dire que le chauffage fait perdre aux venins reptiliens d'abord leurs propriétés phlogogènes, puis une partie de leur toxicité; mais pour des doses massives, trois ou quatre fois supérieures à la dose mortelle, ce pouvoir toxique n'est entièrement détruit qu'à des températures voisines de l'ébullition.

A côté de la chaleur, il faut placer, comme agent modificateur de la toxine reptilienne, la *lumière*. En effet, ainsi que le prouvent les expériences *in anima vili*, l'exposition du venin à la lumière solaire, en tubes clos, privés d'air, détruit assez rapidement sa virulence.

Dans la catégorie des effets obtenus par les agents physiques, je rangerai encore ceux que produit *l'électricité*.

Phisalix [2], s'inspirant des travaux de d'Arsonval et Charrin, et rapprochant les venins des toxines microbiennes, a étudié l'action des courants alternatifs à haute fréquence sur le venin de vipère. En traitant par ces

1. PHISALIX et BERTRAND. — *Académie des sciences*, 1894, 5 Février, et *Société de Biologie*, 1894, 10 Février.

2. PHISALIX. — *Société de Biologie*, 1896, 29 Février.

courants des solutions de venins, soit dans de la glycérine à 50 %, soit dans de l'eau salée à 7,5 %, il a remarqué que la virulence du venin était considérablement diminuée. Non seulement les cobayes inoculés avec du venin ainsi modifié ont résisté plus longtemps que les cobayes témoins inoculés avec du venin pur, mais, dans un cas, un cobaye inoculé avec 1 mgr. de solution salée électrisée a pu supporter ensuite une dose de venin non électrisé, mortelle en moins de cinq heures pour un cobaye témoin.

Il semble donc que les courants à haute fréquence atténuent le venin de vipère et que ce venin ainsi atténué possède des propriétés vaccinantes notables. Cependant, cette atténuation par les courants électriques à haute fréquence, M. L. A. Marmier n'a pu l'obtenir dans ses expériences toutes récentes[1]. Les résultats auxquels il est arrivé sont tout différents de ceux annoncés à la Société de Biologie par Phisalix : aucune atténuation du venin n'a pu être constatée, malgré une dépense d'énergie considérable. M. L. A. Marmier s'est servi pour ses expériences d'un mélange de venins que Calmette lui avait envoyé, et qui n'était autre que celui qui sert actuellement à l'Institut Pasteur de Lille à immuniser les chevaux pour obtenir le sérum antivenimeux.

Lorsqu'au lieu d'employer les agents physiques on fait appel aux *agents chimiques*, on obtient des résultats plus remarquables encore.

D'après les recherches de Calmette, les substances telles que la soude, la potasse, l'eau oxygénée, les acides phosphorique, sulfhydrique, chlorhydrique, les carbonates de soude et d'ammoniaque, le phosphate et le sulfate d'ammoniaque, l'eau iodée, bromée ou chlorée, la solution de Gram, le trichlorure d'iode, n'agissent pas sur le venin des serpents.

Dans son premier Mémoire de 1892[2], Calmette avait, de par les résultats obtenus dans ses recherches, vivement recommandé l'emploi du *chlorure d'or*. Il avait constaté, en effet, qu'il était possible, non seulement de protéger les animaux contre la morsure des serpents, mais encore de les en guérir, en leur faisant des injections sous-cutanées de chlorure d'or, qui forme avec le venin un précipité insoluble. Il recommandait donc de s'opposer tout d'abord, autant que possible, à l'absorption du venin en interrompant la circulation veineuse entre la morsure et le cœur, à l'aide d'une ligature élastique ; puis d'injecter dans la plaie elle-même, et tout autour, 8 à 10 centimètres cubes d'une solution de chlorure d'or à 1 % stérilisée ; chaque injection ne devant pas dépasser un centimètre cube

1. Marmier. — *Annales de l'Institut Pasteur,* 1896. 25 Août, p. 469.
2. Calmette. — *Loco citato.*

de liquide, afin d'éviter son action caustique. On pouvait également pratiquer des injections semblables, soit vers la racine du membre, au niveau et en deçà de la ligature élastique, soit en tout autre point du corps, dans le tissu cellulaire sous-cutané ou dans l'épaisseur des muscles.

Ce procédé présentait un point faible, à savoir : que le chlorure d'or épuise assez vite son action, et qu'il ne permet d'arrêter l'envenimation que si on l'injecte peu d'instants après l'inoculation du venin.

Aussi, dans un second Mémoire[1], Calmette conseille-t-il de remplacer le chlorure d'or par les hypochlorites alcalins : *hypochlorite de soude* et surtout *chlorure de chaux*. Il suffit de trois gouttes d'une solution au 1/12e de chlorure de chaux ou d'hypochlorite de soude pour détruire immédiatement, *in vitro*, l'activité de 1 milligramme de venin de cobra ou de 10 milligrammes de venin de vipère dissous dans un centimètre cube d'eau.

De plus, ce n'est pas seulement 10 minutes après la morsure qu'on est dans l'obligation stricte de faire l'injection pour obtenir un résultat favorable, comme cela est le cas pour le chlorure d'or. Chez les animaux inoculés avec une dose de venin mortelle en moins de 2 heures, on peut sûrement empêcher la mort en injectant la solution d'hypochlorite de soude dans les 20 premières minutes après l'inoculation venimeuse. Au-delà de 20 minutes, jusqu'à une demi-heure et même 50 minutes, l'intervention est encore très souvent suivie de guérison, surtout si l'on prend soin de soutenir l'énergie cardiaque en injectant une faible dose de morphine.

Ces données sont d'autant plus importantes que, chez l'homme, il est extrêmement rare que la morsure des serpents les plus dangereux soit mortelle dans un délai aussi court que chez les animaux utilisés dans les laboratoires. D'après les statistiques de Fayrer, dressées sur un ensemble de 65 cas de morsures de serpents observées dans l'Inde et ayant amené la mort, la durée moyenne de la survie a été la suivante :

Moins de 2 heures................	proportion de	22,96 0/0
Entre 2 et 6 heures............	—	24,53 —
— 6 et 12 —	—	23,05 —
— 12 et 24 —	—	9,36 —
Au-delà de 24 —	—	21,10 —

En admettant qu'il soit impossible de porter secours en temps utile aux personnes de la première catégorie, qui succombent en moins de

1. CALMETTE. — Contribution à l'étude du venin des serpents. Immunisation des animaux et traitement de l'envenimation. *Annales de l'Institut Pasteur*, 1894. Mai.

deux heures, vous voyez que le traitement a les plus grandes chances d'être efficace pour toutes les autres, soit pour 77,04 % de celles qui, sans intervention, seraient vouées fatalement à la mort.

Je dois ajouter que le chlorure de chaux n'a pas donné à Phisalix et Bertrand les résultats obtenus par Calmette. Ces auteurs[1], cherchant un composé chimique ayant la même action que le sérum dont je vous parlerai tout à l'heure, se sont adressés au chlorure de chaux. Ils ont constaté que cette substance n'a qu'une action purement locale : elle détruit *loco dolenti* le venin, mortifie les tissus, et c'est ainsi qu'elle mettrait obstacle à l'absorption du toxique. Il résulte donc, pratiquement, des recherches de Phisalix et Bertrand, qu'on doit éviter de faire des injections de chlorure de chaux en d'autres points que celui de la morsure, puisqu'elles n'ont aucune action immunisante; il faut simplement injecter la solution de chlorure de chaux en profondeur sous la peau, au point de pénétration des crochets.

Vous venez de voir, Messieurs, certains des procédés par lesquels on arrive à atténuer ou à supprimer la toxicité du venin de serpents; il me reste à vous parler maintenant des tentatives d'immunisation faites chez les animaux, en vue de la sérothérapie de l'envenimation.

Comment est-on arrivé à concevoir ce mode de traitement, et par quelles phases a-t-il successivement passé?

Je vous ai dit, dans la dernière leçon, qu'à l'exemple de ce qui se passe pour plusieurs maladies infectieuses, on avait constaté que certains animaux tels que les serpents, le porc, le hérisson, le mangouste, étaient réfractaires à l'envenimation.

En présence de ces faits, on eut l'idée d'emprunter le sérum sanguin de ces divers animaux et de le transporter dans le corps d'autres animaux non réfractaires, de manière à modifier l'humorisme de ceux-ci et à leur transmettre l'immunité de ceux-là.

Les résultats fournis par ces tentatives ont tous été négatifs. Le transport du sang d'un animal réfractaire à un autre animal non réfractaire ne confère nullement à ce dernier, ni provisoirement, ni d'une façon définitive, une immunisation quelconque.

On eut alors recours à un autre procédé, et l'on se souvint qu'à côté des animaux qui sont humoralement réfractaires à l'envenimation, il en est d'autres, qui, tout en succombant dans les circonstances ordinaires à la morsure d'un serpent, peuvent, dans certaines conditions, être mordus une ou plusieurs fois impunément et se montrer ensuite réfractaires.

---

1. PHISALIX et BERTRAND. — *Académie des sciences*, 1895. 10 Juin.

Il en est de l'envenimation comme de certaines maladies virulentes, qui peuvent évoluer d'une façon atténuée chez quelques individus ; il n'est pas rare en effet de voir, au milieu d'épidémies très malignes, à côté de malades qui succombent très rapidement, d'autres sujets ne présenter que des accidents très atténués. Il est à supposer que ces derniers ont pu déjà antérieurement payer leur tribut à cette maladie. C'est ce que l'on observait avant la vaccination jennérienne, alors que certains individus traversaient impunément de formidables épidémies de variole, sans avoir bien entendu été vaccinés, uniquement parce qu'ils avaient été auparavant légèrement variolisés.

Ces faits, qui ressortissent à une loi de pathologie générale, se retrouvent dans toutes les affections microbiennes et dans beaucoup d'intoxications végétales alcaloïdiques. Il était donc tout naturel de chercher à reproduire expérimentalement, volontairement, cette immunisation accidentelle.

Calmette, le premier, a essayé de produire chez des animaux l'immunité artificielle contre l'envenimation, soit en leur inoculant d'abord du venin chauffé, puis des doses croissantes de venin virulent, soit en leur injectant du venin virulent ; ses premières tentatives, qui datent de 1892, restèrent sans résultat.

Deux ans plus tard, Phisalix et Bertrand [1] annonçaient qu'ils avaient réussi à donner au cobaye l'immunité contre le venin de vipère au moyen de ce même venin chauffé à 80° au bain-marie pendant cinq minutes.

A la même époque, Calmette [2] déclara qu'on pouvait rendre les animaux réfractaires à l'inoculation d'une dose mortelle de venin, soit par l'accoutumance à des doses répétées, soit par les injections de venin modifié par la chaleur, soit enfin par les injections d'un mélange de venin avec des hypochlorites alcalins ou du chlorure d'or.

La première de ces méthodes réussit à donner une immunité très solide contre des doses considérables de poison : c'est ainsi qu'en deux mois on arrive à faire tolérer à un lapin, très facilement, la dose énorme de 6 milligrammes, injectée d'un seul coup, dose capable de tuer 24 kilogrammes de lapin, autrement dit une douzaine d'animaux environ. Mais, cette méthode est lente et d'une application difficile. Le second procédé est également lent et peu sûr, et il ne permet de vacciner les animaux que contre une quantité de poison voisine de la

1. Phisalix et Bertrand. — *Académie des sciences*, 1894, 5 Février; et *Société de Biologie*, 1894. 10 Février.

2. Calmette. — *Société de Biologie*, 1894. 10 Juin. *Annales de l'Institut Pasteur*, 1894. 24 Mai.

dose minima mortelle. Aussi Calmette donne-t-il la préférence à la troisième méthode, qui consiste à injecter du venin mélangé à des quantités décroissantes d'une solution au 1/60 d'hypochlorite de chaux. Il ajoute que la présence du venin n'est même pas nécessaire, et que certaines substances, telles que l'hypochlorite de chaux, sans mélange de venin, injectées en petite quantité pendant 4 à 5 jours de suite sous la peau des lapins, produisent d'emblée l'état réfractaire.

Les recherches de ces auteurs ne se sont pas bornées là. Ils ont constaté, en même temps, que le sérum des animaux immunisés contre les venins par l'une quelconque des méthodes précédentes, possède des propriétés semblables à celles que Behring et Kitasato, Roux et Vaillard ont constatées pour le sérum des animaux immunisés contre le tétanos et la diphtérie.

Non seulement le sérum des animaux immunisés est capable d'agir sur les venins *in vitro*, mais encore il est préventif et thérapeutique. C'est-à-dire que si on mélange *in vitro* 1 milligramme de venin de cobra ou 4 milligrammes de venin de vipère à une petite quantité de sérum d'un lapin immunisé et qu'on inocule le mélange à un lapin neuf, celui-ci ne présente dans la suite aucun malaise. Calmette a démontré qu'il n'est même pas nécessaire que le sérum provienne d'un animal vacciné contre un venin de même origine que celui qu'on introduit dans le mélange : le sérum d'un lapin immunisé contre le venin de cobra ou de vipère agit indifféremment sur tous les venins.

Ce qui est plus remarquable encore, c'est que le sérum anti-venimeux exerce son action sur le venin d'animaux tels que le scorpion, comme l'observation de Serpa Pinto permettait du reste de le prévoir. D'ailleurs, vous retrouverez des faits de ce genre dans l'histoire des maladies microbiennes, et je vous rappellerai que Pasteur, en vaccinant des gallinacés contre le choléra des poules, avait constaté que ces gallinacés étaient immunisés du même coup contre une maladie très différente, le charbon.

Si l'on injecte, dans le péritoine ou sous la peau d'un lapin neuf, 3 ou 4 centimètres cubes de sérum d'un lapin immunisé contre une dose vingt fois mortelle de venin, et qu'on lui inocule, soit immédiatement après, soit même au bout de 24 à 48 heures, une dose deux fois mortelle de venin, on constate que celui-ci ne produit aucun effet toxique.

Si, enfin, on inocule à un lapin neuf la même dose deux fois mortelle de venin, qui tuera un témoin à peu près en trois heures, et que, une heure ou une heure et demie après, alors que les premiers symptômes de l'envenimation commencent à se manifester, on lui injecte, dans le péritoine ou sous la peau, 6 ou 8 cent. cubes de sérum immunisant, l'animal résiste à l'envenimation. Bien plus, son sérum possède à son tour des propriétés préventives et antitoxiques.

Les résultats obtenus en France par Calmette, Phisalix et Bertrand, ont été corroborés par les recherches de Fraser[1] en Angleterre, recherches qui ont été communiquées à la Société Royale d'Edimbourg, le 3 juin 1895, c'est-à-dire un an plus tard.

Ayant déterminé, pour plusieurs variétés de serpents, la dose minima mortelle pour un certain nombre d'animaux, Fraser est arrivé à immuniser ces animaux par un procédé que je vous ai déjà décrit, et qui consiste à leur inoculer des doses infinitésimales progressivement croissantes, jusqu'à ce qu'on ait atteint la dose minima mortelle, qu'on peut alors facilement dépasser. Il a pu ainsi arriver à immuniser des animaux contre une dose de poison suffisante pour tuer cinquante animaux semblables du même poids. L'immunité ainsi acquise persiste pendant un certain temps, car un lapin, qui avait été immunisé contre deux fois la dose minima mortelle de venin de crotale, put, au bout de vingt jours, recevoir impunément la même dose.

De même que Calmette, Fraser constata les propriétés préventives et thérapeutiques du sérum sanguin des animaux ainsi immunisés. Il en isola, par dessiccation, une substance solide, pulvérulente, à l'aide de laquelle il obtint les mêmes résultats qu'avec le sérum sanguin lui-même, et à laquelle il donna le nom « d'antivenene », d'antivenin. C'est avec cet antivenin, et non avec le sérum, qu'il a fait un grand nombre d'expériences que l'on peut grouper en quatre séries.

Dans la première série, il a mélangé le venin et l'antivenin *in vitro* et a injecté ensuite le mélange sous la peau d'un animal ; dans la seconde, le venin et l'antivenin ont été injectés simultanément, mais séparément, en des points différents du corps ; dans la troisième série, il a injecté l'antivenin d'abord, puis le venin au bout d'un temps plus ou moins long ; dans la quatrième, enfin, il injectait le venin d'abord, puis l'antivenin, après un intervalle variable.

Dans tous ces cas il a obtenu des résultats positifs, et dans la quatrième série d'expériences, qui est de beaucoup la plus intéressante, il a constaté que $1^{cc}5$, 1^{cc}, $0^{cc}8$ d'antivenin, par kilo d'animal, suffisaient pour enrayer l'action de la dose minima mortelle de venin injectée 30 minutes auparavant, ce qui démontre l'effet nettement curatif de l'antivenin. Il

---

1. Thomas Fraser. — On the rendering of animals immune against the venom of the cobra and other serpents, and on the antidotal properties of the blood serum of the immunised animals (Communication à la Société Royale d'Edimbourg, 3 juin 1895). *British medical Journal*, 1895. 15 Juin.

ajoute que mieux vaut faire plusieurs injections d'antivenin qu'une seule, et qu'il est préférable de l'injecter au voisinage de la plaie.

Dans un Mémoire plus récent[1], Fraser a communiqué de nouvelles recherches qui comprennent trois séries d'expériences. Etant donnée l'innocuité du venin de serpents introduit dans le tube digestif, Fraser a cherché à immuniser des animaux par la voie stomacale, au lieu d'employer comme autrefois la voie sanguine.

Il a commencé par introduire dans l'estomac de rats blancs une certaine quantité d'antivenin et les a ainsi rendus réfractaires vis à vis d'une dose mortelle de venin injectée sous la peau.

D'autre part, il a introduit, dans la cavité stomacale de chats et de rats, des quantités progressivement croissantes de venin de cobra, correspondant finalement à 500 et 1000 fois la dose minima mortelle. Il a constaté, que non seulement ces animaux étaient ainsi immunisés contre le venin de cobra, mais encore que leur sérum sanguin jouissait de propriétés immunisantes, et que bien plus cette immunisation s'étendait à leur progéniture, à qui elle était sans doute transmise par l'intermédiaire de l'allaitement.

Le venin de serpents n'ayant aucune action sur les serpents eux-mêmes, il était naturel de penser que leur sang renferme des substances antitoxiques immunisantes. Fraser, s'étant procuré un certain nombre de serpents de l'espèce *ophiophagus elaps*, a isolé de leur sérum sanguin, par dessiccation, une substance ressemblant par ses caractères physiques à son antivenin, et jouissant d'un pouvoir préventif et thérapeutique contre le venin du cobra et d'autres serpents.

Calmette s'était d'ailleurs déjà occupé de cette question[2] et il avait constaté dans le sang du cobra-capel[3] la présence de substances toxiques; il en serait de même pour toutes les espèces d'ophidiens venimeux qu'il a eu l'occasion d'étudier au laboratoire. Il a observé, de plus, que le pouvoir toxique du sang d'ophidien est sensiblement le même, quelle que soit l'espèce du serpent qui l'a fourni, tandis que les venins présentent au contraire entre eux de grandes différences de toxicité.

Le pouvoir préventif et curatif du sérum antivenimeux étant nettement établi, il restait à en faire l'application au traitement de l'envenimation

---

1. Thomas Fraser. — An Address on immunisation against serpents venom, and the treatment of snake-bite with antivenene (Communication à la "Royal Institution of Great Britain", 20 mars 1896). *British medical journal*, 1896. 18 Avril.

2. Calmette. — *Annales de l'Institut Pasteur*, 1895. Avril.

3. Calmette. — *Société de Biologie*, 1894. 13 Janvier.

chez l'homme. Mais, pour cela, il fallait préparer du sérum en quantité suffisante. C'est pourquoi, s'inspirant de la méthode de Behring-Roux pour la diphtérie, Calmette en France, Fraser en Angleterre, ont fait des essais d'immunisation chez le cheval.

Calmette[1] commence par injecter au cheval, sous la peau de l'encolure, en arrière de l'épaule, des doses progressivement croissantes de venin mélangé à une quantité très petite et graduellement décroissante d'hypochlorite de chaux à 1/60. Les injections sont répétées tous les quatre ou cinq jours au début, ou espacées davantage si les phénomènes locaux sont trop accentués.

En général, au bout de deux mois, les chevaux peuvent supporter une dose de venin pur capable de tuer 100 kilogrammes de lapin, mais un délai d'au moins six mois est nécessaire avant qu'un sérum soit suffisamment actif pour qu'il puisse servir en thérapeutique.

Pour commencer l'immunisation du cheval, Calmette se sert de venin de cobra; puis, lorsque l'immunisation de l'animal à l'égard du venin de cobra est déjà assez avancée, il lui inocule successivement des venins appartenant à plusieurs espèces de serpents, dans le but d'éprouver sa résistance à ces divers venins et de l'accoutumer aux réactions locales de chacun d'eux. Quand le cheval est capable de supporter sans malaise une dose de venin mortelle pour 500 kilos de lapin, l'immunisation est jugée assez complète. On pratique une saignée d'essai et on éprouve le sérum comme pour la diphtérie ou le tétanos. Le sérum doit avoir une activité d'au moins 1/10 000me, c'est-à-dire qu'il suffit d'injecter à des lapins, préventivement, une quantité de sérum égale à 1/10 000me de leur poids, pour leur permettre de supporter deux heures après, sans être malades, une dose de 1 milligramme de venin sec de cobra capello d'activité moyenne, dose capable de tuer des lapins témoins en moins de quatre heures.

Calmette a envoyé aux Indes, en Australie, en Indo-Chine, de nombreuses doses de ce sérum, qui a été expérimenté par M. Hankin d'Agra.

Dans l'Inde anglaise, les indigènes s'empoisonnent mutuellement leurs bestiaux en introduisant dans le rectum des bêtes un chiffon imprégné d'une substance jusqu'ici inconnue. M. Hankin put se rendre compte qu'il s'agissait là de venin de serpent; car, après avoir fait macérer dans de l'eau de pareils chiffons, il prit une partie de la macération, la mélangea avec du sérum antivenimeux et l'injecta à un lapin qui ne présenta aucune manifestation morbide, tandis que la même

---

1. CALMETTE. — Le venin des Serpents, p. 59.

macération, injectée à un autre lapin sans avoir été additionnée de sérum, détermina la mort en moins d'une heure.

Pour être complet, je vous dirai que Gibier[1], par analogie plutôt que démonstration (il ne s'est pas, dans ses expériences contradictoires, servi de venins), a contesté l'exactitude de l'interprétation de Hankin. Dans une série d'expériences, il aurait constaté que, chez le lapin, le chien, le cobaye, l'injection rectale de doses relativement massives de toxines diphtérique ou tétanique n'est suivie d'aucun effet apparent ; de plus, l'injection rectale des mêmes doses de toxines, répétée un grand nombre de fois, ne produit aucune immunité vis-à-vis des toxines injectées. D'après lui, si les toxines sont absorbées au niveau de la muqueuse rectale, elles sont détruites au moment de leur passage à travers le foie, auquel elles parviennent par le système porte ?

Jusqu'ici, nous ne connaissons qu'un cas dans lequel le sérum préparé par Calmette ait été employé chez l'homme. Le Dr Lépinay, directeur de l'Institut bactériologique de Saïgon, a traité, par le sérum de Calmette, un Annamite mordu par un naja. La morsure, très profonde, siégeait à l'index de la main droite, à la première et à la deuxième phalanges. Une heure après la morsure, on fit une injection de 12 centimètres cubes de sérum. Le membre était déjà très enflé, contracturé et douloureux. Le lendemain, tous les symptômes d'intoxication et le gonflement avaient disparu ; il restait seulement un peu de raideur de l'articulation atteinte.

Cet exemple, qui fait contraste avec le cas d'une femme indigène qui, mordue également par un naja, mourut sans qu'on ait eu le temps d'intervenir, vous prouve que l'efficacité du sérum est certaine et que je puis vous en recommander l'emploi dans le traitement de l'envenimation.

Quand vous vous trouverez en présence d'une personne mordue par une vipère ou un autre serpent, voici la conduite que, d'après Calmette, je vous conseille de tenir.

Serrez le membre mordu à l'aide d'un lien ou d'un mouchoir, le plus près possible de la morsure, entre celle-ci et la racine du membre.

Lavez la plaie avec une solution récente d'hypochlorite de chaux dilué à 1 gramme pour 60 d'eau bouillie environ, et titrant à peu près 0 litre 800 à 0 litre 900 de chlore par 1000 centimètres cubes.

Injectez ensuite, le plus tôt possible après la morsure, une dose de sérum antivenimeux dans le tissu cellulaire sous-cutané, au niveau du

1. P. Gibier. — *Académie des Sciences,* 1896. 11 Mai.

2. Calmette. — Sur le sérum antivenimeux. *Académie des Sciences,* 1896. 27 Janvier.

flanc, avec les précautions antiseptiques habituelles, comme s'il s'agissait de sérum antidiphtéritique.

La dose à employer varie suivant l'espèce du serpent mordeur, suivant l'âge de la personne mordue et le moment de l'intervention. En général, 10 centimètres cubes suffisent pour les enfants au-dessous de dix ans, et 20 centimètres cubes pour les adultes. Néanmoins, lorsque le serpent mordeur appartient aux espèces très dangereuses, cobra, naja haje, crotale, bothrops de la Martinique, il sera plus prudent d'injecter d'emblée une dose double.

Après avoir fait cette injection de sérum, injectez avec la même seringue, dans le trajet de la morsure et autour de celle-ci, en trois ou quatre endroits différents, 8 à 10 centimètres cubes environ de la solution d'hypochlorite de chaux. Ces injections ont pour but de détruire sur place le venin qui n'a pas été absorbé. A ce moment, vous pourrez enlever la ligature du membre.

N'administrez à votre malade ni alcool ni ammoniaque, et ne cautérisez le membre mordu ni au fer rouge ni avec des substances chimiques[1].

Peut-être trouverez-vous, Messieurs, que je me suis étendu un peu longuement sur une question qui pourrait paraître un hors-d'œuvre dans le cours de Thérapeutique d'une Faculté parisienne.

Vous penserez tout autrement quand vous songerez que les hasards de votre vie médicale pourront vous mettre, dans nos colonies, chaque jour agrandies, aux prises avec les accidents terribles des morsures de serpents. Vous penserez tout autrement quand vous évoquerez les suggestions en lesquelles nous ont mis, en matière de toxines animales, précisément en matière de venins, les belles études du professeur A. Gautier. Vous penserez tout autrement quand vous réfléchirez, en médecins-thérapeutes, à toutes les analogies que votre Maître vous a montré unir les toxines glandulaires, les toxines reptiliennes, aux toxines des maladies virulentes proprement dites, aux toxines microbiennes.

Vous jugerez alors que notre étude de l'antivenimation n'aura pas été inutile pour une complète compréhension des doctrines et des pratiques qui mènent la sérothérapie. Vous jugerez ainsi, quand vous vous prendrez à réfléchir que tout se tient en médecine d'immunisation, et que les recherches faites par les chimistes sur les venins et les toxines microbiennes, ont suggestionné les expérimentateurs en quête de pro-

1. CALMETTE. — Instruction pour l'emploi du sérum antivenimeux.

cédés d'atténuation et de vaccination. Vous avez vu les analogies dans les manières de procéder pour trouver le sérum antitétanique; vous avez vu comment, par les solutés chimiques, par la chaleur, par la répétition des doses injectées, on obtenait l'atténuation, dans un cas comme dans l'autre.

Vous comprendrez maintenant la pleine justesse des enseignements du professeur Gautier, quand il nous montre combien les venins des serpents ressemblent aux toxines microbiennes « par le côté important de l'accoutumance et de la vaccinabilité ».

Les venins ressemblent aussi aux toxines microbiennes par cette propriété que l'innocuité qu'ils confèrent quand on les chauffe convenablement n'apparaît qu'au bout de 24 à 48 heures. Comme pour les toxines, il faut, pour arriver à vacciner l'économie, un temps qui peut être assez sensible, comme l'a montré encore le professeur A. Gautier qu'on ne saurait trop citer, quand on traite de la question des venins. C'est lui qui nous a donné le plus de révélations sur la nature des venins et qui nous a montré à la fois leurs analogies et leurs dissemblances avec les toxines. Les venins ressemblent à celles-ci par la complexité de leur constitution; comme les toxines complètes, ils contiennent le plus généralement une partie alcaloïdique et une partie qui paraît protéique et qui est souvent la plus active[1]. C'est celle sur laquelle la chaleur agit avec le plus d'efficacité, celle aussi qui paraît jouer le rôle de ferment et préside à la vaccination et à l'accoutumance.

Mais, si les venins se rapprochent des toxines microbiennes par la complexité de leur constitution, « ils se séparent des virus par la rapidité de leur action. La période d'incubation est très courte; ils agissent, à cet égard, presque à la façon des poisons chimiques. Tandis que les doses, même énormes, de virus ne font sentir leurs effets qu'au bout de 1 à 2 jours, les venins produisent presque instantanément leurs transformations zymotiques et d'autant plus vite que leur dose est plus élevée ».

Ce qui montre, mieux que toute autre preuve, que les venins jouent bien le rôle de zymases ou ferments solubles, comme l'écrivait déjà A. Gautier en 1869, dans sa thèse d'agrégation[2], c'est leur résistance aux agents chimiques les plus divers.

---

1. A. Gautier. — Les toxines microbiennes et animales. Paris, 1896.
2. A. Gautier. — Etudes sur les fermentations. *Thèse d'agrégation*. Paris, 1869.

A. Gautier ne s'est-il pas assuré, par des injections sous-cutanées de venins de vipère ou de cobra mélangés d'avance avec les substances dont il voulait examiner l'action inhibitoire ou antitoxique, que le tannin, l'alcool, le chlore, le phénol, les antiseptiques les plus variés (essence de thym, girofle, ail, etc.), l'acide borique, les chlorures de platine, de fer, les sels d'argent, etc., ne parviennent pas à empêcher l'envenimation, pas plus que ces substances ne sont aptes à enrayer l'action des toxines toutes formées, issues de virus, ni celle encore de ferments proprement dits, tels que la pepsine, la trypsine, etc.? Bien mieux, nous dit encore A. Gautier, comme pour certains de ces ferments, les substances alcalines, telles que l'ammoniaque ou le carbonate de soude, rendent plus lente l'action des venins, mais ceux-ci n'en agissent pas moins, quoique plus difficilement. Par contre, continue-t-il, le mélange de venins avec les hypochlorites solubles, le chlorure d'or ou les permanganates solubles, et peut-être l'injection de ces substances autour des points où l'animal a reçu du venin par morsure ou expérimentalement, paraissent empêcher que l'intoxication ne se généralise.

Je suis sûr, Messieurs, que toutes ces considérations, dont ne peuvent plus se désintéresser ni la médecine ni la thérapeutique générales, ne vous feront pas regretter le temps que nous avons consacré à l'étude de l'envenimation et de l'antivenimation. Vous songerez au bénéfice que la thérapeutique appliquée retire immédiatement des travaux de Calmette, de Phisalix et Bertrand, de Fraser; vous songerez combien cette question de l'envenimation, qui, au premier abord, paraît d'un intérêt relatif, prend de valeur, quand, de question doctrinale déjà si considérable, elle devient question de thérapeutique appliquée, quand l'antivenin devient un agent de Matière médicale nouvelle de première utilité, puisque son emploi n'est malheureusement que trop souvent indiqué dans les pays d'Outre-mer.

Jusqu'à hier, l'attention n'ayant pas été suffisamment appelée sur les morsures de serpents, personne d'entre nous n'avait l'air de se douter de l'importance pratique de la question. Cependant, quand je vous ai parlé de la léthalité de l'envenimation, je vous ai dit que, si les morsures de serpents ne sont ni bien graves ni très fréquentes dans nos contrées, il en est tout autrement dans certaines régions lointaines. Je vous ai cité des chiffres qui vous ont prouvé combien grands étaient les ravages exercés par les serpents sur la race humaine, aux Indes par exemple, où l'on voit, par an, mourir une moyenne de 20 000 personnes, chiffre qui dépasse énormément la morbidité et la léthalité d'une maladie qui nous impressionne autrement, je veux dire le tétanos. De fait, en Europe, aussi bien que dans le monde entier, le tétanos humain ou animal est très loin de faire, même en une décade, pareil nombre de victimes.

Ce n'est donc pas exagéré que de déclarer que les études expérimentales faites sur le venin des serpents ont doté la thérapeutique d'une médication des plus précieuses, parmi les meilleures conquêtes de la médecine moderne.

SIXIÈME LEÇON

SÉROTHÉRAPIE ANTISTREPTOCOCCIQUE

Importance extrême de la streptococcie en clinique médicale ; multiplicité de ses formes symptomatiques : érysipèle, infections puerpérales, angines, bronchopneumonies, etc. — Morbidité et léthalité absolues et comparées de la streptococcie et des autres maladies infectieuses.

Avec la sérothérapie commencerait le traitement des affections streptococciques. — Différence qu'il y a entre guérir une streptococcie et traiter un streptococcique.

Médications antiérysipélateuses ; leur insuffisance. — Médication nouvelle : ses prétentions prophylactiques et curatives.

Ceux d'entre vous, Messieurs, qui jugent de l'importance et de la valeur d'une médication par les applications qu'on en fait, par les services qu'on en attend, reconnaîtront avec moi qu'après avoir trouvé le traitement de la diphtérie, on rendrait aujourd'hui un singulier service à l'humanité si l'on découvrait le traitement de la streptococcie, infection dont vous connaissez bien deux des manifestations principales en pathologie humaine : la septicémie puerpérale et l'érysipèle, pour ne parler que de ce qui intéresse le médecin, car beaucoup d'affections dites chirurgicales relèvent de la même origine. Or, comme après la tuberculose, la rougeole, la pneumonie, la grippe, la scarlatine, il n'y a point d'affections plus communes ni plus mortelles que toutes celles qu'engendre le streptocoque, vous avouerez qu'un traitement préventif et curatif de la streptococcie serait de constante application, de pressante et merveilleuse utilité.

Nous assistons plus que nous ne traitons les érysipélateux, les femmes en état d'infection puerpérale, car, si nous avons le pouvoir de réconforter ces malades, de pallier nombre de leurs symptômes, si nous réussissons parfois à empêcher nos puerpérales de mourir, nous n'avons aucune puissance sur leur érysipèle, sur leur fièvre puerpérale mêmes, tout comme nous sommes impuissants vis-à-vis de la scarlatine, de la pneumonie, de la tuberculose, n'exerçant guère d'action directe sur la maladie elle-même, nous contentant seulement d'aider le patient à vivre le moins mal possible avec sa maladie.

Je ne veux pas dire que nous ne puissions faire beaucoup pour un tuberculeux ou pour un scarlatineux, mais, à l'heure qu'il est, aucune thérapeutique ne peut se vanter d'avoir guéri ni une tuberculose ni une scarlatine, tandis que nous pouvons affirmer qu'aujourd'hui nous guérissons vraiment la diphtérie.

En effet, quand nous intervenons avec le sérum Behring-Roux chez un individu atteint de diphtérie et que nous voyons, dès le lendemain, l'état local transformé, la fièvre tombée, l'albumine disparue ou diminuée, l'état général modifié, nous sommes en droit d'affirmer, de par la clinique — ce tribunal suprême auquel nous en appelons de toutes les affaires thérapeutiques, — que nous guérissons vraiment la diphtérie par le sérum, et cela plus sûrement que le paludisme par la quinine.

Eh bien, ce que Behring et Roux ont fait pour la diphtérie, d'autres ont essayé de le faire pour la streptococcie. Vous avouerez que, si leurs essais réussissent, la sérothérapie aura ici bien autrement encore matière à s'employer que dans les affections qui ressortissent au bacille de Lœffler. Rappelez-vous ce que nos pères faisaient en présence d'une fièvre puerpérale, voyez ce que nous sommes réduits à faire aujourd'hui, voyez combien grande est trop souvent notre impuissance, et vous vous imaginerez facilement comment une médication vraiment spécifique comme le serait la sérothérapie trouverait à s'employer.

Il ne faut pas oublier de dire cependant, que, depuis trente ans, grâce aux travaux de nos maîtres et des savants qui ont étudié cette question, la situation s'est considérablement améliorée. Comme je vous le rappelais, dans ma première leçon, en rendant hommage à l'antisepsie, grâce à Lister, suggestionné en cela par Pasteur, la septicémie puerpérale hospitalière a presque disparu. Nous n'avons plus d'épidémies de fièvre puerpérale dans les Maternités, et vous ne voyez plus qu'à titre exceptionnel fermer d'office, comme autrefois, un ou plusieurs services d'accouchements pour cause d'infection. A l'heure actuelle, on ne doit plus voir une femme contracter la septicémie puerpérale dans un service hospitalier, et un accoucheur des Hôpitaux qui perd une puerpérale a le devoir d'accuser de cette infection soit lui, soit son entourage. Malheureusement, il n'en va pas de même en ville, chez les sages-femmes et dans les maisons meublées où l'on reçoit des femmes en couches. C'est là qu'éclate, encore trop souvent, la septicémie puerpérale; c'est de cette façon que, malgré tout ce que l'hygiène a pu faire, la fièvre puerpérale n'a pas encore disparu de la mortalité parisienne ; c'est ainsi qu'on meurt encore beaucoup de fièvre puerpérale dans les grands centres comme Paris, et cela sans que le public y prenne autrement garde.

Pourquoi l'opinion publique continue-t-elle à s'émouvoir moins de la septicémie puerpérale et de l'érysipèle que de la diphtérie ? Parce que ces maladies sont moins dramatiques que le croup, qui attaque les enfants et les enlève avec la rapidité que vous savez ; parce que, si un individu meurt d'un érysipèle, c'est qu'au su de son entourage l'érysipélateux était le plus souvent déjà malade auparavant, par le cœur ou le rein ; et aussi, et surtout, parce qu'on ne sait pas dans le public tout ce que la fièvre puerpérale, tout ce que l'érysipèle font de victimes. A ce sujet, les chiffres que je vais vous donner vous étonneront singulièrement.

Il y a dix ans déjà, que, faisant ici même le cours d'Hygiène, je relevais dans la mortalité parisienne, pour l'année 1884, 268 cas de septicémie puerpérale; je comptais également 200 et quelques cas d'érysipèle! Plus de dix ans se sont écoulés. La méthode listérienne a amené dans les services hospitaliers, dans les Maternités, une amélioration considérable. Eh bien ! malgré cela, en 1893, en plein Paris, voilà ce que donne la statistique puerpérale annuelle :

Hémorrhagie puerpérale	13
Septicémie	132
Phlébite	2
Métropéritonite	93
Eclampsie / Albuminurie	41
Phlegmatia alba dolens	1
Autres accidents puerpéraux avec mort.	23
	305

Cela fait donc une *mortalité puerpérale* annuelle de 305 cas. Mais, bien autre chose encore est la morbidité puerpérale, que j'ai bien appris à connaître, ayant toujours eu, depuis un certain nombre d'années, la direction d'une crèche.

Vous savez que le trop plein des Maternités hospitalières est confié à des sages-femmes patentées de l'Assistance publique : c'est là surtout, comme je viens de vous le dire, que, pour des raisons diverses, les femmes en couches contractent la fièvre puerpérale. Comme la sage-femme ne peut les garder malades, au risque de contaminer ses autres pensionnaires, elle les fait transporter dans une de nos crèches, dans un de nos services de médecine. C'est ainsi que, pendant huit ans à l'hôpital Tenon, depuis trois ans à l'hôpital Laënnec, j'ai soigné bon nombre de septicémiques puerpérales, et que, en employant les procédés antiseptiques et la thérapeutique palliative, j'ai eu la chance d'en aider les quatre cinquièmes à guérir.

En dépit de mon expérience personnelle, il me serait impossible de vous donner, même approximatifs, les chiffres de la morbidité puerpérale parisienne actuelle; mais, je puis vous fixer sur sa léthalité. J'en ai relevé les chiffres de 1883 à 1894 : la moyenne annuelle est de 295 à 300 décès, ce qui fait, de 1883 à 1894, un total de 3 000 femmes mortes d'accidents puerpéraux! Si vous ajoutez à ce chiffre 2 245 morts par érysipèle, vous aurez — sans compter ce que la streptococcie peut faire de malades et de morts en chirurgie — du fait seul de la streptococcie, 5 245 victimes parisiennes au bas mot, pour une décade!

Voulez-vous comparer avec les autres maladies les plus meurtrières, hormis la tuberculose? Voilà ce que vous aurez pour l'année 1893 :

Diphtérie.	1 266
Rougeole.	677
Fièvre typhoïde.	570
Coqueluche.	508
Grippe.	369
Fièvre puerpérale	305
Erysipèle.	201
Scarlatine	177

Messieurs, les statistiques touchant la morbidité et la léthalité puerpérales que je viens de vous donner étaient nécessaires, car les chiffres sont plus éloquents que les dissertations. Ces chiffres vous ont peut-être étonnés, car vous entendrez souvent dire, et j'entends moi-même soutenir, que la septicémie puerpérale n'existe plus, et, qu'en l'espèce, la sérothérapie antistreptococcique est peut-être fort intéressante, mais n'aura guère d'applications. Eh bien! c'en est, en ville au moins, si peu fini avec la septicémie puerpérale, avec les érysipèles, que la streptococcie est actuellement, par ordre de danger, la sixième manière de mourir à Paris! Nous sommes loin encore du jour où l'on pourra dire pour la streptococcie ce que je vous disais pour la diphtérie, dont la mortalité est tombée à Paris, depuis 18 mois, de 60 0/0 à 30 0/0. La diphtérie, si cruelle autrefois, ne vient plus dans l'ordre léthal qu'après la tuberculose, la grippe, la pneumonie, la rougeole, la septicémie! Quand un procédé thérapeutique — ceci soit dit en passant — a délogé une maladie du rang qu'elle occupait dans la mortalité d'un pays, comme le sérum l'a fait pour la diphtérie, il a fourni la preuve de sa valeur, il devient sans conteste *le traitement de la maladie* et il semble qu'on puisse tranquillement s'en fier au temps pour rallier les derniers détracteurs.

Je ne suis assurément pas, Messieurs, en mesure de vous enseigner aujourd'hui encore la sérothérapie antistreptococcique : nous sommes en pleine période d'enfantement, comme vous le prouveront de complètes inégalités dans les résultats obtenus. Mais nous touchons à l'heure où la sérothérapie va nous donner bien mieux que ce que nous faisions. Nous nous sentons déjà mieux armés dans la lutte nouvelle contre la maladie; et c'est à la streptococcie même que nous allons pouvoir enfin nous attaquer.

Vous m'avez fréquemment entendu, dans cette leçon, mêler le mot d'érysipèle à celui de septicémie puerpérale. C'est qu'il s'agit là de deux manifestations d'une seule et même maladie, et que, de cette notion nouvelle — dont la démonstration est due à la bactériologie — le thérapeute ne doit pas moins se désintéresser que le nosographe et l'étiologiste.

En faisant, il y a une dizaine d'années, le cours d'Hygiène, j'avais, étudiant la mortalité parisienne globale, été frappé du parallélisme mortuaire existant entre l'érysipèle et la septicémie puerpérale, comme d'autres avaient, dans le domaine de la clinique, signalé les liens qui unissent l'érysipèle aux fièvres puerpérales, en voyant fréquemment survenir un érysipèle à côté d'une septicémie, et inversement. Des chirurgiens comme Gosselin, des médecins comme mon maître Hardy, déclaraient déjà, à l'époque où j'étais étudiant, qu'il ne devait s'agir là que d'une même maladie. Hardy, à l'hôpital Saint-Louis, vit à plusieurs reprises sa crèche devenir le foyer de telles infections puerpérales qu'il la fit évacuer; comme il lui fallait, en attendant la désinfection du service, hospitaliser à tout prix ses malades, il les fit répartir dans les salles ordinaires de l'hôpital, où elles se trouvèrent mêlées aux lupiques, aux eczémateuses, etc. Quelques jours s'étant passés, on vit l'érysipèle, qui n'existait pas auparavant dans le service, atteindre plusieurs malades au niveau soit de leur lupus, soit de leur eczéma ; et c'est ainsi que Hardy fut amené, par l'observation, à fixer le lien de parenté entre la septicémie puerpérale et l'érysipèle.

La bactériologie a confirmé cette opinion, en montrant que les deux affections n'étaient que deux déterminations différentes d'une même maladie, que l'une était une streptococcie cutanée, l'autre une streptococcie utérine (Pasteur, Doléris, Widal).

J'insiste sur ces faits parce que je voudrais vous éviter, à tout jamais, des accidents qui sont arrivés et qui arrivent encore malheureusement à nombre de vos confrères.

Certains médecins voient parfois encore éclater dans leur clientèle à la fois un certain nombre de cas d'érysipèle et de fièvre puerpérale. Or, il est incontestable qu'ayant eu à soigner un premier érysipélateux ou une première septicémique, ils vont, ne le sachant pas, contagionner leurs autres malades. Cela vous explique pourquoi il s'était fait, il y a quelques années, une sorte de mise à l'index des accoucheurs des hôpitaux, les femmes du monde n'osant se faire accoucher par un chirurgien des Hôpitaux quel que fût son nom, quelle que fût sa réputation. Ces cas malheureux, bien que plus fréquents dans les grands centres comme Paris, s'observaient néanmoins à la campagne. Les enquêtes permirent alors de retrouver la source de l'infection, soit que le médecin relevât lui-même d'un érysipèle, soit que la sage-femme, s'étant piquée accidentellement, ait eu une suppuration du doigt, etc., etc.

A côté de ces faits dont l'étiologie était des plus faciles à reconstituer, il en était d'autres dans lesquels, en dépit d'enquêtes minutieuses, il était impossible de retrouver la source de l'infection. C'est alors que les vieux médecins de cette époque, ne pouvant accuser ni eux mêmes ni l'entourage du malade, faisaient appel à la spontanéité de la maladie. Au fond, ils n'avaient pas tout à fait tort ; et, à ce propos, bien qu'il ne soit pas dans mes attributions de vous parler de bactériologie, permettez-moi de vous expliquer comment la bactériologie a permis d'interpréter l'apparente spontanéité de ces cas.

Le streptocoque est un agent que presque tout le monde porte sur soi en manière de saprophyte, et qui, soit par son association avec d'autres agents microbiens, tels que le colibacille, soit sous l'influence de certaines circonstances, telles qu'un coup de froid, pourra, retrouvant sa virulence, passer de l'état de parasite inoffensif à celui d'agent actif et donner naissance à un érysipèle. Donc, bien que les maîtres qui, comme Chauffard, admettaient la spontanéité de l'érysipèle, n'eussent pas tout à fait raison, à l'heure actuelle nous comprenons comment l'érysipèle qui se déclare chez un individu non contaminé par un voisin, n'est pas plus spontané que celui qui est pris au contact d'un érysipélateux. Cet individu portait sur lui, dans les fosses nasales, dans la bouche, un parasite inoffensif en apparence, mais qui s'est révélé un jour agent pathogène, par suite de modifications survenues, soit dans la graine, le streptocoque, soit dans le terrain, c'est-à-dire le malade.

Ce que je viens de vous dire de l'érysipèle et des fièvres puerpérales suffirait déjà pour vous faire comprendre l'importance de la sérothérapie antistreptococcique; vous la comprendrez encore mieux quand je vous aurai rappelé que bon nombre des broncho-pneumonies infantiles, que nombre de phlegmons, de phlébites, sont fonctions du même agent pathogène.

Bien plus, la bactérioscopie ne nous démontre-t-elle pas que maintes angines, qui, jusqu'à hier, allaient indûment grossir la statistique de la diphtérie, sont du domaine de la streptococcie.

Dans la communication que j'ai faite dernièrement à l'Académie de Médecine [1], à propos d'examens microbiens faits par le laboratoire créé par la *Presse médicale* et portant sur un peu plus de 800 cas d'angines, je disais que le plus grand nombre des angines pseudo-membraneuses, loin d'être diphtéritiques pures, paraissent fonction, le plus souvent, soit d'associations microbiennes, soit surtout de streptocoques.

Sur les 860 examens faits des secreta angineux de toutes provenances appartenant à des angines dénommées morphologiquement diphtéritiques, sébacées, herpétiques, couenneuses, pultacées, 364 fois seulement on a trouvé le bacille de Lœffler, soit dans 42, 32 0/0 des cas. Parmi ces 364 angineux, bactériologiquement convaincus de diphtérie, 269 étaient des diphtéritiques purs ; 25 étaient des diphtéritiques ayant associé la streptococcie au bacille de Lœffler ; 70 étaient des diphtéritiques ayant associé à ce même bacille d'autres éléments pathogènes, staphylocoques, cocci, etc.

496 autres angineux, chez lesquels le bacille de Lœffler n'a pas été trouvé, présentaient, dans 79 cas, uniquement du streptocoque, dans 83 cas du streptocoque abondant au milieu d'autres microbes, dans 293 cas des associations microbiennes variées ; 41 fois l'examen a été muet, soit que les secreta de ces malades fussent des plus pauvres en éléments figurés, n'ayant eu ni la force ni le temps de germer, soit que la prise ait été mal faite par le médecin.

Cette association si fréquente du streptocoque au bacille de Lœffler explique pourquoi, au début du traitement de Behring-Roux, tant d'angines paraissaient échapper à l'action du sérum; ce n'était point la thérapeutique qui était en défaut, c'était le diagnostic, qui, par son insuffisance, mettait en œuvre la sérothérapie antidiphtéritique, alors que le malade était justiciable d'une autre sérothérapie adjuvante : il sera logique désormais d'associer dans de tels cas le sérum antistreptococcique

1. L. LANDOUZY. — *Académie de médecine*, 1895. 30 Juillet.

A Total des envois de secreta angineux pour Paris et la province.

B — — pour Paris.

C — — pour la province.

1 { Colonne cendrée, total des envois de secreta angineux, faits en novembre 1894.
{ Colonne bleue, total des envois de secreta angineux, faits en novembre 1894, reconnus diphtéritiques.

2 { Colonne cendrée, total des envois de secreta angineux, faits en décembre 1894.
{ Colonne bleue, total des envois de secreta angineux, faits en décembre 1894, reconnus diphtéritiques.

3

4

5

6 Mêmes significations des colonnes pour les mois de janvier, février, mars, avril, mai, juin 1895.

7

8

9 Total des secreta angineux, des huit mois, ayant donné de la diphtérie pure.

10 — — — de la diphtérie associée au streptocoque.

11 — — — de la diphtérie associée au staphylocoque.

12 — — — de la diphtérie pure et diversement associée.

13 — — — des associations microbiennes sans diphtérie.

14 — — — exclusivement du streptocoque.

15 — — — exclusivement du staphylocoque.

16 — — — des associations variées sans diphtérie et sans prédominance microbienne.

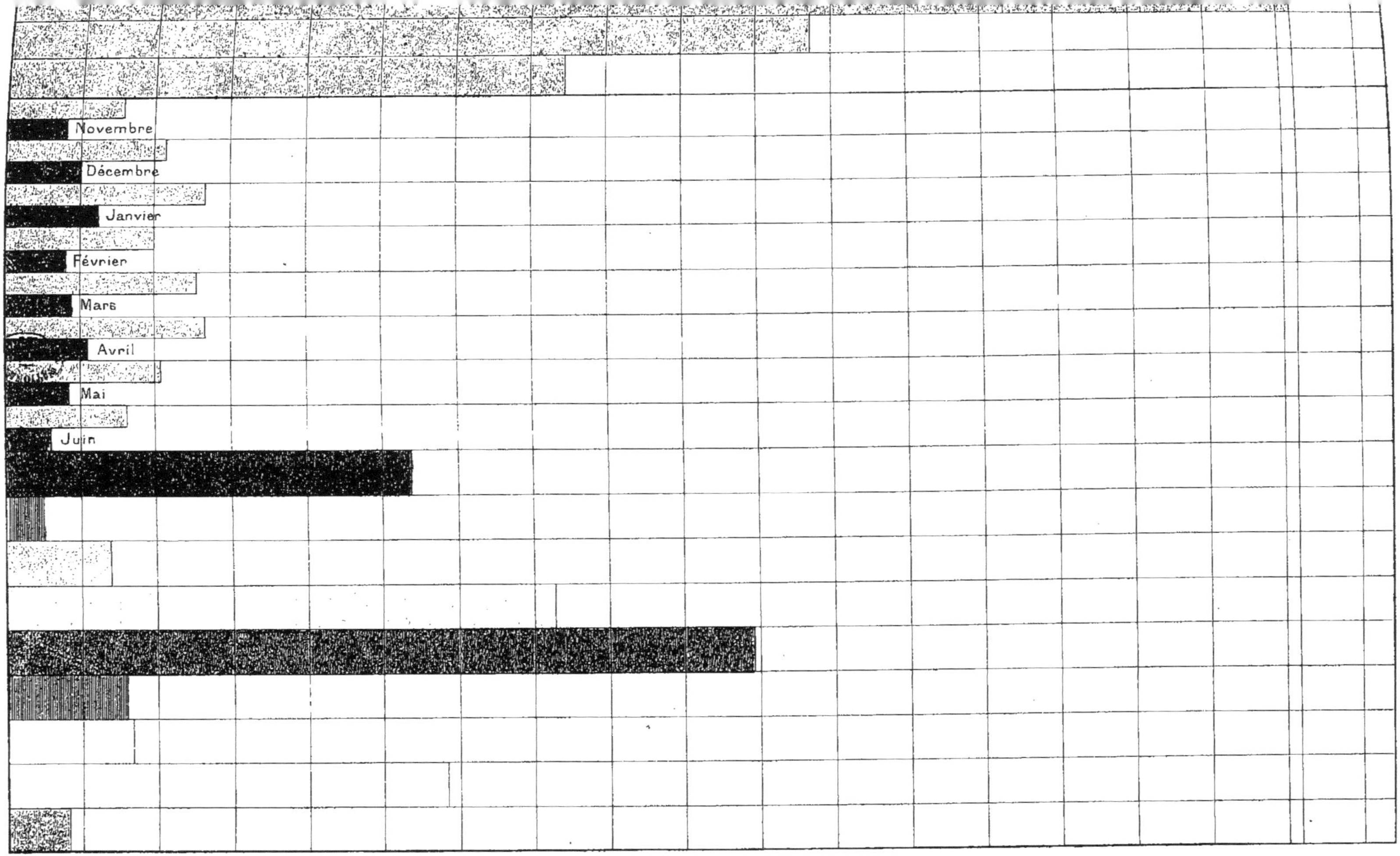

Novembre
Décembre
Janvier
Février
Mars
Avril
Mai
Juin

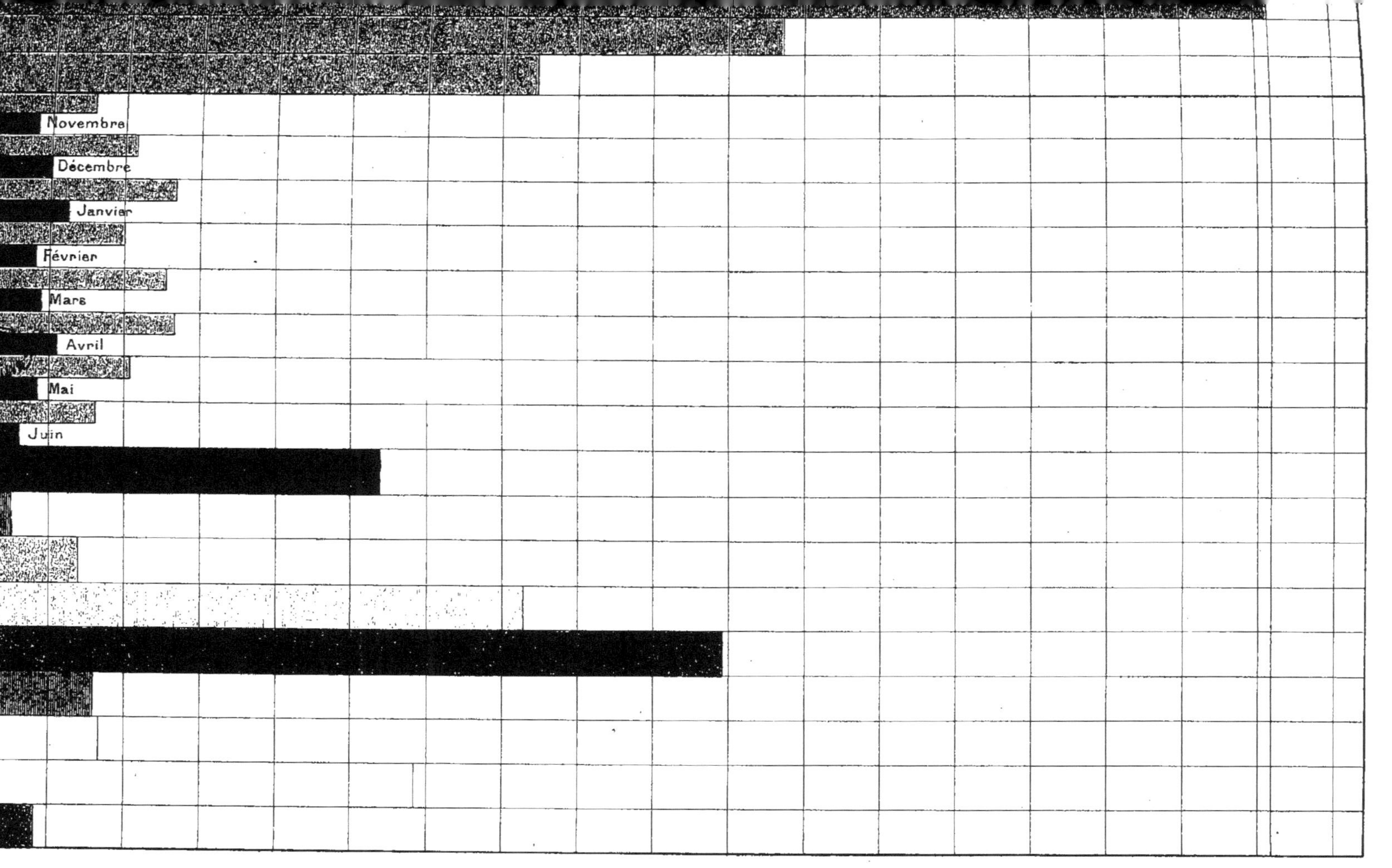
Novembre
Décembre
Janvier
Février
Mars
Avril
Mai
Juin

au sérum antidiphtérique. Tenez vous pour dit, Messieurs, que si un enfant atteint de diphtérie reçoit, dès le début, une injection de 20 centimètres cubes de sérum Roux, et que, malgré une certaine amélioration, la température reste élevée au bout de 36 heures, tenez-vous pour dit que sa diphtérie n'est pas pure, et que — la streptococcie se mêlant de l'affaire — il vous faudra injecter 10 ou 15 centimètres cubes de sérum antistreptococcique pour voir disparaître rapidement tous les phénomènes généraux et la maladie vraiment finir, en vertu de l'adage « naturam morborum medicationes ostendunt ».

Les chiffres que je viens de vous citer touchant la streptococcie angineuse, soit pure, soit associée, suffisent à vous prouver encore une fois l'importance de la streptococcie et de son traitement. Importance clinique qui ressort des manifestations multiples de l'infection streptococcique, puisque le streptocoque, tombant sur des individus qu'il trouve dans des conditions organiques et humorales différentes, engendre, suivant les cas : l'angine, la bronchopneumonie, la fièvre puerpérale, l'érysipèle, etc.; importance thérapeutique, puisque le sérum dont j'ai à vous parler serait une arme merveilleuse que vous seriez très souvent appelés à manier, car, pour nous praticiens, il ne se passe pas huit jours sans que nous ayons à soigner une quelconque des manifestations streptococciques. Mais, Messieurs, je n'ai pas à vous faire l'histoire de la streptococcie : je vous rappelle seulement qu'il s'agit ici, non plus d'une maladie microbienne étroitement confinée dans sa localisation, comme c'est le cas du tétanos et de la diphtérie dont vous savez que les germes ne diffusent pas ; qu'il s'agit ici d'une maladie infectieuse dont le microbe a tendance à se généraliser. Dans la streptococcie, vous avez à compter avec la diffusion, avec la généralisation du microbe pathogène, avec une véritable septicémie ; il faut que l'économie compte, et avec les microbes diffusés et avec leurs toxines un peu partout élaborées. Aussi, comprenez-vous combien défensive doit être l'œuvre du malade qui se trouve aux prises avec une affection à la fois septique et toxique ; comprenez-vous la tâche du thérapeute et toutes les entreprises de défense du malade pour survivre à sa septicémie et à sa toxémie ; pour faire œuvre d'activité phagocytaire vis à vis de son infection microbienne d'abord, ensuite œuvre de dépuration contre son intoxication ; comprenez-vous pourquoi la question de terrains, la question de forces (comme disaient si bien les anciens) primera la question de maladie, et comment nous avons raison de vous répéter à l'hôpital que le pronostic doit viser non la maladie mais le malade, puisque le pronostic s'établit moins sur la considération de la maladie que sur la considération du malade.

La preuve en est, qu'à propos d'érysipèle, par exemple, beaucoup de vos maîtres vous diront que cette affection très commune est, thérapeutiquement parlant, tantôt sans intérêt, guérissant toute seule, tantôt mortelle et échappant à nos meilleures médications : parmi les érysipélateux, nous vous apprendrons qu'il faut faire deux catégories, suivant l'état sain ou antérieurement morbide de l'individu.

En effet, la clinique vous apprendra, que, d'ordinaire, la si grande différence qui sépare un érysipèle bénin d'un érysipèle malin, — dans les deux cas il s'agit d'une cutite streptococcique dûe au développement d'un streptocoque puisé à une seule et même source, — semble moins tenir à la variabilité de virulence du microbe qu'à l'état du terrain infecté.

C'est pourquoi vous m'entendrez toujours vous dire : « tant vaut l'érysipélateux, tant vaut son érysipèle ». Voilà pourquoi mon maître Hardy disait, avec Chomel : « il ne meurt que les érysipélateux qui sont traités » ; il entendait par là viser les entreprises thérapeutiques de trop de médecins, qui, sous prétexte de médications (purgations, par exemple), contrariaient le plus souvent les forces de la nature médicatrice, qui, sur un bon terrain, permettent d'ordinaire à la streptococcie cutanée de s'éteindre sans encombre. Pour Hardy, l'érysipèle était un *noli me tangere* : il enseignait — et la médecine d'aujourd'hui ne peut le contredire — qu'on ne meurt d'un érysipèle que lorsqu'on a une tare viscérale soit connue, soit latente. En présence d'un érysipélateux, le pronostic est presque toujours des plus faciles ; si son cœur, son foie, ses reins sont sains, il guérira, à moins que, par un traitement intempestif, vous ne veniez à entraver le bon fonctionnement de ses viscères. Lorsqu'au contraire un érysipélateux a une tare cardiaque, rénale ou hépatique, il a toutes les chances de succomber. Je devrais plutôt dire « il avait » ; car, si l'antistreptococcine ne trouve guère demain son emploi dans les cas d'érysipèles bénins qui guérissent tout seuls et dont elle se bornera au moins à diminuer la durée, elle vous rendra au contraire d'immenses services quand vous aurez affaire à un individu antérieurement malade. C'est ainsi que vous allez vraisemblablement pouvoir changer le pronostic de l'érysipèle des rénaux, des cardiaques, des hépatiques, ce dont, hier encore, vous étiez incapables, puisque, grâce à la sérothérapie, vous allez pouvoir exercer, dès la première heure, une action antimicrobienne sur la septicémie, vous allez pouvoir enrayer celle-ci, en même temps que surtout vous agirez antitoxiquement sur la toxémie secondaire.

Je pourrais vous répéter ici, Messieurs, ce que je vous ai déjà dit si souvent de la pneumonie. Personne ne peut se vanter d'avoir guéri une pneumonie, car il n'existe contre elle aucune médicamentation spécifique : les vésicatoires, la digitale, les bains froids, n'ont jamais guéri une pneumonie. On a aidé bien des pneumoniques à éviter les complications : on a diminué la fièvre, amoindri la douleur, facilité l'expectoration ; on a permis au pneumonique de survivre à son hépatisation ; on n'a pas guéri sa pneumonie. Je ne nie pas que les médecins n'aient rendu de signalés services aux pneumoniques ; pour ma part, j'ai la prétention de leur avoir été souvent utile, ne serait-ce qu'en supprimant certaines pratiques que je considère comme offensives, le vésicatoire par exemple; mais je ne me suis jamais reconnu le droit de dire que j'avais guéri une pneumonie, et pourtant je crois avoir tout fait pour mériter la chance que j'ai eue, de voir guérir le plus grand nombre des pneumoniques dont j'avais la garde.

Il en est de même de l'érysipèle, de la septicémie puerpérale. Jusqu'à hier, Messieurs, vous avez assisté les érysipélateux : chez les uns vous avez supprimé l'embarras gastrique, chez d'autres vous avez diminué le délire, abaissé la température, élevé la tension artérielle, favorisé la diurèse. Vous avez fait que le malade est entré directement dans la convalescence, en évitant, grâce à votre secours, une foule de désastres ; mais vous n'avez touché en rien à la culture microbienne qui se faisait dans l'épaisseur des téguments, et vous n'avez point hâté d'une minute la défervescence, qui ne s'est faite qu'au moment où le streptocoque avait épuisé son action. De même, dans la septicémie puerpérale, vous n'avez certes pas été inutiles à vos malades en recourant au curettage, aux bains froids, aux injections antiseptiques intra-utérines. Vous avez aidé chez vos clientes à diminuer les effets de leur toxémie puerpérale ; si vous ne pouvez pas dire que vous avez guéri leur septicémie, vous pouvez vous vanter d'avoir vigoureusement aidé vos malades à lui survivre.

Eh bien, Messieurs, ce que vous ne pouviez faire hier, il semble que nous allons pouvoir le tenter demain; le sérum va nous permettre, peut-être, non plus seulement de soigner un streptococcique, mais de nous attaquer effectivement à sa streptococcie. De même que, chez un enfant atteint de diphtérie, par une injection du sérum Behring-Roux, vous faites disparaître en 8, 10, 12 heures, les fausses membranes, le spasme, la dyspnée ; de même, chez une accouchée, qui vient d'avoir un grand frisson, symptôme précurseur d'une septicémie commençante, une injection de sérum antistreptococcique va-t-elle nous permettre peut-être d'enrayer la maladie infectieuse, d'*antidoter* la toxémie ?

L'importance de la sérothérapie, nous allons la retrouver pour la *prophylaxie* de la streptococcie comme nous l'avons notée pour la prophylaxie du tétanos, comme nous la noterons expressément pour la prophylaxie de la diphtérie.

Quand, avec la thérapeutique ancienne, on mettait tout en œuvre pour sauver un diphtérique, et qu'on avait le bonheur de le voir survivre à sa maladie, on en avait toujours au moins pour 8, 10, 12 jours pendant lesquels le malade représentait un foyer d'infection. De même pour l'érysipèle, qui, tout en n'étant généralement qu'une affection bénigne, n'en dure pas moins une ou deux semaines, représentant pour l'entourage du malade une source de contamination, d'autant, vous ne pouvez l'ignorer, que l'érysipèle est, de toutes les manifestations de la streptococcie, celle qui est le plus sujette à récidiver, surtout chez la femme. Les règles ont à ce point de vue une influence très remarquable, que vous devez connaître afin, dans une famille, de pouvoir éloigner des érysipélateux les femmes que leur indisposition mensuelle met spécialement en opportunité morbide ; n'est-il pas très fréquent de voir une femme contracter un premier érysipèle au moment de ses règles, et n'est-ce pas presque toujours au même moment que chez elle la maladie récidivera ?

Voilà, Messieurs, qui invite singulièrement à la prophylaxie de la streptococcie; avec le sérum vous ne ferez pas que me guérir, moi, d'un érysipèle en un temps très court, vous éteindrez encore sur place une maladie qui promettait de durer deux septenaires environ et d'être ainsi pendant quinze jours un foyer d'infection pour mon entourage.

D'autre part, chez une femme sujette à contracter des érysipèles, vous pourrez, à l'approche des règles, quand vous aurez acquis la démonstration de l'innocuité du sérum antistreptococcique, faire une injection préventive de sérum.

Depuis que nous avons l'antidiphtérine, je ne saurais trop vous le répéter, ce n'est pas seulement la mortalité de la diphtérie qui a diminué, c'est sa morbidité; or, tout est là dans les visées de la thérapeutique nouvelle: non seulement empêcher les gens infectés de mourir, mais encore empêcher les gens sains de devenir malades.

Ce que je vous ai dit n'est pas vrai seulement pour l'érysipèle, mais pour toutes les autres manifestations de la streptococcie : angines, broncho-pneumonies, septicémies puerpérales, phlegmons; et ce n'est pas tout, car il est plus vaste encore que vous ne le supposez, l'empire de la streptococcie.

Dans la fièvre typhoïde, dans la scarlatine, vous rencontrerez souvent le streptocoque sur votre chemin, car les complications de ces maladies ne sont le plus souvent que fonctions de ce microbe. Telles sont les suppurations de la convalescence dans la dothiénentérie, telles sont certaines adénites suppurées de la scarlatine. Dans la diphtérie encore, l'adénopathie sous-maxillaire, la forte fièvre, ne sont pas dues à l'action du bacille de Lœffler, mais bien d'ordinaire au streptocoque. Dans la diphtérie pure vous n'avez guère d'engorgement ganglionnaire, et vous savez que la température y est peu élevée. Nos pères avaient déjà observé que, dans la diphtérie, quand il y avait de la fièvre, il y avait généralement aussi de l'engorgement ganglionnaire. La bactériologie a expliqué ce que nos prédécesseurs avaient si bien observé et nous a enseigné que ces deux symptômes, l'un général, la fièvre, l'autre local, l'adénopathie, relèvent dans la diphtérie moins du bacille de Lœffler que du streptocoque associé.

En somme, il importe non seulement de guérir un individu atteint de la streptococcie, mais encore de le guérir vite, puisqu'il s'agit d'une maladie éminemment contagieuse, que vous devez étouffer dans l'œuf, afin qu'elle ne crée pas de foyer. Si la sérothérapie de la streptococcie était trouvée, elle rendrait donc un double service : elle agirait non seulement à titre curatif, mais encore à titre prophylactique.

Vous savez ce que fait en matière de diphtérie la sérothérapie : en éteignant la maladie dans les 35 ou 48 heures, elle supprime la source de contagion qui aurait, une ou deux semaines durant, menacé toute une famille. Si la sérothérapie antistreptococcique est trouvée, il en ira de même ; et, le fait de guérir une puerpérale en deux fois vingt-quatre heures diminuera de tout le laps de temps gagné sur la marche de la maladie, telle que nous la connaissions hier, les si grandes possibilités de contagion pour l'entourage.

Je voudrais, Messieurs, avant d'aborder l'étude proprement dite de la sérothérapie antistreptococcique, vous rappeler une dernière fois ce que, jusqu'à hier, nous faisions pour la thérapeutique des manifestations de la streptococcie.

Je vous ai déjà dit, et je tiens à le répéter, que notre rôle, si militant qu'il fût, se bornait à celui d'assistant : nous faisions de la thérapeutique palliative et non de la thérapeutique curative. On avait beau dire, avec certains de nos maîtres, que l'érysipèle est un *noli me tangere* auquel le médecin ne sait guère faire que du mal, on ne pouvait cependant, en ville, en présence d'un érysipélateux, se croiser les bras et attendre que la maladie eût bien voulu s'éteindre d'elle-même. Il fallait *faire quelque chose*, ou au moins avoir l'air de faire quelque chose ; et c'est pour cela que, jusqu'à hier, on avait le droit, presque le devoir, de se servir de moyens qui, bientôt peut-être, pourront paraître futiles, tels que compresses d'eau de sureau, vaseline boriquée, poudres médicamenteuses, etc., dont quelques-uns pourtant ne semblent pas sans quelque influence sur la cutite érysipélateuse.

Je fais allusion à la pratique de mon si distingué collègue Talamon, qui traite les érysipélateux par des pulvérisations au sublimé éthéré à 1 pour 1000, et qui, dans un certain nombre de cas, est arrivé à enrayer la maladie au bout de trois jours. Il est très possible que, par ce procédé, on modère la culture du streptocoque ; mais, comme le dit Talamon lui-même, si on limite le processus local, on n'agit pas sur la maladie.

Il en est de même du traitement de Constantin Paul qui consiste à enduire le pourtour de la plaque érysipélateuse d'une pommade ainsi formulée :

Vaseline................	80 gr.	»
Sucrate de chaux........	20	»
Sublimé corrosif........	0	10

J'en dirai autant des applications phéniquées proposées par mon collègue le professeur Hayem :

Alcool......................	parties égales.
Acide phénique cristallisé....	

ainsi que de la pommade de Koch :

Lanoline.........	10	grammes.
Iodoforme.......	4	—
Créoline.........	1	—

Certains thérapeutes ont proposé de mettre une barrière, une ligature en quelque sorte, entre la peau saine et la plaque érysipélateuse, pour empêcher la migration du streptocoque ? C'est le but auquel tendait le collodionnage de la peau autour de la plaque érysipélateuse (Vidal).

Il est évident que tous ces procédés rendent des services, mais aucun d'eux n'éteint l'infection érysipélateuse ; encore une fois, ils ne ouchent pas le fond de la maladie, n'influent que très peu sur son évolution : quand l'érysipèle est bénin, il guérit tout de même ; quand il est grave, quand il évolue chez un individu taré, il ne perd rien de sa sévérité.

Eh bien ! je vous le répète, ce qu'aucun de ces procédés ne pouvait faire, la sérothérapie antistreptococcique tente de l'accomplir. Non seulement, à l'aide d'une injection de sérum antistreptococcique, on nous promet de diminuer la durée d'un érysipèle bénin et d'enrayer l'intensité des phénomènes généraux qui l'accompagnent, mais encore de guérir l'érysipèle grave, c'est-à-dire celui qui éclate chez un homme que l'état de son cœur, de ses reins, de son foie, vouait hier à une mort certaine. Par la sérothérapie antistreptococcique, on rêve de rendre possible la guérison de l'érysipèle de l'érysipélateux taré, puisqu'on croit pouvoir éviter au malade toute toxémie secondaire, puisque l'antistreptococcine a la prétention de se faire antimicrobienne, en même temps qu'agissante sur les cellules de l'érysipélateux, pour les rendre insensibles à l'action de la toxine érysipélateuse ; puisqu'en matière d'érysipèle la cutite ne serait rien, si, avec elle, par elle, toute la fédération organique n'était mise en état infectieux et surtout en toxémie.

Médication antiinfectieuse, *médication antidotique*, voilà, en deux mots, ce qu'apporterait la sérothérapie antistreptococcique, ce qui revient à dire — ce que je ne saurais trop vous répéter pour marquer l'évolution de la thérapeutique nouvelle opposée à l'ancienne — que la sérothérapie nous permettrait, demain, en matière de streptococcie, comme hier en matière de diphtérie, de tétanos, de morsures de serpents, de prendre l'*offensive* contre la maladie au lieu de nous contenter de lui opposer une tactique purement *défensive*, celle-ci n'étant rien autre chose que la thérapeutique symptomatique de nos pères.

SEPTIÈME LEÇON

SÉROTHÉRAPIE ANTISTREPTOCOCCIQUE

— SUITE —

Sérothérapie de l'Erysipèle : son intérêt chez les malades tarés qui meurent à propos d'un érysipèle. — Opposition entre le traitement des érysipélateux et la guérison de l'érysipèle à son début. — Opposition entre la thérapeutique d'hier qui traitait des malades, et la thérapeutique de demain qui guérira des maladies. — Diminution des séquelles des maladies par la sérothérapie.
Thérapeutiques spécifiques. — Sérothérapie et profession médicale.

Je vous ai parlé, Messieurs, dans la dernière leçon, de la gravité de certains érysipèles, et je vous ai dit que cette gravité dépendait bien plus du malade que de la maladie. C'est là un fait sur lequel j'insiste avec obstination, parce qu'il présente une grande importance.

A ce point de vue, je n'ai pas, aujourd'hui plus que dans d'autres occasions semblables, à m'excuser des développements cliniques que je donne à certains sujets. Mon devoir est de faire ici de la thérapeutique, surtout clinique, autant appliquée que doctrinale. Ce sont les *indications thérapeutiques* que je dois m'efforcer surtout de vous faire connaître, ce sont les *médications* que je dois vous enseigner, plus que les médicaments.

Je viens de voir une jeune femme, qui, atteinte d'un érysipèle de la joue droite, resta sous le coup de sa maladie pendant 42 jours : la face, le cuir chevelu, une partie du corps furent successivement envahis par cette dermite infectieuse. Malgré l'intensité, la gravité, la longueur de son affection, ma malade a guéri. Pourquoi ? Parce qu'elle était jeune, que son cœur était vaillant, que ses reins étaient indemnes, que son foie n'avait jamais subi ni trouble fonctionnel, ni désordres organiques.

Pendant ce temps, non loin de cette femme, un homme de 57 ans succombait en cinq jours, à propos d'une plaque érysipélateuse faciale, grande comme la main. Or, ce malade était un ancien arthritique qui, à partir de 30 ans, avait souffert de lithiase rénale avec hématuries. Il était, petit à petit, devenu un néphrétique interstitiel chronique; le jour où une maladie infectieuse le mit dans la nécessité de demander à ses reins plus qu'ils ne pouvaient donner, il ne put faire les frais indispensables à la dépuration supplémentaire imposée par son intoxication érysipélateuse et il succomba.

Ce que je n'ai pu faire chez mes deux clients, traiter la maladie, le sérum vous permettra de le réussir. Grâce au sérum vous pourriez, chez la première malade, abréger considérablement la durée de cet érysipèle de 42 jours; grâce au sérum, vous pourriez être en état de guérir le second malade, malgré sa tare viscérale, malgré sa néphrite interstitielle chronique, et cela, en faisant *œuvre antidotique.*

Comprenez-vous, si pareilles promesses se réalisent, si la streptococcie, maladie infectieuse et toxique, est enrayée à ses débuts, quelle révolution se prépare en thérapeutique, puisque nous détiendrions une fois de plus le moyen d'attaquer la maladie elle-même? Les indications thérapeutiques que vous pourrez remplir seraient aujourd'hui autres qu'hier. Il n'en irait plus demain, pour le traitement des érysipélateux, comme il en va encore aujourd'hui pour le traitement des pneumoniques.

Que faisons-nous, en effet, en présence d'un pneumonique, thérapeutiquement parlant? Après l'avoir ausculté, après avoir déterminé l'étendue de sa pneumonie, chiffré sa respiration, examiné l'état de son cœur et de son foie, analysé ses urines, conscients de notre impuissance à enrayer la marche de la pneumonie, nous nous attaquons aux symptômes principaux : chez l'un, en calmant la douleur; chez l'autre, en diminuant congestion et toxémie par une prise de sang, par une saignée; chez un troisième, en relevant le cœur et le pouls par la digitale.

A ce propos, j'ouvre une parenthèse pour m'expliquer, puisque j'en trouve l'occasion, sur la digitale dont je vous ai déjà[1] recommandé l'emploi, moins contre la pneumonie que chez les pneumoniques. Vous n'ignorez pas que certains médecins, allant presque jusqu'à considérer la digitale comme une manière de spécifique de la pneumonie, sont en train de l'administrer systématiquement à tous les pneumoniques; les meilleurs esprits vont jusqu'à proposer la digitale comme la médication antipneumonique par excellence? Ce n'est certes pas que

1. L. Landouzy. — Cours de Thérapeutique, 1894-1895.

la digitale ne fasse en pareille occurrence souvent merveille, mais sache que ce n'est point par l'action qu'elle exerce sur la pneumococcie comme microbicide du pneumocoque, mais par l'action qu'elle semble exercer sur la toxémie, à la fois comme une sorte d'antidote de la pneumococcine à la fois comme tonique cardiaque et médicament dépurateur. Ceci s'explique aisément : chez le pneumonique dont les viscères, cœur, reins sont indemnes organiquement et fonctionnellement, la digitale fait œuvre antitoxique ; chez le pneumonique taré, dont le cœur est mou, les reins difficilement perméables, la digitale relève la tension artérielle, facilite, par la dépuration urinaire, l'élimination des toxines microbiennes aide en un mot le malade à survivre à sa maladie. Vous avez compris que, si la digitale permet au malade de ne pas mourir, à aucun moment de la maladie elle n'agit sur la pneumonie elle-même, sur la pneumococcie en tant que maladie infectieuse ; tout au plus agit-elle sur l'intoxication pneumococcique et semble-t-elle antidotique.

Par contraste vous allez mieux comprendre encore : supposez que chez ce même malade, on soit intervenu par une médication intempestive, qu'on lui ait administré des boissons chaudes, de la pilocarpine, pour exagérer la sudation. En même temps qu'on aurait abaissé la tension artérielle, on aurait diminué l'énergie de la systole cardiaque, on aurait diminué la dépuration urinaire et facilité l'intoxication du malade, qui serait mort plus vite que si l'on n'était point intervenu. Dans ce cas, où le pneumonique succomberait, il mourrait parce qu'il aurait été desservi par le thérapeute ; alors que, tout-à-l'heure, il bénéficiait du double service que lui rendait la digitale, non pas, encore un coup, que celle-ci ait agi sur la pneumococcie, maladie microbienne, mais parce qu'elle avait servi à désintoxiquer et à dépurer le pneumonique mis en péril par la pneumococcine.

Si je reviens à satiété sur cette question, et si vous me reprenez à opposer, dans nos manières de comprendre la thérapeutique, les errements d'hier aux agissements d'aujourd'hui, c'est que je veux ne laisser aucune confusion dans vos esprits touchant la manière différente d'envisager le traitement symptomatique des malades et le traitement des maladies, qui tend, grâce aux inventions de la Thérapeutique et de la Matière médicale nouvelles, à se faire chaque jour pathogénique, spécifique, antidotique.

Syphilis, paludisme, fièvre rhumatismale, diphtérie, rage, tétanos, envenimation, peste, comptent au chapitre des thérapeutiques spécifiques ; aussi, pour chacune de ces maladies, je ne pourrais trop vous en vouloir, si, vous préoccupant peu de l'état des viscères de vos clients, visant cette fois la maladie plus que le malade, vous prescriviez d'une manière spécifique : à un syphilitique, mercure et iodure de potassium ; à un paludique, sulfate de quinine ; à un rhumatisant, salicylate de soude ; à un diphtérique, sérum de Roux ; à un malade en suspicion de rage, le traitement de Pasteur ; à un érysipélateux, une injection de sérum antistreptococcique, si tant est que nous soyons vraiment en puissance d'une sérothérapie antistreptococcique.

« Mais, m'objecterez-vous, n'allons-nous pas tomber ainsi dans cette thérapeutique réflexe, contre laquelle vous vous êtes naguère élevé ? S'il existe un médicament spécifique pour la rage, la diphtérie, le tétanos, la streptococcie, si demain, comme il faut l'espérer, on trouve *le traitement* de la tuberculose, de la fièvre typhoïde, mais c'en est fini de la médecine ; il ne sera plus besoin de médecins, car, pour faire une injection d'un sérum quelconque, un thérapeute ne sera plus nécessaire. N'en est-il pas déjà ainsi pour la vaccination jennérienne, qui peut être faite par n'importe qui ? Et alors, que va-t-il advenir de la Thérapeutique, science et art des indications ? »

J'ai peur, Messieurs, que votre activité thérapeutique réfléchie ne trouve que trop longtemps encore à s'employer ; la sérothérapie, pour ne point marcher à pas lents, n'ira pas si vite que cela, et pendant trop longtemps encore les choses seront loin de la schématisation thérapeutique que je vous indique comme un lointain idéal.

En admettant même que, demain, après demain, on vienne à trouver pour toutes les maladies infectieuses un traitement spécifique comme pour la diphtérie, il vous restera encore beaucoup à faire ; n'aurez-vous pas encore à exercer votre action dans le vaste champ des maladies chroniques et diathésiques ?

Quand vous aurez à soigner un individu atteint d'une néphrite consécutive à une ancienne angine à streptocoques ou à bacilles de Lœffler, le traitement sérothérapique ne sera plus de mise contre cette lésion organique constituée ; ce n'est plus un streptococcique ou un diphtéritique que vous aurez entre les mains, mais un néphrétique. Et de même, quand on viendra vous consulter pour des accidents consécutifs à une syphilis ancienne, néphrite, aortite, etc., quand bien même vous disposeriez de l'antisyphiline, votre malade n'en serait guère plus justiciable.

Il y aura donc toujours des malades à traiter, même lorsqu'on aura trouvé le traitement des maladies, et c'est pour cela qu'il y aura longtemps encore une thérapeutique symptomatique, dont je me garderai bien de médire, et qu'on aura toujours besoin du véritable médecin, de celui qui est à même de saisir et de remplir les indications thérapeutiques.

Comprenez-vous pourquoi, sortant de mon sujet, j'ai ouvert cette parenthèse ? Je tenais à ce que vous fussiez bien convaincus que cette opposition entre le traitement des malades et le traitement des maladies devra toujours mener votre conduite.

Vous allez d'ailleurs, Messieurs, par des exemples concrets, mieux comprendre combien la thérapeutique qui s'attaque immédiatement, directement, à la maladie, l'emporte sur la thérapeutique qui s'adresse seulement aux symptômes présentés par le malade : dans le premier cas, la thérapeutique travaille à ce que la maladie ne soit pas ; dans le second cas, la thérapeutique, prenant en quelque sorte un rôle rétroactif, s'efforce de diminuer, de réparer les troubles fonctionnels et organiques dont elle n'a pas su empêcher la formation.

Voici, par exemple, un malade que je viens de soigner dans mon service pour une fièvre typhoïde. Je l'ai traité par les bains froids, le sulfate de quinine, la digitale, etc.; j'ai fait de la médecine symptomatique; le malade sort guéri de l'hôpital. Eh bien! j'ai soigné un typhoïdique, mais n'ai guère eu de prises sur sa fièvre typhoïde. La preuve en est que, dans dix ans, ce malade pourra revenir à l'hôpital, se plaignant d'oppression, de palpitations; on l'examinera et on mettra sur sa pancarte : « insuffisance mitrale, myocardite ». L'interrogatoire prouvera qu'il n'a eu ni rhumatisme, ni syphilis, ni blennorrhagie, ni paludisme, mais qu'il a eu une fièvre typhoïde au cours de laquelle il a fait de l'endocardite : mon ex-typhique est devenu un cardiopathe. Par contre, supposez qu'au lieu de le traiter symptomatiquement comme typhique, j'aie eu à ma disposition l'antiéberthine, et que j'aie pu ainsi m'attaquer à sa maladie même : j'aurais arrêté la pullulation microbienne, puis empêché l'imprégnation de son organisme par les toxines du bacille d'Eberth; j'aurais évité la production d'une endocardite, et mon malade n'aurait pas eu plus tard ce que nos pères appelaient si justement une « séquelle » de sa maladie.

Ce que je n'ai su faire hier chez mon typhique, il appartiendra à la sérothérapie de le réaliser; si elle y parvient, vous voyez la distance énorme qui séparera la thérapeutique de demain de celle d'hier.

Cette distance, vous la mesurerez mieux encore, quand, prochainement, vous faisant connaître les tentatives parfois heureuses de la sérothérapie antistreptococcique appliquée à la septicémie puerpérale, jugeant la somme d'efforts dépensés hier par le médecin-chirurgien défendant si difficultueusement, — et trop souvent avec insuccès, — la parturiente contre son infection, par les antiseptiques, les bains frais, les antipyrétiques, les grands lavages, le curettage, vous comparerez tout cela aux succès que nous promet la sérothérapie antistreptococcique. Songez surtout que, lorsque nous nous attaquions à la septicémie puerpérale par le traitement symptomatique, nous luttions pour la vie de nos malades auxquelles nous essayions de donner les moyens de vivre plus longtemps que leur infection; nous luttions uniquement pour le *quoad vitam*. Tandis qu'aujourd'hui, avec la sérothérapie, nous espérons mieux et plus : empêcher les malades de mourir, cela va sans dire; mais encore — la sérothérapie étant à la fois antimicrobienne et antitoxique, — faire que la culture microbienne n'entre pas en conflit avec les tissus, que ladite culture microbienne n'élabore pas ou n'élabore que peu de toxines et qu'enfin les cellules soient le moins possible influencées par les toxines sécrétées aux premières heures de l'infection.

Par la sérothérapie nous visons plus que le *quoad vitam*, nous visons le *quoad futurum*, et nous espérons faire que la parturiente, quitte avec des phénomènes infectieux et toxiques aussi passagers que superficiels, n'ait rien perdu, pour l'avenir, de son intégrité viscérale. Comme la maladie aura été éteinte en même temps qu'allumée, la femme pourra sortir organiquement indemne de sa fièvre puerpérale. Comme la malade n'aura été, que pour peu d'heures, en état de fluxion plutôt qu'en véritable septicémie puerpérale, avec la sérothérapie nous aurons chance de la voir, non plus seulement ne pas mourir, mais encore ne garder aucune de ces tares (phlébites, néphrites, etc.) qui, de parturientes toutes jeunes promettaient de faire, bien avant l'heure, de véritables invalides.

Certains d'entre vous trouveront sans doute que j'insiste beaucoup trop sur cette question ; il n'en est rien, et croyez bien que ce que je vous dis n'est pas inutile, puisque beaucoup de médecins et d'étudiant, pensent encore, doctrinalement et pratiquement, que, du moment qu'on fait de la thérapeutique, traiter une maladie et traiter un malade c'est tout un !

Je voudrais que vous, Messieurs, vous pensiez autrement; je voudrais que vous suiviez le mouvement dans lequel nous entraîne la thérapeutique pathogénique moderne ; je voudrais que vous soyez et que vous restiez des thérapeutes aussi réfléchis que pathogénistes, militants et enquêteurs; que vous ne croyiez pas ce que l'on commence à écrire légèrement un peu partout, à savoir : que la thérapeutique se compromet dans des voies nouvellement ouvertes et que le jour n'est pas loin où, sous prétexte de sérothérapie, c'en sera fini pratiquement de l'art médical, professionnellement du médecin !

Comme si — je ne saurais trop souvent revenir sur cette question, qui doit inspirer la conduite du médecin en quête de pronostics aussi bien que la conduite du thérapeute — il ne faudra pas toujours recourir au médecin pour juger, de par l'étude du terrain, c'est-à-dire du malade, de ce que, à égalité et à parité de graine, va devenir la maladie, de ce que réclame le malade à médicamenter! Est-ce que, comme je le disais il y a huit ans déjà[1], par un de ces retours communs dans les choses de de la médecine, l'étude des terrains, un peu délaissée par l'école anatomo-pathologique, n'a pas, dès l'avènement des doctrines pastoriennes, dès l'avènement de la théorie des germes, repris toute l'importance que nos pères lui reconnaissaient en toutes maladies, en particulier en phtisiologie.

Non, Messieurs, la sérothérapie, quand bien même elle ferait assez de progrès pour s'adresser à la généralité de nos maladies, n'annihilera jamais le médecin et ne prévaudra jamais contre l'assistance clinique que nous devons aux malades. D'autant que la sérothérapie, réfléchissez-y bien, exige du médecin qu'il précipite son diagnostic et qu'il le pousse jusqu'à la perfection. Du moment que nous sommes à même de faire de la thérapeutique antimicrobienne et antitoxique *spécifique*, c'est-à-dire variant pour chacune des maladies virulentes, c'est bien le moins que le médecin ne commette pas de méprise et qu'il table moins sur l'appareil symptomatique que sur la pathogénie des maladies. Loin de diminuer, la tâche du médecin grandit, puisqu'il est nécessaire, aujourd'hui plus que jamais, que son diagnostic ne dévie pas d'une ligne! En matière de thérapeutique symptomatique, quand il s'agit, par exemple, de mettre avant tout en œuvre la médication décongestive, il importe peu de diagnostiquer une pneumopathie à pneumocoques, là où il s'agit d'une bronchopneumopathie à streptocoques. En matière de thérapeutique pathogénique, ce sera une toute autre affaire : en admettant que la sérothérapie antistreptococcique ne soit pas vaine, si, dans le premier cas, l'erreur de diagnostic n'a pas eu d'influence sur le traitement, dans le second elle aura entraîné une faute thérapeutique.

Du moment que le médecin se sait en puissance d'un armement spécial, variant avec chacune des maladies, du moment que sa thérapeutique devient spécifique, toute méprise diagnostique compromet le traitement. De la spécificité diagnostique doit pouvoir sortir la spécificité thérapeutique; cela est si vrai (je n'aurai que trop d'occasions de vous le prouver en matière d'angines), que le succès ou l'insuccès thérapeutique dépendra, demain plus qu'hier, du coup d'œil du médecin. Comme le coup d'œil doit être à la fois plus hâtif et plus pénétrant, il doit se doubler de moyens d'informations que la bactérioscopie seule peut lui

1. L. Landouzy. — Des terrains dans leurs rapports avec les affinités, le diagnostic et le pronostic de la tuberculose. *Congrès de la tuberculose*, Paris 1888.

fournir; et c'est ainsi que le clinicien thérapeute est aujourd'hui dans l'obligation d'ajouter aux signes donnés par l'examen détaillé du malade, tous les renseignements que lui fourniront l'examen microscopique, l'examen de cultures, aussi bien que les réactions *in anima vili.*

Dans ces conditions nouvelles, Messieurs, je vous l'ai déjà dit et ne saurais trop vous le répéter : la sérothérapie, si militante soit-elle, aura pour résultat de transformer et d'agrandir le rôle du médecin plutôt certes que de le diminuer. Songez encore que le client semblera avoir demain raison, quand il manifestera ses velléités d'exiger que le remède *guérisse*; il s'en prendra à vos diagnostics erronés pour expliquer l'insuccès de vos médications! Plus que jamais vous aurez à compter, dans l'orientation de votre pratique et dans votre réussite, avec le « *naturam morborum curationes ostendunt* » dont le public, — incomplètement instruit de nos affaires par la Presse, friande de tout ce qui touche aux remèdes, — commence à comprendre l'importance. Est-ce que les familles, dès que vous leur avez parlé de fièvre rhumatismale, de névralgies, de paludisme, de diphtérie, ne se montrent pas intransigeantes? Est-ce qu'elles ne réclament pas du salicylate de soude, de l'antipyrine, de la quinine, du sérum? Est-ce qu'elles ne se plaignent pas amèrement quand, le médicament administré, la guérison ne vient pas?

Je reconnais que, pour des maladies comme la diphtérie certainement, comme la streptococcie peut-être, la thérapeutique va changer d'allures et prendre, de jour en jour, un caractère de plus grande certitude, et que cette certitude sera à la portée du plus grand nombre. Il est incontestable qu'il y a moins de difficultés et de mérite aujourd'hui à être un médecin vraiment secourable contre la diphtérie qu'il n'y en avait il y a quelques années, et qu'il y aura moins d'honneur pour nous à faire une injection de sérum de Roux, qu'à faire appel à toutes nos connaissances, à toutes nos ressources thérapeutiques, à tout notre sang-froid, comme cela était nécessaire pour sauver un croupeux avant la sérothérapie. Notre seul mérite, en pareil cas, sera de faire un diagnostic dont la hâte ne devra pas compromettre la justesse, puisque, comme je ne saurais trop vous le répéter, de la hâte que vous mettrez à superposer votre médication sérothérapique à votre diagnostic, pourra dépendre la guérison intégrale de votre malade.

La longue parenthèse que je viens d'ouvrir ne sera pas, j'espère, inutile, car je tenais à vous démontrer que, malgré les progrès de la thérapeutique, malgré la simplicité des méthodes nouvelles, malgré les succès inespérés de la sérothérapie, son application fût-elle loin encore de pouvoir être étendue à la streptococcie, fût-elle plus loin encore d'être étendue à la fièvre typhoïde et à la tuberculose pour laquelle elle serait si bienvenue, le rôle du médecin militant resterait encore enviable pour quiconque d'entre vous, Messieurs, se sent capable d'en aborder les difficultés et les responsabilités.

Le premier venu peut, il est vrai, faire à un enfant atteint d'angine pseudo-membraneuse une injection de sérum Behring-Roux, mais le médecin seul apprendra à discerner pourquoi, dans un cas, la guérison est immédiate, pourquoi, dans un autre, elle se fait attendre. C'est la médecine qui dira que, dans le premier cas, on a affaire à une diphtérie pure, justiciable uniquement du sérum de Roux, tandis que, dans le second, il s'agit d'une diphtérie mariée à une autre infection, la streptococcie par exemple, et qu'alors il faudra joindre au traitement antidiphtéritique le traitement antistreptococcique. Ce dernier cas, qui se produit beaucoup plus souvent que vous ne pourriez le supposer, vous expliquera certains insuccès reprochés bien à tort au sérum de Roux. J'aurai d'ailleurs l'occasion de revenir sur ces faits, quand je vous montrerai, preuves en main, avec les courbes thermiques à l'appui, certains résultats encourageants obtenus par la sérothérapie antistreptococcique venant réussir, en matière d'angine pseudomembraneuse, en matière d'angine blanche simulant à s'y méprendre la diphtérie, là où avait échoué le sérum de Roux.

HUITIÈME LEÇON

SÉROTHÉRAPIE ANTISTREPTOCOCCIQUE

— SUITE —

Sérums antistreptococciques. — Charrin et Roger, Marmorek.
Sérum de Marmorek : sa préparation ; sa puissance. — Applications du sérum au traitement des érysipèles. — Statistiques de Marmorek, de Chantemesse. — Observations.

Je vous apporte, Messieurs, divers échantillons de sérum antistreptococcique, les uns venant de l'Institut Pasteur, préparés par la méthode de Marmorek, les autres préparés suivant la méthode de Charrin et Roger.

Sans entrer dans le domaine de la bactériologie et de la physiologie pathologique, je dois en quelques mots vous parler du streptocoque, avant de vous dire les phases par lesquelles est passée la sérothérapie antistreptococcique entre les mains des chercheurs que je viens de nommer.

Vous trouverez le streptocoque pyogène dans les affections les plus diverses, phlegmons, lymphangites, lochies fétides, phlegmatia alba dolens, septicémie puerpérale, érysipèle, certaines angines, certaines broncho-pneumonies ; vous constaterez également sa présence fréquente dans les complications de certaines maladies, telles que la scarlatine, la fièvre typhoïde.

Dans chacune de ces circonstances, les ensemencements donnent des cultures d'un agent microbien, se présentant sous l'aspect que vous connaissez bien, de petits grains disposés en chaînettes plus ou moins longues, ce qui lui avait valu le nom de *streptocoque* (στρεπτος, chaînette) ; c'est à cette disposition que Pasteur faisait allusion, quand il parlait de « chapelets de grains ».

Le streptocoque pyogène, dont vous trouverez les caractères biologiques et morphologiques longuement décrits dans vos Traités de bactériologie, présente cette propriété de pousser sur presque tous les milieux de culture artificiels ou naturels : c'est ce qui explique pourquoi son domaine dans la pathologie est si vaste. Il vit facilement partout et cultive aussi bien dans la peau, le tissu cellulaire sous-cutané, les muqueuses, que dans le poumon, le péritoine, l'endoveine, etc.; c'est aussi ce qui rend sa diffusion facile. Voilà pourquoi mon maître Peter disait juste, sans s'en douter, quand il s'écriait à l'Académie de Médecine, dans une de ces boutades qui lui étaient familières : « le streptocoque, c'est un microbe bon à tout faire ! » Cela est un peu vrai, car, suivant le tissu, le milieu, l'organe dont il sollicitera la réaction, il deviendra agent : de broncho-pneumonie, de bronchite chronique pseudo-membraneuse (comme dans le cas récemment étudié dans mon service par mon distingué interne, le Dr Claisse), d'angine, de phlegmon, d'érysipèle, d'érysipèles chroniques et d'elephantiasis nostras — comme tendent à le démontrer les études d'Achalme, de Sabouraud et de Follet — de métrite, de péritonite, de phlegmasies veineuses, phlébite, phlegmatia alba dolens, etc., et, s'il n'est point microbe bon à tout faire, il est propre à engendrer toute la série d'affections que je viens de dire, soit qu'il agisse à lui tout seul pour son compte personnel, soit qu'il s'associe à d'autres éléments pathogènes, à titre de *complications* comme on dit en clinique.

Il vit chez l'homme malade et chez l'homme sain dont il peuple la bouche, le pharynx, les fosses nasales, végétant en parasite et n'attendant que le moment opportun pour se révéler, acquérir de la virulence, devenir dangereux et traduire sa présence par une des nombreuses et si communes affections que nous venons d'énumérer.

Sa virulence, sa vitalité, éminemment variables, sont justiciables de deux facteurs, la graine et le terrain. La graine peut, provenant d'une seule et même source, à complète parité de caractères morphologiques, enfanter des affections d'aspect aussi opposé que de gravités disparates. Cela est si vrai que, si la bactériologie reconnaît le streptocoque comme formant une *espèce*, la biologie doit reconnaître plusieurs *races* de streptocoques.

Ces considérations intéressent la thérapeutique au premier chef; on ne devra pas les oublier quand, à propos de sérothérapie antistreptococcique et de la variabilité des résultats obtenus par son emploi, on songera que, d'une part, l'agent médicamenteux, tout en étant de même *espèce*, a pu être de *race* différente entre les mains de plusieurs fabricants de sérum; quand on songera, d'autre part, que le sérum devra s'attaquer à des streptococcies douées de spécificités à coefficients variables. Le terrain est un facteur au moins aussi important que la graine, la streptococcie variant avec la composition du bouillon humain, — passez-moi cette expression, — dans lequel pousse le microbe.

Un streptocoque pris chez une femme atteinte de septicémie puerpérale grave peut, inoculé, déterminer un simple érythème, une lymphangite, un érysipèle, une infection mortelle.

Ce sont justement ces variations de virulence qui ont gêné ceux qui voulaient obtenir l'immunisation contre le streptocoque, et c'est pour avoir surmonté par un habile tour de main cette difficulté, que Marmorek croit avoir réussi à obtenir un sérum actif, véritable agent de Matière médicale spécifique de la streptococcie.

Cet auteur avait constaté, qu'en immunisant des animaux au laboratoire, on ne leur conférait qu'une immunisation passagère ; qu'en outre, le streptocoque cultivé au laboratoire ne donne, en général, que des cultures peu virulentes ou d'une virulence soumise à de grandes variations. Dans l'immunisation par les injections progressives de cultures virulentes, ne pouvant obtenir de résultats avec le lapin (animal très utilisé dans ce genre de recherches), parce qu'il était tué par la dose nécessaire pour obtenir l'immunisation, Marmorek dut s'adresser à d'autres animaux, ânes, mulets et chevaux.

Cherchant alors à augmenter la virulence du streptocoque et à la rendre définitive, Marmorek constata, après des tâtonnements sans nombre, que le meilleur milieu de culture est le sérum humain, que l'on recueille ce sérum par le procédé de la saignée ou qu'on le prenne dans les épanchements pathologiques, tels que l'ascite, l'hydrothorax. Il remarqua même que le sérum du sang recueilli au niveau du cordon ombilical est meilleur que celui du sang pris en un autre point du corps, ce qui tient sans doute à la spécificité de chacun des tissus.

Quoiqu'il en soit, c'est avec du sérum humain que Marmorek fabriqua son milieu de culture, en mélangeant le sérum avec du bouillon dans la proportion de deux parties de sérum pour une de bouillon de viande de bœuf peptonisé à 1 0/0 ; et c'est à l'aide de ce bouillon-sérum qu'il parvint à donner aux cultures de streptocoques une hypervirulence telle que un cent milliardième de centimètre cube suffisait à tuer un lapin.

Quand on réfléchit, on voit que Marmorek emprunte à un agent microbien, au protoplasma microbien lui-même, un principe d'activité thérapeutique, tout comme les anciennes pharmacopées empruntaient leurs médicaments aux substances végétales et animales ; l'antistreptococcine s'extrait du protoplasma microbien presque comme la digitaline du protoplasma végétal. Les manipulations sont autres, minutieuses, médiates, mais biologiquement parlant, le principe est identique, que vous empruntiez votre élément actif au tissu digitalique, quinique, belladoné ou streptococcique.

Remarquez, en passant, que la technique d'immunisation va, pour la streptococcie, être toute différente de celle que je viens, dans les leçons précédentes, de vous dire être employée pour le tétanos et l'envenimation : pour la sérothérapie de ces dernières maladies, on opérait avec les toxines ; pour la streptococcie, Marmorek procèdera à l'aide des cultures mêmes.

Prenant donc chez l'homme du streptocoque, au niveau de la fausse membrane d'une angine, Marmorek l'ensemence dans le sérum-bouillon ; cette culture, à la dose de un centimètre cube, tue le lapin en trois jours par la voie intra-veineuse, tandis, qu'injectée sous la peau, la même dose détermine l'amaigrissement et la mort tardive du lapin.

C'est ce premier lapin, tué en trois jours par injection intra-veineuse d'un centimètre cube de culture, dont le sang servira à toute une sériation d'ensemencements et de cultures.

Je voudrais retenir votre attention sur cette particularité, que, tantôt l'animal meurt très rapidement, tantôt au contraire il commence par dépérir et ne succombe qu'après s'être cachectisé. Si vous voulez rapprocher ces faits de ce que je vous ai déjà dit de la septicémie puerpérale, vous reconnaîtrez qu'il y a dans l'analyse de pareilles expériences bien des enseignements suggestifs : tantôt une femme a un frisson le matin, et meurt la nuit suivante ; tantôt, au contraire, une parturiente présente, sans symptomatologie tapageuse, du météorisme, de la douleur abdominale vague, des vomissements, est prise de fièvre continue et croissante, s'affaisse et succombe en quelques jours. Il est évident qu'il s'est passé là, chez ces deux femmes, quelque chose dont l'interprétation vraisemblable nous est donnée par le laboratoire ; de même que, de deux animaux, l'un, inoculé par la voie veineuse, meurt très vite, l'autre, inoculé dans le tissu cellulaire sous-cutané, meurt lentement, de même la première de ces deux femmes pourrait bien avoir fait son infection au niveau des lacs vasculaires utérins, la seconde au contraire par la voie sous-muqueuse ?

Ceci m'est une occasion de vous rappeler combien, en clinique, nous ne saurions jamais trop prendre en considération les voies par lesquelles se font les infections, puisque, à parités d'élément pathogène et de terrain, une variante dans le point et le mode d'inoculation peut aboutir à des modalités cliniques si diverses au point de vue du diagnostic, du pronostic, et surtout des indications et des résultats.

Marmorek prenant donc, au niveau du cœur, le sang de son premier lapin, l'ensemence à nouveau sur du bouillon-sérum qu'il porte 48 heures à l'étuve. Cette nouvelle culture n° 2, sans avoir subi aucune autre manipulation, tue un lapin en 18 heures, à la dose de $0^{cc},5$ introduits dans le tissu cellulaire sous-cutané. Une culture n° 3, faite avec le sang de ce lapin, tue un troisième lapin en 12 heures, à la dose de $0^{cc},2$. Continuant ainsi à faire des passages successifs, Marmorek arrive, au bout de deux mois, à obtenir une culture d'une virulence telle, qu'en la diluant dans la proportion de un cent milliardième (1/100 000 000 000), elle tue encore les animaux!

C'est donc par une exaltation progressive de la virulence des cultures streptococciques, que Marmorek est arrivé à fabriquer son sérum antistreptococcique. C'est en cela que sa méthode diffère essentiellement de celle de Roger et Charrin, qui eux, au contraire, atténuent progressivement la virulence des cultures par la stérilisation. De plus, l'hypervirulence acquise par le procédé de Marmorek serait une propriété constante, définitive; résultat majeur, que le procédé de la stérilisation par la chaleur de Charrin et Roger n'a pu produire.

En possession de cette culture hypervirulente de streptocoque, Marmorek l'inocule aux animaux, de préférence l'âne et le cheval, à des doses d'abord faibles, puis progressivement croissantes.

La sensibilité du cheval vis-à-vis de cette culture est variable : d'une façon générale, les injections déterminent au début une ascension thermique assez forte, avec inappétence et œdème localisé. Au fur et à mesure que l'on multiplie les injections, la réaction devient moins vive et le cheval finit par supporter des doses de culture considérables.

C'est ainsi que, chez le premier cheval qui ait fourni à Marmorek un sérum thérapeutique (une ponette pesant 240 kilogr.), pour tâter sa sensibilité, on injecta d'abord sous la peau de l'encolure un millionième de centimètre cube, puis cinq millionièmes, et ainsi graduellement jusqu'à 1 centimètre cube 1/2; la fièvre fut presque nulle. Avec 5 centimètres cubes, la température atteignit 40°. Il y eut également de la fièvre et une réaction prolongée à la douzième inoculation, qui fut de 65 centimètres cubes. Ce cheval reçut ainsi, en cinq mois, 13 injections, soit en tout 195 centimètres cubes de culture.

Le temps qu'il faut pour immuniser un cheval est assez long : Marmorek ne l'estime pas à moins de six mois ; à partir de ce moment, son sérum jouit de propriétés thérapeutiques préventives et curatives.

Ce n'est plus, nous dit Marmorek, comme pour le tétanos, un sérum purement préventif ; car si, sur un individu atteint de streptococcie, une femme en état de septicémie puerpérale confirmée, par exemple, on intervient avec ce sérum, on peut obtenir la guérison. Si, d'autre part, on injecte le matin à un lapin 0 cc, 5 de ce sérum et qu'on l'inocule le soir avec une culture virulente de streptocoques, la maladie ne se déclare pas.

Marmorek avait évalué à 7 000 le pouvoir du sérum qu'il obtint primitivement; c'est-à-dire qu'en injectant ce sérum à la dose du 1/7 000e du poids de l'animal, la guérison était certaine. Actuellement, ce pouvoir serait de 30 000 environ, et son inventeur ne doute pas qu'il ne puisse atteindre le chiffre de 100 000.

Comme il le dit lui-même, Marmorek a rencontré, avant d'arriver à l'étape actuelle, nombre de difficultés; aussi, au point de vue des résultats, peut-on diviser l'évolution de sa méthode en trois périodes.

Dans la période de début, dont les résultats ont été communiqués à la Société de Biologie et publiés dans les *Annales de l'Institut Pasteur*[1], il avait entre les mains un sérum antistreptococcique d'un pouvoir de 7 000. C'est avec ce sérum, injecté à la dose de 10, 20, 30, 40 centimètres cubes, que, dans certains services hospitaliers, entre autres celui de mon collègue Chantemesse, il a pu obtenir des résultats remarquables, en traitant des érysipèles graves et bénins, puis, dans d'autres hôpitaux, des streptococcies puerpérales ou post-opératoires. Par contre, au mois de juin 1895, Marmorek a passé par une mauvaise série, le pouvoir du sérum étant tombé à 500, et c'est à ce fait qu'il dut les insuccès de cette période, qu'on lui a d'ailleurs vivement reprochés et qui faisaient si sérieux les desiderata de la méthode. Aujourd'hui que le sérum semble avoir retrouvé son pouvoir primitif, les insuccès deviendraient rares relativement : je dis relativement, car les conditions dans lesquelles s'essaie la sérothérapie antistreptococcique, toujours complexes, sont le plus souvent désavantageuses, les médecins n'y faisant appel qu'*in extremis*.

Vous êtes peut-être surpris du contraste marqué par les chiffres que je viens de dire, entre les doses minimes de ce sérum et son pouvoir considérable. Mais je vous ai déjà, à propos du tétanos, donné des chiffres plus étonnants encore, puisqu'il s'agissait de milliardièmes, de trillioniémes ; aujourd'hui, je ne vous parle que de cent millièmes.

Voulez-vous, pour que nous nous fassions une idée très-approximative de la puissance proportionnelle des nouveaux sérums et de nos meilleurs alcaloïdes, que nous comparions dix grammes de soluté antistreptococcique — nous ignorons absolument ce que le sérum contient du principe

1. MARMOREK. — Le streptocoque et le sérum antistreptococcique. *Annales de l'Institut Pasteur*, 1895, 25 Juillet, p. 593, et *Société de Biologie*, 1895, 26 Février, 30 Mars.

actif issu du protoplasma streptococcique — avec la macération de feuilles ou l'infusion de poudre de digitale, prescrite *pro die* à nos malades ; ou encore avec XL gouttes de teinture de digitale ; ou encore avec un demi-milligramme de digitaline cristallisée ; ou encore avec plusieurs centigrammes d'extrait de belladone que nous prescrivons journellement. Remarquez, au point de vue de la posologie, les distances énormes qui séparent les toxines animales des toxines végétales, et de quelles fabuleuses forces dispose la toxinothérapie, forces bien autrement grandes que celles dont dispose l'alcaloïdothérapie !

Rapprochez ces quantités curatives de soluté antitétanique et antistreptococcique, du poids des alcaloïdes que vous êtes accoutumés à manier ! En supposant que je pèse 70 kilogrammes, les 10 centimètres cubes de sérum nécessaires pour enrayer une infection streptococcique que j'aurai contractée au lit d'une de mes malades, représenteraient juste la 1/7 000e partie du poids de mon corps.

J'ai à vous répéter, Messieurs, à propos du sérum antistreptococcique, agent de Matière médicale nouvelle, ce que je vous ai dit déjà à propos de l'antitétanine, à propos du sérum antivenimeux, ce que je vous dirai bientôt à propos de l'antidiphtérine : je suis absolument dans l'impossibilité de vous donner, pour le sérum antistreptococcique, chacun des caractères physiques, chimiques, organoleptiques, dynamiques, sous lesquels la Matière médicale donne d'habitude la description de chacun de ses agents. Pas d'odeur, pas de saveur, pas de couleur, pas de densité, pas de réaction chimique personnelles au sérum de Marmorek ; aucune des réactions chimiques qui vous permettraient de déceler un alcaloïde en dilution, ne vous donnerait le moyen de savoir que vous avez entre les mains du sérum antistreptococcique, encore moins de le différencier du sérum antitétanique ou du sérum antidiphtérique. La caractéristique réside tout entière en des réactions biologiques.

Le seul procédé qu'un expert ait à sa disposition, pour reconnaître le sérum antistreptococcique, est de l'analyser biologiquement, par injections à un lapin par exemple, qui, quelques heures auparavant, aura reçu une dose mortelle de culture streptococcique : l'antitoxine streptococcique dénoncera sa qualité, sa spécificité, par sa réaction caractéristique, biologique, à savoir que l'animal, inoculé par le streptocoque, puis traité par l'échantillon de sérum, survivra.

J'arrive maintenant, Messieurs, aux applications du sérum antistreptococcique. Je vous ai dit qu'après avoir fait au laboratoire des tentatives d'immunisation à l'aide de son sérum, Marmorek l'avait transporté dans le domaine de la thérapeutique humaine et l'avait expérimenté dans le service de mon collègue Chantemesse, au Bastion 29, où sont soignés des érysipélateux.

Du 1er octobre 1894 jusqu'au 26 février 1895, 312 malades, traités par les anciennes médications, ont donné 16 morts, soit 5,12 0/0.

Du 26 février au 2 juillet 1895, 411 cas d'érysipèle traités par le sérum ont donné 14 décès, soit 3,4 0/0.

Marmorek partage ces 411 malades en deux catégories, suivant le sérum qu'ils ont reçu.

La première comprend 306 malades entrés dans les mois de mars, avril et mai, avec 5 morts, soit 1,63 0/0, dont on peut supprimer trois décès par pneumonie, gangrène et méningite suppurée, ce qui réduit la mortalité à 0,97 0/0. Sur ces 306 malades, 141 n'ont pas été traités parce que leur érysipèle était bénin ; 165, dont l'érysipèle était sérieux, ont reçu du sérum ; ce sont ces 165 cas qui ont donné deux morts, soit une mortalité de 1,2 0/0.

La seconde catégorie comprend les malades qui furent traités au mois de juin ; à ce moment le pouvoir du sérum était tombé à 500. Sur 105 érysipélateux entrés à cette époque à l'hôpital, 55 furent traités avec 8 décès, soit une mortalité de 7,69 0/0. Sur ces 8 décès, il faut supprimer un alcoolique qui se suicida, un deuxième érysipélateux qui mourut au cours d'un accès de delirium tremens et un malade qui paraît être mort de septicémie. La mortalité pour cette mauvaise série descendrait donc ainsi à 4,82 0/0.

Voici, d'autre part, les résultats obtenus par mon collègue Chantemesse, du 25 décembre 1894 au 25 décembre 1895[1].

« Le nombre des érysipélateux soignés au Bastion 29, du 25 décembre 1894 au 25 décembre 1895, en excluant ceux qui ont été envoyés par erreur de diagnostic (eczéma, abcès dentaire, méningite, tétanos, gangrène gazeuze, etc.), a été de 1.055, sur lesquels 34 sont morts. Mortalité : 3,22 0/0.

Ce chiffre total de mortalité doit être décomposé en fractions, d'après le traitement suivi par les malades.

I. — Traitement ordinaire. — *a*) Purement symptomatique (du 25 décembre 1894 à fin février 1895) : 145 malades. 5 morts. Mortalité 3,45 0/0. — *b*) Traitement par la méthode systématique des bains froids (1er juillet au 18 novembre). 2.600 bains ont été donnés jour et nuit ; 409 malades ; 16 morts. Mortalité : 3,91 0/0.

1. CHANTEMESSE. — Rapport au Conseil municipal de Paris.

Total, 554 malades. Mortalité moyenne 3,79 0/0.

II. — Traitement exclusif par le sérum antistreptococcique (préparé à l'Institut Pasteur par Marmorek). — *a*) Sérum efficace ; d'une force préventive de 1 p. 7 000 (mars, avril, mai) : 297 malades. 5 morts. Mortalité 1,70 0/0. — *b*) Le sérum fort, efficace, manque ; on utilise un sérum faible, d'une force préventive de 1 p. 2 000 (juin) : 107 malades. 7 morts. Mortalité 6,54 0/0. — *c*) Sérum très efficace, d'une force préventive de 1 p. 30 000 (du 18 novembre au 25 décembre) : 97 malades. 1 mort. Mortalité 1,03 0/0.

Total, 501 malades. Mortalité 2,59 %.

Le traitement exclusif par la sérothérapie a donc fourni une proportion de guérisons plus grande que celle que donnaient les autres méthodes thérapeutiques réputées les meilleures ».

Une remarque doit être faite tout d'abord, — qui servira à interpréter certaines inégalités relevées en cours de traitement de malades ayant reçu des sérums de qualités différentes, — c'est que le bénéfice de ce mode de traitement est en raison directe de la force préventive du sérum, fixée par l'expérimentation chez les animaux.

Analysons, si vous le voulez bien, les principaux effets observés chez les malades soumis à ce traitement.

« Les inconvénients ne sont appréciables que lorsque le sérum utilisé provient d'une saignée faite trop rapidement après les dernières inoculations virulentes pratiquées au cheval. On peut observer alors, au point d'inoculation, de la douleur, du gonflement et une éruption d'urticaire et d'érythème. Lorsque le sérum est recueilli comme il convient, aucun de ces inconvénients n'existe. Chez les malades de la dernière série, il n'y a jamais eu rien à signaler au niveau du lieu de l'injection ; deux malades sur ce nombre ont eu seuls un léger érythème, qui a duré quelques heures. Un homme atteint d'une pleurésie purulente à streptocoques a reçu, en 15 jours, 300 centimètres cubes de sérum sans le moindre inconvénient. Le sérum à dose massive s'est donc montré efficace et inoffensif ».

Les effets du sérum se font sentir sur la lésion érysipélateuse et sur l'état général du malade.

Localement, on constate, le plus souvent dans les vingt-quatre heures, plus rarement au bout de deux à trois jours, une diminution marquée de la rougeur, du gonflement et de la douleur ; la desquamation est hâtée et se fait en écailles épidermiques assez épaisses ; parfois, la lésion continue à s'étendre sur un des points de sa périphérie et ne s'arrête que sous l'influence des injections répétées. La suppuration du tissu érysipélateux est très rare avec le traitement par le sérum ; lorsqu'elle existe avant le traitement, elle n'est pas tarie immédiatement, mais elle est diminuée. L'état général s'améliore rapidement. Quelques heures après l'injection, si la dose est suffisante, le malade accuse un bien-être très marqué ; les troubles nerveux, en particulier le délire, sont très favorablement influencés. La fièvre s'abaisse parfois en quelques heures ; rarement elle persiste deux ou trois jours, pour peu que la dose injectée ait varié avec l'intensité de l'infection. Le pouls diminue de fréquence et augmente de force. Quand l'albuminurie n'existe pas, elle ne se produit pas, dès que la sérothérapie est commencée. Quand l'albuminurie n'existe que depuis peu de temps, l'injection de sérum la fait disparaître le plus souvent en trente-six ou quarante-huit heures.

En résumé, la gravité et la durée de la maladie sont moindres chez les malades soumis à la sérothérapie.

Les engorgements ganglionnaires et les rechutes, qui surviennent si fréquemment après l'évolution d'un érysipèle traité par les méthodes ordinaires, sont favorablement influencés par le nouveau traitement. La maladie terminée, les adénopathies disparaissent vite, si l'on a soin de continuer à petites doses l'emploi des injections de sérum. Les rechutes, qui, chez certains malades, se répètent avec une désespérante opiniâtreté, peuvent être prévenues par de petites doses de sérum, injectées préventivement, à intervalles réguliers.

La dose ordinaire de sérum nécessaire pour guérir un érysipèle varie entre 20 et 40 centimètres cubes ; parfois, les limites de cette dose sont dépassées.

Je me garderai bien, Messieurs, d'avancer que, dans ces guérisons d'érysipèles, on doive tout mettre à l'actif du sérum antistreptococcique ; je sais trop qu'il est plus que probable que beaucoup de ces malades se seraient tirés d'affaire sans l'intervention du sérum : ce que je sais aussi, c'est qu'ils se seraient tirés d'affaire moins vite.

Je ne saurais trop vous répéter que, d'ordinaire, l'érysipèle médical guérit ou, si vous aimez mieux, s'éteint sans intervention thérapeutique ; je vous rappelle que les cas de mort au cours de l'érysipèle sont bien plus le fait d'une tare (néphrite interstitielle, myocardite interstitielle conduisant à l'insuffisance rénale et cardiaque) ou d'une thérapeutique intempestive, qui n'a pas permis à l'érysipélateux de vivre plus longtemps que son érysipèle. Pourtant, ce serait dépasser ma pensée que de ne pas reconnaître à l'intervention du sérum antistreptococcique une part d'influence heureuse, le sérum restreignant la durée et l'extension de la plaque érysipélateuse, ce qui, dans certains cas, est d'une extrême importance. La preuve de ce que j'avance vous la trouvez dans ce fait, que Marmorek, ne se servant plus que d'un sérum d'un coefficient antitoxique moindre (sa puissance n'était plus que de 500), a obtenu, sur toute une seconde série d'érysipélateux, *des résultats beaucoup moins favorables qu'à l'époque où le pouvoir de son sérum était de 7 000 :* c'est ce dont témoignent clairement les chiffres que je vous ai donnés plus haut.

Entre autres faits qui parlent éloquemment en faveur de l'action vraiment efficace du sérum antistreptococcique, laissez-moi vous citer maintenant un certain nombre d'observations ayant trait, tant au traitement

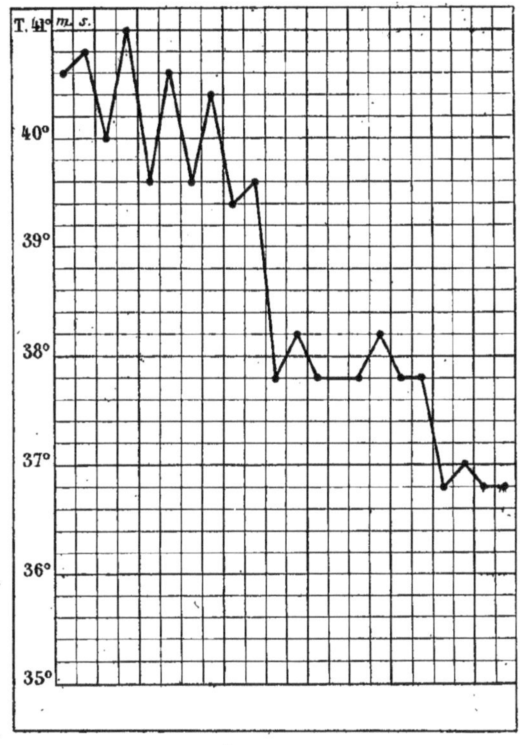

Tracé I. — Érysipèle (Wunderlich).

Tracé II. — Érysipèle (Wunderlich).

de l'érysipèle qu'à celui des septicémies puerpérales, des angines et des bronchopneumonies à streptocoques.

Voici une observation de Marmorek prise dans le service de mon collègue Dieulafoy : il s'agit d'un cas d'érysipèle très intéressant. Vous savez que l'érysipèle, chez un individu sain, dure généralement de six à huit jours, et que la maladie, d'ordinaire, s'arrête toute seule, le combat finissant pour ainsi dire faute de combattants, la streptococcie s'étant usée sur place. C'est ce que montre bien la lecture des courbes thermiques d'érysipèle que je vous mets sous les yeux. Sur de tels tracés vous suivez l'évolution naturelle de la maladie : ligne ascensionnelle brusque assez élevée, ligne formant plateau tant que dure la cutite, puis une ligne de descente aussi brusque que l'ascension thermique initiale. Parmi toutes les médications que vous pourriez employer, pas plus la quinine qu'aucun autre médicament, rien n'imprimera de modifications à cette courbe, rien n'avancera d'une heure la défervescence.

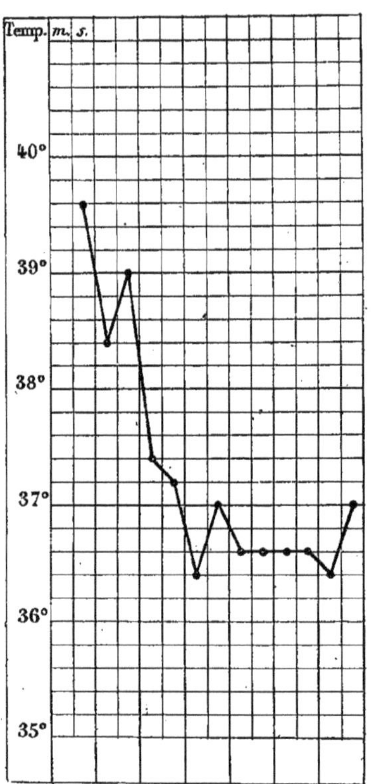

Tracé III. — Érysipèle traité par le sérum de Marmorek (service de Dieulafoy).

Eh bien, Messieurs, chez le malade traité par Marmorek, la température étant le premier jour de 39°8, on fait une injection d'antistreptococcine : le lendemain même la défervescence a lieu, et le surlendemain la température revient et reste à la normale.

Veuillez superposer la courbe de ce malade (tracé III), traité par le sérum, aux autres courbes correspondant à des malades traités par Wunderlich d'après les anciennes méthodes (tracés I et II). Vous pourrez comparer ainsi ce qui se passait chez les anciens érysipélateux, abandonnés pour ainsi dire à eux-mêmes, traités par les compresses d'eau de sureau, le collodion, le sublimé, les évacuations alvines, etc., et ce qui se passe aujourd'hui pour l'érysipélateux auquel on fait, dès le début de son infection, une injection. Nous avons traité la maladie et non plus seulement le malade. C'est le moment encore de vous répéter que voilà un cas où le médecin traite vraiment la maladie, puisqu'il s'attaque à elle dès les premières heures de son évolution, puisqu'il lui imprime une direction voulue, puisque, du fait de son intervention médicamenteuse, la maladie s'arrête et l'économie n'en est plus réduite à ses seules ressources pour se défendre contre la cutite érysipélateuse et à rester sans secours contre l'infection et l'intoxication streptococciques.

NEUVIÈME LEÇON

SÉROTHÉRAPIE ANTISTREPTOCOCCIQUE

— SUITE —

Traitement spécifique des septicémies puerpérales et post-opératoires.
De l'importance que l'on doit, en thérapeutique, attacher à l'examen de la courbe thermique dans l'étude des maladies infectieuses. — Exemples.
Sérothérapie de l'infection puerpérale. — Observations.
Sérothérapie de la septicémie streptococcique post-opératoire et primitive. — Observations.
Le sérum doit-il être employé dans le traitement de l'infection puerpérale à l'exclusion de toute autre médication locale ou générale ? — Opinion de Marmorek. Son exagération. — De la nécessité d'agir, non seulement sur l'intoxication générale, mais encore sur l'infection locale, foyer de la septicémie.
De la prétendue nocivité du sérum de Marmorek. — Observation du Dr Gaulard. — Comment on doit interpréter les échecs de la méthode de Marmorek. — Opinions diverses sur la valeur du sérum de Marmorek : Charpentier, Pinard.
De l'avenir de cette méthode à titre préventif et curateur, au point de vue chirurgical et obstétrical.

J'ai, Messieurs, terminé ma dernière leçon en vous montrant les résultats que le sérum antistreptococcique avait donnés dans le traitement de l'érysipèle. Vous avez vu qu'il était difficile de juger de la complète et parfaite efficacité de ce sérum, en prenant comme champ d'expériences une affection comme l'érysipèle, guérissant le plus souvent toute seule, et n'offrant de gravité que chez les individus qui, de par une tare viscérale, cardiaque ou rénale, une maladie concomitante, diabète, alcoolisme, etc., ne sont pas à même de faire les frais d'une infection, quelque bénigne qu'elle puisse être.

Je vous ai dit également que, les manifestations de la streptococcie étant autrement graves et fréquentes lorsqu'elles apparaissent sur la gorge, sur l'appareil génital de la femme, sur les plaies des opérés, nous n'aurions que trop d'occasions d'apprécier dans chacun de ces cas la valeur véritable de la sérothérapie antistreptococcique.

Je voudrais aujourd'hui m'occuper du traitement spécifique de l'*infection puerpérale* et des *septicémies post-opératoires*, en faisant passer sous vos yeux les courbes de température qui se rapportent à des observations de ce genre. Ces tracés thermiques constituent en quelque sorte une illustration des observations que je vous citerai ; vous pourrez suivre comparativement sur chacun d'eux les résultats obtenus par les anciennes médications et par la nouvelle thérapeutique. Sur ces courbes la gravité et la marche de la maladie sont représentées par un de leurs éléments les plus importants, la température.

A propos de courbes thermiques et de l'importance qu'on doit leur donner en matière d'indications thérapeutiques, je tiens (puisque l'occasion s'offre à moi) à vous dire que vous auriez tort, en clinique, de réserver, comme nous le voyons faire trop souvent, *exclusivement* votre attention à la thermométrie, comme indice de pronostic et de traitement. La température, en matière de fièvre puerpérale aussi bien que de toute autre maladie infectieuse, n'étant qu'un élément symptomatique, constitutif du consensus morbide, je veux vous mettre en garde contre une erreur qui consiste à faire souvent, dans les maladies infectieuses, le pronostic et le traitement uniquement par la considération de la courbe thermique.

Je crois que l'emploi de la méthode de Brand a été pour beaucoup dans cette exaltation exclusive de la thermométrie, le thermomètre étant un de vos meilleurs guides en matière de balnéothérapie. Il ne pouvait guère en être autrement, étant donné les succès merveilleux que je vous enseignais, il y a deux ans[1], être remportés par la méthode de Brand, tant dans la fièvre typhoïde que dans le typhus exanthématique, que dans les scarlatines et les rougeoles malignes, que dans certaines formes de fièvre rhumatismale cérébrale et de pneumopathies. Je crois, dis-je, que la méthode de Brand n'a pas été étrangère à la place exorbitante que certains médecins font, en clinique, à l'hyperthermie, quand, pour guider leur pronostic et leur traitement, ils ne prennent pas la peine de toujours associer à la notion de température la considération si capitale du pouls envisagé dans son tonus plus encore que dans sa fréquence.

J'ouvre cette parenthèse, dans le but d'établir, que si, pour apprécier la valeur de certaines médications, pour faire (si on peut ainsi dire) la tare de la sérothérapie, j'invoque fréquemment les courbes thermiques, ce n'est certes pas que pour moi l'hyperthermie soit tout, ce n'est certes pas qu'elle devienne pour moi l'arbitre suprême des médications, ni qu'elle mène à elle seule la thérapeutique de mes malades. Je ne voudrais pas,

1. « De la médication antithermique : antithermiques physiques et chimiques. » Cours de Thérapeutique de la Faculté, 1893-1894

étant donné la préoccupation que j'ai de surveiller la température, avant, pendant et après toute entreprise thérapeutique, que vous supposiez que je suis de ceux qui, ayant une peur exagérée de l'hyperthermie, s'imaginent qu'ils ont sûrement bien servi la cause des malades quand ils se sont adressés avec succès à une médication antithermique.

Ces réserves faites, je vous rappelle que l'élévation de la température est non seulement un des éléments symptomatiques les plus caractéristiques des maladies infectieuses, mais que cet élément symptomatique affecte d'ordinaire un type assez spécial, suivant la nature de l'infection, quelle que soit, du reste, la localisation infectieuse.

C'est ainsi que, si vous comparez les courbes d'érysipèle que je vous montrais la dernière fois aux courbes de fièvre puerpérale, d'angines et de broncho-pneumonies, que je vais vous présenter, vous verrez que, dans tous les cas, la forme de la température a été presque la même, parce que tous ces cas n'étaient que des manifestations diverses d'une même infection, la streptococcie. Vous constaterez aussi que, dans tous ces cas, fonctions d'une même infection, le sérum a déterminé sur la courbe thermique des modifications semblables, qu'on ait eu affaire à un érysipèle, à une fièvre puerpérale, à une angine, à une broncho-pneumonie. Comme la fièvre reflète la principale des réactions de notre économie vis à vis de la streptococcie, comme, d'autre part, le sérum antistreptococcique fait disparaître l'hyperthermie, vous pourrez, en vertu de l'adage « *Naturam morborum curationes ostendunt* », juger en partie de l'action quasi spécifique qu'exerce le sérum sur la streptococcie.

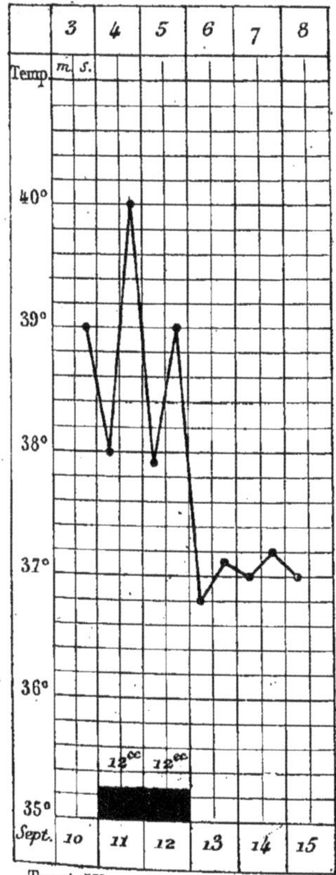

Tracé IV. — Fièvre puerpérale.

Voici un premier cas, dans lequel il s'agit d'une septicémie puerpérale chez une femme en couches traitée, au quatrième jour de sa maladie, par le sérum. Le premier frisson avait eu lieu le lendemain de l'accouchement, le pronostic était grave (tracé IV). Les 10 et 11 septembre, on fit des irrigations utérines, sans résultat d'ailleurs, puisque, après être descendue à 38°, la température était de nouveau montée à 40°.

C'est à ce moment que le sérum entra en jeu. Le 11 au soir, la température étant de 40°, on fit une première injection de 12 centimètres cubes. Le lendemain, nouvelle injection de la même dose. Le 13, la défervescence eut lieu, et cela sans l'adjonction à la sérothérapie d'aucun traitement local, les irrigations utérines ayant été suspendues dès le 11. A partir du 13, la température resta normale et la malade guérit.

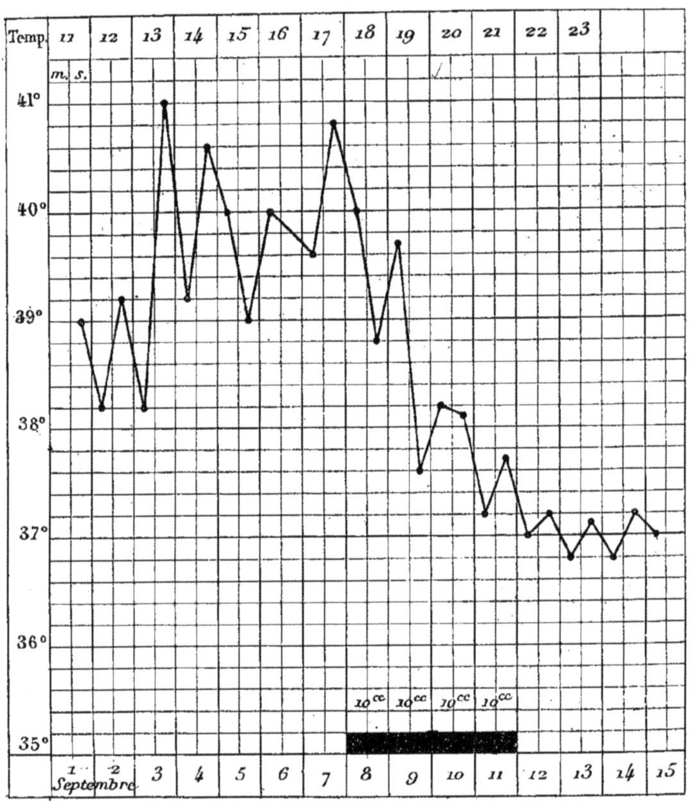

Tracé V. — Fièvre puerpérale.

La deuxième observation de fièvre puerpérale (tracé V) concerne un cas très grave, dans lequel la sérothérapie ne fut entreprise qu'au dix-huitième jour de la maladie, c'est-à-dire singulièrement tard. Du 1er au 7 septembre, la malade avait été soumise au traitement classique. Pendant ce temps, vous voyez quelle est sa température. Le 8 septembre, on supprime le traitement local, on injecte 10 centimètres cubes de sérum ; la même dose est injectée les 9, 10, et 11 septembre; la défervescence se fait progressivement, et le 12 la température revient à la normale.

Je vous ferai remarquer qu'il n'y a eu ni phlegmasia, ni endocardite, ni néphrite, ni aucune des séquelles si communes dans la fièvre puerpérale.

Dans le troisième cas (tracé VI), il s'agit d'une fièvre puerpérale grave, compliquée de blessures étendues. Le périnée est entièrement déchiré et la plaie est recouverte de fausses membranes, qui s'étendent dans le vagin. C'est encore une malade chez laquelle on a hésité avant

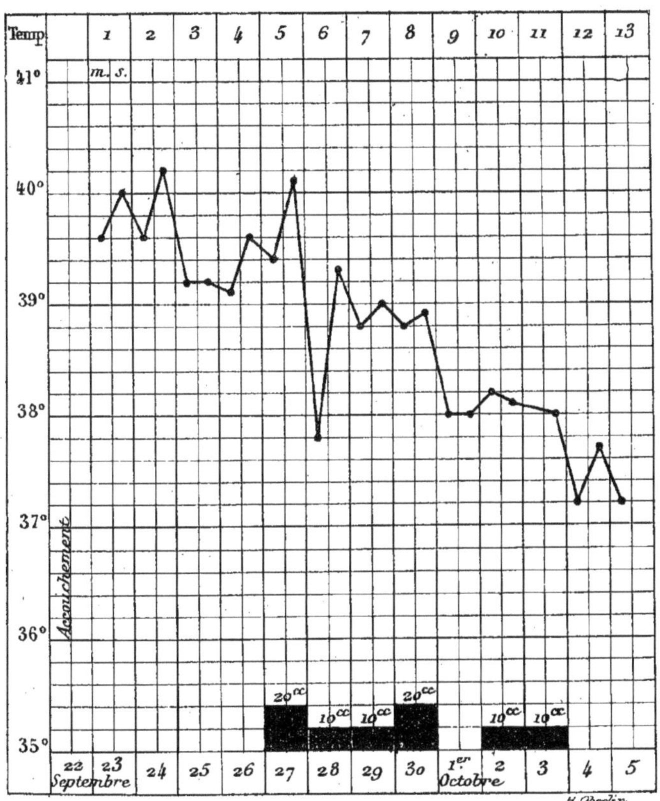

Tracé VI. — Fièvre puerpérale.

de recourir au traitement. On fait appel à la sérothérapie cinq jours après le premier frisson : jusque-là, on avait usé des grandes irrigations utérines iodées, suivant le procédé de Tarnier, et fait des badigeonnages iodés sur la plaie périnéale.

L'accouchement ayant eu lieu le 22 septembre, on fait la première injection de 20 centimètres cubes, le 27 ; les 28 et 29, nouvelles injections de 10 centimètres cubes chacune ; la température ne se décidant pas à descendre, on fait encore deux injections de 10 centimètres cubes, les 1er et 2 octobre. La défervescence se fait progressivement, d'une façon définitive, sans rechute ; l'état général s'améliore, la malade guérit. Je tiens à vous faire remarquer que, pendant la sérothérapie, tout traitement local, toute médication interne ont été systématiquement supprimés : plus d'irrigation, plus de sulfate de quinine ; on s'est contenté de faire de simples badigeonnages iodés sur la plaie périnéale.

Voici une quatrième observation que j'emprunte à mes collègues de Lille, MM. Ausset et Rouzé [1] (tracé VII). Ils furent appelés, le 5 janvier

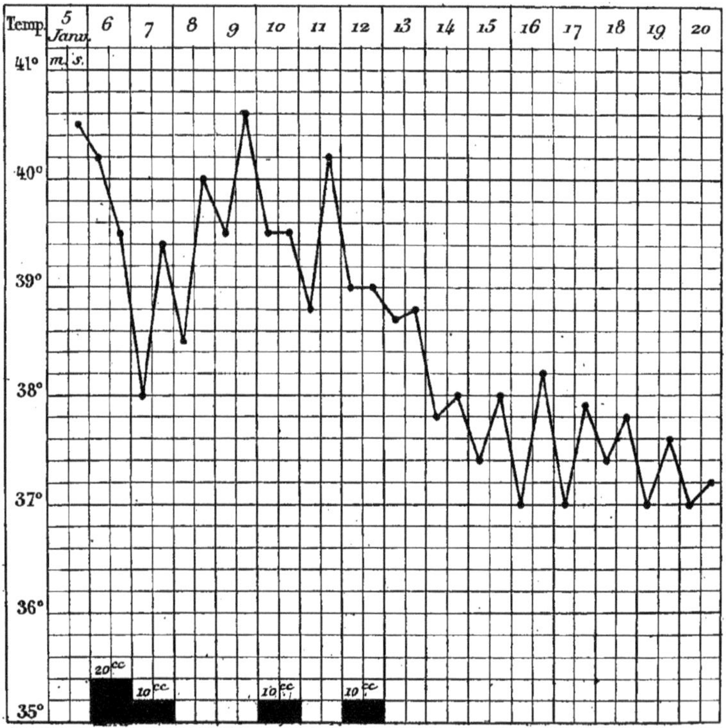

Tracé VII. — Fièvre puerpérale.

dernier, auprès d'une jeune femme de 23 ans, accouchée à terme, qui, huit jours après un accouchement normal, fut prise de frissons avec ballonnement douloureux du ventre. Ils la trouvèrent avec une température de 40° 5, un pouls filiforme à 160 et tous les symptômes d'une grave

1. AUSSET et ROUZÉ. — Un cas très grave de streptococcie puerpérale traité par les injections de sérum de Marmorek. Guérison. *Revue de médecine*, T. XVI, 1896.

infection : lochies fétides, abattement, dyspnée, tuméfaction douloureuse des articulations, diarrhée, phlegmatia alba dolens.

En présence d'un état désespéré, ils firent le 6 janvier une première injection de 20 centimètres cubes de sérum de Marmorek. Les 7, 10 et 12 janvier, ils refirent des injections de 10 centimètres cubes, et ce n'est qu'après la quatrième injection, comme vous l'indique la courbe, que la température commença à descendre, pour revenir définitivement à la normale. Je dois ajouter que, entre autres accidents, la malade présenta pendant ce temps plusieurs volumineux abcès, dans le pus desquels on trouva du streptocoque en culture pure. Après une convalescence un peu longue, la malade a guéri.

Vous voyez, en somme, que les résultats concordent assez bien dans ces quatre observations. Et, sachez-le bien, ces cas n'ont pas été choisis à cause de leur terminaison heureuse, ils appartiennent à la série grave ; on a attendu, en effet, pour recourir au sérum, au lieu de l'employer dès le premier frisson, et l'on a ainsi laissé s'écouler un temps précieux pendant lequel septicémie et toxémie avaient toutes facilités pour augmenter et diffuser.

Je vous ai déjà dit que l'agent de la septicémie puerpérale était l'agent du plus grand nombre des septicémies post-opératoires. Lorsque, chez une femme à qui l'on a fait une laparotomie, une hystérectomie abdominale ou vaginale, éclatent des accidents infectieux, vous pouvez dire, le plus souvent, que vous avez affaire à la streptococcie.

Supposez une femme à qui l'on vient de faire une laparotomie. Malgré une antisepsie rigoureuse en apparence, cette opérée a, le lendemain, un frisson. Sa température monte à 40°, ou tombe au contraire brusquement à 36°, l'hypothermie pouvant, quoique moins fréquemment, être, tout comme l'hyperthermie, fonction de certaines septicémies streptococciques simples ou combinées. En voici un exemple.

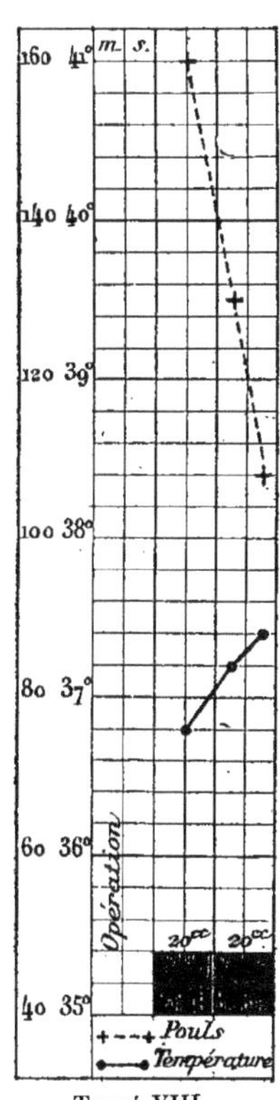

Tracé VIII.
Hystérectomie vaginale. Infection post-opératoire avec hypothermie. (Pozzi).

Il s'agit d'une malade à qui mon collègue Pozzi a fait une hystérectomie vaginale (tracé VIII). Le jour de l'opération, la malade se trouve très bien ; le lendemain, sa température est au-dessous de 36° 8, le pouls atteint 160. En même temps que cette contradiction entre le pouls et la température, on constate un certain degré de collapsus; le faciès est péritonéal.

On fait alors appel à Marmorek, qui, le jour même, injecte 12 centimètres cubes. Le lendemain, la température est remontée à 37° 2, le pouls est à 124. On fait une seconde injection, à la suite de laquelle la température atteint 37° 4, le pouls tombe à 112, puis à 78. La température reste dès lors normale et la malade guérit.

Cette observation est d'autant plus intéressante que la mèche, retirée de la plaie abdominale au deuxième jour, a donné, par ensemencement, une culture pure de streptocoque.

Tableau symptomatique de la septicémie post-opératoire, réaction thermique et générale du sérum spécifique, ensemencement des secreta, tout concorde à donner à ce cas de thérapeutique un caractère de rigueur scientifique qui s'impose.

Dans ce même ordre d'idées, je tiens à vous citer un fait démonstratif de guérison par la sérothérapie, regardé comme tel par mon ami Reverdin, l'éminent professeur de clinique chirurgicale de Genève.

Il y a quelques semaines, il pratiquait chez une femme de 39 ans, pour un fibrome utérin, une hystérectomie abdominale totale : l'opération avait bien marché et tout permettait d'espérer un résultat heureux. Mais, sans qu'on pût en avoir l'explication, la malade, contrairement aux prévisions, tomba rapidement dans un état tellement grave, que le chirurgien la considéra comme perdue. C'est alors qu'il eut l'idée de recourir à l'antistreptococcine : en l'espace de 7 jours, il fit à sa malade quatre injections de sérum de Marmorek de 10 grammes chacune, et, dès le lendemain de la deuxième, les phénomènes graves s'amendaient, la suppuration diminuait, l'état général était transformé et deux phlébites, commençant au niveau des jambes, avortaient.

J'ajouterai, pour donner à cette observation toute sa valeur, que, le jour même où fut pratiquée la première injection de sérum, l'examen du pus provenant de la plaie donnait du streptocoque pur.

Il y a de cela quelques semaines ; la malade ne se ressent de rien et Reverdin me déclare que, sans le sérum, cette femme succombait.

Messieurs, vous venez de voir quels ont été les résultats obtenus par la sérothérapie antistreptococcique, dans le traitement de certains cas de septicémie puerpérale et post-opératoire. Vous savez que, pour être moins fréquente que la septicémie des grandes opérations abdominales, la septicémie consécutive à une piqûre anatomique ou à une plaie infectée quelconque, n'en est pas moins très grave. Elle aussi est, le plus souvent, fonction de streptocoque, et, comme telle, est justiciable du traitement par le sérum antistreptococcique. Je voudrais, à ce propos, vous communiquer un cas très instructif de septicémie chez un enfant (tracé IX).

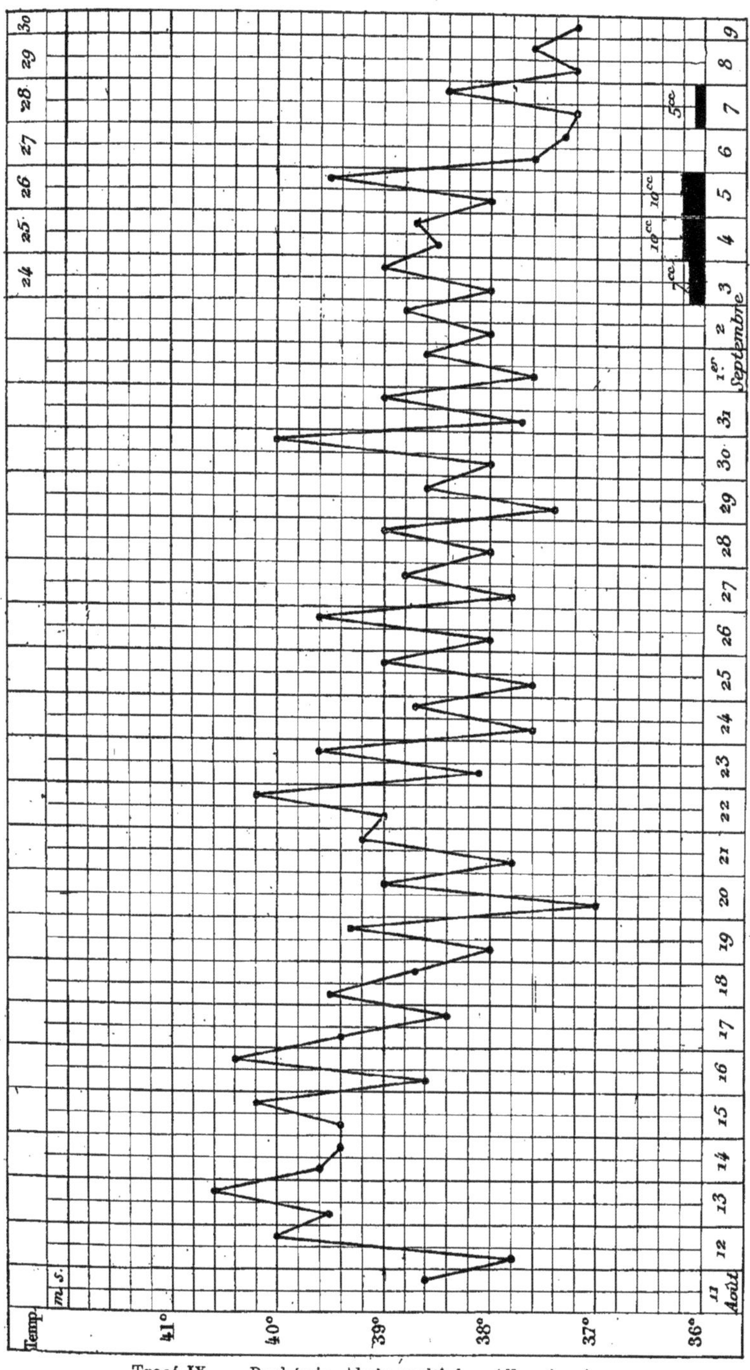

Tracé IX. — Pyohémie. Abcès multiples. Albuminurie.

Cet enfant, âgé de 8 ans, en proie à une infection pyohémique, était porteur d'abcès multiples. Malgré l'ouverture de ces abcès, l'état général s'aggrave : la courbe thermique présente de grandes oscillations qui atteignent le soir 40°6, pour redescendre le matin à 38°4 ou 37°. A son entrée à l'hôpital, l'enfant offre les symptômes d'une infection pyohémique, avec fièvre intermittente symptomatique, albuminurie abondante, état général extrêmement grave. Le 13 septembre, c'est-à-dire au vingt-quatrième jour de la maladie, on fit une injection de 7 centimètres cubes de sérum de Marmorek. Le lendemain, la température continuant à monter, on injecta 10 centimètres cubes ; le troisième jour, nouvelle injection de 10 centimètres cubes; le cinquième jour, de 5 centimètres cubes. L'hyperthermie persista comme l'indique le tracé : trois ou quatre abcès durent être ouverts. Ce n'est que le 20 septembre, après une dernière injection, que la fièvre s'arrêta, que les abcès cessèrent de se reproduire. L'enfant quitta l'hôpital, guéri de sa pyohémie, sans que l'albuminurie eût augmenté.

Dans le même ordre d'idées, Coleman et Wakeling[1] rapportent l'observation d'un médecin, qui, après avoir soigné, vers la fin du mois de juin, une femme atteinte de septicémie puerpérale, commença à présenter des phénomènes d'intoxication avec dyspepsie, vomissements, ictère, hoquet, fièvre, frissons répétés, crampes, alternatives de délire et d'adynamie. Le 13 juillet, on constata en outre l'existence de râles crépitants, sonores, à la base du poumon droit. Les symptômes allèrent en s'aggravant : l'hyperthermie persistant avec 110 pulsations et 50 inspirations ; un pouls faible et intermittent; état comateux. On porta le diagnostic de septicémie.

Le 16 juillet, on fit une première injection de 20 centimètres cubes de sérum antistreptococcique de Burrough et Welcome. Immédiatement après, le pouls remonta et se ralentit. Le 17, on fit une nouvelle injection de 10 centimètres cubes à 1 heure du matin, et on répéta les injections à la même dose toutes les 4 heures.

Après de nombreuses alternatives d'amélioration et d'aggravation, après avoir reçu une quantité considérable de sérum (quantité que les auteurs ont oublié de signaler dans leur observation), le malade finit par guérir.

Il est à remarquer que, deux jours après le commencement de la sérothérapie, l'examen bactérioscopique du sang confirma le diagnostic.

1. Coleman et Wakeling. — A case of acute septicæmia treated by antistreptococcus serum recovery. *Brit. med. Journal,* 1896. 12 Septembre.

En outre, le traitement par le sérum fut commencé trois jours après l'apparition des phénomènes les plus graves, alors que l'état du malade laissait peu d'espoir.

Immédiatement après les injections, l'état du malade s'améliora ; il empira au contraire chaque fois que, pour une raison ou une autre, on suspendit les injections de sérum. Il semble donc bien que la guérison du malade doive être imputée au sérum antistreptococcique seul.

Malgré les doses considérables injectées, on n'a observé aucun accident.

Avant d'aller plus loin, je veux, à propos des observations que je viens de vous citer, attirer votre attention sur un fait qui a une grande importance pour Marmorek dans l'application de sa méthode.

Lorsque, dit-il, on s'adresse à la sérothérapie, dans un cas de septicémie puerpérale par exemple, on doit supprimer tout autre traitement, non pas qu'on veuille donner plus d'éclat à la méthode thérapeutique nouvelle, mais parce qu'elle est plus à l'aise pour faire les frais de la lutte contre la maladie. Marmorek ne fait en cela, à tort ou à raison, que recommander la même technique que celle que nous indiquait Roux, vous vous en souvenez, quand il a intronisé la sérothérapie antidiphtéritique.

Vous savez, Messieurs, que Roux proscrit toute médication antidiphtéritique associée au sérum ; vous savez surtout qu'il proscrit toute pratique ayant pour but, par attouchements, de détacher les fausses membranes, de traumatiser la muqueuse sous-jacente ; vous n'ignorez pas surtout que sa pratique repose sur la très longue expérience qu'il a acquise à l'Hôpital des Enfants-malades.

Etant donné l'idée que nous nous faisons de la diphtérie, maladie infectieuse locale déterminant une intoxication générale, le microbe restant exclusivement au niveau de la fausse membrane et n'agissant sur l'organisme que par l'intermédiaire de ses toxines, il était logique que nous fissions tous nos efforts pour débarrasser la gorge de ses fausses membranes, laboratoires de toxines ; voilà pourquoi nous nous efforcions à tout prix de détacher les fausses membranes au fur et à mesure qu'elles se reproduisaient, voilà pourquoi nous traitions, en manière de curettage, les angines diphtéritiques par les badigeonnages, les topiques, etc... Or, avec le sérum, les fausses membranes se détachent toutes seules et ne se reproduisent pas : l'intervention n'a plus de raison d'être, d'autant qu'en écouvillonnant la gorge, nous traumatisons forcément la muqueuse, tissu riche en vaisseaux lymphatiques et sanguins, nous ouvrons la voie à la culture et surtout aux toxines. D'ailleurs, le bien fondé de la manière de penser et de faire de Roux a été vérifié par la clinique; c'est ainsi qu'on a traité séparément certains malades par le sérum seul, d'autres par le sérum joint au traitement local des fausses membranes, et, comme le faisait supposer la théorie que je viens de vous exposer, les malades traités par le sérum seul ont guéri plus rapidement que les autres.

Je crois que c'est une exagération de vouloir raisonner et agir en matière de streptococcie utérine, comme en matière de diphtérie pharyngée, et que le *noli me tangere*, irrigations exceptées, imposé aujourd'hui presque unanimement quant au traitement local de la diphtérie, équivaudrait à une faute en matière de streptococcie puerpérale.

Vous devez vous rappeler que, dans les observations que je vous ai mises sous les yeux, la méthode de Marmorek prétendait faire seule les frais de la thérapeutique, puisque son auteur demandait que injections intra-utérines, antiseptiques, antithermiques, curettage, écouvillonnage, médications générales antiseptiques et antithermiques, tout fut, de propos délibéré, laissé de côté. J'ai tenu à vous exposer les faits sans, sur ce point particulier, partager la manière de voir et de faire de Marmorek dont je déclare n'accepter aucunement le radicalisme.

Je crois que la meilleure pratique aujourd'hui, pour traiter la septicémie streptococcique puerpérale, est de recourir de suite à la sérothérapie antistreptococcique et de traiter la septicémie locale topiquement, en faisant lentement de longues irrigations intra-utérines avec la sonde à double courant.

De même que le chirurgien laparotomiste traite antiseptiquement la plaie abdominale qui a été la porte d'entrée d'une septicémie post-opératoire, de même le médecin qui soigne une septicémie puerpérale, tout en s'adressant au traitement spécifique de cette septicémie, doit traiter directement la plaie utérine.

Ces réserves faites, il n'en est pas moins vrai qu'il y a plus d'un enseignement à prendre dans la manière de voir et de vouloir faire de Marmorek.

S'il n'est pas contestable que l'intérêt de la malade veuille que la plaie utérine devienne aseptique, il est certain que beaucoup des procédés mis en œuvre pour obtenir cette asepsie, comportent plusieurs inconvénients et dangers.

En effet, par le curettage ne risque-t-on pas de traumatiser la cavité utérine, d'ouvrir les voies lymphatiques et sanguines, de faciliter la pénétration de l'agent morbide, de faire en quelque sorte de la streptococcie et de la toxémie expérimentales par inoculations directes secondaires ?

N'avons-nous pas tous le souvenir de septicémies puerpérales visiblement aggravées par des interventions intra-utérines, sans parler de frissons formidables, d'accès d'angoisse, d'accès de dyspnée, d'orthopnée, parfois même de véritables attaques d'apoplexie pulmonaire, survenant immédiatement après une injection ou un curettage, des thromboses étant devenues embolies !

Sans aller jusqu'à ces accidents, on conçoit que le traumatisme nouveau de la muqueuse utérine ne soit pas toujours indifférent à la pathogénie d'une septicémie péritonéale venant compliquer l'infection utérine, la streptococcie gagnant de proche en proche, grâce à la propagation de l'infection par la muqueuse ou les vaisseaux.

C'est le cas, Messieurs, de vous souvenir des résultats différents que je vous ai dit être obtenus en médecine expérimentale, suivant qu'on fait une inoculation streptococcique dans le tissu cellulaire souscutané ou dans le système veineux.

Il y a vraisemblablement, en partie, dans ces deux voies d'accès de l'infection, l'explication de la variété symptomatologique et de l'évolution de la fièvre puerpérale chez les malades que vous aurez à soigner. Vous retrouverez dans chacun des cas particuliers l'application de ces faits de pathologie générale, laquelle veut que l'infection ne soit pas cliniquement identique à elle-même, suivant qu'elle s'est faite par le tissu cellulaire ou par les vaisseaux.

Ce sont ces considérations de pathologie générale qui inspirent la pratique de Marmorek, quand il va jusqu'à nous dire : « laissez-moi faire ; n'intervenez pas, ne risquez pas de transformer par les irrigations ou le curettage une infection vaginale ou cervicale en une infection cavitaire ou même péritonéale. Ne traumatisez pas l'utérus ; faites seulement, si vous y tenez, des badigeonnages de teinture d'iode sur le périnée, la vulve, en cas de déchirures, d'eschares, etc. ».

Nous touchons là, Messieurs, à une grave question sur laquelle se débattent en ce moment chirurgiens et accoucheurs. Même ceux des accoucheurs qui reconnaîtraient les avantages de l'antistreptococcine tiennent à lui adjoindre le traitement local, la plaie utérine infectée devant être, d'après eux, traitée comme une plaie tégumentaire quelconque, et par conséquent nettoyée, détergée, curetée. C'est là une question que je n'ai pas la prétention de résoudre ; pourtant, me basant sur une pratique personnelle (depuis plus de 10 ans je n'ai pas cessé d'avoir à traiter à l'hôpital des femmes atteintes de septicémie puerpérale), je me range dans le camp des opportunistes, préoccupés, comme je vous le disais tout à l'heure, de faire l'asepsie utérine sans traumatisme utérin, et d'empêcher que l'infection utérine ne devienne une infection péritonéale, ou, pis encore, une septicémie généralisée.

Je crois, pour ma part, qu'il faut savoir respecter les thromboses qui forment dans la paroi utérine comme autant d'obstacles à la marche de l'infection, et qui, de plus, malmenées par des manœuvres intra-utérines, pourraient devenir des embolus.

Ces réserves faites, mon sentiment très net est que nul n'a le droit, pour la septicémie puerpérale, de partager l'exclusivisme de Marmorek. Demain, comme hier, je continuerai, tout en faisant d'emblée la sérothérapie, de recourir, avec calme, douceur, aux médications commandées par l'état utérin et l'état général, sans sacrifier surtout les longues irrigations utérines.

Et puis, quand bien même le sérum de Marmorek aurait fourni — ce qui n'est malheureusement pas encore — des preuves suffisantes d'efficacité constante, son emploi curatif ne saurait prévaloir contre les résultats si remarquables obtenus par mon collègue Pinard qui, avant la sérothérapie, avait trouvé moyen de réduire dans son service, pour l'année 1894, la mortalité par le septicémie puerpérale à 0,18 0/0.

Avec de pareils chiffres, sa pratique doit être proposée en exemple, et les partisans les plus convaincus de la sérothérapie auraient vraiment mauvaise grâce et risqueraient de travailler à discréditer le sérum, en demandant qu'on ne lui prêtât pas le concours d'une méthode thérapeutique (injections intra-utérines, curettage, irrigation continue avant et après le curettage) qui ne saurait affaiblir son action et qui pourrait pallier l'intercurrence d'autres éléments pathogènes, tels que le staphylocoque et le coli-bacille, avec lesquels vous aurez à compter plus souvent que vous ne pensez, et sur lesquels, il n'est pas besoin de vous le dire, le sérum antistreptococcique est sans action. Il ne faudrait pas, sous prétexte que l'élément pathogène vrai de la fièvre puerpérale est le streptocoque, croire que les choses soient dans la septicémie puerpérale aussi simples que les voudrait la sérothérapie antistreptococcique; il ne faut pas oublier, sous peine de cruels mécomptes, sous peine de faire naître une formidable réaction dans laquelle on oublierait, par exemple, que sur 7 cas de septicémie à streptocoques purs, Marmorek n'a eu aucun décès ; il ne faut pas oublier, dis-je, les enseignements de la clinique et ne pas se montrer plus intransigeants dans la sérothérapie antistreptococcique que dans la sérothérapie antidiphtéritique.

---

1. A. Pinard et V. Wallich. — Traitement de l'infection puerpérale, 1896.

Je vous ai déjà dit, et je vous le redirai à propos de la dipthérie : tout en faisant de la sérothérapie appropriée au diagnostic bactérioscopique, ne soyons, en thérapeutique, ni absolus ni exclusifs, attendu qu'il suffit d'une association microbienne pour faire que les résultats thérapeutiques ne répondent plus ou répondent très incomplètement aux prémisses diagnostiques en apparence les mieux assises.

Toutes les considérations cliniques que je viens d'exposer n'étaient pas de trop pour vous faire comprendre et la complexité de la sérothérapie de l'infection puerpérale et la très grande inégalité des résultats obtenus par la méthode nouvelle dans le traitement des accidents puerpéraux.

Songez que, si le problème de la thérapeutique spécifique appliquée à la streptococcie cutanée, pharyngée, broncho-pulmonaire, est relativement simple, bien autrement complexe est la sérothérapie antistreptococcique génitale, qui n'a plus seulement à compter avec l'évolution de la maladie sur des provinces aussi circonscrites que la peau, le pharynx, le poumon; songez que le streptocoque évolutionne sur un territoire qui commence à la vulve, et qui, au travers du vagin, de la cavité utérine, des parois utérines, des ligaments larges, du péritoine, comme au travers d'autant d'étapes, peut déterminer une infection générale, avec autant de foyers streptococciques (évoluant chacun personnellement), que la maladie, dans sa marche envahissante, a compté de relais.

Dans la plupart des cas d'érysipèle, d'angine, de broncho-pneumonie streptococciques, la sérothérapie s'applique, comme thérapeutique spécifique, à une maladie spécifique limitée, pour un temps au moins, à une surface de peu d'étendue, et l'on comprend combien, relativement, elle a beau jeu pour arrêter l'infection dans ses cantonnements, dans la peau, dans la gorge, dans le poumon !

Vous en savez assez long sur l'anatomie pathologique de l'infection puerpérale pour que vous compreniez la distance énorme qui sépare, au point de vue des résultats à obtenir, la thérapeutique spécifique agissant sur une puerpérale, aussitôt après le frisson initial, et la thérapeutique spécifique agissant sur une femme en proie, depuis quelques jours déjà, aux accidents de la péritonite puerpérale.

Si vous voulez bien réfléchir à ce que, dans ces conditions, la médecine demande à la thérapeutique spécifique, vous serez moins enclins à douter du sérum antistreptococcique, sous prétexte qu'appliquée à des cas comme ces derniers, cette thérapeutique a fait moins merveille que dans les cas d'érysipèles, d'angines ou de broncho-pneumonies à streptocoques, ou dans les cas d'infection puerpérale traitée dès le début, alors que la streptococcie paraissait encore localisée à la cavité utérine.

Avant de pouvoir juger la réelle valeur de la sérothérapie antistreptococcique appliquée à l'infection puerpérale, il faudra que nous disposions d'un très grand nombre d'observations comparables les unes aux autres, tant dans le moment d'intervention de la sérothérapie, que dans la forme de septicémie contre laquelle la sérothérapie a été mise en œuvre. Sans vouloir faire de comparaisons, est-ce que nous n'avons pas vu des angines diphtéritiques ne marcher franchement vers la guérison qu'à la deuxième ou à la troisième injection de sérum Behring-Roux? Eh bien ! demain, quand je vous parlerai de la streptococcie angineuse, je vous montrerai, sur les courbes de température, que, dans certains cas, les fausses membranes n'ont disparu et que la fièvre n'est tombée, qu'en accumulant les doses de sérum antistreptococcique. Il peut très bien se faire, que certaines formes graves de septicémie puerpérale n'aient pas été enrayées, par ce seul fait que les injections de sérum n'ont été ni assez intensives, ni assez répétées.

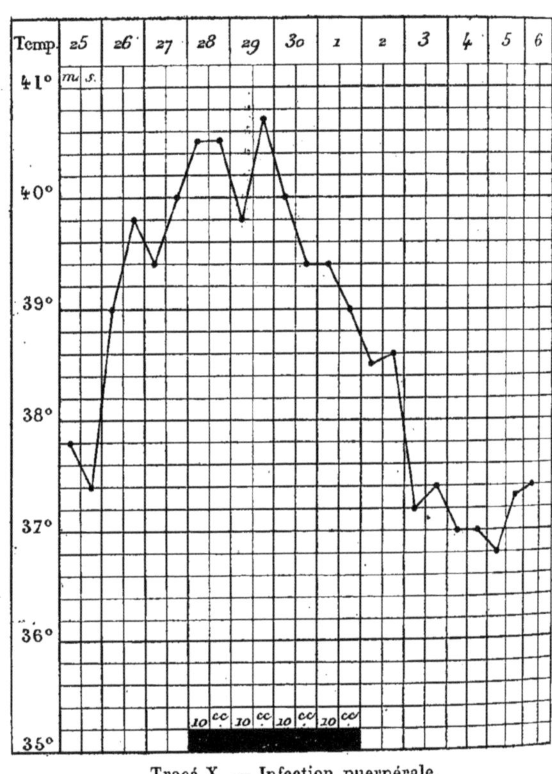

Tracé X. — Infection puerpérale.

Ce n'est pas seulement en matière de traitement de diphtérie que les médecins se sont effrayés des injections de sérum; cela est si vrai, que, contre toute vraisemblance (pour qui saura de sang-froid analyser les faits), certains cas de mort au cours de la septicémie puerpérale ont pu par des médecins être imputés à l'intoxication par l'antistreptococcine elle-même.

Dans cette catégorie de cas me paraît rentrer l'observation suggestive publiée par mon collègue Gaulard[1], de Lille, d'une femme de 36

1. Gaulard. — La sérothérapie dans la fièvre puerpérale. *Presse Médicale*, 1895. 30 Novembre.

ans, rachitique, multipare, chez laquelle on dut, pour une quatrième grossesse, faire une basiotripsie ; la délivrance s'était produite normalement, avec une perte de sang insignifiante (tracé X).

Le 27 Septembre au soir, c'est-à-dire trois jours après l'accouchement, la température monta à 40° ; on fit un écouvillonnage et une irrigation intra-utérine. L'ensemencement des lochies ayant démontré la présence du streptocoque, Gaulard fit, le 28 Septembre, une première injection de 10 centimètres cubes de sérum de Marmorek. Les injections de sérum furent répétées à la même dose les 29 et 30 Septembre, ainsi que le 1er Octobre. Ce n'est qu'après la quatrième injection que la température sembla vouloir baisser, sans cependant que le pouls descendît au-dessous de 120 à 125 pulsations.

En même temps que l'abaissement thermique, on constatait une amélioration de l'état général suffisante pour faire espérer la guérison, quand la malade fut prise de vomissements incoërcibles et de météorisme, et mourut sans nouvelle ascension de la température, après être restée pendant cinq jours dans un état semi-comateux. L'autopsie ne put pas malheureusement être pratiquée ; je dis malheureusement, parce que certaines de ses révélations auraient peut-être expliqué la mort, auraient peut-être mis Gaulard en mesure de tirer d'autres conclusions que celles qu'il nous donne.

Est-ce que, à la lecture de cette observation, quiconque d'entre nous, ignorant qu'on a fait de la sérothérapie, songerait à chercher, pour expliquer la mort, l'appoint d'une toxémie extrinsèque ? La seule conclusion logique qui m'apparaisse, dans l'espèce, c'est que la malade a succombé *quoique* et non *parce que* injectée. Gaulard fait suivre cette communication des réflexions suivantes.

« Cette observation s'est terminée par la mort. Sous l'influence des injections antistreptococciques, la température a suivi une marche singulière : je n'ai pas encore vu de puerpérale mourir ainsi en pleine défervescence.

Pourquoi notre malade a-t-elle été prise de vomissements incoercibles ? Il est à remarquer que ces vomissements n'ont commencé qu'après les injections de sérum. Faut-il en accuser ces dernières ? Je le crois, et crains bien avoir péché par excès de zèle, car nous n'avons constaté aucun symptôme de péritonite ou de suppuration quelconque. Quelle dose de sérum faut-il donc employer et ne pas dépasser ? Il y a là une technique à établir pour les praticiens ; c'est une affaire d'observation et d'expérience ».

Sans vouloir rentrer dans la discussion de cette observation, peut-être trouverez-vous avec moi, que Gaulard va trop loin quand il déclare

« n'avoir constaté aucun symptôme de péritonite ou de suppuration ». Comment interpréter alors les vomissements, et qui d'entre nous, à l'autopsie de puerpérales, n'a trouvé souvent dans les ligaments larges ou ailleurs de véritables infiltrations purulentes qui ne s'étaient pas spécialement dénoncées ?

Dans le même article, Gaulard cite pourtant un cas de septicémie puerpérale traitée et guérie par le sérum. Il s'agit d'une femme jeune, chez laquelle la mise au monde d'un fœtus mort ayant amené une déchirure complète du périnée, est suivie bientôt de phénomènes d'infection puerpérale. La température reste pendant trois jours à 40°, le pouls est à 140°. On pratique le curettage et la périnéorraphie : le lendemain, le thermomètre marque 39°3 le matin, 39°7 le soir. L'amélioration ne persiste pas, la température remonte à 40°. On fait alors une première injection de 10 centimètres cubes de sérum de Marmorek. Le jour suivant, la température est de 39°3 le matin, de 39°7 l'après-midi. On fait une seconde injection de 10 centimètres cubes : la température tombe rapidement et la malade guérit.

Ces deux observations sont intéressantes ; je ne retiendrai cependant que la première, car elle est très instructive et me fournit l'occasion de vous rassurer au moins sur l'innocuité, *quoad vitam*, du sérum antistreptococcique : il m'est arrivé à moi personnellement d'injecter en 48 heures la dose employée par Gaulard en quatre jours chez sa malade.

Dans cet ordre d'idées, je puis vous citer un fait des plus instructifs. Roger, traitant une septicémie des plus graves, fit à une jeune femme de 28 ans, dans l'espace de six jours, des injections de son sérum, dont le total monta à 300 centimètres cubes. En dépit de la gravité du pronostic, la malade a guéri, et, six mois après avoir reçu 300 centimètres cubes, elle ne présentait aucun trouble ni du côté du cœur, ni du côté des reins. Or, mon collègue Gaulard a injecté 40 centimètres cubes seulement de sérum de Marmorek, et en quatre fois.

Les échecs du sérum de Marmorek — il faut, dans l'intérêt même de la méthode, savoir reconnaître qu'il paraît y en avoir eu de nombreux — peuvent s'expliquer par une série de raisons, les unes d'ordre pratique, les autres d'ordre doctrinal.

La sérothérapie peut avoir été pratiquée (ceci est vrai pour la très grande catégorie des faits, trop de médecins ayant *in extremis* recouru à la sérothérapie) trop tard, alors que son pouvoir microbicide et antitoxique n'avait plus de prise.

La sérothérapie peut avoir été employée à dose insuffisante, et ce que nous savons de la sérothérapie appliquée aux angines, expliquerait que la streptococcie ait pu traîner au lieu d'être coupée court, ainsi que les choses se passent en matière de diphtérie, quand les médecins ne savent ou n'osent pas s'attaquer d'emblée, par des doses de 20 centimètres cubes, à une diphtérie commençante.

La sérothérapie peut avoir été dirigée contre une streptococcie qui, pour évidente qu'elle fût, cliniquement et bactérioscopiquement parlant, pouvait très bien être mêlée à une ou plusieurs autres infections, au staphylocoque et au coli-bacille, avec lesquels il nous faut compter peut-être, dans la fièvre puerpérale, plus que nous ne comptons, dans l'angine diphtéritique, avec le coccus de Brisou et le staphylocoque. Il appartient justement à la clinique de bien spécifier dans les moindres détails les cas de fièvre puerpérale dans lesquels la sérothérapie aura réussi, puisque celle-ci reconnaît être inefficace contre le staphylocoque et le coli-bacille: faute de s'entendre, on risquerait fort de perdre le bénéfice de la sérothérapie dans ceux des cas où elle est formellement indiquée.

Le sérum de Marmorek, préparé par le procédé des cultures *hypervirulentisées* injectées aux chevaux telles quelles, peut avoir une certaine inconstance d'efficacité qualitative et quantitative. Est-ce que nous ne nous rappelons pas les résultats inégaux obtenus par Marmorek, au début de ses recherches, alors que son sérum, préparé toujours de la même manière, lui donnait inégalité de force et partant de résultats ?

Le sérum préparé avec *un* streptocoque peut faire merveille contre ce streptocoque et faire moins bien contre d'*autres* streptocoques. Il faut, en effet, nous souvenir qu'il paraît, en dépit d'une morphologie absolument identique, y avoir, comme spécificité virulente, de grandes différences entre les divers streptocoques.

Il y a aujourd'hui entre tous les microbiologistes et les expérimentateurs unanimité pour déclarer que, si le streptocoque — à n'en juger que par sa morphologie — représente une *espèce*, il paraît constituer plusieurs races dont les individualités décèleront leur personnalité, soit par des réactions biologiques différentes (septicémiques, toxiques, phlogogènes, pyogènes), soit par des réactions thérapeutiques. Cela étant, nous n'avons pas à nous étonner si le sérum, préparé avec un streptocoque A par exemple, ne mord point sur une streptococcie, fonction d'un streptocoque B.

Ce n'est pas seulement la médecine humaine qui nous a appris à compter avec la variabilité du streptocoque qui, à égalité d'aspect, peut revêtir diversité de virulence; pareille différenciation nous a été révélée par la médecine vétérinaire.

Nocard et Lignières [1] ont fait une constatation très intéressante, à savoir que le streptocoque étant l'agent de l'anasarque, de la gourme et de la pneumonie du cheval, il doit forcément s'agir de trois variétés de streptocoques très différentes biologiquement, puisque le sérum de Marmorek, dont l'action sur le streptocoque de l'anasarque est très efficace, n'agit que très peu sur le streptocoque de la pneumonie équine et pas du tout sur celui de la gourme.

Il semble devoir en être souvent de même dans la pathologie humaine : Méry[2] n'a-t-il pas retiré du sang d'un enfant atteint de scarlatine, un streptocoque complètement réfractaire au sérum de Marmorek?

On pourrait, semble-t-il, expliquer de la même façon les abcès à streptocoques, qui se produisent quelquefois au point d'inoculation du sérum ?

Ces faits, qui tendraient à détruire la théorie de l'unicité du streptocoque humain, n'infirment cependant en rien la valeur du sérum de Marmorek pour le plus grand nombre des streptocoques de l'homme.

D'autre part, en supposant que vous vous serviez dix fois de suite de sérum pris à la même source, il peut arriver qu'après neuf injections inoffensives, la dixième donne lieu à de l'hyperthermie, à de l'urticaire, à une poussée articulaire ou périarticulaire, comme cela a été observé partout où l'on s'est servi de sérum d'équidés. C'est que le même cheval, saigné à deux reprises différentes, pourra donner en Mai un sérum absolument inoffensif, en Novembre un sérum qui pourra déterminer les accidents que vous savez.

Il importe au plus haut degré, à l'heure où on nous apporte un médicament nouveau, de pouvoir établir scientifiquement, cliniquement, si ces sérums, à côté de leur action nettement curative, ne peuvent pas dans quelques cas présenter un certain degré de nocivité.

Je puis vous assurer, d'après ce que l'on a observé expérimentalement *in anima vili*, comme d'après ce que l'on a vu en clinique médicale, chirurgicale ou obstétricale, qu'aucun des accidents graves notés, à plus forte raison la mort, ne paraît devoir être imputé au sérum antistreptococcique ; je laisse de côté, bien entendu, la question des exanthèmes communs à la presque totalité des sérums animaux employés ; je laisse de côté également la question des abcès, quoique, pour ma part, je n'en aie point observé dans les injections nombreuses faites par moi soit en ville, soit à l'hôpital. Pour ce qui est du côté expérimental, je tiens à vous

1. Nocard et Lignières. — *Recueil de médecine vétérinaire*, 1896.

2. Méry. — Sur une variété de streptocoque réfractaire à l'action du sérum de Marmorek. *Société de biologie*, 1896.

montrer ce lapin de 2 kil. 250, auquel on a injecté en une fois, il y a quelques jours, 30 centimètres cubes de sérum de Marmorek, soit le 1/75e de son poids. Comparez cette dose avec celle de 40 centimètres cubes que la malade du Dr Gaulard reçut en 4 jours. En admettant que cette femme pesât 60 kilos, la dose de sérum qu'on lui a injectée représentait donc le 1/1 500e de son poids. Ce lapin a en une seule fois reçu vingt fois plus de sérum que la malade en question, et vous pouvez constater qu'il ne s'en porte pas plus mal.

Il ne faut donc pas dire, comme dans l'observation que je vous citais plus haut, que 40 centimètres cubes de sérum ont déterminé la mort. D'abord l'autopsie n'a pu être pratiquée : en outre, peut-être a-t-on eu tort de se laisser influencer par les accidents et de ne pas continuer les injections ? Il y a, en effet, dans l'observation un petit détail auquel j'attache une grande importance: le pouls oscillait entre 124 et 140, ce qui prouve que, malgré l'amélioration, la maladie n'était pas éteinte. Et comme, d'autre part, les urines n'étaient modifiées ni quantitativement ni qualitativement — c'est un détail manquant à l'observation, sur lequel je me suis directement renseigné auprès de Gaulard — à la place de mon confrère, j'aurais continué les injections de sérum. Je crois donc que cette femme — hypothèse pour hypothèse, la mienne est aussi permise et moins invraisemblable que celle faite à l'encontre du sérum — est morte de sa septicémie, non pas de la septicémie aiguë qu'elle présentait au début, mais d'une septicémie atténuée sous l'influence d'un traitement suffisant pour la diminuer, insuffisant pour la guérir ?

D'autre part, nous avons vu dans les hôpitaux, et vous avez pu voir dans ma crèche, des enfants en bas âge, atteints d'angine ou de broncho-pneumonie à streptocoques, auxquels on a injecté, en vingt-quatre ou quarante-huit heures, 25 à 30 centimètres cubes de sérum Marmorek, sans déterminer aucun accident.

Jusqu'à plus ample informé, nous ne croyons pas, les exanthèmes et les abcès mis à part, à la nocivité du sérum : c'est là un point important à fixer au préalable, parce que, appelés demain à soigner des sujets atteints de streptococcie, vous pourriez, au souvenir des accidents qu'on a signalés, hésiter à employer le sérum et perdre ainsi un temps précieux.

Je comprendrais, à la rigueur, qu'en présence d'un érysipèle ou même d'une angine, vous négligiez de recourir au sérum ; mais, quand il s'agit d'une infection grave comme la septicémie puerpérale, il n'en est plus de même, et vous n'avez pas le droit de refuser à votre malade une médication qui a des chances de la sauver, du moment qu'elle n'est pas nocive et que vous ne pouvez compter ferme sur toutes les autres médications.

Il se produit aujourd'hui et il va se produire, pour le sérum antistreptococcique, des accusations comme il s'en est produit en 1895 pour le sérum de Behring-Roux. Vous vous rappelez le bruit qui s'est fait autour de l'observation d'un enfant atteint de diphtérie, traité par le sérum et mort malgré le traitement. Ce fait en lui-même n'avait rien d'extraordinaire, car personne n'a jamais prétendu qu'on ne mourrait plus jamais de la diphtérie. Mais le titre même, ainsi que les conclusions, de cette observation retentissante (sur laquelle je reviendrai longuement en vous parlant de la sérothérapie antidiphtéritique) semblaient imputer au sérum la mort de l'enfant. Cela a suffi pour jeter un moment le discrédit sur le sérum de Behring-Roux et tenir pendant quelques semaines malheureusement la médication antidiphtéritique en échec.

C'est là ce qui se produit à l'heure actuelle pour le sérum antistreptococcique. L'observation du Dr Gaulard et d'autres qui prouveront surtout l'insuffisance de la médication, sont susceptibles de donner naissance à une polémique, tout au moins à une suspicion, du même genre. En voici la preuve.

Il y a quelques jours à peine, j'ai été appelé auprès d'une jeune femme primipare chez laquelle, au troisième jour de l'accouchement, s'était déclarée la fièvre puerpérale. Immédiatement on chercha à s'opposer à la septicémie par un curettage, de grandes injections intra-utérines répétées : on fit appel à Marmorek qui injecta dix grammes de son sérum : en dépit de tout l'infection puerpérale suivait son cours. En présence de la gravité des faits, je demandai qu'on eût de nouveau recours au sérum antistreptococcique. Le mari de cette malade, mis par les journaux au courant des cas dans lesquels on accusait nettement la sérothérapie de faire autant de mal que de bien aux malades, me demanda si, en mon âme et conscience, j'étais sûr que cette médication nouvelle ne fût pas susceptible d'aggraver l'état de sa femme. Fort de ce que j'avais observé antérieurement, préoccupé de la situation lamentable de la malade en proie à une septicémie généralisée contre laquelle je savais l'inanité de toute autre médication, je garantis la parfaite innocuité du sérum : on fit deux nouvelles injections et la malade guérit.

Jusqu'au jour où l'on m'aura démontré scientifiquement la nocivité du sérum, je me crois engagé moralement à en faire bénéficier les puerpérales streptococciques que j'aurai à soigner.

La diversité des conditions dans lesquelles étaient placés les médecins qui ont exprimé leurs sentiments sur la valeur discutée de la sérothérapie appliquée à l'infection puerpérale, la diversité et la complexité des septicémies qu'ils ont eues à traiter, pourraient expliquer, à mon sens, en grande partie, la divergence de leurs opinions.

Songez aux sources nombreuses des observations, à la variabilité très grande des formes anatomiques et cliniques ; songez que la sérothérapie est intervenue dans certains cas dès le début, dans d'autres cas *in extremis*; songez que, chez certaines malades, la sérothérapie a été exclusive, tandis que chez d'autres elle a été associée à certains actes opératoires, à certaines interventions, et vous vous expliquerez comment et pourquoi bien des médecins n'ont pu être gagnés à cette méthode qui rallie les suffrages de beaucoup d'autres.

Parmi les premiers, je vous citerai mon confrère de l'Académie, le Dr Charpentier; dans un rapport communiqué à la Société obstétricale de France[1], il a résumé sa manière de voir et celle de plusieurs de ses collègues, qui, en matière de thérapeutique d'infection puerpérale, veulent en rester aux procédés anciens, n'ayant rien trouvé dans la sérothérapie des résultats qu'ils avaient espérés.

Charpentier à réuni 40 cas de fièvre puerpérale traités par le sérum, et voici les conclusions qu'il tire de ces 40 observations.

« 1° Au point de vue de la mortalité, nous avons :

Guérison 22, morts 17. Résultat nul 1 (psychose cérébrale); c'est-à-dire une mortalité de 42,56 0/0.

De ces cas de mort, nous pouvons, il est vrai, en retrancher 5, dans lesquels le traitement a été pour ainsi dire essayé *in extremis*, ce qui nous donne une mortalité de 35,29 0/0.

2° Si maintenant nous entrons dans le détail des faits, nous voyons: que dans pas une de ces observations, le sérum n'a été employé seul; qu'on y a associé tous les autres modes de traitement, lavages intra-utérins, injections d'eau salée, curettage, écouvillonnage, etc., et que, dans la majorité des cas, l'action du sérum sur le pouls ou la température n'a été que passagère souvent, quand elle n'a pas été absolument nulle ; aucune influence sur l'état des reins.

3° L'examen bactériologique n'a été pratiqué que 25 fois, sur 40 observations, et l'on a trouvé :

Streptococcie pure.	16 fois
Streptococcie associée au staphylocoque et au bacterium coli.	8
Bacille de Lœffler.	1
	25

1. CHARPENTIER. — Rapport à la quatrième session de la Société obstétricale de France. Paris, 1896.

Sur les 16 cas de streptococcie pure on obtient : guérisons 9, morts 7.
Sur les 8 cas de streptococcie associée : guérisons 4, morts 4.
Diphtérie puerpérale 1, guérison 1.
Ce qui donne comme moyenne de la mortalité :

Streptococcie pure, 16 cas. . . . 43,75 0/0.
Streptococcie associée, 8 cas . . 50 0/0.

Charpentier ajoute que le chiffre de la mortalité sans la sérothérapie est de 42, 56 0/0, 35, 29 0/0 et d'après Budin de 43, 75 0/0, 50 0/0 ».

Tels sont les points les plus saillants de cette communication, dont les conclusions sont, comme on peut le deviner, un panégyrique de l'ancienne méthode opposée à la sérothérapie antistreptococcique.

Dans la discussion qui a suivi cette communication, et à laquelle ont pris part MM. Dubrisay, Bar, Tissier, Bué, Boissard, Budin, les accoucheurs présents se sont unanimement ralliés aux conclusions du rapport de Charpentier.

Toute autre est l'opinion de mon collègue le professeur Pinard, qui non seulement doit au sérum de Marmorek la guérison de plusieurs de ses malades, mais qui croit encore assez en sa valeur *préventive* pour en imposer dans son service l'emploi régulier, afin de prévenir toute espèce d'accidents, chez les femmes qui, en raison d'un état pathologique quelconque (rétrécissement du bassin, insertion vicieuse du placenta, fâcheuse présentation, etc., etc.), sont exposées à être traumatisées et infectées à propos d'une manœuvre obstétricale ou d'une intervention opératoire quelconque.

De ce que le sérum antistreptococcique nous paraisse d'ores et déjà avoir sa place marquée dans le traitement de la fièvre puerpérale, il ne faut pas conclure que son rôle soit ni absolu ni exclusif. La note juste, dans l'appréciation qu'on en peut faire et dans le rôle qu'on doit lui attribuer, me paraît avoir été donnée, avec la compétence que vous savez, par mon collègue A. Pinard[1], quand il a écrit :

« Quelle que soit la force du sérum, on peut dire, *a priori*, qu'il y aura intérêt à limiter son action contre les microbes et les poisons déjà absorbés, après avoir, par le traitement local, empêché la reproduction de ces microbes et de ces poisons, au niveau de la porte d'entrée, en combattant la pullulation microbienne sur la surface de l'utérus et du vagin ».

Messieurs, je crois vous en avoir dit assez pour vous laisser pressentir l'intérêt que l'avenir semble réserver à la sérothérapie antistrepto-

1. A. Pinard et V. Wallich. — Traitement de l'infection puerpérale.

coccique. En effet, si aseptiques que sachent se faire de plus en plus les manœuvres chirurgicales et obstétricales, il y aura toujours des cas, (la faute n'en serait-elle qu'à l'opéré qui à propos de l'opération ferait de son microbisme latent du microbisme efficient) où la septicémie post-opératoire et l'infection puerpérale surgiront.

Jamais, en matière d'intervention chirurgicale et d'obstétrique, trop de sécurité ou trop de garanties ne seront offertes par l'opérateur ou l'accoucheur à l'opéré ou à la parturiente, et je ne vois pas pourquoi, quand la matière médicale nouvelle nous aura dotés d'un sérum antistreptococcique *de puissance constante et d'innocuité absolue*, le chirurgien et l'accoucheur ne feraient pas, à la veille d'une opération ou d'un accouchement difficile, une injection préventive de sérum antistreptococcique, et ne donneraient pas ainsi à leurs malades la certitude de l'antisepsie, comme ils cherchent à leur donner la garantie de l'asepsie, par la toilette minutieuse qu'ils font subir au champ opératoire, à l'outillage, au personnel et aux pièces de pansement.

Peut-être la sérothérapie antistreptococcique pré-opératoire s'imposera-t-elle demain; quand l'antistreptococcine aura prouvé son innocuité absolue, pas un chirurgien ne voudra se refuser cette précaution.

Cette manière d'agir serait d'autant plus justifiée que nous avons, je vous l'ai déjà dit maintes fois, du streptocoque à l'état de saprophyte dans toutes nos cavités muqueuses; et que, le jour où, chez un malade que l'on va opérer, l'organisme se trouve modifié par la peur, la chloroformisation, la perte d'une certaine quantité de sang, l'ébranlement opératoire, etc., rien ne nous dit que, ce jour-là, le streptocoque, trouvant des conditions propices, ne passera pas de l'état de saprophyte à celui d'agent pathogène. Vous savez bien qu'il faut très peu de chose pour que cette métamorphose se produise, et que l'apparition des règles suffit, par exemple, à faire éclater un érysipèle chez certaines femmes guéries d'un érysipèle depuis un temps parfois très long.

C'est la même idée qui anime Boucheron, quand il propose de faire des injections préventives de sérum aux individus qu'un état pathologique, tel que le diabète, prédispose tellement à s'infecter, que beaucoup de chirurgiens ont craint et craignent encore de faire une opération à un diabétique; avec l'injection préventive, on militerait contre les infections justement redoutées.

Pour démontrer le bien fondé de sa proposition, Boucheron [1] cite le cas d'un diabétique âgé de 70 ans, porteur d'une cataracte, qui, ayant eu

1. Boucheron. — De l'emploi du sérum antistreptococcique préventivement à l'opération de la cataracte chez les diabétiques. *Société de Biologie,* 1896.

une lymphangite streptococcique du membre inférieur, reçut une injection de 20 centimètres cubes de sérum de Marmorek.

Mettant à profit la période d'immunisation créée par la sérothérapie, Boucheron pratiqua l'extraction de la cataracte ; la plaie opératoire se réunit par première intention, ce qui est rare, vous le savez, chez les diabétiques, et le résultat définitif fut parfait.

Cela peut paraître exagéré que de préconiser l'antistreptococcine comme moyen préventif à la veille d'une opération ou d'un accouchement; pourtant, il me semble que, le jour où la sérothérapie antistreptococcique aura fait ses preuves, on serait singulièrement coupable, si, en présence d'une femme enceinte, à bassin rétréci, dont le fœtus a une tête volumineuse, chez laquelle on sera sûrement obligé de faire une application de forceps, partant de produire peut-être un traumatisme grave, on serait coupable, dis-je, si on ne faisait pas bénéficier cette femme de l'action préventive du sérum.

Vous donnez du chloroforme à une parturiente pendant le travail pour calmer la douleur, et vous n'injecteriez pas 10 centimètres cubes de sérum pour éviter la fièvre puerpérale !

Ce sont là évidemment des idées absolument nouvelles ; mais, je ne crains pas de les exprimer très fort et très haut, ne doutant pas que, dans un avenir très prochain, la Matière médicale ne nous fournisse un sérum, dont serait justiciable la moyenne des streptococcies, qui nous permette de les faire passer de la théorie dans le domaine de la pratique.

Avant peu, je l'espère, la sérothérapie antistreptococcique se fera autant préventive que curative ; ce jour-là, non seulement elle servira à guérir les femmes en état de septicémie puerpérale, mais elle préviendra les septicémies puerpérales et post-opératoires.

Les parturientes aussi bien que les blessés seront garantis contre l'infection par un double rempart: le premier fourni par l'hygiène, sous forme d'une asepsie chaque jour plus rigoureusement réalisée; le second fourni par la Matière médicale, qui, dans l'antistreptococcine, aura trouvé mieux que toutes les autres médications, puisque celles-ci ripostent à la maladie commencée, tandis que la sérothérapie s'attaque à la maladie avant son éclosion.

DIXIÈME LEÇON

SÉROTHÉRAPIE ANTISTREPTOCOCCIQUE

— SUITE —

Traitement spécifique des angines et des broncho-pneumonies à streptocoques.
De la nécessité pour le thérapeute d'établir son diagnostic bactérioscopiquement. — La thérapeutique spécifique répond à un diagnostic spécifique. — Fréquence des angines à streptocoques, pures ou associées. — Statistiques : Landouzy, Nicolle (de Rouen).
Sérothérapie des angines à streptocoques. — Observations. — Courbes de température.
Fréquence de la streptococcie comme infection secondaire. — Association de la streptococcie à la dothiénentérie, à la scarlatine. — Sérothérapie préventive des complications streptococciques de la scarlatine : Statistiques (Marmorek, Baginsky, Josias).
Fréquence des broncho-pneumonies à streptocoques. — Traitement spécifique de ces broncho-pneumonies : Sérothérapie. — Traitement des broncho-pneumoniques.

Ce que je vous ai dit, Messieurs, dans les leçons précédentes, de la sérothérapie de l'érysipèle et des septicémies puerpérale et post-opératoire, j'ai à vous le dire à propos d'autres infections streptococciques au moins aussi fréquentes ; je veux parler des broncho-pneumonies à streptocoques.

Il est dans les prétentions et dans les visées de la sérothérapie d'arrêter aujourd'hui, à leurs débuts, certaines angines et certaines broncho-pneumonies à streptocoques, aussi vite et aussi bien que vous guérissez depuis hier des angines et des laryngites diphtéritiques.

A la spécificité streptococcique de ces angines et de ces broncho-pneumonies prétend s'attaquer avec succès la thérapeutique *spécifique*, la sérothérapie, qui voudrait se substituer aujourd'hui à la thérapeutique *symptomatique*, et cela pour le plus grand bien des malades.

La diphtérie mise à part, jusqu'à aujourd'hui, le traitement des angines et des broncho-pneumonies était purement symptomatique ;

je n'ai pas besoin d'insister longuement, pour qu'évoquant dans votre mémoire les malades que vous avez suivis à l'hôpital et en ville, vous vous souveniez que toutes les entreprises thérapeutiques étaient dirigées contre les symptômes et non contre la maladie.

La thérapeutique d'hier ne pouvait être que symptomatique, puisque nous manquions des notions de pathogénie et de spécificité que nous avons aujourd'hui en matière d'angines et de broncho-pneumonies; puisque nous manquions de ces notions pathogéniques, que je vous ai données en matière d'érysipèle et de septicémie puerpérale.

Du jour où nous n'avons plus considéré une angine ou une broncho-pneumonie comme une maladie, mais comme l'expression localisée d'une infection ou d'une toxémie ; en d'autres termes, du jour où nous avons acquis la conviction qu'angine et broncho-pneumonie sont fonctions de maladie, fonctions de streptococcie dans l'espèce, nous avons été conduits à traiter la maladie causale et non plus les symptômes qui la peuvent dénoncer. Sachant que derrière l'angine et la broncho-pneumonie se cache une streptococcie localisée, nous avions mieux à faire que de la thérapeutique symptomatique : nous avions à opposer à la streptococcie angineuse ou broncho-pneumonique le traitement spécifique antistreptococcique.

Cette suggestion de thérapeutique spécifique dans laquelle vous ont mis les notions pathogéniques que vous avez acquises, est commandée par le diagnostic spécifique de l'angine et de la broncho-pneumonie. Mais, ce diagnostic de streptococcie angineuse et de streptococcie broncho-pneumonique ne saurait, dans la généralité des cas, vous être donné par les seuls renseignements de la clinique, telle que nous la faisions hier ; ces renseignements auront besoin d'être doublés de ceux que nous donne la bactérioscopie. Il est nécessaire que l'examen des fausses membranes, des crachats, de l'exsudat broncho-alvéolaire (pris par ponction aseptique faite facilement et sans aucun inconvénient dans la poitrine des enfants qui ne crachent pas), change en certitude la suspicion que vous aurez pu prendre de la nature streptococcique de l'angine ou de la broncho-pneumonie.

A ce propos, Messieurs, j'ouvre une parenthèse dont l'importance va justifier la longueur, pour vous dire, qu'à ne vous placer que sur le terrain de la thérapeutique, vous aurez constamment à demander à la bactérioscopie la vérification et la confirmation de vos diagnostics.

Il y va de la certitude de votre diagnostic, aussi bien que de la sécurité de votre thérapeutique, de faire de la bactérioscopie clinique. Celle-ci vous en apprendra à elle seule plus long que ne pourraient le faire les moyens d'investigation dont disposaient nos pères, quand les plus experts d'entre eux avaient à diagnostiquer les angines et les broncho-pneumonies.

Moins heureux que nous, ils assistaient les angineux et les broncho-pneumoniques, ils luttaient, avec succès souvent, contre leurs angines et leurs broncho-pneumonies, mais ce n'était ni celles-ci ni celles-là qu'ils traitaient et qu'ils guérissaient. Quelque ingénieuse que fût leur thérapeutique, elle aidait plus le malade qu'elle ne guérissait la maladie, et, comme je vous l'ai déjà dit bien des fois, la thérapeutique symptomatique la mieux conduite n'aboutissait à d'autres résultats qu'à permettre aux malades de vivre plus longtemps que leur maladie.

Vous devez savoir que la broncho-pneumonie n'est en réalité que la détermination lobulaire ou pseudolobaire, dans le parenchyme pulmonaire, d'une infection dont l'agent est variable. La bactériologie a démontré que cet agent était fort souvent le streptocoque ; il est donc logique que nous essayions d'arrêter le streptocoque dans le poumon, comme la sérothérapie prétend l'arrêter dans la couche de Malpighi chez un érysipélateux. Jusqu'à hier, lorsqu'on nous appelait auprès d'un enfant malade, l'inspection, la percussion, l'auscultation, nous permettaient de diagnostiquer une broncho-pneumonie, de déterminer le nombre, l'étendue des foyers. Tous, nous faisions aussitôt de la révulsion à la peau, les uns par le vésicatoire, les autres par la teinture d'iode, les cataplasmes et les bains sinapisés ; les ventouses étaient destinées à diminuer l'asphyxie, tandis que les expectorants, les vomitifs, étaient chargés de dégager les appareils respiratoire et digestif ; nous remontions le système nerveux, nous accélérions la circulation périphérique par les cordiaux, la sinapisation ; le café, la digitale, l'alcool, nous aidaient à réconforter le muscle cardiaque. Nous aidions par tous les moyens notre petit malade à survivre à sa broncho-pneumonie ; et cependant, malgré tous nos efforts, la maladie durait encore une dizaine de jours, car l'agent infectieux sur lequel nous n'avions pas prise continuait à vivre et à exercer son action, jusqu'à ce qu'il eût épuisé sa virulence.

Eh bien ! Messieurs, c'est mieux que cela que nous prétendons faire aujourd'hui. Quand, par l'auscultation, la percussion, la courbe thermique, nous aurons diagnostiqué une broncho-pneumonie ; lorsque, tant par l'allure de la maladie que par l'examen bactérioscopique, nous aurons constaté que cette broncho-pneumonie est fonction de streptococcie, laissant au second plan toutes les pratiques de l'ancienne médecine, nous ferons une ou plusieurs injections de sérum antistreptococcique et nous aurons des chances d'arrêter la maladie. La température reviendra à la normale, et ce que ni le sulfate de quinine, ni l'antipyrine, ni les révulsifs n'auront pu faire, la sérothérapie l'aura obtenu, puisque, si les résultats qu'on nous annonce sont confirmés, nous aurons véritablement le traitement de cette broncho-pneumonie.

Mais, pour que vous puissiez demain faire de la thérapeutique *spécifique* (que nous opposons à la thérapeutique *symptomatique* d'hier), encore faut-il que vous ayez la certitude de votre diagnostic.

C'est que la thérapeutique spécifique, je ne saurais trop vous le répéter, Messieurs, exige la parfaite exactitude dans le diagnostic, c'est qu'elle demande une toute autre certitude que la thérapeutique symptomatique.

Et, en effet, supposez qu'en présence d'un enfant atteint d'angine pseudo-membraneuse, vous recouriez sans examen bactériologique préalable à l'injection de sérum Behring-Roux, et que, malgré votre intervention, la température continue à monter, la maladie à s'aggraver : certains médecins contempteurs de sérothérapie ne manqueront pas de vous dire que la faute en est à la médication. Ce n'est point à elle pourtant qu'il faut s'en prendre : l'insuffisance, dans l'espèce, est imputable au diagnostic; c'est lui qui, insuffisant, erroné, a entraîné une thérapeutique fausse ou incomplète. Vous n'avez pas pensé à la possibilité d'une association microbienne, et faute d'avoir fait un examen bactériologique des fausses membranes, vous avez pris pour de la diphtérie pure ce qui était en réalité de la diphtéro-streptococcie. Si votre diagnostic avait été complet, vous auriez associé le sérum antistreptococcique au sérum de Roux et vous auriez vu la maladie s'arrêter, confirmant ainsi l'adage tant de fois cité « *Naturam morborum curationes ostendunt* ».

Ce que je vous dis là, Messieurs, ce n'est pas de la théorie, c'est de la pratique, c'est de la thérapeutique vécue, telle que vous serez appelés à en faire tous les jours chez vos malades. De même que, pour faire le diagnostic d'une pleurésie, vous devez percuter le thorax, chercher les vibrations thoraciques, ausculter la respiration et la voix de votre malade, etc. ; vous devez de même, pour diagnostiquer une angine, recourir à une analyse minutieuse et détaillée, que la bactérioscopie peut seule vous donner. On doit faire aujourd'hui de la bactérioscopie comme on fait de la stéthoscopie. De même que, par la percussion et l'auscultation, on *voit* ce qui se passe dans la poitrine, par la bactérioscopie on *voit* dans la pathogénie des maladies.

Sachez-le bien, Messieurs, c'est par l'examen bactérioscopique que vous ferez un diagnostic complet, exact, et que vous éviterez les erreurs que commettaient, il n'y a pas bien longtemps encore, les maîtres même les plus experts. C'est ainsi que, dans vos livres classiques, vous trouverez citée, entre autres, l'histoire de Gillette, qui, soignant un enfant atteint d'angine, diagnostiquée par lui herpétique, contracta lui-même une angine. Il se félicitait de la douleur qu'il éprouvait, de la rougeur de sa gorge, de la blancheur éclatante des fausses membranes; trois jours après, il était mort! Ce qu'il avait pris pour de l'herpès simple était de la diphtérie herpétiforme.

Cette année, Dieulafoy a rapporté à l'Académie de Médecine les exemples les plus nets d'angines, qui cliniquement pouvaient-être désignées sous le nom d'herpétiques, alors que de par la bactérioscopie c'était des angines diphtériques vraies. J'ai moi-même raconté à l'Académie l'histoire d'une jeune fille soignée dans sa famille pour une angine dite sébacée, et faisant pour tout traitement des lavages boriqués. L'examen bactériologique prouva la présence dans l'exsudat d'abondantes colonies de bacilles de Lœffler. La clinique se chargea, mais avec quel retard, de confirmer le diagnostic bactériologique, car, dix jours après, la malade avait de l'albuminurie, une paralysie faciale et une paralysie de la troisième paire! Comprenez-vous, Messieurs, que, pour quiconque veut recourir à la sérothérapie, il n'y a vraiment plus moyen de faire de thérapeutique éclairée sans contrôle bactérioscopique, et comprenez-vous comment, par ce côté encore, la médecine donne à ses moyens d'enquêtes, aussi bien qu'à ses moyens d'action, une précision et une portée chaque jour d'autant plus grandes qu'ils sont plus scientifiques?

Aujourd'hui que le clinicien demande au thérapeute de lui fournir la sérothérapie spécifique d'une angine, comment et par quel sérum voulez-vous que réponde le thérapeute, si vous n'avez pas au préalable, par la clinique doublée de la bactérioscopie, fait avec absolue certitude votre diagnostic pathogénique? Est-ce du sérum antidiphtéritique, est-ce du sérum antistreptococcique qu'il faut à votre malade? Est-ce la superposition des deux? Comment voulez-vous répondre à pareilles questions, si, au préalable, vous n'avez pas fait le diagnostic bactériologique de votre angine?

A la certitude bactérioscopique du diagnostic est liée l'efficacité de la thérapeutique spécifique, et vous comprenez l'intérêt qui s'attache à faire d'emblée chez un malade une injection de sérum de Marmorek au lieu d'une injection de sérum Behring-Roux, alors qu'il s'agit d'une angine à streptocoques et non d'une angine à bacilles de Lœffler.

S'il n'y a pas d'inconvénient à employer du sérum de Roux chez un individu qui n'en a pas besoin, il est singulièrement préjudiciable au contraire d'injecter du sérum de Roux à un malade qui a besoin de sérum de Marmorek.

En matière d'angine, toute erreur (et nous savons si les erreurs sont faciles) à laquelle on n'aura pas essayé d'échapper par l'examen bactérioscopique est à l'heure actuelle inexcusable, car la bactérioscopie vous permet de contrôler ce que la vieille clinique savait si habilement deviner. Nos pères en effet, en savaient long sur la matière ; ils avaient remarqué que la diphtérie n'évolue pas toujours de la même manière, ils avaient vu que tantôt les ganglions sont indemnes, que tantôt ils sont tuméfiés et deviennent le siège de bubons, et ils nous avaient dit : « Il y a des diphtéries simples et des diphtéries qui ne le sont pas. Il y a des diphtéries bénignes et des diphtéries graves ».

Ce que la clinique avait vu, la bactériologie l'a mis en pleine lumière en nous montrant que là où il y a de l'engorgement ganglionnaire, la diphtérie n'est pas pure, qu'elle est d'ordinaire associée à la streptococcie.

La question se comprend trop bien d'elle même, pour que j'aie besoin d'insister et pour que vous ne soyez pas convaincus de la nécessité d'entreprendre une thérapeutique qui ne saurait se faire spécifique, qu'alors seulement que la bactérioscopie aura prouvé la spécificité de l'affection.

Puisque la thérapeutique nouvelle prétend traiter la maladie et non plus le malade, comment voulez-vous donc répondre à cette indication, si vous ne connaissez pas l'agent causal auquel vous allez vous attaquer?

Dans une de mes dernières leçons, je vous ai parlé de l'enquête faite sur la nature de 860 cas d'angines blanches, enquête dont j'ai communiqué les résultats à l'Académie de Médecine. La plupart de ces cas, les 4/5 au moins, étaient considérés comme étant de nature diphtérique. Or, l'examen n'a donné que 42, 2 0/0 de diphtérie. Il a montré que, sur les 860 malades, 397 étaient atteints de streptococcie, dont 79 de streptococcie pure ; dans les autres cas, elle était associée 25 fois à la diphtérie, 293 fois à d'autres microbes. Voilà donc 397 cas qui eussent été justiciables du sérum antistreptococcique, et c'est l'examen bactérioscopique seul qui a pu nous donner cette indication!

Pendant que se faisait à Paris, sur l'initiative de la « Presse Médicale », cette enquête sur des angines de provenances très diverses — puisqu'elle s'étendait au territoire entier de la France — un de mes jeunes collègues, le Dr Nicolle[1], directeur du laboratoire de bactériologie de

1. NICOLLE. — Diagnostic microbiologique des angines dans le département de la Seine-Inférieure. *Presse Médicale*, 1895. 10 Août.

Rouen, recevait des médecins de Normandie les exsudats d'angines dont on lui demandait de déterminer la nature. Il put ainsi examiner 742 angines, du milieu de Novembre 1894 au 6 Août 1895.

Une statistique de huit mois (1er Décembre 1894 au 1er Août 1895) a donné les résultats suivants :

Nombre de cas examinés.	693
Examens négatifs	39
Angines diphtériques à bacille de Lœffler pur. . .	145
Angines diphtériques associées.	193
Angines non diphtériques (streptocoques dans l'immense majorité des cas, staphylocoques, coccus Brisou, 1 cas de pneumocoque, 3 cas de muguet, 1 cas de bacterium coli)	316

Soit en résumé la proportion suivante :

Angines diphtériques	51, 68 0/0
Angines non diphtériques	48, 32 0/0

Il est à remarquer que cette proportion de 51 0/0 n'est pas loin du chiffre de 42 0/0 fourni par la statistique que j'ai publiée moi-même.

Ces chiffres si importants que je viens de vous donner, et qui, au premier abord, pourraient vous paraître devoir figurer ailleurs que dans un cours de thérapeutique, ont ici leur place, puisqu'ils vous montrent combien fréquemment vous pourrez être appelés, en matière d'angine, à recourir à la sérothérapie antistreptococcique. Ces chiffres sont très éloquents, puisqu'ils vous montrent, une fois de plus, que vous serez d'autant meilleurs thérapeutes que vous saurez mieux établir un diagnostic : c'est la clinique doublée d'examens bactérioscopiques qui vous mettra en mesure de faire la thérapeutique spécifique, la thérapeutique vraiment appropriée à vos angines.

S'il nous est donné aujourd'hui de guérir les angines mieux que ne le faisaient nos pères, c'est que nous avons été, par la bactériologie, mieux instruits qu'ils ne l'étaient pour reconnaître leur nature. Pour être en mesure de faire de la thérapeutique spécifique, encore fallait-il pouvoir reconnaître la spécificité des maladies à traiter. La thérapeutique antistreptococcique des angines, la thérapeutique spécifique des angines, ne pouvait venir qu'après leur diagnostic spécifique.

Il est temps, Messieurs, de fermer cette longue parenthèse pour revenir à mon sujet, dont pourtant je me suis éloigné beaucoup moins que vous ne pourriez le penser. Je tenais à vous montrer tout l'intérêt qu'il y a dans cet examen bactérioscopique que je vous demande de ne jamais négliger, et qui d'ailleurs est maintenant à la disposition de tout le monde, même des médecins qui n'ont pas la pratique de la bactériologie, ou la possibilité matérielle de s'y livrer. Il vous est si aisé de faire faire en ville, dans un des nombreux laboratoires créés à cet effet, l'examen bactériologique des angines soignées dans votre clientèle, que vous seriez coupables de ne pas y recourir ; de même qu'il serait impardonnable de ne pas recourir à l'auscultation pour faire le diagnostic d'une affection pulmonaire ou d'une cardiopathie ; de même qu'il serait impardonnable de ne pas recourir à l'examen des urines chez un malade suspect de néphrite ou de diabète.

D'ailleurs, les observations que je vais vous citer, les courbes thermiques que je vais vous montrer, confirmeront tout ce que je viens de vous dire, et vous démontreront mieux encore la nécessité de l'examen bactériologique des angines, pour faire un usage rationnel et utile des sérums dont nous disposons.

La courbe que voici (tracé XI) a trait à une petite fille de six ans qui entra à l'hôpital en Mai dernier et eut, à la suite de la rougeole, une angine très forte. La gorge, les amygdales, les piliers, étaient tapissés de fausses membranes grisâtres, ressemblant absolument à celles de la diphtérie. L'examen bactériologique infirma le diagnostic clinique et répondit : « Pas de diphtérie, streptococcie pure ».

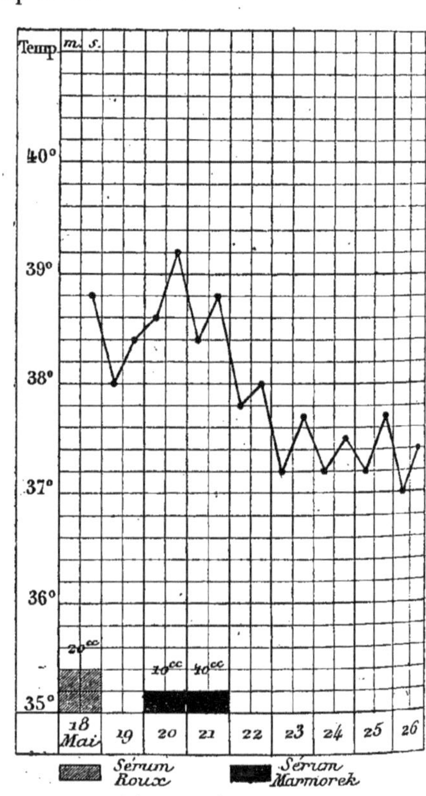

Tracé XI. — Angine à streptocoques.

Or, le jour de l'entrée à l'hôpital, le 18 Mai, avant d'avoir fait un examen bactériologique, le diagnostic de diphtérie paraissait tellement évident qu'on pratiqua immédiatement une injection de sérum de Roux. L'effet du sérum fut nul et le lendemain, l'état était le même. La réponse de la bactérioscopie vint expliquer cette anomalie : il s'agissait non de bacilles de Lœffler, mais de streptocoques.

Le 20, la température étant à 39° 4, on injecta 10 centimètres cubes de sérum de Marmorek ; le 21, nouvelle injection de 10 centimètres cubes.

L'amélioration locale et générale fut alors rapide. La défervescence se produisit ; il n'y eut pas de complications ; et, huit jours après, l'enfant, guérie, sortait de l'hôpital.

Voici une observation du même genre (tracé XII). Un enfant de six ans entre à l'hôpital avec des fausses membranes angineuses s'accompagnant de troubles laryngés. A la suite de l'examen clinique on administre, le premier jour, 20 centimètres cubes de sérum de Roux. Le lendemain, la température reste élevée et l'on fait une nouvelle injection

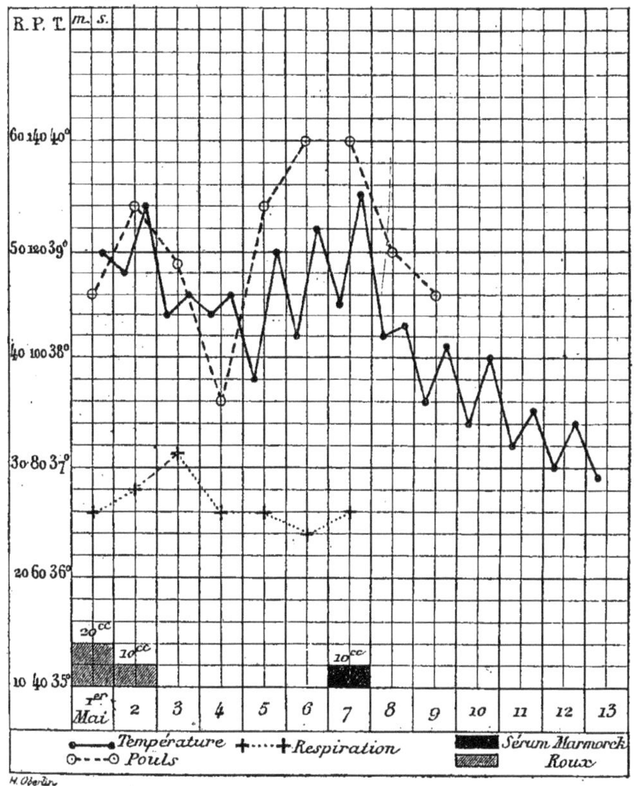

Tracé XII. — Angine diphtéro-streptococcique.
Conjugaison des sérums de Roux et de Marmorek.

de 10 centimètres cubes du même sérum. Au bout de six jours seulement on constate qu'on a affaire non à de la diphtérie, mais à de la streptococcie. Le septième jour, on fait une injection de sérum de Marmorek, au moment où la température a atteint son acmé. Dès le lendemain, la température commence à descendre et la défervescence se fait d'une façon continue et définitive.

Il est probable que dans ce cas il s'est agi d'une diphtéro-streptococcie. Le sérum de Roux injecté tout d'abord a fait disparaître l'élément diphtéritique ; la streptococcie a alors continué son évolution, jusqu'au jour où l'on est intervenu utilement par la thérapeutique spécifique de cette seconde maladie.

Dans l'observation suivante (tracé XIII), il s'agit encore d'une diphtérie associée à de la streptococcie, chez un enfant présentant à la fois des manifestations pharyngées et laryngées. Le jour de l'entrée on intervint par le sérum de Roux, et vous voyez sur la courbe, que cette intervention eut peut-être pour résultat la légère baisse de la tempé-

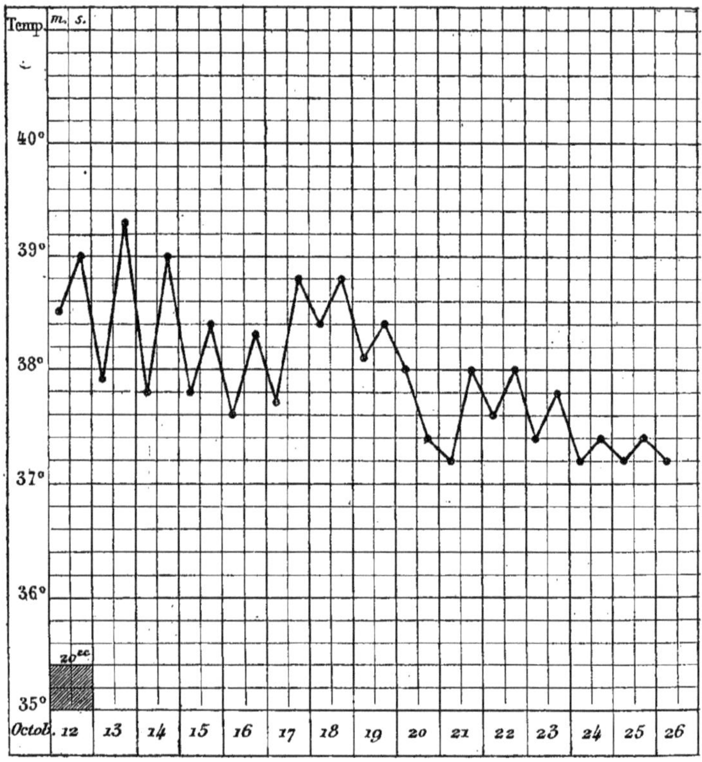

Tracé XIII. — Angine diphtéro-streptococcique sans conjugaison des sérums.

rature qui se produisit le lendemain. De 39° elle descendit à 38°. Au lieu de faire l'association des sérums on se borna à cette seule injection de sérum de Roux. La maladie finit d'elle-même, mais après avoir duré encore plusieurs jours, avec persistance de l'angine et des accidents laryngés, heureusement peu graves. L'infection, à n'en juger que par la courbe thermique, dura du 12 au 22 Octobre.

Comparez donc les trois courbes que je viens de vous présenter. Dans les deux premières, on a réuni le sérum de Marmorek au sérum de Roux: la défervescence, comme le montre la courbe, s'est faite dans les 24 à

48 heures. Dans la troisième au contraire on s'est contenté, malgré les indications, de faire une injection de sérum antidiphtéritique, et vous voyez ce qui en est résulté : une prolongation de la maladie pendant plusieurs jours.

Cela n'est pas indifférent, non pas seulement qu'il y ait pour le médecin, satisfaction à empêcher l'évolution d'une maladie et à ne la faire durer que huit jours, au lieu de quinze, mais parce qu'il y a grands inconvénients pour le cœur, les reins, le système nerveux d'un individu, à rester sous le coup d'une streptococcie pendant quinze jours au lieu de huit. Car dans les angines, dans les laryngites d'origine infectieuse, ce ne sont pas les manifestations locales qui offrent le plus d'importance (abstraction faite, bien entendu, de la question de l'étroitesse du larynx dans le croup des enfants), ce qu'il faut considérer le plus, c'est la diphtérine, c'est la streptococcine, c'est l'état de toxémie qui accompagne généralement ces infections.

En faisant une injection, non seulement on détruit l'agent morbide *loco dolenti*, mais on empêche du même coup la fabrication de ces toxines et leur diffusion dans l'organisme. Cet enfant, dont je vous parlais tout à l'heure, a guéri sans injection de sérum antistreptococcique. Cela est vrai ; mais rien ne me prouve que, dans quelques années, sans avoir subi aucune autre infection, rougeole, scarlatine, fièvre typhoïde, etc., il ne reviendra pas à l'hôpital avec tous les symptômes d'une néphrite. Cet enfant deviendra peut-être néphrétique, parce que si, lors de son angine, vous l'avez guéri de sa diphtérie, vous l'avez laissé faire lui-même et tout seul, les frais de sa streptococcie ; parce que vous avez laissé, pour un temps au moins, diffuser sa maladie microbienne, que vous auriez pu éteindre dès l'abord sur place; parce que vous avez laissé la maladie microbienne devenir une toxémie.

J'avais donc raison, Messieurs, de vous dire, avec insistance que la thérapeutique nouvelle, la thérapeutique spécifique, ne peut se faire en absolue certitude qu'avec l'appoint de la bactérioscopie.

Vous vous en convaincrez mieux encore, quand vous connaîtrez les accidents streptococciques qui surviennent si fréquemment au lendemain de la scarlatine, de la rougeole, de la dothiénentérie, de certains actes opératoires.

Autrefois, les accidents qui éclataient pendant la convalescence des maladies infectieuses restaient inexpliqués. C'est par l'examen bactérioscopique qu'on a pu, pour la plupart, les rattacher à la production d'infections secondaires. C'est en examinant, par exemple, le pus des bubons d'un scarlatineux, qu'on a constaté qu'ils étaient fonction de streptocoque, et l'on a retrouvé ce microbe avec une telle fréquence dans la scarlatine, que certains auteurs, parmi lesquels je vous citerai Bergé[1], sont allés, à tort, jusqu'à dire que le streptocoque était l'agent de la scarlatine.

Maints arguments démontrent, ai-je besoin de vous le dire, que la scarlatine est autre chose qu'une streptococcie, ne serait-ce que l'immunité conférée par la scarlatine contre la scarlatine — la scarlatine récidive, vous ne l'ignorez pas, mais exceptionnellement — immunité que la scarlatine ne confère pas contre la streptococcie, pas plus qu'un streptococcique n'est, par une streptococcie, garanti contre une streptococcie ultérieure, bien au contraire. Si certains auteurs, dont Marmorek, ont eu l'idée d'appliquer aux scarlatins la sérothérapie antistreptococcique, ce n'est nullement qu'ils épousassent la manière de voir de Bergé. L'idée qui animait ces auteurs était d'empêcher le scarlatineux d'associer à sa scarlatine, la streptococcie.

A l'hôpital Trousseau, Marmorek, du 16 octobre au 31 décembre 1895, a traité 103 enfants atteints de scarlatine et leur a injecté, dès leur entrée, 10 centimètres cubes de sérum, dose que l'on doublait si l'état général était grave. A la sérothérapie, on a associé les lavages antiseptiques de la gorge. Les injections furent répétées journellement jusqu'à la chute de la température. Une à deux injections suffirent ordinairement. Aussitôt que se montrait un bubon, ou que des traces d'albumine apparaissaient dans les urines (bubon, 19 fois ; albuminurie, 33 fois), les injections étaient reprises et continuées jusqu'à ce que l'état du malade redevînt normal.

La quantité totale ainsi injectée a pu être portée dans les cas graves jusqu'à 40, 60, 70, 80 (rhumatisme scarlatineux) et même 90 centimètres cubes (broncho-pneumonie).

C'est sur le bubon que le sérum paraît avoir eu le plus d'action, car, dans tous les cas, il a fait disparaître l'adénite sans suppuration. L'albuminurie a de même été heureusement influencée.

D'après Marmorek, lorsque l'élévation de température est due aux complications streptococciques, elle disparaît après l'injection de sérum, tandis que la fièvre engendrée par le virus scarlatineux continue son évolution, et que l'éruption scarlatineuse suit la marche ordinaire, faits qui semblent encore venir, s'il était nécessaire, à l'appui de l'opinion suivant laquelle la scarlatine n'est pas causée par le streptocoque.

L'emploi du sérum antistreptococcique de Marmorek[2] a permis à Baginsky[3] (de Berlin) de diminuer considérablement la mortalité des

1. A. Bergé. — Pathogénie de la scarlatine, *Thèse*, Paris, 1896.

2. Marmorek. — Traitement de la scarlatine par le sérum antistreptococcique. *Annales de l'Institut Pasteur*, 1896. Janvier.

3. Baginsky. — Du sérum antistreptococcique de Marmorek dans la scarlatine. — *Société de médecine berlinoise*, 1896. 4 et 11 Mars.

enfants atteints de scarlatine, qui était autrefois de 22 à 24 0/0. Baginsky, qui a traité par le sérum de Marmorek 48 enfants atteints de scarlatine avec ou sans complications, n'a eu que 7 décès : ce qui fait une proportion de 14 0/0 ; c'est-à-dire que la mortalité par la seule application de la sérothérapie aurait diminué d'un tiers ?

Je dois ajouter que les résultats encourageants communiqués par Marmorek et Baginsky n'ont pas été obtenus dans les injections pratiquées récemment par Josias [1] dans son service de l'hôpital Trousseau. Josias qui a employé systématiquement le sérum antistreptococcique chez tous les enfants scarlatineux soignés dans son service de l'hôpital Trousseau, dit que si les angines se sont améliorées plus rapidement, si les adénopathies se sont résorbées sans suppuration, sous l'influence du sérum, celui-ci paraît au contraire n'avoir exercé aucune action sur l'évolution de la maladie, sur la courbe thermique, sur l'albuminurie. Les complications ordinaires de la scarlatine lui ont paru tout aussi fréquentes et aussi graves qu'avant l'emploi du sérum.

Quant à la mortalité elle aurait été la suivante :

pas de sérothérapie	5,81 0/0
sérum de mouton (Nocard)	2,08 0/0
sérum de cheval (Marmorek) . . .	5,31 0/0

Vous remarquerez pourtant, que, sans attacher trop d'importance à la valeur exclusive des chiffres, la plus-value de la mortalité appartient, dans la statistique de Josias, aux malades scarlatineux qui ont été livrés à eux mêmes, sans l'intervention d'aucune sérothérapie.

J'en ai fini, Messieurs, avec la sérothérapie antistreptococcique angineuse. Je passe maintenant à l'étude du traitement spécifique, à l'étude de la sérothérapie des broncho-pneumonies à streptocoques, les plus communes, comme vous savez, des broncho-pneumonies.

Le streptocoque peut, en effet, se localiser dans l'appareil respiratoire et y engendrer le consensus morbide que vous connaissez sous le nom de pneumonie lobulaire, de broncho-pneumonie. Les caractères de cette affection, qu'on observe surtout dans la seconde enfance, sont assez nets pour qu'on la connaisse depuis longtemps et pour que vous puissiez, d'après l'auscultation, la percussion, la courbe thermique, la diagnostiquer facilement.

Eh bien ! si la sérothérapie antistreptococcique répond à ce qu'elle

---

1. JOSIAS. — De la scarlatine à l'hôpital Trousseau durant l'année 1895. De la sérothérapie dans la scarlatine. — *Communication à la Société de thérapeutique*, 1896, 10 Mai ; *Médecine moderne*, 1896, 16 Mai.

nous promet, il va se passer, en matière de broncho-pneumonie, la même chose qu'en matière de septicémie puerpérale, d'érysipèle ou d'angine ; nous allons pouvoir changer la marche de la broncho-pneumonie, et, au lieu d'assister le malade, traiter vraiment la maladie.

Jusqu'ici, les plus habiles de vos maîtres n'ont réussi qu'à aider le broncho-pneumonique à survivre à sa maladie. En soutenant le cœur, en facilitant la diurèse, en modérant et conduisant la diaphorèse, en diminuant l'engoûment pulmonaire, en s'opposant à l'asphyxie, ils palliaient la maladie, ils permettaient à l'organisme de résister à la toxémie, d'éliminer les produits toxiques ; mais la maladie ne s'éteignait que lorsque l'agent morbide avait épuisé sa virulence. Aujourd'hui, le problème ne se pose plus de la même façon. Etant donné un agent infectieux, le streptocoque, nous espérons avoir un moyen de lutter contre lui, quelle que soit sa localisation, derme, lymphatiques utérins, muqueuse pharyngée, parenchyme pulmonaire. Tandis qu'autrefois, la thérapeutique différait suivant qu'on avait affaire à un broncho-pneumonique ou à un érysipélateux, aujourd'hui, le traitement est le même, qu'il s'agisse de l'érysipèle, de la broncho-pneumonie, de la septicémie puerpérale, etc., puisque ces affections ne sont que les modalités d'une même maladie, la streptococcie. Le sérum antistreptococcique répondra à ces diverses localisations, à ces diverses affections.

Je ne veux pas dire, bien entendu, que, si vous êtes appelés aujourd'hui à traiter une broncho-pneumonie à streptocoques, vous deviez vous borner à faire une injection de sérum antistreptococcique. Ce ne serait évidemment pas faire œuvre de bon clinicien, de bon médecin, que de ne pas vous ingénier à prêter, en même temps, pleine assistance au malade.

Aussi bien que les angines, la broncho-pneumonie vous apportera une preuve nouvelle de ce que je vous ai déjà dit avec insistance sur la nécessité de l'examen bactériologique pour faire de la bonne sérothérapie. Il n'y a pas, en effet, au point de vue des phénomènes généraux et locaux, d'affections qui se ressemblent autant que les broncho-pneumonies de diverses origines, diphtéritique, staphylococcique, tuberculeuse, streptococcique, etc.

Quel que soit l'agent causal, à part quelques nuances difficiles à dépister, la symptomatologie est la même. Le voisinage d'une streptococcie permet quelquefois de supposer la nature streptococcique d'une broncho-pneumonie, l'examen bactériologique seul nous permet de l'affirmer, et c'est de par l'examen bactérioscopique que nous sommes en mesure d'opposer rationnellement et utilement le traitement antistreptococcique à la maladie.

Voici un certain nombre de courbes thermiques, provenant de broncho-pneumonies traitées par le sérum, et qui vous permettront de juger sa valeur curative.

Dans le tracé XIV, il s'agit d'un enfant de 17 mois, entré à l'hôpital pour de la diphtérie laryngée. Au cours de l'évolution du croup, la symptomatologie et l'examen clinique révélèrent l'apparition de cette complication grave, qu'on appelle la broncho-pneumonie. Mais la bacté-

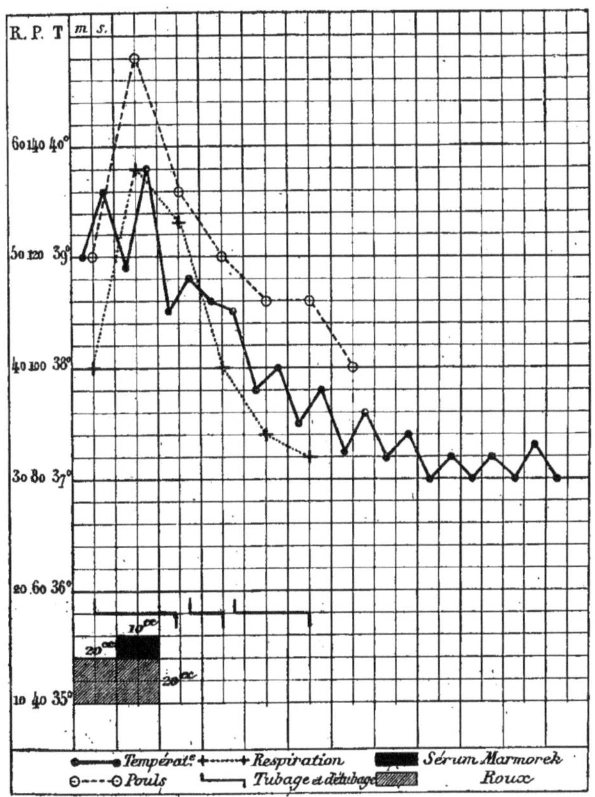

Tracé XIV. — Diphtérie laryngée compliquée de broncho-pneumonie à streptocoques. Conjugaison des sérums.

rioscopie démontra, que contrairement à la logique, la broncho-pneumonie était de nature non diphtéritique, mais streptococcique. Les résultats du traitement prouvèrent le bien fondé de cette assertion. Le premier jour on fit une injection de 20 centimètres cubes de sérum de Roux contre la diphtérie laryngée. Au second jour, comme l'indique la courbe, la température a peu baissé. On refait une injection de 20 centimètres cubes de sérum de Roux, et en même temps une injection de 20 centimètres cubes de sérum de Marmorek. En trois jours a température est revenue à la normale et la guérison a été définitive. Ainsi que vous pouvez le voir sur le tracé, le sérum n'a pas influencé seulement la température, car il y a eu un parallélisme constant entre le pouls, la température et la respiration. Il n'y a donc pas que l'état général infectieux qui ait été modifié, amélioré ; le travail morbide local aussi a été enrayé. Il s'est passé dans le poumon, exactement ce qui se passe dans la gorge

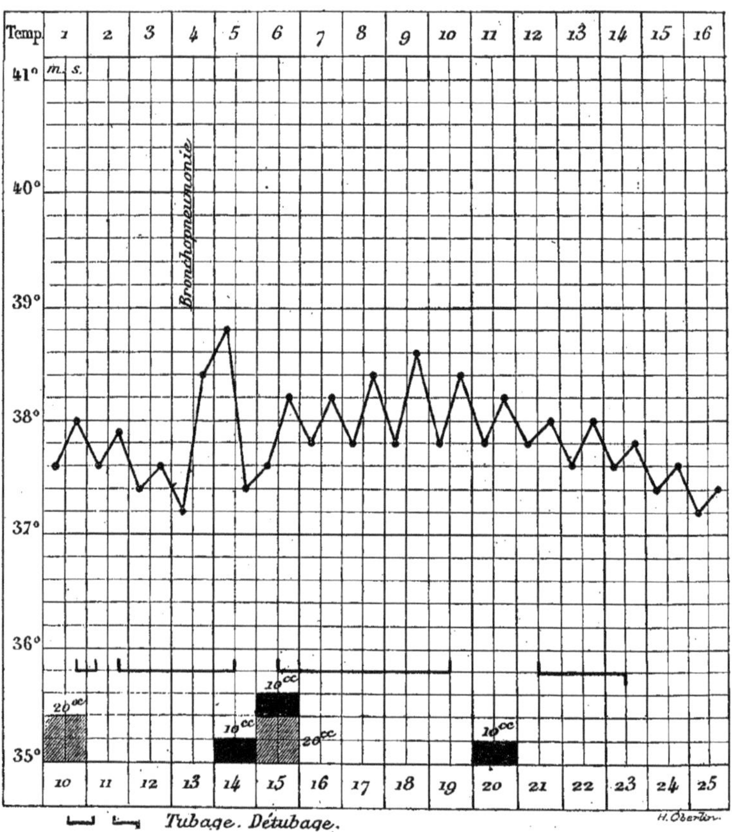

Tracé XV. — Rougeole : Diphtérie laryngée. Broncho-pneumonie à streptocoques. Conjugaison des sérums.

d'un enfant atteint d'angine pseudo-membraneuse, quand 24 à 36 heures après une injection de sérum, on voit tomber spontanément les fausses membranes.

Le tracé XV concerne une petite fille de 2 ans 1/2, entrée à l'hôpital pendant la convalescence d'une rougeole classique, au dire de la famille. Cette enfant, au lendemain de sa rougeole, est atteinte d'une angine que la clinique et la bactérioscopie prouvent être de nature diphtéritique. Mais, en même temps, la voix est éteinte, la respiration difficile, il y a un peu de tirage et l'on fait le diagnostic de croup, en portant d'emblée, dès le jour de l'entrée, un pronostic grave. On procède immédiatement au tubage, l'enfant est tubée 7 fois, dans l'espace de 6 jours. Dès le premier jour, étant donné la nature diphtéritique de la maladie, on a fait une injection de 20 centimètres cubes de sérum de Roux. Le résultat est médiocre, puisque les fausses membranes laryn-

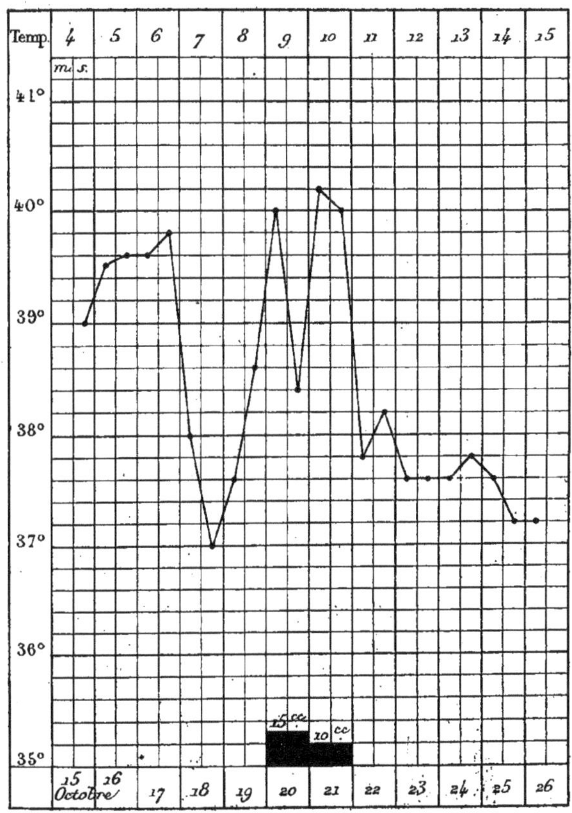

Tracé XVI. — Broncho-pneumonie à streptocoques.

gées persistent et que l'enfant garde sa canule cinq jours de suite. La fièvre continue, l'état général reste grave et l'on constate l'apparition d'une broncho-pneumonie qui se traduit par du souffle bronchique, de la matité, de la toux expiratrice, etc.

Le 14 Octobre, on fait une injection de 20 centimètres cubes de sérum de Marmorek ; le 15, nouvelle injection. L'amélioration est rapide, on peut retirer le tube, la symptomatologie laryngée et pulmonaire s'amende. La température suit la marche que vous voyez sur la courbe, et 14 jours après son entrée l'enfant était guérie.

J'ajouterai, qu'à aucun moment de sa grave maladie, ni avant, ni pendant, ni après le traitement, cette petite malade n'a eu d'albumine dans les urines, malgré l'emploi des deux sérums. Ceci soit dit en passant, car j'aurai à y revenir, beaucoup de médecins ayant, à mon sens, parlé légèrement des accidents déterminés du côté de l'appareil rénal par la sérothérapie. L'albuminurie était dûe non au traitement, mais à la maladie, et je pourrais vous citer bien des malades qui ont reçu des doses énormes de sérum de Marmorek ou de Roger, sans avoir présenté d'albuminurie. Quand les malades avaient de l'albumine dans leurs urines, à leur entrée à l'hôpital, le traitement sérothérapique non seulement n'a pas augmenté leur albuminurie, mais, le plus souvent, l'a diminuée.

Le tracé XVI concerne un enfant de vingt mois, entré à l'hôpital en Octobre 1895 avec le diagnostic : broncho-pneumonie. La première injection a été faite, comme vous le voyez, le 20 Octobre. Le matin, l'enfant avait 40° ; le soir, 6 heures après l'injection, la température était tombée à 38° 4. Le lendemain matin, la température étant remontée, on refit une injection de 20 centimètres cubes, la défervescence se fit et l'enfant, au point de vue tant général que respiratoire, put être considéré comme guéri.

Le tracé XVII n'est pas moins instructif. Cet enfant, âgé de deux ans et demi, entre à l'hôpital, en Novembre 1895, pour une broncho-pneumonie. Au bout de trois jours seulement, la température étant de 40°, on fait une première injection. Le lendemain, le thermomètre marque 38°7 le matin, 39° le soir : on fait une seconde injection. Le lendemain, la température ne dépasse pas 38°; elle revint ensuite définitivement à la normale.

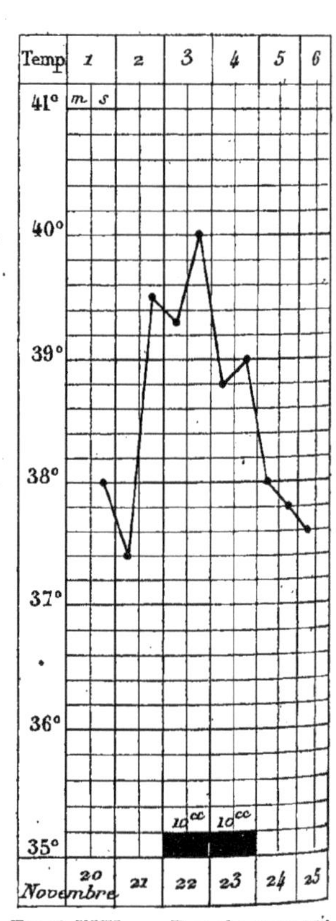

Tracé XVII. — Broncho-pneumonie à streptocoques.

Je n'ai pas besoin de vous rappeler que ces cas ne sont pas choisis; ils ont été fournis par les hasards de la clinique, ils portent tous sur des enfants, et vous savez que la broncho-pneumonie infantile comporte toujours un pronostic sévère. Si vous voulez chercher dans vos souvenirs, vous vous rappellerez que la broncho-pneumonie a d'habitude une durée de 8, 10, 15 jours, que le combat finit ordinairement faute de combattants, quand l'élément pathogène a épuisé ses moyens de vivre, de cultiver dans les alvéoles pulmonaires. Comparez les courbes thermiques que vous avez pu prendre vous-mêmes, comparez celles, entre autres, si démonstratives, que vous trouverez dans le *Traité clinique des maladies de l'enfance* de mon confrère Cadet de Gassicourt, comparez-les à celles que je viens de vous présenter et vous avouerez qu'il y aurait mauvaise grâce à nier ici toute action du sérum, puisqu'une affection dont la durée était autrefois de 8 à 15 jours, a évolué, dans la série de cas que j'ai fait passer sous vos yeux, en 3 jours.

La thérapeutique s'est donc attaquée à des cas graves, et, puisqu'elle en a changé le pronostic, il y a lieu de reconnaître que le sérum paraît, cette fois au moins, avoir répondu aux espérances qu'on nous avait données.

Il semble que les broncho-pneumonies classiques, celles que nous venons d'étudier, n'aient pas seules à bénéficier de la sérothérapie ; certaines bronchites pseudo-membraneuses paraissent justiciables de l'emploi du sérum antistreptococcique ; c'est ce qui résulte du travail de mon interne distingué, le Dr P. Claisse[1], qui, ayant trouvé du streptocoque comme élément important dans les fausses membranes d'une malade de mon service atteinte de bronchite chronique pseudo-membraneuse, fut par ce fait mis en suggestion de médication sérothérapique. Les prémisses pathogéniques tirées par P. Claisse de la bactérioscopie et de l'expérimentation, se sont trouvées confirmées par les résultats sérothérapiques, le sérum de Marmorek ayant en effet considérablement amélioré l'état de la malade qui, traitée pendant de longs mois, n'avait été modifiée par aucune des nombreuses médications les mieux indiquées.

Vous vous rappelez, Messieurs, qu'en vous parlant de la septicémie puerpérale, je vous ai dit que Marmorek avait demandé à ceux qui voulaient appliquer la sérothérapie, la suppression de toute autre intervention, et l'abandon des anciennes pratiques, telles que les lavages antiseptiques intra-utérins, le curettage, etc., le sérum lui paraissant devoir suffire à faire seul les frais de la maladie et de la guérison. Je

1. P. Claisse. — Bronchite membraneuse chronique. *Société de Biologie*, 1896.

vous ai expliqué sur quel raisonnement Marmorek appuyait ses exigences que j'estime trop radicales.

Toutes les réserves que j'ai déjà faites à propos de l'emploi exclusif du sérum antistreptococcique, je tiens à les formuler aujourd'hui encore. Il ne faudrait pas croire qu'en matière de broncho-pneumonie, sous prétexte que vous êtes sérothérapeutes, vous deviez vous abstenir d'autres médications, et, de propos délibéré, renoncer aux errements de la clinique. N'oublions pas que, pendant les 18 à 36 heures nécessaires au sérum pour enrayer la streptococcie, il se fait dans le poumon un processus mécanique et toxique à contre-coup local et fédéral. N'oublions pas que la broncho-pneumonie va retentir sur les deux poumons, sur le cœur, sur le système nerveux, sur l'économie tout entière, déterminant divers symptômes : fièvre, engouement pulmonaire, fatigue et dilatation du cœur, œdème périphérique, épuisement du système nerveux, etc., etc., symptômes contre lesquels le sérum ne saurait être suffisant. N'oublions pas, qu'au cas même où le sérum réussirait par lui-même à arrêter et à antidoter (je me place dans l'hypothèse où la méthode nouvelle donnerait le plein de ses effets) la broncho-pneumonie, nous ne devrions pas négliger le broncho-pneumonique, car, si la sérothérapie arrête en 36 heures une maladie, dont la durée ordinaire est de 8 à 15 jours, il ne faut pas croire que le sérum à lui tout seul relève le système nerveux, remonte l'énergie du myocarde, assure la circulation pulmonaire et générale.

En sinapisant un enfant atteint de broncho-pneumonie, en couvrant le thorax de ventouses, en l'enveloppant de serviettes mouillées, en soutenant le cœur par la caféine, en favorisant l'évacuation de l'exsudat broncho-alvéolaire, nous rendrons d'éminents services au malade, et nous lui permettrons de vivre le temps nécessaire au sérum pour enrayer la maladie infectieuse (la streptococcie) et guérir la toxémie secondaire. Si le sérum se charge de la maladie, le médecin doit, au jour le jour, veiller sur le malade, et, Messieurs, l'enfant est autrement délicat à traiter que sa maladie, attendu que, s'il est à la portée du premier venu de faire une injection de sérum, il faut avoir la longue pratique des malades, pour savoir, en matière de broncho-pneumonies, remplir thérapeutiquement toutes les indications de la clinique, indications ressortissant à l'âge, au sexe, à la constitution, au tempérament, etc., etc.

Le vrai sérothérapeute aura, là comme toujours, besoin d'être doublé d'un médecin intelligent, instruit, expert et sagace.

ONZIÈME LEÇON

SÉROTHÉRAPIE ANTISTREPTOCOCCIQUE

— SUITE ET FIN —

Procédé de Roger et Charrin. — Première application de la sérothérapie à la streptococcie (Roger et Charrin). — Préparation du sérum. — Applications et résultats.
Procédé de Denys et Leclef. — Applications et résultats.
Innocuité des sérums antistreptococciques. — Inconvénients fugaces communs au sérum antistreptococcique et à tous les sérums microbiens.
Action physiologique et thérapeutique des sérums. — Diverses interprétations. — Action microbicide, action antitoxique, action phagocytaire.
Conclusions pratiques sur la sérothérapie antistreptococcique.

Jusqu'ici, Messieurs, je vous ai parlé surtout du sérum de Marmorek, et vous avez vu que je me suis longuement attaché à son histoire ; je vous le devais. C'est qu'il s'agit là d'un gros épisode de la thérapeutique, puisqu'on nous propose une médication nouvelle dont les applications ne sont que trop communes, puisqu'on nous apporte un agent nouveau de Matière médicale ; tout cela visant le traitement d'affections aussi fréquentes et aussi graves que la septicémie puerpérale, certaines angines, et certaines broncho-pneumonies. Cela importe trop au médecin doctrinaire, au médecin praticien, pour que la question ne soit pas longuement étudiée dans un cours de thérapeutique. Je vous devais les enseignements les plus détaillés sur une méthode qui ne pourra conquérir vos suffrages qu'alors seulement qu'elle aura fait ses preuves cliniques.

C'est grâce à mes observations personnelles et à celles faites sur le sérum de Marmorek par certains de mes collègues des hôpitaux, que j'ai pu vous apporter un nombre imposant de faits, qui, s'ils ne prouvent pas que la question de la sérothérapie antistreptococcique soit résolue, démontrent qu'on a fait dans cette direction une tentative digne de toute notre attention.

Si, dans l'exposé de cette question de la sérothérapie antistreptococcique, je m'étais imposé de suivre l'ordre chronologique, j'aurais dû vous parler d'abord du sérum de Charrin et Roger.

Ce sont eux en effet qui, le 23 Février 1895, communiquèrent à la Société de Biologie les deux premiers cas d'application d'un sérum antistreptococcique au traitement de la fièvre puerpérale. Le mois suivant, dans une seconde communication, ils rapportèrent deux nouveaux cas; c'est dans cette même séance, que Marmorek fit connaître la technique de sa méthode et annonça qu'il venait de l'employer avec succès chez 46 malades atteints d'érysipèle.

Si donc j'ai, dans mon enseignement, parlé d'abord du sérum de Marmorek, si j'ai donné de plus grands développements à son étude, c'est que j'ai eu à ma disposition des observations plus nombreuses et plus importantes sur les applications du sérum de Marmorek que sur celles du sérum de Roger-Charrin ; c'est aussi parce que mon expérience personnelle porte presque exclusivement sur le sérum de Marmorek, dont j'ai pu disposer à doses relativement grandes.

Si je vous présente à part les résultats obtenus par Marmorek et ceux obtenus par Charrin et Roger, c'est aussi parce que, le point doctrinaire, le point d'application pratique étant communs aux deux méthodes, le principe sur lequel est basée la préparation du sérum est complètement différent.

Vous vous rappelez que, dans la méthode de Marmorek, on commençait par exalter la virulence d'un streptocoque pris chez l'homme, que le streptocoque hypervirulent était ensuite inoculé au cheval à doses progressivement croissantes, jusqu'à immunisation ; qu'enfin le sérum de ce cheval, doué à son tour de propriétés préventives et curatives était l'arme employée par Marmorek contre la streptococcie, pour la guérir autant que pour la prévenir.

Roger et Charrin, usant d'un procédé inverse, ont cherché par la chaleur à diminuer la virulence du streptocoque emprunté à l'homme.

Pour ce faire, une culture de streptocoque sur bouillon de huit à dix jours, est évaporée au bain-marie, réduite au sixième du volume primitif, puis chauffée à l'autoclave à 115° ; dans ces conditions, le liquide perd la plus grande partie de sa toxicité. On l'inocule alors à un mulet, à la dose de 50 centimètres cubes par injection, ce qui représente 300 centimètres cubes du bouillon de culture primitif. Quand l'animal a reçu huit à dix injections, on peut considérer la vaccination comme achevée, et, huit à quinze jours plus tard, on pratique une saignée. Pour empêcher les propriétés thérapeutiques de s'affaiblir, on continue à faire à l'animal, une fois par semaine, une nouvelle injection de cultures stérilisées.

Le sérum ainsi obtenu, tout en ayant les mêmes propriétés thérapeutiques que celui de Marmorek, a cependant une énergie moins grande ; aussi faut-il l'employer à des doses plus élevées, 30 centimètres cubes pour la première injection. Dans les cas très graves, on peut introduire jusqu'à 50 et 60 centimètres cubes à la fois, au moins pendant les premiers jours.

Voyons, maintenant, les résultats obtenus par le sérum de Charrin et Roger.

Le 5 Février 1895, entre à la Maternité, dans le service de mon collègue et ami Charrin (tracé XVIII), une femme de 28 ans, atteinte de fièvre puerpérale à forme septicémique grave. La température est à 40°5. On fait immédiatement une première injection de 8 centimètres cubes. Le lendemain, la température est, le matin à 40°, le soir à 40°3 ; on fait une nouvelle injection de 8 centimètres cubes ; le jour suivant, la température a diminué, injection de 25 centimètres cubes. La malade a donc, en trois jours, reçu 41 centimètres cubes. Le 9 Février, c'est-à-dire trois jours après l'entrée, la température est, le matin à 37° 7, le soir à 38°. Le 10, l'état général est bon, tout phénomène abdominal a disparu. Le 23 Février, la malade est guérie et quitte l'hôpital.

Je tiens à insister sur cette observation, car elle a une grande importance ; c'est en effet la première application du principe de Charrin et Roger sur les propriétés bactéricides du sang ; c'est, en date, la première application de la sérothérapie à la streptococcie.

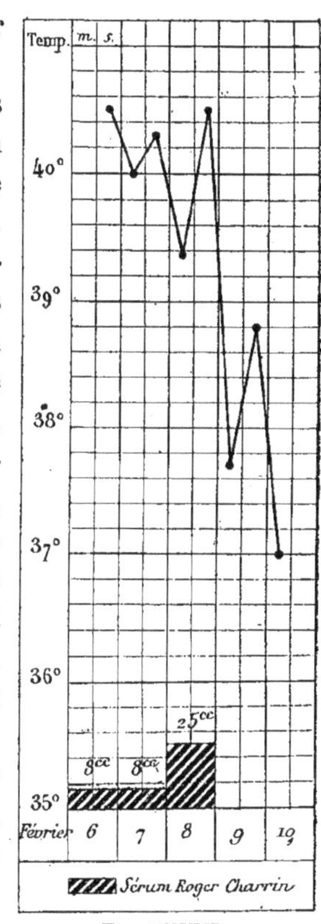

Tracé XVIII.
Fièvre puerpérale. — Sérum de Roger-Charrin.

Dans un autre cas de Charrin et Roger (tracé XIX), une femme accouchée le 18 Février, entre le 22 à la Maternité, avec une septicémie puerpérale à forme péritonéale ; les lochies sont infectes, l'état général très mauvais. Le 23, la malade reçoit 26 centimètres cubes, le jour suivant 20 centimètres cubes, le troisième jour 40 centimètres cubes en deux fois, enfin, le 25 elle reçoit une dernière dose de 10 centimètres cubes, soit

96 centimètres cubes en trois jours. Le 26 Février, c'est-à-dire 8 jours après son entrée, elle était guérie, et quittait l'hôpital.

Treize cas de fièvre puerpérale ont été traités de la même façon, par Charrin et Roger ; ces treize cas peuvent être divisés en deux catégories.

La première catégorie comprend deux cas, l'un suivi de mort, l'autre de guérison ; les auteurs font remarquer qu'il ne faut attacher que peu d'importance à cette série, car ils ne disposaient à cette époque que d'une faible quantité de sérum, de sorte que les malades n'en purent recevoir une dose suffisante.

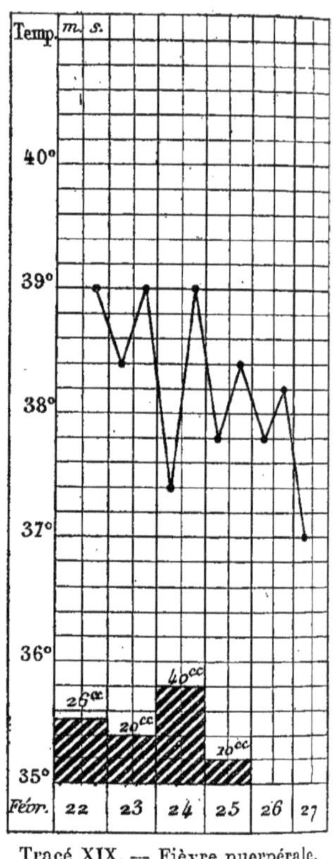

Tracé XIX. — Fièvre puerpérale. Sérum Charrin-Roger.

La seconde série comprend onze malades, toutes atteintes de septicémie grave : dix guérirent, une seule mourut.

Charrin et Roger disent avoir également traité des érysipélateux. Ils n'eurent de ce chef aucune mortalité ; mais, ils reconnaissent qu'ayant eu affaire à des érysipèles bénins, leurs résultats n'ont rien d'étonnant.

Ils citent cependant un cas considéré comme mortel, chez un enfant nouveau né, qui, étant venu avant terme, dans le service de mon collègue Budin, dut être mis dans la couveuse. Cet enfant eut un érysipèle de la lèvre supérieure, qui ne tarda pas à envahir la joue. On fit une première injection de 5 centimètres cubes de sérum, et le lendemain la lèvre était redevenue normale ; mais, comme l'érysipèle tendait à gagner les oreilles, on fit une seconde injection, et, le 4 Mars, c'est-à-dire trois jours après la naissance, l'enfant était guéri de son érysipèle, après avoir perdu 180 grammes de son poids. A partir du 4 Mars, il reprit et dépassa rapidement son poids primitif, sans que rien pût faire présumer qu'il eût été en rien incommodé par l'injection.

En matière d'angines, les résultats ont été analogues. Voici une observation concernant une jeune femme atteinte de streptococcie pharyngée. Sa température est de 39° le matin, de 41° 2 le soir. Elle est d'abord soumise au traitement local et au sulfate de quinine à haute dose.

Le pouls est à 148; il y a de l'embryocardie; l'état général est très grave. On intervient alors avec le sérum et l'on fait, le 9 Mars, une première injection de 30 centimètres cubes le matin, une seconde de 30 centimètres cubes le soir. Le lendemain, on injecte 30 centimètres cubes, soit 90 centimètres cubes en deux jours. Trente six heures après la première injection, la gorge se débarrassait de ses fausses membranes, et la température tombait à 38°5. Le lendemain, la fièvre avait entièrement disparu, et la malade a guéri sans garder aucun souvenir matériel de son infection, lésion cardiaque ou rénale.

A côté des procédés de Marmorek et de Charrin-Roger, il est un autre procédé de sérothérapie antistreptococcique employé par Denys et Leclef[1]. Par des injections répétées et à dose croissante de toxine de streptocoques faites à deux chevaux, et de cultures vivantes du même microorganisme à deux autres chevaux, ces auteurs sont parvenus à obtenir un sérum dont l'injection, à la dose de 0 cc., 25 à 1 centimètre cube, prévenait chez le lapin l'apparition d'un érysipèle de l'oreille. Ils se sont servi d'un streptocoque très virulent.

Denys et Leclef ont employé le sérum ainsi préparé dans un but thérapeutique. Ils ont obtenu deux guérisons sur trois cas de péritonite opératoire. Dans un cas de pyohémie, les frissons n'ont plus reparu après l'injection. Ils ont traité avec succès trois cas de fièvre puerpérale grave, dont l'un compliqué d'érysipèle, d'abcès métastatiques et de pneumonie. L'un des faits les plus saillants observés dans les cas de guérison a été l'amélioration rapide de l'état général. Ils ont également obtenu de bons résultats dans le traitement de l'érysipèle.

Les doses de sérum employées ont varié de 60 centimètres cubes à 180 centimètres cubes. Ce n'est que dans le cas d'infection streptococcique grave que ces auteurs conseillent d'injecter d'emblée 60 à 100 centimètres cubes.

Messieurs, après vous avoir montré les résultats thérapeutiques obtenus par la sérothérapie antistreptococcique, il est un point sur lequel je tiens à insister tout particulièrement : c'est que ni le sérum de Marmorek, ni celui de Charrin et Roger, ni celui de Denys et Leclef, n'ont déterminé d'accidents spéciaux, en dehors de quelques manifestations communes à l'emploi de tous les sérums antitoxiques

1. Denys et Leclef. — *Académie de Médecine de Belgique*, 1895. 28 Décembre.

connus : hyperthermie momentanée, exanthèmes, arthralgies, myalgies. Or, il est nécessaire, indispensable, quand on commence l'étude thérapeutique d'un agent de matière médicale, d'avoir au préalable établi l'innocuité et la sécurité de l'arme nouvelle qu'on met entre les mains des médecins.

Certes, il nous faudra un nombre considérable d'observations comparables, bien prises, longuement suivies, pour nous permettre d'apprécier d'une façon absolue et définitive la valeur thérapeutique des sérums antistreptococciques. Mais, ce que je puis dire et déjà vous affirmer, c'est que vous pouvez vous fier à *leur innocuité.*

D'après Charrin et Roger, non seulement le sérum ne détermine pas de lésions rénales, mais l'albuminurie préexistante n'est pas une contre indication à la sérothérapie : bien au contraire, quand l'albuminurie relève de l'infection, elle constitue une indication et commande une intervention immédiate.

Vous avez dans leur dernière observation une preuve absolue de cette innocuité du sérum. En admettant même que la malade de Roger et Charrin eût guéri de son angine sans l'intervention du sérum, — les angines à streptocoques les plus bruyantes guérissant d'habitude toutes seules, — cette observation prouverait tout de même que le sérum, à la dose de 90 centimètres cubes administrés en deux jours, n'a engendré aucun accident.

Mais, Messieurs, l'esprit de l'homme est ainsi fait qu'il se méfie toujours de ce qui est nouveau, ce qui explique que la plupart des inventions, des méthodes nouvelles, ont eu tant de peine à être reconnues, acceptées, adoptées par tout le monde.

Rappelez-vous ce que je vous ai dit de la méthode de Brand. Quand je vous parlais, il y a deux ans, du traitement de l'hyperthermie, je vous ai montré combien l'on avait eu de peine à lutter contre les préjugés anciens et à implanter la méthode des bains froids dans le traitement des maladies infectieuses. Que de fois n'a-t-on pas dit que les bains froids aggravaient l'état du malade, que ce fût un scarlatineux ou un typhique ?

Les mêmes faits se sont produits, il y a quelque temps, pour le sérum de Behring-Roux. Et, à ce propos, je vous ai cité des observations et je vous ai montré que, dans certains cas où, malgré la sérothérapie, la mort était survenue, on ne pouvait réellement pas dire si le fait de n'avoir pas obtenu de résultat positif ne tenait pas uniquement à ce que nous n'avions pas su injecter le sérum à dose suffisante.

Tout dernièrement encore, je me suis trouvé mêlé à un cas fort intéressant dont je vous ai, je crois, déjà dit quelques mots. Il s'agissait d'une jeune fille atteinte d'une angine dont le diagnostic bactérioscopique fut fait tardivement, et qui, pour cette raison, ne fut soumise à la sérothérapie antidiphtéritique qu'après qu'on eut laissé écouler un temps précieux. Cette jeune fille a guéri de son angine, mais n'en a pas moins fait une paralysie, disparue d'ailleurs aujourd'hui. Or, cette jeune fille avait de l'albumine bien avant notre intervention, et, non seulement l'injection de sérum n'a pas augmenté son albuminurie, mais elle l'a considérablement diminuée.

Voici un autre cas non moins instructif concernant un homme de 53 ans, fatigué, surmené, d'aspect sénile, artério-scléreux, albuminurique et diabétique ; il rendait par jour 30 centigrammes d'albumine et 30 à 35 grammes de sucre. Un matin, étant sorti malgré un coryza assez fort, ce malade eut un grand frisson et se plaignit de mal de gorge. L'examen révéla une rougeur pharyngée diffuse, de l'œdème de la luette, de la tuméfaction des amygdales à la surface desquelles se dessinaient des traînées blanchâtres. L'examen bactérioscopique démontra qu'on avait affaire à du bacille de Lœffler associé à quelques streptocoques. On injecta successivement 20^{cc}, 10^{cc}, 10^{cc}, 10^{cc} de sérum de Roux, soit 50 centimètres cubes en quatre jours. Eh bien! sous l'influence de ces injections, non seulement il y eut une amélioration rapide de l'état local et général, mais la quantité de sucre et d'albumine contenue dans les urines diminua très sensiblement.

L'histoire de ce malade est fort intéressante, car il ne nous arrive pas tous les jours de suivre un sujet avant, pendant, et après un traitement. Or, voilà un sujet qui avait un cœur, des artères, des reins adultérés, chez qui la fonction rénale se faisait mal qualitativement et quantitativement, qui avait donc toutes sortes de raisons de succomber à une infection sur laquelle nous avions porté un pronostic grave; et, tandis que j'aurais hésité à donner à ce malade 1 centigramme de morphine ou 1 milligramme de digitaline, je n'ai pas eu la moindre appréhension en lui injectant de la manière que j'ai dite 50 centimètres cubes de sérum ; le malade a guéri.

Après vous avoir cité ces chiffres et communiqué ces faits, je crois vous avoir démontré, preuves en main, l'innocuité du sérum.

Messieurs, maintenant que vous connaissez les résultats cliniques et expérimentaux de la sérothérapie antistreptococcique ; maintenant que je vous ai démontré le rôle heureux joué par le sérum dans l'évolution des cas que je vous ai cités, vous êtes en droit de vous demander comment et pourquoi l'intervention de ce sérum peut changer la marche et l'évolution d'une maladie, soit qu'elle doive commencer, soit qu'elle ait déjà évolué depuis un certain temps? Quelle est en un mot l'action du sérum? Je touche ici à la question doctrinale de la sérothérapie et je vais essayer de résumer à propos du sérum antistreptococcique, les interprétations qu'on a données pour expliquer le rôle des sérums microbiens.

D'après certains auteurs, la sérothérapie, l'introduction d'un sérum dans l'organisme joue un rôle excitateur, dynamogène. Elle augmente la tension artérielle ; elle excite le système nerveux, l'activité vitale générale de l'individu. Au contact du sérum, la phagocytose reçoit une impulsion nouvelle, quelle que soit la forme de la maladie.

Mais, ce n'est pas dire grand'chose que de déclarer que le sérum a une action d'excitation directe; il est évident que le sérum peut donner à la cellule une vitalité nouvelle.

Voilà pourquoi on a été jusqu'à dire que la nature du sérum employé importait peu; mais cette idée est en contradiction formelle avec les faits. En exagérant cette opinion, on en viendrait à dire qu'une injection d'eau ou d'éther dans le tissu cellulaire exercerait le même rôle et donnerait le même résultat.

Les courbes thermiques que je vous ai montrées prouvent, en effet, que le sérum antidiphtéritique, par exemple, n'abaisse pas la température d'un streptococcique ; bien plus, l'emploi de tel ou tel sérum a permis dans certains cas de réformer le diagnostic, confirmant ainsi le bien fondé de cette formule que vous m'entendez souvent répéter : « *Naturam morborum curationes ostendunt* ».

Non, telle n'est pas l'action du sérum ; la clinique et l'expérimentation l'ont démontré péremptoirement.

En clinique, vous avez vu que, chez les enfants atteints d'angine, le sérum antidiphtérique était quelquefois resté sans action, parce que les fausses membranes étaient fonction non de bacille de Lœffler, mais de streptocoque. Dans les cas d'associations microbiennes, on a dû conjuguer les sérums antidiphtéritique et antistreptococcique, pour produire la guérison. Donc la nature des sérums n'est pas indifférente.

Dans un autre ordre d'idées, certains auteurs avaient dit que le sérum, étant bactéricide, empêche, quand on l'introduit dans l'organisme malade, l'agent virulent de cultiver, de proliférer; qu'il arrête l'évolution de la culture.

Les premières recherches de Roger semblent prouver qu'il n'en est rien, pour le streptocoque tout au moins. En effet, si l'on emprunte à un individu du streptocoque qu'on cultive sur deux sérums, l'un provenant d'un lapin neuf, normal, l'autre d'un lapin immunisé antérieurement par un procédé quelconque, on obtiendra, dans un cas comme dans l'autre, une culture de streptocoque, et ces deux cultures seront morphologiquement semblables, à un tel point qu'il sera impossible de les distinguer l'une de l'autre.

Mais, poursuivant l'étude de la question, Roger[1] a reconnu que, si le développement numérique des microbes est semblable dans les deux cas, leurs propriétés pathogènes sont bien différentes : les microbes provenant du sérum des vaccinés sont beaucoup moins virulents que ceux qui ont poussé dans le sérum des animaux neufs. En effet, tout en injectant la même quantité de culture, on détermine avec la première culture une septicémie aiguë, avec la seconde une septicémie atténuée.

Vous pouvez en conclure que le sérum de lapin immunisé n'a pas une action bactéricide, puisqu'il n'a pas empêché le développement de la culture : il n'a fait qu'en atténuer la virulence. Morphologiquement, vous avez toujours un streptocoque, mais c'est un streptocoque dégénéré.

Cette conclusion du travail de Roger ne s'applique pas à tous les microbes. En effet, si l'on transporte des vibrions cholériques dans le sérum d'un animal solidement immunisé contre ces microbes, on constate que les vibrions périssent tout au moins en partie. Au bout d'un certain temps, les ensemencements sur milieux nutritifs pratiqués aux dépens de ce sérum, donnent des résultats négatifs, ou bien ne produisent qu'un nombre restreint de colonies.

Certains auteurs en ont conclu qu'il y a dans le sérum une substance bactéricide; pour Bordet[2], par exemple, cette substance siège dans les leucocytes, qui la laissent diffuser dans le milieu ambiant, dans le sérum, quand le sang est retiré des vaisseaux. Sous l'action de cette substance, des microbes tels que le vibrion cholérique, le bacille tétanique, le bacille d'Eberth, le bacterium coli, et même le streptocoque, peuvent changer d'aspect et de forme, non seulement dans l'organisme, mais *in vitro*, ainsi que l'a montré Metchnikoff[3].

Les microbes soumis à l'action de cette substance s'immobilisent et se transforment rapidement, en dehors des cellules, en granulations arrondies (transformation granuleuse extracellulaire de Pfeiffer). D'autre part, les microbes ainsi altérés s'accumulent en petits amas, s'agglomèrent.

---

1. Roger. — *Société de Biologie*, 1890. 25 Octobre. — *Revue générale des Sciences*. 1891. 30 Juin.

2. Bordet. — Les leucocytes et les propriétés actives du sérum chez les vaccinés. *Annales de l'Institut Pasteur*, 1895. Juin. — Sur le mode d'action des sérums préventifs. *Annales de l'Institut Pasteur*, 1896. Avril.

3. Metchnikoff. — Recherches sur la destruction extra-cellulaire des Bactéries. *Annales de l'Institut Pasteur*, 1895. Juin.

Messieurs, ce que je viens de vous dire de l'action des sérums sur les cultures microbiennes me paraît pleinement confirmé par des recherches faites récemment sur le bacille d'Eberth.

Pfeiffer et Koll [1], Max Grüber [2], Durham, ont montré en effet que le sérum des hommes convalescents de la fièvre typhoïde, comme celui des animaux immunisés contre l'infection typhique, mélangé *in vitro* à une culture de bacille d'Eberth, donne une réaction des plus nettes, permettant de différencier ce microbe du coli bacille.

Widal [3], qui a repris cette question, a basé toute une méthode de diagnostic de la fièvre typhoïde sur le phénomène de Pfeiffer et Grüber, phénomène dont il donne la description suivante.

Après avoir ensemencé séparément des tubes de bouillon avec du bacille d'Eberth et du coli bacille, on ajoute à chacun d'eux quelques gouttes de sérum d'un animal fortement immunisé contre l'infection typhique et on les place à l'étuve à 37°. Pendant les quatre ou cinq premières heures, le tube à coli bacille commence à se troubler, tandis que le tube à bacille d'Eberth reste complètement clair. Au bout de vingt-quatre heures, le tube à coli est fortement troublé dans toute son étendue, le tube à bacille d'Eberth l'est fort peu ou ne l'est pas du tout, les microbes se précipitant en amas au fond du vase, sous forme de flocons ou de pellicules blanchâtres : une goutte de la culture de coli, examinée alors au microscope, montre des bactéries isolées pour la plupart et douées d'une grande mobilité ; une goutte de la culture de bacille d'Eberth ne présente que des agglomérations éparses de microbes immobiles, déformés, épaissis, semblant collés les uns aux autres et figés sur la lame ; on ne trouve plus de microbes isolés et mobiles.

Formation d'un précipité visible à l'œil nu, immobilisation, agglomération et déformation des microbes, tels sont les éléments du phénomène.

S'appuyant sur ces faits, Widal a recherché si le sérum des typhiques ne possédait pas, dès le début et au cours de la maladie, comme après la convalescence, la propriété d'agglutiner *in vitro* les bacilles d'Eberth.

Alors que Pfeiffer, Durham et Koll n'avaient recherché dans le phénomène observé qu'une *réaction d'immunité*, Widal s'est demandé s'il n'y aurait pas là une *réaction d'infection* pouvant servir au diagnostic. Et c'est ainsi qu'il est arrivé à formuler sa méthode de séro-diagnostic.

---

1. PFEIFFER et KOLL. — *Deutsche medic. Wochenschrift*, 1895, p. 185. — R. PFEIFFER. — *Ibidem*, 1896, p. 232.
2. Max GRUBER. — *Münchener medic. Wochenschrift*, 1896, p. 206.
3. WIDAL. — Sérodiagnostic de la fièvre typhoïde. *Société médicale des Hôpitaux*, 1896. 26 Juin.

Le sérum recueilli, soit en aspirant du sang à l'aide d'une seringue dans une veine au pli du coude, soit en faisant une piqûre au bout du doigt et en exprimant quelques gouttes de sang dans un récipient stérilisé, on en fait tomber quelques gouttes dans une culture en bouillon de bacille d'Eberth, dans la proportion d'une partie de sérum pour dix à quinze parties de bouillon.

La réaction ne se fait pas aussi rapidement que si l'on emploie du sérum d'animal immunisé contre la fièvre typhoïde, car dans ce dernier cas la culture de bacille d'Eberth s'éclaircit au fur et à mesure qu'on y laisse tomber les gouttes de sérum, absolument comme s'il s'agissait d'une réaction chimique.

Quand on emploie du sérum de typhique, on voit qu'après un séjour de vingt-quatre heures à l'étuve à 37°, le bouillon n'est que peu troublé, que quelques flocons se sont précipités au fond et que, dans toute la hauteur du tube, il y a en suspension une sorte de poussière blanchâtre.

Cela s'observe surtout, si l'on compare avec un tube de bouillon non additionné de sérum. Tandis que la culture en bouillon ordinaire présente un trouble parfait, et, regardée par transparence, offre un aspect moiré tout à fait spécial, le tube additionné de sérum, vu sous un certain angle d'incidence, présente un trouble apparent qui est dû seulement à un précipité fait d'une fine poussière.

A l'examen microscopique, on voit que chaque grain de cette poussière n'est qu'une agglomération de microbes. Ceux-ci, au lieu de s'agiter en tous sens, sont groupés, agglutinés en amas, dans l'intervalle desquels se trouvent encore quelques éléments isolés et mobiles.

Widal a recherché si le sérum de personnes saines ou atteintes de maladies différentes, possédait le même pouvoir agglutinant sur le bacille d'Eberth. Le bacille d'Eberth s'est montré constamment insensible au sérum et est resté, sous le microscope, isolé et mobile. Enfin, il a constaté que le coli-bacille n'est pas plus influencé par le sérum des typhiques que par celui des personnes guéries de la fièvre typhoïde depuis plusieurs années, ou celui de malades atteints d'affections diverses.

Les nombreuses statistiques qui se sont multipliées depuis la communication de Widal n'ont fait que confirmer ses premiers résultats et établir d'une façon évidente que la réaction agglutinante est, avant tout, une réaction de la période d'infection.

La réaction agglutinante n'a, d'ailleurs, pas tardé à être appliquée à d'autres maladies. C'est ainsi que Albarran et Mosny[1], dans leurs

1. ALBARRAN et MOSNY. — Communication au Congrès de Nancy, Août 1896.

recherches sur la sérothérapie de l'infection urinaire, qui n'est, vous le savez, qu'une des manifestations de la colibacillose, ont constaté que le sérum des animaux immunisés détermine dans les cultures en bouillon l'agglutination des bacilles : il n'exercerait pas, d'autre part, cette action sur les cultures de bacille typhique.

De même, J. Nicolas[1] a obtenu de la façon la plus nette la réaction agglutinante, en faisant agir quelques gouttes de sérum d'animal immunisé contre la diphtérie sur des cultures en bouillon de bacilles de Lœffler.

Gilbert et L. Fournier l'ont reconnue sur le bacille de la psittacose.

De son côté, Roger[2] a appliqué cette méthode à une affection qui, pour ne pas appartenir aux maladies microbiennes proprement dites, s'y rattache cependant par plus d'un point. Je veux dire l'infection par l'*oïdium albicans*, champignon que vous connaissez tous et qui est l'agent de la stomatite crémeuse, du *muguet.*

L'injection intraveineuse d'un centimètre cube de culture d'oïdium détermine chez le lapin une infection mortelle contre laquelle on arrive, il est vrai, à vacciner les animaux.

Or, en étudiant les propriétés du sérum des animaux vaccinés contre l'oïdium albicans, Roger a constaté que ce sérum a sur les cultures d'oïdium un pouvoir analogue à celui que le sérum des typhiques exerce sur les cultures de bacille d'Eberth.

Une culture en bouillon dans laquelle on laisse tomber un peu de sérum de vacciné, s'éclaircit rapidement : et l'on trouve au fond du tube un amas de petits grains agglutinés.

En outre, le pouvoir végétatif de l'oïdium s'affaiblit tellement dans le sérum d'animal vacciné, qu'un réensemencement au bout de quatre à cinq jours devient impossible.

Enfin, l'examen microscopique de l'oïdium cultivé sur sérum de vacciné démontre une dégénérescence complète des levûres.

C'est là un lien de parenté de plus entre l'oïdomycose et les maladies bactériennes.

Peut-être trouverez-vous, Messieurs, que je me suis un peu étendu sur cette question qui semble sortir du domaine de la thérapeutique? Elle nous ramène cependant à la thérapeutique par ce fait que le sérodiagnostic, nous donnant le moyen de faire un diagnostic à la fois pré-

---

1. J. Nicolas. — Production de la réaction de Grüber et Durham par l'action du sérum antidiphtérique sur le bacille de Lœffler (*Société de Biologie*, 25 Juillet 1896).

2. Roger. — Modifications du sérum chez les animaux vaccinés contre l'oïdium albicans (*Soc. de Biologie*, 4 Juillet 1896).

coce et sûr de la maladie, dothiénentérie dans l'espèce, permet de faire de bonne heure une thérapeutique sinon spécifique, du moins rationnelle.

Le jour où nous serons en possession de la sérothérapie de la fièvre typhoïde, le séro-diagnostic sera l'auxiliaire indispensable de la sérothérapie, celle-ci ayant d'autant plus de chances de réussir qu'elle aura été appliquée plus près du début de la maladie.

Le sérum modifie-t-il la vitalité de l'agent pathogène, ou détruit-il les produits qu'il secrète et dont quelques-uns sont capables de favoriser l'infection [1]. ? C'est ce qu'il reste à établir, de même qu'on ne sait exactement si le pouvoir atténuant appartient au sang ou au sérum.

L'expérience de Roger, que je vous citais tout à l'heure, explique dans une certaine mesure l'action du sérum. La virulence de l'agent morbide étant moindre, la phagocytose se fera plus vite et mieux, car elle s'exerce sur un ennemi moins résistant. Cette manière de penser n'est pas une simple vue de l'esprit : elle est confirmée par des recherches faites depuis quelques temps sur la diphtérie, et parmi lesquelles je vous citerai celle de Gabritchewsky [2].

Cet auteur introduit dans la chambre antérieure de l'œil d'un lapin un peu de culture de diphtérie, se proposant ainsi de suivre *de visu* l'évolution de la maladie, suivant qu'il interviendra ou non avec le sérum.

Il a constaté qu'en n'intervenant pas, la cornée se nécrosait très rapidement, bien que la leucocytose se fît dans la chambre antérieure, insuffisamment cependant pour protéger l'œil. Au contact des toxines, le leucocyte s'altérait et perdait son noyau.

Lorsqu'au contraire il intervenait, même après un intervalle de vingt-quatre heures, avec le sérum, il constatait la production d'une phagocytose intense : les leucocytes, au lieu de s'altérer, étaient remplis de bacilles de Lœffler qu'ils avaient englobés ; les cadavres de bacilles avaient remplacé les cadavres de leucocytes. Dans le premier cas, les assiégeants avaient été vainqueurs ; dans le second, la victoire est restée aux assiégés.

Cette expérience très suggestive, jointe à celle que je vous exposais auparavant, prouve l'action incontestable du sérum sur la phagocytose ; celle-ci est rendue plus énergique, non seulement par le nombre des leucocytes qui entrent en jeu, mais par leur qualité.

D'après Denys, Leclef et Marchand [3], le sérum antistreptococcique

1. ROGER. — *Société de Biologie*, 1889. 27 Juillet. *Académie des sciences*, 1889. 24 Juillet.
2. GABRITCHEWSKY. — Chimiotaxie des leucocytes. *Annales de l'Institut Pasteur*, 1890, p. 346.
3. DENYS, LECLEF et MARCHAND. — Du mécanisme de l'immunité conférée au lapin par l'injection de sérum antistreptococcique de cheval. *Académie de médecine de Belgique*, 1896. 28 Mars.

injecté au lapin lui confère l'immunité, d'abord en agissant directement sur le streptocoque dont il entrave la multiplication, puis, en facilitant la phagocytose.

Le sérum, qu'il provienne d'un cheval immunisé ou d'un cheval ordinaire, n'a pas de propriétés bactéricides, mais le sérum du cheval immunisé renferme un principe qui excite la phagocytose. En effet, si l'on ensemence une culture de streptocoque dans du sérum ordinaire, tenant des leucocytes en suspension, la culture prolifère abondamment. Si à ce sérum on ajoute une très faible quantité (1/200e) de sérum antistreptococcique, la culture s'éteint.

Ces expériences n'ont évidemment pas la prétention de tout expliquer ; elles démontrent tout au moins, que le sérum n'a pas une action comparable à celle d'un antiseptique quelconque.

Les substances comme l'acide phénique, le sublimé, agissent sur le microbe dont elles diminuent peut-être la vitalité. Le sérum, non seulement diminue la virulence du microbe, mais augmente la résistance de l'organisme, en excitant la phagocytose. Il diminue les forces de l'assiégeant, en augmentant celles de l'assiégé ; il agit sur l'agent morbide et sur le malade. Avec cet agent nouveau, le sérum, nous faisons ce qu'aucune des ressources de la thérapeutique ancienne ne nous permettait de faire.

D'après mon maître le Professeur Bouchard[1], les propriétés antitoxiques du sérum ne seraient pas d'origine microbienne, comme le veut Behring. Les sérums microbiens ne feraient qu'exalter nos *sécrétions internes*, qui établiraient l'équilibre vital entre nos cellules. Par les produits de son élaboration, chaque cellule impressionne les autres cellules, celles du système nerveux, celles aussi de tous les autres tissus. Cette action, qui peut être passagère, peut être aussi durable ; elle peut s'exercer dans un organisme autre que celui qui a élaboré ces substances, même chez un animal d'une autre espèce, ainsi que l'établit l'effet des injections de sérum sanguin ou d'extrait de certains organes.

Ce sont les cellules animales qui, modifiées dans leur nutrition d'une façon durable par le passage momentané des matières bactériennes vaccinantes, élaborent, dans l'immunisation expérimentale ou acquise, la matière qui donne au sérum des vaccinés des propriétés antitoxiques.

Par conséquent, dans les tentatives qui ont été faites, pour combattre les maladies par les microbes (*bactériothérapie*), par les produits des

1. Ch. Bouchard. — La thérapeutique et les doctrines bactériologiques modernes. *Communication au IIe Congrès francais de Médecine Interne*, Bordeaux, 1895. 8 Août.

microbes (*toxinothérapie*), ou par les humeurs des animaux qui sont réfractaires aux microbes (*sérothérapie*), l'élément dominant est la réaction passagère ou persévérante de l'économie : on peut dire que les nouveaux remèdes empruntés au règne animal et au *règne microbien* ne font, comme les anciens remèdes empruntés aux règnes végétal ou minéral, que solliciter l'effort de l'ancienne nature médicatrice.

Les théories modernes sur la pathogénie des maladies infectieuses et la thérapeutique nouvelle, spécifique, de ces maladies, nous ramènent donc par un chemin détourné à l'humorisme ancien. Ces explications, Messieurs, ne vous satisferont peut-être pas complètement, mais il n'y a pas que le sérum dont l'action reste enveloppée d'une certaine obscurité. Quand nous disons que la digitaline, la caféine sont des médicaments du cœur, dont elles augmentent la tonicité, dont elles régularisent le rythme, nous ne donnons aucune explication, nous ne faisons qu'énoncer un fait, constaté empiriquement. La clinique et l'expérimentation ont démontré l'action du sérum, elles ne l'ont pas encore expliquée ; ce sont des actes qui ressortissent au vitalisme. Je vous ai déjà dit que nous ne connaissions rien de la composition chimique des sérums antitoxiques, et que leurs caractères physiques, couleur, saveur, odeur, etc., sont insuffisants pour les distinguer. Pour reconnaître l'espèce d'un sérum, nous en sommes réduits à le mettre au contact d'un animal, qui jouera le rôle de réactif, et nous permettra de définir biologiquement la nature de l'agent, seulement d'après l'action qu'il aura exercée. Il n'y a rien d'extraordinaire à ce que, aujourd'hui, la sérothérapie, réunissant les résultats de la clinique à ceux fournis par l'expérimentation, ne sache pas de quelle manière les expliquer, et se borne à les considérer comme des faits d'ordre biologique.

Il ne serait pas inutile, à l'heure présente où l'on semble instruire, non sans violence, le procès des sérums, de faire une incursion dans l'histoire des médicaments les plus usuels, auxquels il a fallu bien du temps, auxquels on a adressé bien des critiques, qu'on a accusés de nombre de méfaits avant qu'ils fussent acceptés de la généralité des médecins. On verrait que ce qui se passe aujourd'hui, en matière de sérothérapie, s'est produit en matière de bien d'autres médications.

Vous connaissez les accidents justement imputés au sérum : hyperthermie momentanée, exanthèmes, douleurs articulaires, etc. Ce sont là évidemment des inconvénients sérieux, mais n'en observez-vous pas aussi : dans l'emploi de la quinine, insupportable pour certains malades, par les bourdonnements d'oreilles qu'elle détermine ; dans l'emploi du salicylate de soude, qui cause de l'obnubilation intellectuelle et de la surdité ; dans l'emploi de l'antipyrine, qui provoque des nausées, abaisse la tension artérielle, provoque des poussées exanthématiques et qui quelquefois produit des lipothymies ; dans l'emploi de l'iodure de potassium, qui irrite les muqueuses et amène chez tant de malades des éruptions acnéiformes, rebelles et prolongées ?

Il n'y a pas de médicament qui soit dépourvu d'inconvénients et qui ne puisse, chez quelques individus, en raison de certaines prédispositions personnelles innées ou acquises, permanentes ou momentanées, en vertu de ce qu'on a appelé une « idiosyncrasie », déterminer certains accidents, depuis les plus légers jusqu'aux plus graves.

Il en est de même du sérum.

Quant à amener la mort, — ceci à la rigueur pourrait arriver, mais en fait n'a point encore été démontré, pas plus chez les animaux que chez l'homme, — il faudrait, pour cela, injecter des doses colossales de sérum, qui détermineraient alors des accidents mécaniques du côté de la circulation sanguine, périphérique et centrale, retentissant secondairement sur le fonctionnement du cœur.

Comme vous le verrez dans le Mémoire du Dr Martin, on a pu injecter à un enfant la dose énorme de 250 centimètres cubes de sérum de Roux, sans accident.

En raison même de cette innocuité du sérum, quand vous êtes en présence d'une angine, dont vous ne pouvez faire immédiatement le diagnostic bactérioscopique, vous avez le devoir de ne pas attendre, et, dans le doute, de faire de suite une injection de façon à couper court à l'intoxication.

Hier, dans ma crèche de l'hôpital Laënnec, j'ai eu à soigner un enfant de 15 mois, dont la gorge était rouge et tuméfiée, les ganglions sous-maxillaires légèrement engorgés, l'amygdale droite sillonnée de petites traînées blanchâtres, semblables à des fils de charpie. Cet enfant avait toujours été bien portant et ne présentait aucune tare viscérale ; l'examen des urines fait soigneusement avait démontré qu'il n'y avait aucun trouble rénal. Séance tenante, on lui injecta sous la peau de l'abdomen 15 centimètres cubes de sérum de Roux. L'examen bactérioscopique, fait dans l'après-midi, prouva qu'on avait affaire non à de la diphtérie, comme on l'avait craint, mais à une simple association microbienne, pneumocoque, streptocoque, staphylocoque. Cet enfant guérit rapidement et si sa guérison ne peut-être comptée à l'actif du sérum de Roux, on peut toujours dire que ce dernier n'a exercé aucune action nocive. Remarquez que cet enfant avait 15 mois, et qu'il reçut, en une fois, 15 centimètres cubes de sérum.

En résumé, les faits expérimentaux, les cas cliniques, les explications doctrinales, que je viens longuement de vous exposer à propos du sérum antistreptococcique et de ses nombreuses applications déjà faites à la streptococcie humaine, nous amènent à tirer des conclusions.

Le sérum antistreptococcique, judicieusement employé, semble inoffensif ; les inconvénients de son emploi sont les mêmes que ceux de l'emploi des sérums microbiens en général ; ils se bornent, le plus souvent, à des manifestations hyperthermiques, cutanées, arthralgiques et myalgiques fugitives.

Le sérum antistreptococcique, peut être employé, soit seul, soit associé aux médications classiques, suivant indications.

Ce sérum agit sur la maladie par son rôle d'agent thérapeutique spécifique, antimicrobien et antitoxique ; il agit sur le malade, par l'effet qu'il exerce sur les activités phagocytaires.

Ce que nous savons des résultats obtenus par l'emploi du sérum dans certains cas d'érysipèle grave, dans les septicémies puerpérales, dans la fièvre puerpérale notamment, sur les phlébites puerpérales aiguës, subaiguës et chroniques, dans certaines angines et broncho-pneumonies à streptocoques, autorise l'emploi thérapeutique du sérum antistreptococcique, d'autant qu'il est admissible de penser que de nouvelles manutentions de cultures de streptocoques, faites en mélangeant plusieurs races de streptocoques provenant de milieux divers, permettront d'obtenir un sérum antistreptococcique de puissance non seulement plus constante, mais encore plus grande quantitativement et qualitativement parlant. Par quantitativement, j'entends un sérum plus fortement antimicrobien, antitoxique et phagocytaire ; par qualitativement, j'entends un sérum agissant *spécifiquement* sur l'espèce tout entière des streptocoques.

DOUZIÈME LEÇON

SÉROTHÉRAPIE ANTIDIPHTÉRITIQUE

Préparation du sérum de Roux. — Caractères biologiques du sérum.
Modification apportée par Parodlovsky et Maksutoff à la préparation du sérum antidiphtéritique. — Rapidité du procédé.
Application de la sérothérapie antidiphtéritique aux manifestations angineuses ou croupales. — Statistiques de tous pays. — Unanimité dans les résultats : la sérothérapie devenue le traitement spécifique de la diphtérie.
Sérothérapie préventive de la diphtérie. — Résultats : statistiques.
Emploi du sérum Behring-Roux dans l'ozène.

Quelques-uns d'entre vous, Messieurs, se souviennent, qu'en Novembre 1894, j'ai consacré la première leçon du cours de Thérapeutique à l'étude très détaillée du sérum Behring-Roux, employé comme traitement de la diphtérie. Les développements les plus complets étaient nécessaires à cette époque, puisqu'il s'agissait d'une méthode nouvelle, puisqu'il s'agissait d'une question d'actualité, puisque la sérothérapie diphtéritique, discutée par tous les médecins, était acceptée avec plein enthousiasme par les uns, avec grande suspicion par les autres.

Vous vous rappelez que, l'an dernier, j'ai, pour vous, devant vous, dépouillé tout un dossier des plus complets dans lequel, vous faisant connaître les travaux de Behring, les travaux de Roux, je vous ai donné l'historique de la question, je vous ai dit la doctrine, la méthode, la technique, les applications, les résultats, sans omettre de vous dire les accidents qui parfois s'étaient produits au cours de la sérothérapie.

Vous vous souvenez des conclusions que j'avais tirées de l'analyse et de la critique des observations nombreuses publiées tant en France qu'à l'étranger. Vous vous souvenez que je vous ai dit que la sérothérapie antidiphtéritique était véritablement, définitivement une conquête de la thérapeutique moderne ; qu'elle a fait hautement ses preuves ; et que, en dépit des accidents qui ont été observés et qui le seront probablement encore, la sérothérapie antidiphtéritique étant de beaucoup la médication la meilleure, la plus sûre et la plus rapide que vous ayez à opposer à la diphtérie : les injections s'imposaient à tout médecin soucieux de la vie de ses malades.

Depuis ces leçons de 1894, le temps a marché ; les applications sérothérapiques antidiphtéritiques ont été multipliées, le procès a été largement instruit en tous pays, et les documents cliniques accumulés permettent de ne rien retrancher de tout le bien que je vous ai dit de la méthode.

Cette année, je n'entrerai pas dans de longs développements, puisque mon cours de l'année dernière a été consacré en grande partie à la sérothérapie antidiphtéritique.

Si j'ai, dans les leçons de cette année, consacré plus de temps à l'étude du sérum préventif du tétanos, du sérum antivenimeux et du sérum antistreptococcique, c'est que ces questions, à peine étudiées l'année dernière, ont été récemment l'objet de nombreuses recherches, de maintes expériences et d'un grand nombre de travaux, dont je vous devais l'analyse et la critique. Ce que je vais vous dire du sérum antidiphtéritique servira à compléter l'enseignement que je vous en ai donné l'année dernière et à éclairer définitivement votre religion, si bien qu'on ne puisse plus être, en France, témoin de fautes semblables à celles auxquelles je faisais allusion, cette année, dans ma seconde leçon, quand je vous disais que bon nombre de médecins ne pratiquaient pas encore la sérothérapie antidiphtéritique ou la pratiquaient mal.

Vous vous rappelez, Messieurs, comment le sérum est obtenu : on ensemence une culture diphtérique virulente dans de grands ballons contenant du bouillon. Au bout d'un mois, on jette la culture sur filtre Chamberland et on en retire la toxine qui sera injectée au cheval dans le but de l'immuniser.

La méthode employée par Roux et Martin [1] pour immuniser les animaux a été celle des toxines iodées, déjà mises en usage par Roux et Vaillard dans leurs recherches sur le tétanos, et dont, cette année, je vous ai parlé dans une leçon antérieure ; c'est que la toxine diphtérique additionnée d'iode est beaucoup moins dangereuse que la toxine pure. On ajoute donc à la toxine 1/10 de son volume de liqueur de Gram, au moment même de l'employer chez le cheval à qui on l'injecte sous la peau, à la dose de 1/4 de centimètre cube.

1. Roux et Martin. — Contribution à l'étude de la diphtérie (Sérumthérapie). *Annales de l'Institut Pasteur*, 1894. Septembre.

Le lendemain, on fait une nouvelle injection à une dose un peu plus élevée, et l'on continue ainsi jusqu'à ce que l'on se soit assuré que l'animal ne réagit plus contre la toxine iodée.

On lui injecte alors des doses progressivement croissantes de toxine pure. On arrive ainsi à injecter à un cheval, en une fois et sans inconvénient aucun, la dose énorme de 250 centimètres cubes.

L'animal a alors acquis une immunité solide et durable, et on peut, après quelques jours de repos, le saigner et recueillir son sérum, lequel est doué de propriétés préventives et curatives vis-à-vis de la diphtérie.

Pour préparer le sérum suivant la méthode que je viens de vous décrire, il faut, comme bien vous pensez, un temps fort long. C'est là évidemment un des inconvénients de la méthode, léger en vérité, surtout maintenant qu'en tous pays s'organisent des laboratoires pour la fabrication du sérum, mais auquel on a cependant cherché à remédier.

C'est ainsi que Parodlorsky et Maksutoff[1] ont trouvé un procédé qui leur permet d'immuniser des chevaux dans l'espace de quarante à cinquante jours et d'avoir un sérum d'une activité de 200 unités antitoxiques par centimètre cube. Leur procédé consiste à injecter tout d'abord au cheval une certaine quantité de sérum antitoxique; puis, à lui injecter tous les deux ou trois jours alternativement, sous la peau et dans les veines, des doses, progressivement croissantes et massives, de toxine diphtérique. On arrive ainsi à injecter à l'animal, en très peu de temps relativement, des doses énormes de toxine (1 200 centimètres cubes). Le sérum que ces chevaux fournissent n'est pas inférieur à celui que l'on obtient par la méthode lente : car les 1 300 cas dans lesquels ces auteurs l'ont employé en Russie ne leur ont donné que 10 0/0 de mortalité.

Il peut arriver, qu'au cours de l'immunisation, le cheval présente quelques phénomènes d'intoxication à la suite d'une injection massive de toxine; il suffit alors de suspendre l'immunisation et d'injecter une certaine quantité de sérum antitoxique.

Vous vous souvenez que je vous ai dit que, le cheval préparé, on le saigne à la jugulaire, on recueille le sang dans un vase stérilisé ; celui-ci est placé dans un endroit frais, de façon à favoriser la formation du caillot. Le sérum est ensuite recueilli avec une pipette Chamberland, à l'aide de laquelle on peut le répartir dans de petits flacons d'une contenance ordinaire de 10 ou de 20 centimètres cubes : c'est, pour le dire

---

1. PARODLORSKY et MAKSUTOFF. — *Zeitschrift f. Hyg. u. Infect. krankh.*, 1896, Vol. XXI, p. 485.

tout de suite en passant, cette dernière dose que je vous engage à employer d'emblée chez vos malades, les bébés exceptés pour lesquels la dose initiale doit être de 10 centimètres cubes.

Ce sérum ainsi obtenu est, comme vous pouvez le voir sur ces divers échantillons, un liquide transparent de couleur jaunâtre, ambrée, rappelant la teinte de l'urine; sa saveur est légèrement salée, il n'a pas d'odeur. Il importe de le conserver à l'obscurité, dans des vases bien remplis et bien bouchés; car la lumière et le contact de l'air altèrent ses propriétés.

Pour empêcher le développement de microorganismes ou de champignons, on a proposé de l'additionner de substances antiseptiques. En Allemagne, on emploie pour le sérum de Behring l'acide phénique; pour celui d'Aronson le formaldéhyde; à l'Institut Pasteur, on met dans chaque flacon un petit fragment de camphre fondu, d'où l'odeur qui vous frappera quand vous déboucherez un flacon de sérum.

Lorsque le sérum doit être conservé longtemps ou expédié à de grandes distances, il y a peut-être avantage à le dessécher dans le vide, pour le redissoudre ensuite, au moment de s'en servir, dans 8 à 10 fois son volume d'eau stérilisée.

Aronson avait tenté de précipiter le principe actif du sérum et avait obtenu une poudre blanche, soluble dans l'eau ou dans une solution alcaline faible, dont il espérait un maniement plus facile; cette pratique rappelant un peu, ne vous semble-t-il pas, celle qui fut en usage à l'époque où s'expédiait le vaccin jennérien desséché entre deux lamelles de verre. Roux préfère employer le sérum tel quel, sans lui faire subir aucune manipulation qui risquerait d'altérer ses propriétés.

Je n'insisterai pas sur le mode d'action du sérum antidiphtéritique. Je vous ai déjà parlé des expériences de Gobritchudsky sur ce sujet; jointes aux recherches de Roux, elles démontrent que le sérum agit sur les cellules de l'organisme plutôt que sur le bacille de Lœffler, et spécialement sur les phagocytes dont elle développe l'activité et le rôle phagocytaire, en même temps qu'il les rend moins sensibles à l'action nocive du microbe et de ses poisons.

Ceci dit, j'arrive de suite à l'emploi thérapeutique du sérum, puisque la sérothérapie appliquée est l'objet exprès de mon cours

D'une façon générale, chaque fois que vous soupçonnerez la diphtérie chez un malade, je dis, entendez le bien, soupçonnerez, vous devrez immédiatement lui injecter sous la peau du flanc ou de l'abdomen 20 centimètres cubes de sérum, en une seule fois. Au-dessus de quinze ans, il est préférable d'injecter 30 à 40 grammes dans la même séance, mais en deux piqûres : l'une au flanc droit, l'autre au flanc gauche, soit 15 à 20 centimètres cubes de chaque côté.

Cette injection une fois faite, vous ensemencez, suivant la méthode ordinaire, deux tubes de sérum avec un fragment des secreta, puisque vous devez tous considérer comme la seconde de vos obligations, de contrôler votre impression diagnostique clinique par un examen microbiologique : je me suis, je pense, assez souvent expliqué sur cette question, pour n'avoir pas besoin aujourd'hui d'insister pour vous gagner tous, Messieurs, à la cause des diagnostics bactérioscopiquement faits.

En vingt-quatre, trente-six heures, l'examen des tubes vous dira si vous avez affaire à de la diphtérie et si celle-ci est pure ou associée.

Il est entendu que le traitement par le sérum n'exclut pas tous les traitements locaux. Comme l'a dit Roux au congrès de Buda-Pesth, il faut absolument proscrire tout ce qui peut traumatiser la muqueuse, supprimer l'acide phénique et le sublimé. Par contre, il faut faire trois fois par jour des lavages avec des solutions boriquées ou une solution de 50 grammes de liqueur de Labarraque dans un litre d'eau bouillie. C'est à cette pratique que je me rallie, et chaque fois que j'ai eu l'occasion d'employer le sérum, je ne me suis jamais départi des grands lavages pharyngés à l'aide d'un irrigateur; de cette façon, on évite de traumatiser la muqueuse et de faciliter la pénétration du germe infectieux. On ne saurait être trop réservé sur les attouchements avec différentes substances, telles qu'un mélange à parties égales de camphre et de menthol, telles que la glycérine salicylée (5 0/0 d'acide salicylique), puisque ces attouchements risquent d'avoir les inconvénients que je viens de dire.

Il ne faut rien changer à l'alimentation de l'enfant, à moins que l'albuminurie n'impose le régime lacté. Cette alimentation doit être substantielle, car après avoir envisagé la maladie, il ne faut pas perdre de vue le malade. C'est dans cet ordre d'idées que vous vous trouverez bien de l'emploi des excitants diffusibles, des vins généreux, de l'alcool ; c'est encore pour des raisons analogues que vous ferez prendre du café, puisque la toxine diphtérique pourrait toucher fonctionnellement le muscle cardiaque.

A quels signes jugerez-vous, Messieurs, que la sérothérapie apporte au malade, le secours que vous en attendez ? De même que dans la streptococcie, c'est par la température et non par les manifestations locales utérines, cutanées, etc., que vous appréciez l'effet du traitement sérothérapique ; de même, dans la diphtérie, vous devrez vous en rapporter, non pas seulement à l'état local, à l'aspect et au détachement plus ou moins rapide des fausses membranes, mais aussi à l'état général, au pouls, à la température, à la respiration.

Les effets du traitement se manifestent rapidement et d'une façon saisissante. Le facies cesse d'être pâle et plombé, l'appétit revient, l'état général s'améliore, les fausses membranes se détachent et cessent de se reproduire. L'albuminurie initiale diminue et se dissipe ; la température s'abaisse promptement et la défervescence se fait ordinairement dès le lendemain ou le surlendemain de l'injection.

Je tiens à vous montrer, par des chiffres empruntés en tous pays, les résultats obtenus, et à vous faire voir le chemin parcouru depuis que l'on a largement appliqué la sérothérapie antidiphtéritique, depuis qu'on a précisé et mieux saisi les indications de son emploi.

Les premiers essais faits en Allemagne avec le sérum de Behring furent peu favorables : Hénoch en 1892 n'avait obtenu que des résultats négatifs.

En 1894, il n'en fut plus de même, et les premières statistiques publiées donnèrent des mortalités de 18 0/0 (Schubert), 20 0/0 (Canon), au lieu du chiffre commun de plus de 50 0/0. Kossel, dont la statistique porte sur 233 enfants, a une mortalité de 23 0/0 seulement pour les enfants au-dessous de 9 ans ; à partir de cet âge, le nombre des guérisons serait de 100 0/0 [1]. Koste, à l'hôpital Lerbau, de Berlin, a eu pour 121 enfants traités une mortalité de 33 0/0, qu'il oppose à celle de 53 0/0 pour 106 enfants non traités. Avec le sérum d'Aronson, Rats et Baginski ont eu chacun une mortalité de 13 0/0.

Si nous remontons aux débuts de la sérothérapie en France, nous voyons [2] que MM. Roux, Martin et Chaillou, employant les premiers à Paris le sérum antidiphtéritique, ont traité du 1er Février au 24 Juillet 1894, 300 cas de diphtérie vraie, constatée bactériologiquement ; ils n'ont eu que 78 décès, soit une mortalité de 26 0/0. Or, pendant les quatre années 1890 à 1893, il était entré au pavillon de la diphtérie des Enfants-malades 3 971 enfants qui ont fourni le chiffre lamentable de 2 029 décès, soit une mortalité de 51 0/0 ! De plus, tandis qu'aux Enfants-malades on avait, de Février à Juillet 1894, grâce au sérum, une mortalité de 26 0/0 ; à l'hôpital Trousseau, on avait, pendant les mêmes mois de la même année, *sans l'emploi du sérum*, une mortalité de 60 0/0. Ce fait qu'il mourait deux

1. Straus. — Rapport sur la sérumthérapie dans la diphtérie. *Académie de médecine*, 1894. 16 Octobre.

2. Roux Martin et Chaillou. — Trois cents cas de diphtérie traités par le sérum antidiphtéritique. *Annales de l'Institut Pasteur*, 1893. Septembre.

fois plus de diphtériques dans un même milieu, dans une même ville, dans une même organisation hospitalière et médicale, par cela même que les médications différaient, ne suffit-il par pour convaincre les plus incrédules ?

Ce n'est pas seulement sur le traitement de la diphtérie angineuse que se fait sentir d'une façon si flagrante l'influence du sérum, c'est encore sur les conséquences du croup et la trachéotomie, comme le montrent les chiffres suivants, qui marquent la mortalité comparative des trachéotomisés avec sérothérapie (Enfants-malades) ou sans sérothérapie (Hôpital Trousseau).

Angines

Enfants-malades 1890-1893.		mortalité	34 0/0
»	Février-Juillet 1894.	»	12 0/0
Hôpital Trousseau	»	»	32 0/0

Croups opérés

Enfants-malades 1890-1893.		»	73 0/0
»	Février-Juillet 1894.	»	49 0/0
Hôpital Trousseau	»	»	86 0/0

Voilà les résultats obtenus il y a dix huit mois; depuis, on a traité des milliers de cas tant à l'hôpital qu'en ville, et cela, dans le monde entier; les résultats sont de plus en plus avantageux, comme vous en convaincront les chiffres empruntés aux documents les plus récents.

Lebreton[1], du 1er Octobre au 25 Décembre 1894, a traité par la sérothérapie à l'hôpital des Enfants-malades 258 diphtériques qui ont donné 31 décès, soit une proportion de 12 0/0. Si l'on retranche de ces décès 8 cas dans lesquels les enfants ont succombé dans les 24 heures qui ont suivi leur admission, et n'ont par conséquent pas bénéficié du traitement antitoxique, la mortalité descend à 9,2 0/0. Sevestre[2] a soigné, du 1er au 25 Décembre 1894, 179 enfants entrés à l'hôpital Trousseau, au pavillon des douteux. Sur ces 179 malades, 150 ont été bactériologiquement reconnus atteints de diphtérie vraie. Ces 150 malades ont donné 15 morts, soit une mortalité de 10 0/0. Si l'on élimine 5 cas dans lesquels la mort est survenue pendant les 24 premières heures après l'entrée à l'hôpital, la mortalité n'est plus que de 6,66 0/0.

---

1. Lebreton et Magdelaine. — *Société médicale des hôpitaux*, 1895. 1er Février.
2. Sevestre et Meslay. — *Société médicale des hôpitaux*, 1895. 1er Mars.

Voulez-vous des statistiques étrangères ! En voici quelques-unes d'une incontestable éloquence.

Monti[1] dit, qu'à Vienne, sur 237 cas de diphtérie traités par le sérum il y a eu 54 décès, soit une mortalité de 22,8 0/0. Ce même auteur, en réunissant les statistiques de tous les pays relatives à la mortalité de la diphtérie sous l'influence du traitement sérothérapique, a obtenu un total de 3 888 cas dont 716, c'est-à-dire 18,4 0/0, se sont terminés par la mort. D'après ses recherches, la mortalité observée dans les divers pays a été la suivante : Hollande 7 0/0, France 13 0/0, Allemagne, Autriche-Hongrie, Italie 14 0/0, Angleterre 23 0/0.

Heubner (de Berlin)[2] a constaté que dans cette ville 1 390 cas traités par le sérum ont donné une mortalité de 21 0/0.

Baginski a traité à l'hôpital Frédérick de Berlin 525 cas de diphtérie, du 15 Mars 1894 au 15 Mars 1895, la mortalité n'a été que de 15,81 0/0.

Eulenburg (de Berlin)[3] a fait une enquête sur 10 240 cas de diphtérie observés du 1er Octobre 1894 au 31 Mars 1895 ; sur cet ensemble 5 790 cas ont été traités par le sérum et 4 450 par d'autres moyens. La première série a donné une mortalité de 9,5 0/0 ; la seconde a donné 14,6 0/0; il prend soin, en juge impartial, de faire observer que, pendant l'hiver 1894-1895, la diphtérie a été exceptionnellement bénigne. Il a remarqué, comme beaucoup d'autres auteurs, que les résultats ont été d'autant meilleurs que l'intervention a été plus hâtive ; c'est ainsi que la mortalité totale des sujets traités par le sérum le premier et le second jour de la maladie, a été de 4,2 0/0, tandis que celle des sujets injectés le troisième jour au plus tard a été de 16,8 0/0.

Kusth (de Brême) n'a eu qu'une mortalité de 6,8 0/0 chez les malades traités par le sérum, tandis que chez les autres elle était de 24 0/0.

En Amérique, la statistique de Biggs[4] montre que la mortalité générale, dans les cas de diphtérie traités à New-York par le sérum antitoxique, pendant les trois premiers mois de 1895, a été de 10,4 0/0 en ville et de 24 0/0 au Willard Parker Hospital.

En Suisse[5], dans le canton de Vaud, 85 cas de diphtérie traités par le sérum ont donné 14 décès, soit une mortalité de 18,4 0/0. Aussi éloquente est la statistique publiée par le Dr Révillod, de Genève, qui constate que si la mortalité était de 37 0/0 comme moyenne des six années

1. MONTI. — *Société império-royale de médecine de Vienne*, 1895. 8 Février.

2. HEUBNER ET BAGINSKY. — *Treizième congrès de médecine interne*, Munich, 1895. Avril.

3. EULENBURG. — *Société de médecine interne*, Berlin, 1895. 15 Juillet.

4. BIGGS. — *Académie de médecine de New-York*, 1895. 4 Avril.

5. MORAX. — *Réunion générale des médecins de Suisse*, Lauzanne, 1895. 4 Mai.

1889-1894, elle est tombée à 5 0/0 en 1895-1896 ! De plus, la proportion des cas qui ont dû être trachéotomisés est tombée de 34 à 13 0/0, et la mortalité après trachéotomie est tombée de 60 0/0 à 14 0/0 [1].

En Espagne, Julio Robert (de Madrid) [2] déclare que, tandis que ces dernières années la mortalité par la diphtérie a oscillé entre 80 et 86 0/0 pour Madrid seulement, depuis l'emploi du sérum, 69 diphtériques traités ont donné 9 morts seulement, soit une proportion de 13 0/0. Si même on retranche 4 cas de mort survenue moins de 24 heures après l'injection, la mortalité est de 7,70 0/0 seulement. J'appelle votre attention, Messieurs, sur le contraste éclatant qu'il y a entre ces deux chiffres 86 0/0 et 7,70 0/0.

En Italie, Mya (de Florence) [3], ayant traité 112 cas de diphtérie avec le sérum de Behring a eu 22 morts et 90 guérisons.

En Angleterre, Raw [4] a eu avec le sérum une mortalité de 12,5 0/0, dans un hôpital où elle était, pendant ces dix dernières années, de 47,4 0/0 en moyenne.

En compulsant les rapports hebdomadaires du Register General, Dixey a constaté que, pour la ville de Londres, le nombre moyen de décès hebdomadaires par diphtérie, calculé pour l'année entière, a été de 62,8 en 1893, de 51,4 en 1894, pour tomber à 39,5 pendant le premier semestre de 1895. Or, on a commencé à employer le sérum antidiphtéritique à Londres en Juin 1894, et, dans l'année 1895, il était déjà d'un usage courant. Aussi Dixey n'hésite-t-il pas à attribuer à la sérothérapie le remarquable abaissement de la mortalité par la diphtérie, pendant le premier semestre de l'année 1895 [5].

Le « *Medical Annual and practitionners Index* » [6] de 1896 donne à l'article « Diphtérien » une statistique portant sur 11 100 cas traités par le sérum, dont la mortalité moyenne a été de 15,4 0/0.

Mon collègue Chantemesse, qui dirige la crèche de la diphtérie installée au Bastion 29, a reçu 167 malades, sur lesquels 107 ont été reconnus bactériologiquement comme atteints de diphtérie. Sur ce nombre il y a eu :

1° Diphtérie pure, 66 cas : 1 mort (enfant de 2 mois), mortalité 1,5 0/0.

2° Diphtérie compliquée, 41 cas : 14 morts, mortalité 34 0/0.

---

1. Revillod. — *Revue médicale de la Suisse romande*, 1896. Juillet.
2. Julio Robert. — *Congrès de Gynécologie, d'obstétrique et de pediatrie*, Bordeaux, 1895. Août.
3. Mya. — *Sixième congrès de la Société italienne de médecine interne*, Rome, 1895. Octobre.
4. Raw. — La diphtérie et le traitement antitoxique. *British med. Journal*, 1896.
5. Dixey. — Communication à l'*Association médicale britannique*, Londres, 1895. 30 Juillet, 2 Août.
6. Chantemesse. — Extrait du rapport sur *le Traitement de l'Erysipèle et de la Diphtérie au Bastion 29.*

Mortalité moyenne des deux groupes de la diphtérie : 14 0/0.

Le nombre des malades âgés de un an et au-dessous a été de 49 :

20 fois la diphtérie était compliquée, 6 morts.
29 fois la diphtérie était pure, 1 mort.

Mortalité moyenne des nourrissons diphtériques, 14 0/0.

Les résultats du *Tubage* ont été les suivants :

Diphtérie pure 6 cas, 1 mort.
Diphtérie compliquée 13 cas, 10 morts (sur les trois enfants guéris deux ont dû être trachéotomisés).

Quant à la *Trachéotomie*, elle a donné :

Diphtérie pure 0, mort 0.
Diphtérie compliquée 6 cas, 3 morts.

Des *Erythèmes* ont été observés dans un certain nombre de cas qui se répartissaient de la façon suivante :

Diphtérie pure 19 fois sur 66 cas.
Diphtérie compliquée 9 fois sur 41.

Tous les petits malades entrant au Bastion recevaient une injection préventive de sérum antidiphtéritique. Cette pratique a donné d'excellents résultats, puisqu'aucun cas de contagion intérieure n'a été observé. Seuls, deux élèves du service, qui n'avaient jamais reçu de sérum, ont été atteints par la diphtérie.

Berlioz (de Grenoble)[1], donne une statistique de 256 cas qui ont fourni 36 décès, soit une mortalité globale de 13 0/0. En retranchant 21 décès survenus moins de 24 heures après l'injection, on a un total de 14 décès, ce qui fait une mortalité de 5 0/0.

Enfin, il y a quelques jours à peine, mon confrère Monod[2], directeur de l'hygiène et de l'assistance publique au Ministère de l'intérieur, a déclaré à l'Académie de médecine, que la statistique mortuaire de 108 villes de France, ayant plus de 20 000 habitants, et représentant un total de 8 150 000 individus, indique, que pendant le premier semestre des années 1888-1894 la mortalité totale par diphtérie a été de 2.62 en moyenne.

Pendant le premier semestre de 1895, cette mortalité est tombée à 904, *soit une diminution de 65,6 0/0.*

1. BERLIOZ. — *Le Dauphiné Médical*, 1895. Mars.
2. MONOD. — *Académie de médecine*, 1895. 17 Décembre.

« La comparaison de ces deux périodes, mois par mois, donne les résultats suivants :

MOIS	NOMBRE DES DÉCÈS PAR DIPHTÉRIE DANS LES 108 PRINCIPALES VILLES DE FRANCE.		DIMINUTION	
	moyenne 1888 1894	1895	en chiffres absolus.	pour 100
Janvier	469	205	264	56,2
Février	466	187	279	59,5
Mars.	499	155	344	69,3
Avril	442	160	282	63,8
Mai	417	113	304	72,5
Juin	333	84	249	74,5

La diminution n'est donc pas seulement continue ; comme je l'ai dit tout à l'heure, elle est croissante.

Il est remarquable, d'autre part, que le mois où le nombre des décès a été le moins élevé pendant la première période, et qui est le mois de Juin, est placé beaucoup plus haut que le mois de Janvier 1895, celui où le nombre des décès a été le plus élevé pendant la seconde période.

La diphtérie frappe les campagnes au moins autant que les villes. Il ne semble donc pas téméraire d'évaluer à 15 000 le nombre d'existences humaines épargnées annuellement en France par l'emploi du sérum antidiphtéritique ».

Messieurs, je crois vous en avoir assez dit pour vous prouver que les espérances fondées sur le sérum antidiphtéritique ont été pleinement justifiées et que les promesses faites par Behring et par Roux n'ont pas été au-dessous de la réalité. Ce n'est plus sur quelques observations, mais sur des dizaines de milliers de cas venus des quatre coins du monde que s'appuie solidement la sérothérapie de la diphtérie.

Je ne vous ai parlé jusqu'ici que de l'application du sérum aux manifestations pharyngées et laryngées de la diphtérie, parce que ce sont, de toutes les localisations, de beaucoup les plus fréquentes.

Mais sachez bien que, quelle que soit la localisation de l'infection diphtéritique, celle-ci est toujours justiciable de la sérothérapie spécifique, ainsi que le prouvent les résultats obtenus depuis plus d'un an dans l'application du sérum aux manifestations conjonctivales, cutanées, vulvaires, etc., de la diphtérie.

Je ne vous ai pas encore tout dit, Messieurs : le sérum de Behring-Roux n'est pas seulement un agent thérapeutique curateur, c'est aussi un agent *préventif*.

En présence des merveilleux résultats obtenus par la sérothérapie, on s'était demandé si l'on ne devrait pas faire des injections de sérum antidiphtéritique, à titre simplement préventif, aux personnes, enfants ou adultes, qui se trouveraient volontairement ou accidentellement en contact avec un diphtérique.

Les recherches qui ont été faites à l'Institut Pasteur prouvent que le sérum, bien que ne conférant contre la diphtérie qu'une immunité passagère, la donne de durée suffisante pour nous soustraire à la possibilité de la contagion dans le cas où nous serions appelés à soigner des diphtériques, pour soustraire à la contagion tout un groupe d'individus qu'on ne peut faire sortir d'un foyer épidémique, comme c'est le cas fréquent pour les divers membres d'une famille.

Je ne veux pas dire par là qu'au cas où la sérothérapie antidiphtéritique préventive entrerait dans la pratique, il faudrait lui rapporter la non-contamination de tous les individus, qui, injectés, auraient affronté la contagion : nous savons trop bien qu'en matière d'épidémicité, il faut toujours compter avec deux facteurs, le contagium et le terrain à contagionner; nous savons trop bien qu'encore faut-il, pour prendre la diphtérie, être en opportunité morbide et qu'il est des individus qui semblent aussi rebelles à la contagion diphtéritique que d'autres paraissent y souscrire facilement. Moi-même, qui ai soigné beaucoup de diphtériques, je n'ai jamais souscrit à la diphtérie, pendant que je voyais de mes collègues ne pouvoir approcher un diphtérique sans être immédiatement contagionnés; c'est pour préserver ces prédisposés, qu'on fera bien de recourir aux injections préventives.

Lorsqu'un cas de diphtérie éclate dans une famille, dans un collège, dans un établissement quelconque, où des enfants sont réunis, je crois, pour ma part, qu'il y a avantage à injecter 5 centimètres cubes de sérum à titre préventif à tous ceux qui ont été, qui sont ou resteront en contact avec le diphtérique. J'exprime cette conviction, parce qu'elle s'appuie sur bon nombre de résultats cliniques, et que, dans plusieurs cas où, la diphtérie ayant éclaté dans une famille, le médecin a fait des injections préventives aux divers membres de cette famille en contact avec le malade, on a vu la diphtérie se borner exclusivement à l'enfant primitivement atteint, alors qu'autrefois un premier cas de diphtérie était si souvent le point de départ d'une épidémie familiale.

J'ai cité l'an dernier déjà comme très probante l'observation d'un médecin du Nord qui avait eu justement à lutter contre une de ces épidémies de famille : deux enfants étaient déjà morts de la diphtérie, deux autres l'avaient contractée à leur tour, une douzaine de personnes d'âges divers vivaient autour de ces malades. Pour enrayer l'épidémie de diphtérie, on leur fit des injections de sérum; aucune des personnes injectées ne fut atteinte.

Ce même médecin était père de trois enfants dont l'un contracta la diphtérie ; les deux autres, âgés de 3 et 5 ans, paraissaient à ce moment parfaitement sains ; le père leur fit à chacun une injection préventive de 5 centimètres cubes de sérum, ils continuèrent à vivre auprès du petit malade et restèrent indemnes. Aucune des neuf personnes qui se trouvaient en contact avec ces enfants ne contracta la diphtérie ; la maladie s'éteignit sur place.

Dans aucun de ces cas, la sérothérapie ne fut suivie d'accidents quelconques. J'insiste sur ce fait, car il ne suffit pas que la sérothérapie antidiphtéritique soit préventive, il faut, pour qu'elle soit acceptée préventivement, qu'on soit assuré qu'elle n'est pas nocive.

J'emprunte au « *Medical Journal* » le tableau suivant, très instructif, concernant les résultats obtenus, un peu de tous côtés, par les injections préventives du sérum.

NOMS DES AUTEURS	NOMBRE DE CAS INOCULÉS PRÉVENTIVEMENT	NOMBRE DE CAS DE DIPHTÉRIE CONTRACTÉE MALGRÉ L'INJECTION PRÉVENTIVE
HEUBNER	64	2
BAGINSKY	150	2
VIDERHOFER	130 (en ville)	2
	111 (à l'hôpital)	1
	188 (à la camp.)	5
ALLEN THOMAS	136	0
HAGER	35	4
BEHRING	10 000	10
ROSENTHAL	276 (201 étaient porteurs de bacilles)	1
RICHTER	62	7
GOUVERNEMENTS DE CROALU ET DE SLAVONIE	826	17
PECK	511	1 à 2

Cela fait donc un total de 12 426 injections faites à des personnes qui se trouvaient soit en contact avec des diphtéritiques, soit dans un foyer épidémique, dont 201 portaient des bacilles de Lœffler, et dont 53 seulement ont contracté la diphtérie malgré l'injection. Voilà des faits très instructifs dont vous saurez, je l'espère, tirer parti. Vous avez parfaitement le droit, sinon le devoir, de faire, en matière de diphtérie, de la sérothérapie préventive, et je prévois le moment où les familles auront chez elle en permanence du sérum antidiphtéritique, comme on a maintenant du laudanum, de l'élixir parégorique ou du sulfate de quinine, comme agents de première intervention thérapeutique.

Messieurs, nous n'avons jusqu'ici, parmi les applications du sérum Behring-Roux, étudié encore que celles que l'on a faites aux diverses manifestations de la diphtérie. Or, des recherches récentes ont démontré que la diphtérie n'était pas seule justiciable de ce sérum et que le sérum antidiphtéritique pouvait avoir une influence heureuse sur des processus morbides ne relevant pas de la diphtérie.

C'est ainsi qu'à Milan, Belfante et Della Vedova[1] ayant trouvé chez des *ozéneux* un microbe très voisin du bacille de Lœffler et ne s'en distinguant que par sa moindre virulence, ont eu l'idée de traiter systématiquement tous les malades atteints d'ozène par les injections de sérum antidiphtéritique. Sur 32 ozéneux ainsi traités, 16 ont complètement guéri, 7 sont en voie de guérison, 5 ont été rapidement améliorés, chez 4 seulement l'atténuation des symptômes a été très lente ?

Les Drs Bozzoto et Gradenigo, professeurs à la Faculté de Turin, auraient obtenu par ce traitement des résultats analogues ? Ce sont là des recherches encore trop récentes pour qu'il soit permis d'en tirer des conclusions fermes ; elles n'en sont pas moins très suggestives, et c'est à ce titre que j'ai tenu à vous en parler.

Vous avez pu, Messieurs, juger, de par les chiffres, les résultats obtenus depuis moins de deux ans par le traitement spécifique, curatif et préventif de la diphtérie.

Peut-être pourtant va-t-il falloir longtemps avant que la sérothérapie, qui n'a pas encore conquis tous les médecins au point de vue curatif, les conquière à titre préventif, personne n'ignorant que la sérothérapie diphtéritique comporte des accidents, qui, pour être d'ordinaire super-

---

1. BELFANTE et DELLA VEDOVA. — Du traitement de l'ozène par les injections de sérum antidiphtéritique. *Semaine médicale*, 1896, p. 144, 8 Avril.

ficiels, fugaces, légers, sans réelle importance, ont contribué à tenir le sérum de Roux en suspicion.

Beaucoup de médecins qui consentiraient à courir les risques de ces accidents quand ils s'agit du traitement curatif, hésiteront à courir les mêmes risques, quand il s'agira d'appliquer préventivement le sérum à toute collectivité exposée dans une épidémie de foyer ou de maison, dans une épidémie d'école.

Ce sont ces accidents dont il a été tant et tant parlé, qui feront l'objet de la prochaine leçon.

TREIZIÈME LEÇON

SÉROTHÉRAPIE ANTIDIPHTÉRITIQUE

— SUITE —

Accidents imputables à la sérothérapie. — Preuves cliniques et expérimentales de l'innocuité du sérum sur l'organisme sain.
Reproches adressés au sérum antidiphtéritique : Insuffisance d'action ; communauté de cette insuffisance avec toutes autres médications. — Accidents consécutifs : fièvre, exanthèmes, arthralgies, myalgies, etc., fonction de sérum animal plus que fonction de sérum antidiphtéritique.
Communauté des accidents sérothérapiques à toutes autres médications ; exanthèmes médicamenteux.

Vous vous rappelez, Messieurs, que, dans une leçon antérieure, en vous parlant de la sérothérapie antistreptococcique, je vous ai signalé les craintes qu'avait suscitées l'emploi des sérums de Marmorek et de Charrin et Roger. Je vous ai montré, preuves en mains, que si le sérum antistreptococcique n'a pas pu encore faire suffisantes ses preuves au point de vue curatif, il semble les avoir faites au point de vue de son innocuité. On a constaté, au laboratoire, comme dans la pratique humaine, que l'injection de doses, même considérables, de sérum n'avait pas d'influence fâcheuse sur les grands appareils de l'organisme : circulatoire, respiratoire, nerveux, urinaire ; si bien qu'au cas où les choses, dans la clinique humaine, ont mal tourné, il n'est que juste de dire que le sérum doit être innocenté de l'évolution grave qu'a subie quand même l'infection streptococcique.

Dans une question si nouvelle et de si grande importance (vous savez la date des recherches de Charrin et Roger, de Marmorek), rien d'étonnant qu'on n'ait pas encore pu réunir des observations suffisantes, par leur nombre et leur qualité, pour juger ce que vaut la méthode: d'autant, qu'accueillie au début avec plus de suspicion que de confiance, elle a été le plus souvent employée *in extremis* ; d'autant qu'elle a été essayée avec des sérums de puissance insuffisante, de qualité et de sources diverses.

Ce que j'ai vu en clinique dans les nombreuses injections de sérum antistreptococcique que j'ai faites, tant chez l'enfant du premier âge que chez l'adulte, ce qu'ont vu la majorité de mes collègues me fait un devoir d'insister aujourd'hui encore sur l'innocuité de la sérothérapie antistreptococcique, et de vous répéter que les observations cliniques paraissent bien confirmer — toujours touchant l'innocuité du sérum — ce qui avait été annoncé de par les résultats obtenus sur les animaux.

Vous vous souvenez, qu'à plusieurs reprises, je vous ai mis sous les yeux un lapin qui a reçu, il y a trois semaines, en une seule fois, 60 centimètres cubes de sérum de Marmorek. Ce lapin, que je vous présente aujourd'hui pour la troisième fois, n'a pas cessé d'être absolument bien portant. Or, 60 centimètres cubes, qui sont déjà une dose assez forte pour un homme, représentent une dose presque colossale par rapport au poids de cet animal.

S'il est vrai que le principe du *primum non nocere* doive présider à toutes vos interventions thérapeutiques, ce fait expérimental vous prouve que l'innocuité du sérum de Marmorek qui nous est fourni par l'Institut Pasteur paraît bien jouir de l'innocuité qu'on vous avait garantie.

Il est évident que le sérum antistreptococcique est pour le moment loin d'avoir fait ses preuves, comme le sérum antidiphtéritique ; il lui faut beaucoup d'observations cliniques bien prises pour entraîner les convictions ; il faut surtout que ses inventeurs trouvent moyen de singulièrement renforcer ses pouvoirs antimicrobien et antitoxique. Pour ma part, après avoir bien pesé les faits, je ne me reconnais pas le droit de ne pas employer le sérum chaque fois qu'il me sera démontré que j'ai affaire à du streptocoque. Je me croirais coupable de ne pas l'associer aux médications symptomatiques usuelles quand je sais les *insuffisances* que ces médications apportent avec elles.

Messieurs, vous avez pu trouver que je m'étendais beaucoup sur les applications de la sérothérapie aux diverses manifestations de la streptococcie. Je l'ai fait, parce que, d'une part, le champ d'action des streptocoques est considérable et que de temps en temps nous avons des réveils épidémiques de fièvre puerpérale contre lesquels la sérothérapie ne saurait trop venir en aide à l'insuffisance des meilleurs des moyens dont nous pouvons disposer. D'autre part, il s'agit là d'une thérapeutique nouvelle dont les applications ont été faites surtout en France, et il était de mon devoir de professeur de vous en donner l'analyse critique ; d'autant mieux que je vous rappellerai encore une fois, en passant, que l'inégalité des résultats obtenus en thérapeutique antistreptococcique pourrait bien tenir moins à l'antistreptococcine employée qu'à la diversité des affections dont les diverses *races* de streptocoques sont agents pathogènes.

Si j'ai été amené aujourd'hui à vous parler à nouveau de l'innocuité du sérum antistreptococcique, c'est que je voulais rapprocher les critiques dirigées contre la sérothérapie antistreptococcique de celles qui, chaque jour encore, voudraient essayer d'ébranler les bases de la sérothérapie antidiphtéritique.

Il peut paraître oiseux de revenir aujourd'hui sur le traitement de la diphtérie par le sérum antitoxique ; c'est là une question qu'on croirait vidée et sur laquelle il semble qu'il n'y ait plus rien à dire. Et pourtant, à chaque instant encore, on parle à Paris comme en province, à l'hôpital comme en ville, en France comme à l'Étranger, d'accidents qui ne tendraient à rien moins qu'à mettre en suspicion le sérum antidiphtéritique, en dépit des si nombreuses et si incontestables guérisons d'affections diphtéritiques uniquement dûes au traitement par le sérum antidiphtéritique.

Vous n'ignorez pas les reproches qui sont actuellement encore faits au sérum antidiphtéritique :

1° Le sérum ne guérit pas infailliblement tous les diphtériques ;

2° Le sérum produit des accidents ;

3° Le sérum est capable d'amener la mort.

Sur chacun de ces trois points je vous dois des explications, qui, je le crois, seront autant de justifications des reproches adressés au sérum.

Premier point : la sérothérapie antidiphtéritique ne guérit pas tous les diphtériques.

Vous lirez encore des observations d'enfants atteints de diphtérie et morts malgré la sérothérapie ; mais, personne n'a jamais prétendu que le sérum devait guérir *tous* les diphtériques.

La diphtérie est, je vous l'ai dit, une intoxication bien plus qu'une infection, et tous ceux qui se sont occupés de son traitement par le sérum antitoxique ont déclaré que si l'intervention est tardive, si l'injection est faite à un moment où l'intoxication a eu le temps de se greffer sur l'infection locale, le traitement a chance de rester impuissant. Le sérum, en pareil cas, tout en ayant le pouvoir d'arrêter l'infection au degré où elle est déjà constituée, reste impuissant contre la toxémie diphtéritique. Voilà comment s'expliquent une partie des cas de mort, malgré la sérothérapie. Mais dire que le traitement ne vaut rien parce que, en pareil cas, le sérum est resté impuissant, c'est absolument comme si l'on s'en prenait à la méthode de Brand, parce que, appliquée à un typhique arrivé au troisième septénaire, elle n'a donné aucun résultat; c'est absolument comme si l'on accusait la quinine d'être un médicament inactif, parce que, administrée tardivement à un paludéen en proie à un accès pernicieux, elle n'a pas empêché la terminaison fatale; c'est comme s'il vous prenait fantaisie de renoncer à l'iodure de potassium et au mercure, sous prétexte que l'un et l'autre ont échoué, alors que les circonstances ne vous ont pas permis de l'employer comme vous l'auriez voulu chez un syphilitique diagnostiqué tardivement tel, ou bien alors que vous aurez à vous débattre avec certains cas de syphilis maligne précoce ; c'est encore comme si vous deviez perdre la foi que vous avez dans le salicylate de soude, sous prétexte que votre rhumatisant, soulagé dans ses jointures prises au cours d'une fièvre rhumatismale polyarticulaire aiguë, a succombé à de l'encéphalopathie rhumatismale, en dépit des hautes doses de salicylate de soude que vous lui avez données; c'est comme si vous vouliez renoncer au traitement pastorien, parce qu'il est resté impuissant chez un individu mordu quinze jours auparavant par un chien enragé.

Ces échecs ne permettent pas de faire le procès de la médication, d'incriminer le médicament; ils peuvent être expliqués de plusieurs façons.

D'une part, il n'y a pas exacte et complète parité entre les cas d'une même maladie; les diphtéries pour se suivre ne se ressemblent pas. D'autre part, il y a singulière inégalité des malades devant la maladie. N'oublions pas non plus qu'en matière de sérum comme en matière de toute espèce d'agent médicamenteux, il y a des inégalités d'action, les unes connues, les autres inconnues ; les unes et les autres tenant à la source variable qui a fourni l'agent de Matière médicale. Enfin, il faut encore et surtout tenir compte de ceci, que l'intervention thérapeutique, que l'emploi du médicament, ont été faits à des périodes diverses de la maladie ; que, dans certains cas, l'infection était déjà anciennement produite, l'intoxication diffusante, quand on a procédé à la première injection.

D'ailleurs, le reproche que l'on fait à la sérothérapie antidiphtéritique de ne pas compter 90 0/0 de guérisons, ne pourriez-vous pas l'adresser à toutes les médications, et voudriez-vous me dire si vous connaissez dans le monde de la thérapeutique une seule médication, qui, au point de vue du *quantum* de guérison, puisse fournir des chiffres approchant de ceux que je vous ai cités récemment, quand, vous donnant les statistiques des cas de diphtérie traités par le sérum, je vous ai fait une véritable leçon de thérapeutique jugée par les chiffres.

Deuxième point : le sérum produit des accidents.

Il est incontestable que tous les médecins qui ont employé le sérum antidiphtéritique, comme tous ceux qui ont employé les sérums animaux, ont vu survenir certains accidents : érythèmes, arthralgies, myalgies, fièvre. Roux, au Congrès de Buda-Pesth, avait déjà signalé leur existence et leur fréquence relative. Ils ont été depuis lors l'objet de communications et d'études nombreuses, parmi lesquelles je vous citerai la thèse inaugurale de G. Poix[1].

De ces accidents, les plus fréquents sont les *exanthèmes,* qui apparaissent dans des proportions assez difficiles à déterminer, car il semble que, dans leur pathogénie, on doive tenir compte du coefficient de toxicité propre au sérum des animaux qui l'ont fourni.

Ces accidents ne sont pas le fait du sérum antidiphtéritique, ils sont le fait de l'introduction dans l'organisme d'un sérum animal étranger, même au cas où il s'agit de sérum animal normal. C'est le cas d'éruptions que, à l'exemple de mes collègues, j'ai observées, alors que sur mes phtisiques, par exemple, je faisais des injections de sérum canin ; c'est ce qu'a vu Feulard, lorsqu'il a fait des injections de sérum normal de chien à des lupiques ; c'est ce qu'a vu Tommasoli dans ses injections de sérum normal de veau à des syphilitiques ; c'est ce que tout le monde a pu observer dans l'emploi du sérum physiologique des équidés.

Ces exanthèmes apparaissent parfois le lendemain même de l'injection, le plus souvent du cinquième au treizième jour, d'où la dénomination d'éruptions *précoces* ou *tardives*. Les premières, comme nous l'a appris Dubreuil, sont surtout urticairiennes, tandis que les secondes sont scarlatiniformes ou rubéoliformes. Vous savez que l'éruption débute souvent par la face, mais qu'elle peut commencer ailleurs, à la partie supérieure des fesses, sur le thorax, pour envahir de là tout le corps. Vous pourrez observer aussi des érythèmes polymorphes, parfois même une éruption purpurique ou des taches hémorrhagiques, comme en ont signalé divers médecins, Moizard et Mendel en particulier.

Ces exanthèmes sont souvent apyrétiques ; souvent aussi ils font cortège à tout un syndrôme, puisque, en même temps qu'eux, vous pourrez observer de la fièvre, des manifestations articulaires et périarticulaires, des douleurs musculaires, comme je l'ai vu chez une

1. G. Poix. — Recherches critiques et expérimentales sur le sérum antidiphtéritique. Son action sur l'organisme, ses accidents. *Thèse,* Paris, 1896.

petite fille habitant les Champs-Elysées, sur laquelle, pour une diphtérie angineuse des plus graves, Roux fit, à ma demande, une des premières injections qui aient été pratiquées en ville.

Le soir même de l'injection, il y avait de l'hyperthermie ; dès le lendemain, l'enfant était couverte d'une éruption scarlatiniforme, s'accompagnant de prurit intense et généralisé, d'arthralgies. Tous ces phénomènes s'évanouirent en trente-six heures, pendant le temps que les fausses membranes se détachaient ; au bout de quarante-huit heures, l'enfant pouvait être considérée comme guérie de sa diphtérie, à laquelle elle était en proie depuis cinq jours.

Ce qui prouve incontestablement que les accidents sont fonction de sérothérapie, c'est qu'on les a observés alors que la sérothérapie a été appliquée à titre préventif chez des individus sains, qui n'avaient présenté de manifestations diphtéritiques ni avant, ni pendant, ni après.

Comme je vous l'ai dit plus haut, ces accidents ne sont nullement l'apanage de l'emploi du sérum antidiphtéritique ; vous pourrez les observer quand vous emploierez l'un quelconque des sérums animaux. Pour ma part je les ai vus fréquents, sans plus de conséquences que celles que je vous signalais tout à l'heure, lorsque je me suis servi de sérum de chien ou de cheval, que ces sérums fussent empruntés à des animaux sains ou à des animaux inoculés.

C'est également ce qu'a vu Netter [1] chez une petite fille, atteinte de pleurésie purulente, qu'il avait traitée par le sérum antistreptococcique et chez un tuberculeux traité par le sérum de Marmorek.

Et d'ailleurs, le sérum antitoxique est-il le seul agent de Matière médicale qui entraîne de pareils ennuis ou accidents ?

Ne connaissez-vous pas les exanthèmes antipyriniques et copahiviques ? N'avez-vous pas vu fréquemment les éruptions scarlatiniformes de l'atropine et de la belladone ? Sans oublier les éruptions acnéiformes du bromure et de l'iodure de potassium ?

A côté des arthralgies, de la myalgie, de la courbature, dont ont souffert les malades sérothérapisés dans la diphtérie, ne pourriez-vous placer certains inconvénients qu'entraîne l'emploi des médicaments les plus usuels ? tels la surdité qui succède à l'emploi du salicylate de soude ; les nausées, la douleur d'estomac, le vertige et les sueurs qu'amène l'antipyrine ; les bourdonnements d'oreilles qui accompagnent l'emploi du sulfate de quinine ; la sécheresse de la gorge et la mydriase qui suivent l'absorption des médicaments belladonés ?

---

1. Netter. — *Société médicale des Hôpitaux*, 1896. 13 Janvier

Pour assez fréquents que soient ces accidents qui pourront traverser votre thérapeutique spécifique par le sérum, il n'y a pas là de quoi vous arrêter devant l'emploi de cette méthode : les résultats de la médication sont assez merveilleux pour que vous n'hésitiez pas à y recourir en toute occasion, comme vous le faites en prescrivant du salicylate de soude et de la quinine, en dépit des inconvénients qu'entraîne leur emploi.

Si vous compulsez les milliers d'observations publiées sur l'ancien comme sur le nouveau continent, vous verrez que partout où l'on a employé le sérum antidiphtéritique, quelle que fût son origine et sa préparation, que ce fût du sérum de Behring ou de Roux, partout les résultats thérapeutiques ont été équivalents. Et, si vous mettez dans l'autre plateau de la balance les accidents qui appartiennent véritablement au sérum, vous avouerez qu'ils se réduisent à peu de chose : fièvre, érythèmes, arthralgies, et qu'ils n'ont guère offert de gravité. Comparez la morbidité et la léthalité diphtéritiques actuelles à ce qu'elles étaient il y a seulement trois ans, et vous reconnaîtrez sans peine qu'aucun traitement jusqu'ici n'a donné pour la diphtérie de semblables résultats.

Peut-être la voie d'introduction des sérums, qui a toujours été la voie hypodermique, est-elle à considérer pour la fréquence des accidents au cours de la sérothérapie. Il se pourrait que ces accidents fussent moins communs, ou n'existassent pas, si le médicament était donné par l'estomac ou par le rectum ? Et, à ce propos, vous vous rappelez qu'en vous parlant de la sérothérapie de l'immunisation, je vous ai montré la possibilité d'immuniser des animaux par la voie gastrique. De même pour la diphtérie, Perini[1] a constaté que l'on peut conférer l'immunité antidiphtéritique aux animaux, en leur faisant ingérer les caillots sanguins provenant de la préparation du sérum. Le sang de ces animaux jouit à son tour de propriétés antitoxiques. Perini pense que les caillots sanguins provenant de la préparation du sérum pourraient à leur tour servir de médicaments contre la diphtérie, après avoir été desséchés et pulvérisés ?

Dans cet ordre d'idées, le thérapeute est mis en suggestion à propos de certains faits que je vous exposerai, quand, traitant de l'opothérapie en général, de l'opothérapie thyroïdienne en particulier, je vous dirai qu'on s'est trouvé mieux de recourir à la voie gastrique qu'à la voie hypodermique, et que celle-ci paraît en train de se substituer partout à celle-là.

Quoiqu'ici, comme souvent, comparaison ne soit pas raison, il serait

---

1. PERINI. — *Académie de médecine de Turin*, 1896. Juin.

fort intéressant de savoir ce que la sérothérapie rectale donnera, quand on voudra lutter contre la diphtérie ou la streptococcie.

Aussi nombreux sont les faits de sérothérapie hypodermique, aussi rares sont encore les faits de sérothérapie gastrique ou rectale.

Dans deux occasions je me suis, pour ma part, trouvé bien de donner le sérum de Marmorek par le rectum ; c'est aussi afin de remédier aux inconvénients engendrés par les injections hypodermiques de sérum en général, que Chantemesse[1] a proposé d'introduire le sérum par une autre voie. Chez 20 malades, il a administré le sérum en lavements, et il a constaté que la muqueuse intestinale absorbe le sérum très facilement et sans inconvénients ; le résultat serait le même qu'avec l'injection sous-cutanée. C'est ainsi que, chez trois diphtériques, le sérum de Roux, administré par l'intestin, a eu une action efficace. Dans l'érysipèle grave, Chantemesse a pu injecter ainsi par l'intestin 200 à 300 centimètres cubes de sérum de Marmorek, en quelques jours, et cela sans inconvénients.

Ces résultats sont en contradiction avec les recherches de P. Gibier[2] qui a en effet constaté que l'injection rectale de doses considérables d'antitoxines diphtéritiques et tétaniques, mille fois plus fortes que la dose nécessaire pour immuniser par la voie sous-cutanée, est incapable d'enrayer les accidents produits par une dose minima de toxine diphtéritique ou tétanique et d'empêcher la mort. D'après lui, ou bien la muqueuse rectale retient les antitoxines comme elle retient les toxines, ou bien, si les antitoxines pénètrent dans la circulation porte, elles sont altérées et détruites par leur passage à travers le foie ?

Chantemesse ajoute, d'autre part, que l'absorption du sérum pourrait se faire facilement par la peau à la faveur d'un corps gras tel que la lanoline. Il a dilué du sérum de Marmorek dans cinq fois son poids de lanoline et l'a appliqué en mélange comme pansement sur des plaques érysipélateuses, ce qui aurait notablement diminué la douleur, la rougeur et la tuméfaction.

Quant à l'albuminurie, si souvent constatée au cours de la diphtérie, je puis vous répéter, à propos de l'emploi du sérum chez les diphtériques albuminuriques, ce que je vous ai déjà dit pour le sérum antistreptococcique.

Lorsqu'un diphtérique traité par le sérum a présenté de l'albumine dans ses urines, cette albumine existait avant l'intervention.

---

1. Chantemesse. — *Société médicale des Hôpitaux*, 1896. 31 Janvier.
2. P. Gibier. — *Académie des sciences*, 1896. 11 Mai.

C'est la toxine diphtéritique qu'il faut accuser et non le sérum ; et d'une façon générale, le sérum a amélioré cette manifestation locale de la diphtérie, comme il améliorait l'infection locale pharyngée ou laryngée.

Il en est de l'emploi du sérum chez les diphtériques albuminuriques comme de la méthode de Brand chez les typhoïdiques albuminuriques ; l'expérience a montré que, dans les deux cas, les médications apportent une amélioration, et que, du fait de l'albuminurie, il n'y a contre-indication ni pour la méthode de Brand, ni pour l'emploi du sérum.

Messieurs, j'en ai fini avec l'étude des deux premières questions que je m'étais proposé de résoudre. Je crois avoir suffisamment éclairé vos esprits à ce sujet et vous avoir indiqué comment on doit interpréter les accidents imputés au sérum, et quelle valeur il faut leur attribuer.

Il me reste maintenant à étudier une dernière question, la plus importante de toutes : le sérum peut-il déterminer la mort ?

QUATORZIÈME LEÇON

SÉROTHÉRAPIE ANTIDIPHTÉRITIQUE

— SUITE ET FIN —

Accidents imputés à la sérothérapie : mort. — Exposé et critique des faits publiés. — Insuffisance des preuves. — Interprétations toutes différentes de la mort.
La sérothérapie antidiphtéritique jugée par les résultats et par les chiffres : mortalité annuelle des enfants parisiens abaissée de plus d'un quart ; mortalité globale diphtéritique de l'Allemagne tombée de 60 000 à 40 000.
Indications, mode d'emploi du sérum. — Dose suivant les cas, le moment et l'âge.

Non content, Messieurs, de reprocher au sérum son inefficacité, on l'accuse d'être la source d'accidents graves ; on a été plus loin, et on a proclamé ouvertement que le sérum avait pu causer la mort.

Je fais allusion en ce moment à quelques observations dans lesquelles la mort étant survenue chez des sujets auxquels on avait injecté du sérum, on n'a pas craint d'attribuer au sérum lui-même la terminaison fatale !

La première en date de ces observations a été publiée par mon distingué collègue des hôpitaux le Dr Moizard et par le Dr H. Bouchard. Cette observation intitulée : « Un cas d'angine non diphtéritique traitée par le sérum et suivie de mort » fut communiquée à la Société médicale des Hôpitaux le 5 Juillet 1895.

Il s'agit d'une petite fille âgée de six ans, qui, ayant été prise d'une angine d'apparence herpétique avec fièvre modérée, reçut, avant tout examen bactériologique, 10 centimètre cubes de sérum Roux ; cette injection fut suivie d'une amélioration locale et générale rapide. Entre temps, l'examen bactérioscopique démontra l'absence du bacille de Lœffler. L'examen reste muet sur la présence possible d'autres agents infectieux.

Six jours après, la température axillaire remonte à 40°6, en même temps qu'apparaissent des phénomènes généraux graves. Au niveau du siège de l'injection, on constate la présence d'une légère éruption ; celle-ci, d'apparence ortiée, envahit peu à peu tout le tronc et les membres. Il n'y a pas d'albumine dans les urines. L'état de la gorge est absolument normal, mais la température reste au voisinage de 40°; et la petite malade meurt 36 jours après le début de sa maladie, au cours d'un accès convulsif généralisé.

Bien que l'autopsie n'ait pas été faite, bien que le sérum ait été parfaitement préparé et que la dose injectée n'ait pas dépassé 10 centimètres cubes, bien qu'il n'y ait pas eu d'albuminurie, les auteurs de cette communication n'hésitent pas à attribuer la mort à l'injection du sérum, à l'action des toxines du sérum sur le système nerveux!

Cette observation ainsi présentée, a donné lieu à des discussions véhémentes pour et contre la sérothérapie. Les uns comme le Dr Legendre, se sont ralliés aux conclusions de M. Moizard, d'autres avec M. Sevestre les ont énergiquement combattues.

Sevestre [1] dit avoir observé un cas analogue à celui de Moizard, non suivi de mort pourtant, mais dont il donne une interprétation toute différente.

Il a vu chez une fillette de cinq ans, guérie d'une angine diphtéritique, mais ayant malgré la sérothérapie (20 centimètres cubes) conservé du bacille dans la gorge, éclater, quinze jours après l'injection, des accidents extrêmement graves : vomissements, fièvre, adénopathie cervicale considérable, pharyngite inflammatoire généralisée avec points blancs sur les amygdales, douleurs violentes au niveau des articulations de la colonne vertébrale, des poignets, des genoux, des cous-de-pied, éruption polymorphe, diarrhée fétide, anurie durant 15 à 18 heures, troubles cardiaques, alternatives de délire et de collapsus. L'enfant a survécu à ces graves accidents.

Sevestre, loin d'incriminer le sérum, fait remarquer que si le sérum a quelquefois présenté certains inconvénients, on ne saurait cependant lui attribuer plusieurs accidents observés chez cette malade, en particulier l'angine. Il considère ces accidents comme fonction de streptocoques et de streptococcie. On faisait à cet enfant des irrigations nasales, qui ont sans doute irrité la muqueuse pituitaire et favorisé l'action du microbe et de ses toxines? A l'appui de cette opinion, il cite un cas dans lequel l'examen du pus retiré d'une arthrite suppurée révéla la présence du streptocoque.

C'est là une interprétation permise des phénomènes observés.

MM. Chantemesse et Rendu se rattachèrent du reste à l'opinion de M. Sevestre et déclarèrent d'autre part que l'observation de M. Moizard ne saurait porter aucune atteinte à la sérothérapie.

---

1. SEVESTRE. — Des accidents imputables à la Sérothérapie. *Société médicale des Hôpitaux*, 1895. 19 Juillet.

Chantemesse[1], contrairement à l'avis de Legendre, considère les injections préventives de sérum non seulement comme inoffensives, mais comme utiles et nécessaires. C'est ainsi qu'à la crèche du Bastion 29, tous les enfants admis avec des mères diphtériques reçoivent, en entrant, une injection préventive de 2 à 5 centimètres cubes de sérum. Grâce à cette pratique, il n'y a eu aucun cas de contagion. Les injections n'ont engendré aucune espèce d'accidents.

L'idée que les accidents observés à la suite des injections de sérum antidiphtéritique sont d'origine streptococcique — idée qui vous paraîtra comme à moi exagérée — a fait son chemin et Sevestre[2], revenant sur ce sujet, a soumis à une analyse rigoureuse sept cas dans lesquels il a également observé des accidents graves, tels que vomissements, fièvre, arthralgies, érythèmes polymorphes survenus à la suite d'injections de sérum Roux. Dans tous ces cas, il a trouvé un streptocoque très virulent. Un moyen, d'après lui, de démontrer la nature streptococcique de ces accidents, serait donc de rechercher quelle est sur eux l'action du sérum antistreptococcique.

Lorsque l'on a affaire avec la diphtérie pure, sans association microbienne, le sérum de Roux ne déterminerait aucune espèce d'accidents; ce n'est que dans les cas où le bacille de Lœffler est associé au streptocoque, que des accidents, souvent effrayants, mais généralement sans gravité, peuvent éclater. A l'appui de sa théorie, Sevestre[3] cite l'observation d'un enfant qui, après avoir eu de violentes douleurs lombaires, fut atteint d'une angine à streptocoque; il ne reçut pas de sérum. Or, au bout de quelques jours, cet enfant fut pris d'arthralgies multiples avec éruptions au niveau des articulations malades. Il est bien évident que si l'enfant avait reçu du sérum antidiphtéritique, on n'aurait pas manqué de mettre tous ces accidents sur le compte de ce dernier.

Malgré toutes les discussions dont cette question a été l'objet, la lumière pleine et entière n'est pas faite dans l'esprit de tous les médecins ; aussi a-t-on publié quelques observations dans lesquelles la mort était formellement attribuée à l'emploi du sérum.

Parmi ces cas, je vous rappellerai celui qui a tant ému le monde scientifique allemand, en raison de son côté dramatique, de la

---

1. SEVESTRE.— *Société médicale des Hôpitaux*, 1896, 31 Janvier (Discussion : Chantemesse, Gaucher, Netter, Legendre).

2. SEVESTRE. — *Société médicale des Hôpitaux*, 1896, 7 Février (Discussion : Chantemesse, Gaucher, Netter, Legendre).

3. SEVESTRE.— *Société médicale des Hôpitaux*, 1896, 7 Février (Discussion : Hutinel, Chantemesse, Sevestre, Legendre, Hirtz, Variot, Catrin).

personnalité de l'auteur, du scandale auquel il a donné lieu et de l'esprit de parti avec lequel toute l'affaire a été menée.

Le 9 Avril 1896, les journaux politiques de Berlin publièrent, en gros caractères, un article dans lequel le professeur Langerhaus, prosecteur à l'hôpital de Moabit, annonçait la mort subite de son fils, âgé de 21 mois, causée par une injection préventive de sérum antitoxique ! Le lendemain parut un bulletin de faire-part indiquant le jour et l'heure des funérailles « *de son fils bien-aimé, tué par le sérum de Behring* ». Ces mots étaient écrits en caractères italiques, de façon à ce qu'ils ne pussent échapper aux yeux de personne.

Or, voici comment les faits s'étaient passés. Une des domestiques du docteur Langerhaus, ayant été atteinte de diphtérie, fut transportée à l'hôpital de Moabit. Sur le conseil de plusieurs de ses collègues, Langerhaus fit une injection préventive de sérum Behring à son enfant bien portant ; quelques minutes après, le bébé était mort.

La publicité donnée à ce fait par le père de l'enfant eut un retentissement considérable dans le monde médical et dans le public, à un tel point que les autorités crurent devoir prescrire une enquête.

L'autopsie fut faite le 10 Avril, elle ne fournit aucun renseignement. L'injection avait été faite correctement au niveau du tégument de l'abdomen ; aucun vaisseau sanguin ni lymphatique n'avait été blessé. Le procès-verbal conclut à une mort de cause inconnue.

Le professeur Ehrlich fut chargé de faire l'examen du sang et des viscères ; l'enquête porta également sur le sérum. Le rapport officiel du professeur Ehrlich sur le sérum, communiqué par le Gouvernement, conclut à l'intégrité et à la non nocivité du sérum.

Il fut en effet démontré que la dose injectée provenait d'une provision de plusieurs litres, préparée et éprouvée quelque temps auparavant. Ce sérum avait été essayé officiellement le 16 Décembre 1895, étiqueté n° 216 et mis en vente le 18 du même mois.

L'épreuve avait démontré qu'il possédait le pouvoir d'immunisation de 100 unités par centimètre cube, qu'il était parfaitement stérile et qu'il avait, suivant la prescription, été additionné d'acide phénique.

Immédiatement après l'accident, ce sérum fut soumis à un nouvel examen très minutieux.

Comme le restant du flacon avait été distribué par les autorités, on prit différents échantillons du sérum n° 216 restés au laboratoire et des flacons du même sérum provenant du dispensaire de la Charité, où le professeur Langerhaus avait également pris le sien.

On constata que ce sérum avait conservé son pouvoir d'immunisation de 100 unités par centimètre cube. L'examen bactériologique démontra qu'il était absolument stérile et qu'il ne pouvait par conséquent pas s'y être formé de produits toxiques d'origine microbienne. L'expérimentation sur des animaux prouva que la quantité d'acide phénique qui lui avait été mélangée, n'était pas supérieure à celle indiquée par la formule.

Bien que l'enquête eût démontré que ce sérum n° 216 était parfaitement normal, il était intéressant de rechercher s'il n'avait pas déterminé d'autres cas d'intoxication. Treize cents doses de ce sérum avaient été mises en vente et il eût été bien curieux, que, s'il renfermait réellement des produits toxiques, il n'ait manifesté sa nocivité que dans un seul cas. On fit donc des recherches dans les hôpitaux qui avaient reçu du sérum n° 216 (Dispensaire royal de la Charité, Hôpital Julien à Würzbourg, Hôpital général à Hambourg, Hôpital municipal à Magdebourg, Hôpital Krefeld, etc.).

Nulle part on ne signala d'effets toxiques du sérum. D'après la déclaration du directeur d'un de ces hôpitaux, un enfant de 18 mois avait reçu une dose de 15 centimètres cubes de sérum, sans avoir présenté aucun accident. Or, cette dose est dix fois supérieure à celle administrée par le professeur Langerhaus à son enfant. Le directeur de l'hôpital de Hambourg a déclaré que quatre flacons de sérum n° 216 ont été employés pour faire des injections préventives aux enfants du service d'ophtalmologie ; il ne s'est produit aucune espèce de manifestation morbide.

Par conséquent, l'enquête bactériologique et clinique a démontré que l'opinion d'après laquelle le sérum renfermait des substances toxiques virulentes, n'est pas fondée. Bien au contraire, elle a prouvé que le sérum n° 216 répondait à toutes les conditions exigées et que sa composition était parfaitement normale.

J'ai tenu à rapporter ce dernier cas avec détails, car il est le plus instructif que je connaisse. Il n'y a pas de meilleure preuve de la non nocivité du sérum, et il est regrettable que les observations incriminées en France, n'aient pas été l'objet d'une enquête scientifique aussi rigoureuse que celle qui a suivi le cas de Langerhaus, et dont les résultats ont été si remarquables et si favorables à la sérothérapie.

Mon collègue Variot a communiqué à la *Société Médicale des Hôpitaux*, le 24 avril 1896, l'histoire d'un enfant atteint de diphtérie légère du pharynx et de croup avec spasme phréno-glottique. Cet enfant fut tubé et on lui injecta en deux fois 25 centimètres cubes de sérum antidiphtéritique. Peu après les injections, l'enfant présenta de l'hyperthermie et mourut au bout de 48 heures.

L'autopsie ne révéla pas de lésions suffisantes pour expliquer une mort aussi rapide. Tout en n'étant pas absolument affirmatif et tout en évitant de tirer de cette observation des conclusions rigoureuses, Variot incline à attribuer au sérum l'hyperthermie qu'on a constatée.

Il est très possible que le sérum ait été l'agent de l'hyperthermie, mais cette propriété hyperthermisante n'appartient pas exclusivement au sérum antidiphtéritique ; tous les sérums animaux sont susceptibles de déterminer une élévation de température ; je dirai même qu'il n'y a guère de solution médicamenteuse, qui, injectée par la voie hypodermique, ne puisse élever la température de certains malades, surtout quand ils sont fébriles déjà.

Mais, de là à rendre le sérum responsable de la mort de l'enfant, ce que, du reste, Variot n'a jamais formulé, il y a loin, et je crois, qu'étant donné les pièces du procès, aucun médecin légiste ne consentirait à formuler pareille affirmation.

Voici encore une observation incriminée ; elle est intitulée : « Angine membraneuse traitée par le sérum de Roux. Mort avec anurie et convulsions urémiques », et publiée [1] par MM. Louis Guinon et Rouffelange. Il s'agit d'une fillette âgée de trois ans, vigoureuse, toujours bien portante, chez laquelle on observe, le 13 Décembre 1894, un point blanc sur l'amygdale droite.

Le 15, avec une température de 39°,2, un pouls à 160, les deux amygdales et les piliers droits du voile sont recouverts par des membranes : jetage abondant. A six heures, injection de 15 centimètres cubes de sérum.

Le 16, température 38°, pouls 130 ; les fausses membranes qui n'augmentent pas se détachent un peu mieux ; l'adénopathie s'est accrue. Un érythème papulo-ortié apparaît sur le tronc et surtout sur les membres inférieurs. Urines légèrement albumineuses.

Deuxième injection de 5 centimètres cubes de sérum, le 17 ; température 38°, pouls 130. État local stationnaire, membranes diffluentes ; la langue et les lèvres sont tuméfiées et ulcérées. Urines moins abondantes ; l'albumine augmente.

Troisième injection de 10 centimètres cubes de sérum, le 18 : température 38°,8, pouls 150. L'urine diminue : l'enfant est faible et agitée, diarrhée fétide, quelques vomissements. Les paupières sont un peu gonflées. L'enfant a complètement cessé d'uriner depuis le matin.

Le 19, température 38°,4, pouls 150. Le matin, l'enfant a émis 500 gr.

---

1. L. Guinon et Rouffelange. — *Revue mensuelle des maladies de l'enfance*, 1895. Mars, page 135.

d'urines : l'état général s'est légèrement amélioré ; le gonflement des paupières a disparu.

Le 20, l'amélioration s'accentue pour la gorge comme pour la sécrétion urinaire : 250 grammes d'urine très chargée d'albumine. Le soir, température 39°,3 ; quatrième injection de 10 centimètres cubes de sérum.

Le 21, température 39°, pouls 160. L'agitation persiste, alternant avec la prostration ; les paupières sont de nouveau gonflées. Les urines sont supprimées depuis le matin.

Le lendemain 22, convulsions toniques qui laissent une déviation persistante des yeux. Nouvelles convulsions à 5 heures 1/2 ; puis, coma entrecoupé de secousses convulsives : l'enfant meurt dans la nuit.

Remarquons tout d'abord, que, dans cette observation, l'autopsie manque et que l'examen bactérioscopique n'a pas été fait ; or, si autopsie et examen avaient été pratiqués, ils auraient peut-être fourni des preuves matérielles à complète décharge pour le sérum ?

Remarquons encore, qu'en l'absence d'examen bactérioscopique démontrant la nature diphtéritique ou streptococcique de l'exsudat, 40 centimètres cubes de sérum pour une enfant de trois ans sont une dose que nous n'employons guère plus aujourd'hui.

Ce qui paraît évident, c'est que l'enfant est morte par le rein. Aussi, cette observation rentre-t-elle dans la catégorie des cas non exceptionnels où la maladie toxi-infectieuse se porte vite et fort sur le rein qu'elle met en insuffisance, comme le fait si souvent la scarlatine maligne, lors de ses localisations primitives glomérulaires. Tous ceux d'entre nous qui ont suivi beaucoup d'enfants ont vu des néphrites qui, aux premiers jours de la diphtérie, n'avaient pas l'air de vouloir devenir inquiétantes, mettre du soir au matin en danger les jours du malade. Il en est de ces cas d'angines membraneuses avec néphrite albumineuse, comme il en est des formes cardiaques de certaines diphtéries qui, après avoir donné, en manière d'avertissement, quelques inégalités et irrégularités du pouls, conduisent rapidement à des attaques subintrantes de subasystolie ou d'asystolie, rappelant, *mutatis mutandis*, l'insuffisance urinaire à laquelle a succombé la petite fille.

Si l'on admet que les choses se soient passées ainsi, ce n'est pas le procès du sérum qu'il faut instruire, c'est le procès de toutes les localisations toxi-infectieuses rénales, de toutes les complications.

Ne devrait-on pas également ajouter qu'il est des cas de maladies infectieuses dans lesquelles, d'emblée, les localisations d'infection et de toxémie sont si intenses, qu'elles échappent à toute influence thérapeutique ? Dans ces cas, n'est-on pas autorisé à dire que les accidents (accidents néphrétiques dans l'espèce) se sont aggravés en dépit de la médication instituée et non pas parce qu'une médication est intervenue. Cette objection de l'aggravation des accidents urinaires (albuminurie, anurie, etc., etc.), ne l'a-t-on pas adressée à toutes les thérapeutiques, notamment à la méthode de Brand, avant de l'adresser à la sérothérapie ? Eh bien ! nombre de faits ont été aujourd'hui suffisamment analysés, plus encore que comptés (*non numerandæ sed ponderandæ observationes*), pour qu'il soit permis de décharger les bains froids, comme la sérothérapie, de l'aggravation ou de la persistance de la néphrite albumineuse. Et, s'il est vrai de dire, qu'en dépit des bains froids et de la sérothérapie, certains typhiques et certains angineux n'ont pas vu décroître leur albuminurie, il est plus juste encore de dire que ni les bains froids ni le sérum n'aggravent l'albuminurie.

Pour ma part, je déclare, après avoir fait un très grand nombre d'injections de sérum, que je lui ai vu, sur le symptôme albuminurie et sur la localisation néphrétique, une action plutôt bienfaisante, ce qui m'autorise à conclure : dans votre pratique, Messieurs, chez les diphtériques néphrétiques, ne voyez pas dans l'albuminurie une contre-indication à l'emploi du sérum, bien au contraire. Cela dit, j'irai, pour bien exprimer la conviction dans laquelle je suis, jusqu'à professer que le sérum aiderait plutôt à *rouvrir* le rein qu'à le fermer.

Ces réserves faites, je m'empresse de proclamer que le fait de MM. Guinon et Rouffelange était, pour le sérum, un mauvais cas : n'oubliez pas que, dès le début, la petite fille a une fièvre haute et le pouls rapide (le pouls ne tomba jamais au-dessous de 130; au cinquième jour, avant toute sérothérapie, il était à 160 !) et que la maladie, quelle qu'elle fût, se dénonçait grave. Cette infection (était-ce une diphtérie, était-ce une streptococcie ?) se marquait, dès le premier jour, bien assez sérieuse pour comporter par ses propres moyens les troubles néphrétiques auxquels a succombé l'enfant, sans qu'il soit besoin de faire intervenir encore une action de « fermeture du rein » par le sérum.

En somme, pour tout lecteur non prévenu, il résulte de l'analyse de cette observation, dans laquelle le diagnostic bactérioscopique fait défaut, dans laquelle l'autopsie manque, il résulte, dis-je, que toute conclusion ferme est erronée, et qu'ils commettraient une faute ceux qui prétendraient s'appuyer sur un pareil fait pour déconseiller la sérothérapie chez les angineux albuminuriques. Même limitées à cette seule conséquence, les conclusions tirées par MM. Guinon et Rouffelange vous paraîtront, Messieurs, comme à moi, peut-être exagérées.

Tout aussi peu démonstratif est le cas communiqué récemment par Ausset (de Lille) au Congrès de Nancy. Il s'agit d'un enfant atteint d'une angine bénigne, que l'examen bactérioscopique permet de diagnostiquer angine diphtéritique pure. Cet enfant reçut 20 centimètres cubes de sérum de Roux : il guérit et sortit de l'hôpital.

Douze jours après l'injection, il rentrait à l'hôpital avec une éruption érythémateuse généralisée, de l'hyperthermie, de l'albuminurie et une prostration extrême. A ces symptômes vinrent s'ajouter ceux d'une broncho-pneumonie, et le malade mourut au bout de 11 jours. D'après Ausset, l'injection de sérum aurait produit dans l'organisme de cet enfant une perturbation profonde, qui facilita une infection secondaire du poumon ?

Je m'explique mal comment, de cette observation, on peut tirer de telles conclusions. On ne saurait évidemment dire que c'est l'injection de sérum qui a causé la broncho-pneumonie. Quant à faire intervenir le trouble dynamique, cela me paraît très invraisemblable, car si l'organisme de l'enfant a été troublé et mis en état d'infériorité, de *minoris resistentiæ*, vis-à-vis d'une infection secondaire, n'est-il pas plus logique de dire que c'est par l'infection diphtéritique qu'il venait de traverser, plutôt que par le traitement spécifique dirigé contre celle-ci, avec succès d'ailleurs ?

Il n'est pas rare, dans nos hôpitaux d'enfants, de voir un petit malade guérir d'une maladie infectieuse et en contracter une autre très peu de temps après. Il est très admissible que le malade dont parle Ausset, ait, une fois guéri de la diphtérie, contracté une autre maladie infectieuse, peut-être la rougeole, rougeole atypique, dont l'exanthème constaté n'aurait été que la manifestation cutanée, et qui se serait compliquée, comme cela arrive fréquemment, d'une broncho-pneumonie rapidement mortelle ? En somme, tout ce que l'on peut dire, c'est que cet enfant est mort tardivement, *malgré* l'injection et non *par* l'injection.

Izor Alfoldi rapporte l'histoire d'une fillette de trois ans, dont le frère avait la diphtérie ; on fit, sur la demande des parents, une injection de 2 centimètres cubes (100 antitoxines) de sérum Behring, à titre de traitement prophylactique. Le lendemain, l'enfant se montra abattue ; le second jour, la température s'éleva à 40°,2, en même temps qu'apparaissaient des douleurs dans la région lombaire et une forte albuminurie ; le troisième jour, l'enfant eut des nausées et une éruption de pétéchies sur le corps et mourut le quatrième jour.

Je ne saurais discuter la valeur de ce fait, n'ayant pas à ma disposition

---

1. IZOR ALFOLDI. — Inoculation préventive de sérum antidiphtéritique, suivie de mort. *Pester med. dicr. Resse*, 1895, n° 10.

l'observation elle-même; je ne vous ai cité ce cas que pour vous donner un tableau complet de la question et qu'il ne fût pas dit que, dans le procès fait à la sérothérapie antidiphtéritique, toutes les pièces n'étaient pas jointes au dossier.

Dans l'observation due à mon distingué collègue Moizard et à H. Bouchard, l'examen bactérioscopique de la gorge n'a été fait qu'une fois; aucune enquête microbiologique n'a été poursuivie pendant tout le mois qu'a duré la maladie.

On sait d'autant moins comment et pourquoi l'enfant est mort, que l'autopsie n'a pas été faite et qu'on n'a pu pratiquer ni l'examen histologique, ni l'examen bactérioscopique des viscères. On aurait donc mauvaise grâce à attribuer exclusivement et certainement la mort au sérum antidiphtéritique; en pareilles circonstances, toute réserve s'impose.

Si, en juge impartial, vous compulsez le dossier de ce cas sensationnel, si vous réunissez les pièces à conviction, vous conclurez que l'enfant est mort, *quoiqu'il* ait reçu du sérum, et non *parce qu'il* avait reçu du sérum antidiphtéritique. Personne, en médecine légale, n'oserait affirmer que l'enfant est mort des suites de l'injection; rien dans le début de la maladie, ni dans sa marche, n'autorise une telle affirmation; tout au plus pourrait-on émettre une hypothèse.

Si je m'attache à cette observation, c'est que tous ceux qui s'occupent de science et de pratique sérothérapiques ont le droit, en pareille matière, d'exiger non des affirmations, mais des démonstrations. Or, cette observation affirme un fait, elle ne le démontre pas; on ne peut en tirer aucune conclusion ferme quant à la cause de la mort de l'enfant : partant, il ne faut pas qu'elle prétende garder quelque valeur dans le procès qu'on pourrait faire au sérum.

Admettons même que le sérum ait tué cet enfant; cela n'est pas démontré, je vous le répète, mais je fais une simple supposition. Que signifierait ce seul cas, à côté de tous ceux où le sérum a produit la guérison ? Faudrait-il donc, à cause d'un décès, en admettant même qu'il fût certainement attribuable au sérum, faudrait-il abandonner le meilleur des moyens que nous ayons pour lutter contre la diphtérie ?

. . . .

Vous savez, Messieurs, que le sérum préparé de la même manière, à la même époque, peut, suivant qu'il est emprunté à tel ou tel cheval, engendrer de légers accidents; que la qualité du sérum fourni par un même animal peut varier d'un moment à l'autre; que l'état général mobile de l'organisme peut influer sur les propriétés des humeurs, quelque peu appréciables que soient ces modifications. Eh bien ! comme on ne prend jamais à un cheval 10 ou 20 centimètres cubes seulement de sérum; comme chaque saignée, au contraire, en fournit une grande quantité, il faudrait, pour que la nocuité de ce sérum soit établie, qu'il manifestât tout entier les mêmes propriétés, et que, s'il amène la mort, ce ne fût pas seulement dans un cas, mais dans plusieurs ? Or, l'enquête faite au sujet de l'enfant dont je vous parlais, a démontré que le sérum, dont l'injection aurait amené la mort dans un cas, n'avait pas déterminé le plus léger accident chez les autres petits malades auxquels il avait été injecté.

Je répète que, pas une fois encore, il n'a été *démontré* que le sérum antidiphtéritique ait été suivi de mort. Je ne dis pas la chose impossible; elle serait démontrée qu'il en pourrait alors être du sérum antidiphtéritique comme de certains médicaments qu'on a vus, donnés à doses normales, produire, par aventure, des accidents formidables, sans que pour cela il vînt à personne l'idée de les soustraire de la Matière médicale ou d'en changer la posologie. C'est dans ces cas qu'il faut tenir compte de certaines susceptibilités individuelles passagères ou permanentes. Vous savez, par exemple, qu'il y a beaucoup de gens qui ne peuvent supporter les iodures, d'autres le salicylate de soude ? Vous savez que l'on peut prendre pendant longtemps un médicament, l'antipyrine par exemple, sans en ressentir aucun ennui, jusqu'au jour où, sans cause appréciable, ce même médicament, pris à la même dose, détermine des accidents, une éruption ortiée par exemple.

Il semble qu'il en puisse être de même du sérum antidiphtéritique ; c'est ainsi que Kruckmann [1], après s'être fait plusieurs fois des injections de sérum, sans aucun inconvénient, présenta, un jour, à la suite d'une injection, des phénomènes d'intoxication consistant en de la rougeur purpurique, de la turgescence de la peau, de la toux, etc. Or, dans ce cas, le même flacon de sérum avait été inoffensif pour un patient de Kruckmann, bien que ce client eût reçu une dose cinq fois plus forte que celle que Kruckmann s'était injectée à lui-même.

A propos des faits que je viens de vous communiquer, nous ne pouvons pas ne pas reconnaître, que, pour parfaitement honorables que soient les raisons de conscience qui aient amené les médecins à publier leurs observations, plus de réserve dans les conclusions nous est imposée, puisque la publication de pareilles observations peut jeter du discrédit sur la méthode. Comme il y a derrière ces observations non seulement une question de doctrine, mais des faits d'application thérapeutique immédiate, il devait fatalement résulter de la publicité donnée aux observations, dénoncées sans atténuation, sans

1. KRUCKMANN. — *Therapeutische Monatshefte*, 1896, nº 6.

la moindre place faite au doute, un discrédit sur la sérothérapie antidiphtéritique. Ce discrédit s'est immédiatement traduit par un manque de confiance de beaucoup de médecins, il s'est traduit par une manière de réaction, d'où est résulté, qu'au lendemain de la publication de ces observations sensationnelles, la mortalité par la diphtérie s'est élevée !

Ce sont ces considérations, Messieurs, qui expliquent les longs développements que j'ai cru, pour éclairer votre religion, devoir donner, à la critique faite des observations, dans lesquelles il n'est nullement démontré que la mort ait été fonction de sérum ; je ne puis m'empêcher de supputer le nombre de diphtéries qui n'auront pas bénéficié de la sérothérapie du fait d'affirmations produites sans la moindre réserve.

C'est ainsi que, ces jours derniers, un médecin est venu me trouver et m'a dit : « Je suis en train de soigner un enfant atteint de diphtérie, dont les fausses membranes paraissent ne pas vouloir se détacher. Avant-hier j'ai manifesté l'intention de faire une injection de sérum, mais la famille s'y est formellement refusée, parce que c'est un fait connu que le sérum a déjà tué plusieurs enfants » ! Ce qui s'est passé dans la clientèle de notre confrère, ne s'est pas produit une fois mais dix fois ; c'est pourquoi, sans vouloir nous faire les apologistes de la sérothérapie, sans jamais rien taire des accidents ou des mécomptes qu'elle peut apporter avec elle, nous devons être extrêmement soucieux des conclusions que nous pouvons prendre dans toute question de thérapeutique à l'étude. Il nous faut savoir le public très friand des choses médicales, très prompt à juger des faits et des hommes qu'il ne connaît pas. Vous ne sauriez croire combien, en matière de médecine, l'enthousiasme du public est aussi prompt à se refroidir qu'à se manifester, et vous ne vous doutez ni du temps qu'il faudra mettre, ni du mal qu'il faudra se donner, pour effacer de l'esprit du public la crainte qu'a fait naître la lecture des observations publiées avec la rubrique : « *mort par le sérum* ».

Au reste, Messieurs, je n'ai pas besoin de vous dire que s'il était démontré, que s'il était acceptable en médecine légale, que le sérum dût être rendu responsable de la mort des malades dans les cas incriminés, je serais des premiers à ne pas innocenter la médication. Mais, par contre, de ce que la médication fût suspectée dans des cas très particuliers et très déterminés, je me garderais de suivre dans leurs conclusions ultra radicales les médecins animés, du reste, des meilleures intentions, qui, sous prétexte qu'un malheur a pu s'ensuivre, risquent de jeter le discrédit sur une méthode qui a fait largement ses preuves.

Est-ce que nous allons renoncer aux bienfaits de la méthode de Brand, sous prétexte que certains de nos typhiques ont été pris, dans le bain, de frissons avec collapsus mortel ? Allons-nous donc rouvrir la campagne contre les anesthésiques, sous prétexte que, de temps à autre, un opéré succombe sous le chloroforme ? N'allons-nous pas renoncer à l'emploi de la cocaïne, sous prétexte que des accidents légers ou graves sont survenus à la suite d'injections hypodermiques de cette substance ? N'allons-nous pas renoncer aux antiseptiques, au sublimé ou à l'acide phénique, par exemple, sous prétexte qu'en vertu de certaines idiosyncrasies, ou en vertu d'adultérations viscérales méconnues, les malades ont succombé à l'emploi indiqué de la liqueur Van Swieten ou de topiques phéniqués ?

Il est bien évident, qu'en présence des légers accidents que peut entraîner l'injection de sérum, accès de fièvre, arthralgie, érythème, tout médecin a le droit imprescriptible de se demander si un agent thérapeutique capable de produire de pareils accidents, ne serait pas aussi capable, dans certains cas, d'amener la mort ; tout médecin a le devoir de soumettre les insuccès à une analyse minutieuse, et chercher, pour les expliquer, quelle part revient au terrain, au médicament? Que nous publiions de pareils cas, intégralement, c'est notre droit, c'est même notre devoir ; mais, ce dont il faut nous garder, c'est de tirer des conclusions qui dépassent la portée des faits, c'est de compromettre une médication qui s'est donnée, elle, la peine de ne rien avancer qu'elle n'eût longuement étudié, rigoureusement démontré.

Je ne veux pas revenir sur les statistiques que je vous ai citées récemment, et dont vous devez vous rappeler l'éloquente signification. Pour 1 001 cas de diphtérie que j'ai recueillis un peu partout, j'ai trouvé une mortalité de 24 0/0, alors qu'elle était autrefois de 60 0/0. Que pèsent donc les cas de mort à côté d'aussi beaux résultats ?

Notez que le nombre des guérisons augmente au fur et à mesure que nous savons mieux nous servir du sérum ; car il faut, dans l'appréciation de cette thérapeutique, tenir grand compte de la façon dont elle est appliquée. Il ne faut pas seulement envisager le malade et le médicament, il faut aussi considérer le médecin. Tandis qu'autrefois on hésitait un peu à employer le sérum, on tend aujourd'hui à l'injecter à la première suspicion. Bien des médecins cependant se font, encore maintenant, passez-moi le mot, tirer l'oreille pour employer le sérum, ils hésitent devant l'appréhension de la famille ; malgré l'évidence du diagnostic, ils attendent 24, 48 heures ; ils éprouvent le besoin de se faire appuyer par un confrère plus âgé, plus autorisé. C'est exactement ce qui s'est passé il y a quelques années pour la méthode de Brand, que je ne saurais trop prendre comme exemple ; combien de jeunes médecins, très sûrs d'eux-mêmes et très savants, n'ont pu à eux seuls vaincre les préjugés et l'opposition des familles terrifiées à la pensée de voir plonger un malade dans une baignoire remplie d'eau froide ?

Ce n'est cependant qu'en réagissant vigoureusement contre cette crainte qu'on a encore de la sérothérapie que vous tirerez de la méthode tout ce qu'elle peut donner. La mortalité diminuera d'autant plus que les injections seront plus rapprochées du début de la maladie. C'est en intervenant de bonne heure, sans hésitation, que vous aurez les meilleurs résultats.

On n'a guère pu tabler jusqu'ici que sur les chiffres recueillis à l'hôpital, où les enfants ne sont guère apportés qu'au deuxième, au troisième, souvent même au cinquième jour de leur maladie. Malgré cela, le résultat obtenu est déjà superbe, car si vous évaluez à 2 000 le nombre des enfants qui mouraient autrefois à Paris de la diphtérie chaque année, vous pouvez, sans vous avancer beaucoup, dire qu'aujourd'hui il en meurt moins de 1 500, et ce chiffre va-t-il aller s'abaissant : encore ne s'abaisserait-il pas, la thérapeutique nouvelle donnerait à la population parisienne une plus-value annuelle de 500 enfants !

A l'heure où l'on parle de la dépopulation de la France, nous devons accepter avec empressement une médication qui, en dix ans, conservant au bas mot 5 000 individus dans la capitale seulement, aboutira en dernière analyse à relever le taux de la population, puisque ce que la natalité n'aura pas donné au pays, la non-mortalité le lui aura gardé !

Ce que je vous expose-là, ce n'est plus de la doctrine, c'est de la thérapeutique vécue, jugée par la clinique, et je crois que ces chiffres en disent plus que n'importe quelle dissertation.

D'ailleurs, je veux, pour terminer, vous laisser sous l'impression de faits qui, une fois pour toutes, fixeront, en matière d'innocuité du sérum, l'esprit du plus grand nombre d'entre vous, mieux que tous les raisonnements du monde.

Du 1er Février au 14 Juillet 1894, Roux a injecté à 128 enfants malades, dès le jour de leur entrée à l'hôpital 20 centimètres cubes de sérum ; le second jour, ces enfants ont invariablement reçu, de nouveau, 20 centimètres cubes de sérum. Or, la bactériologie a démontré que ces 128 enfants porteurs de fausses membranes, n'étaient pas atteints de diphtérie. Ils n'avaient reçu de sérum qu'en vertu de ce principe, que tout enfant, porteur de fausses membranes et par suite suspect de diphtérie, devait être injecté dès son entrée, avant qu'on eût la confirmation bactériologique du diagnostic. Eh bien ! aucun de ces 128 enfants ne présenta d'accidents autres que les légères manifestations que je vous ai déjà signalées : fièvre, érythèmes, douleurs articulaires.

Si donc 40 centimètres cubes de sérum n'ont eu aucun effet nocif chez 128 enfants non atteints de diphtérie, je crois pouvoir affirmer, qu'en présence d'un enfant suspect de diphtérie, il est préférable de ne pas attendre les résultats de l'examen bactériologique, et de lui faire son injection au plus tôt.

En matière d'efficacité thérapeutique antidiphtéritique, en matière de sérothérapie le *citissimo* répond du *tuto* et du *jucunde*.

Reportez-vous à la statistique de Monod que je vous citais dans une de mes dernières leçons. Vous vous rappelez qu'au lieu des 2 626 décès diphtéritiques fournis par le premier semestre de l'année 1894, le premier semestre de 1895 n'en a donné que 904 ! En outre, le nombre décroît du mois de Janvier au mois de Juin, ce qu'il faut attribuer, non pas seulement à la diminution de la morbidité diphtéritique, mais à la façon meilleure dont on s'est servi du sérum. Notez, qu'à ce moment, le service de la diphtérie n'était pas organisé comme il l'est maintenant, et qu'en ce sens on a fait encore depuis le mois de Juin dernier de grands progrès.

Le sérum influe non-seulement sur la léthalité de la diphtérie, mais sur sa morbidité, puisqu'il diminue les chances de contamination en atténuant la virulence, en restreignant la durée de la maladie.

Comme le dit Behring, dans son Mémoire, ce n'est pas assez d'avoir fait descendre à Berlin la mortalité diphtéritique à 15 0/0. Quand on aura du sérum plus pur, quand on jugera mieux et plus vite, quand on osera injecter le sérum plus tôt et à plus hautes doses, les résultats seront encore meilleurs. Behring ne veut pas dire par là que la diphtérie soit appelée à disparaître ; il espère seulement que la mortalité diphtéritique globale de l'Allemagne (que la sérothérapie a fait descendre de 60 000 à 40 000) diminuera encore, pour ne plus dépasser le chiffre de 15 000 environ par an.

Cet espoir paraît devoir se justifier ; en effet, il y a peu de temps encore la diphtérie occupait après la tuberculose, la fièvre typhoïde, la rougeole, un des premiers rangs dans la morbidité et dans la léthalité. Aujourd'hui, grâce à la sérothérapie, elle descend beaucoup dans la statistique mortuaire.

Messieurs, je crois en avoir assez dit sur ce sujet. Les chiffres que je vous ai cités ont, j'espère, fait disparaître de vos esprits les appréhensions qu'y avaient fait naître les observations, fort instructives d'ailleurs, mais insuffisamment documentées, qui ont motivé cette longue discussion.

Vous êtes maintenant convaincus de l'efficacité du sérum antidiphtéritique comme agent *préventif* et *curatif*, autant que de son innocuité. Aussi n'hésiterez-vous pas, en présence d'un enfant malade, porteur de fausses membranes, à faire *de suite* une injection de sérum, quitte à modifier votre thérapeutique si l'examen bactériologique infirme votre diagnostic.

En vous parlant de la streptococcie, je vous ai dit que beaucoup d'angines pseudo-membraneuses étaient fonction de streptocoque, et que cet agent s'associe souvent au bacille de Lœffler dans ce que l'on prenait autrefois pour de la diphtérie pure. Si donc l'examen bactériologique vous prouve que l'enfant auquel vous avez injecté 20 centimètres cubes de sérum Roux a une angine à streptocoques, vous substituerez le sérum antistreptococcique au sérum antidiphtéritique.

Si l'injection de sérum Roux n'amène qu'une amélioration passagère, locale ; si l'état général reste mauvais, la température élevée, la bactérioscopie vous en donnera l'explication, en vous montrant que le streptocoque est associé au bacille de Lœffler. A votre tour, vous associerez immédiatement les deux sérums antitoxiques.

Avant d'aborder un autre sujet, je veux vous rappeler très rapidement comment vous devez employer le sérum antidiphtéritique.

Chaque fois que vous vous trouverez en présence d'un cas de diphtérie, quel que soit son siège, vous devez vous servir du sérum fabriqué par l'Institut Pasteur ou par l'un des laboratoires autorisés, tels que ceux de Lille, de Rouen, de Lyon, etc., etc., car les sérums préparés à l'étranger, tels que ceux de Behring, d'Aronson, ont un pouvoir antitoxique différent ; par suite, la dose à injecter diffère. Lorsque le sérum a été bien préparé et conservé à l'abri de la lumière et de la chaleur, il est parfaitement limpide et clair. Si vous constatez que le sérum est devenu louche, rejetez-le impitoyablement, car il faut vraisemblablement attribuer à l'emploi imprudent de sérum altéré beaucoup des accidents qui ont été signalés.

La dose de 5 centimètres cubes est très suffisante si vous voulez l'employer comme agent préventif, pour mettre à l'abri de la contagion les personnes qui sont en contact avec un diphtérique ; vous leur conférerez ainsi une immunité d'une durée de un mois à six semaines.

Lorsque au contraire vous voulez vous attaquer à une diphtérie confirmée, il faut injecter de suite le sérum à la dose de 20 centimètres cubes.

Au second jour, si la fièvre n'a pas été modifiée, si l'état local n'est pas amélioré, vous ferez une seconde injection de 10 centimètres cubes.

Au troisième jour enfin, si la température centrale atteint environ 38°, vous devez faire une troisième injection de 5 à 10 centimètres cubes.

Pour les enfants au-dessous d'un an, vous injecterez 1 centimètre cube par mois, autrement dit autant de centimètres cubes que l'enfant aura de mois.

De un an jusqu'à quinze ans, vous injecterez de 12 à 20 centimètres cubes suivant l'âge.

En général, deux ou trois injections suffisent pour faire tomber les fausses membranes, empêcher leur reproduction, en arrêtant le processus infectieux.

Dans les cas où vous seriez appelés tardivement auprès d'un enfant atteint d'une diphtérie grave, datant de plusieurs jours, vous avez le devoir d'agir plus énergiquement et d'injecter, à douze heures d'intervalle, une seconde dose de 20 centimètres cubes.

Ceci vise la pratique de la diphtérie, spécialement pharyngée. Nous allons avoir à parler de la médication à opposer au croup, et c'est maintenant que nous allons étudier l'intubation laryngée et les résultats qu'elle donne, depuis qu'on l'associe à la sérothérapie, résultats si encourageants, que l'on en arrive à substituer le tubage du larynx à la trachéotomie, sinon dans la totalité, du moins dans la généralité des cas.

QUINZIÈME LEÇON

TRAITEMENT DU CROUP

Intubation. — Historique : Bouchut. O'Dwyer. — Instrumentation. Manuel opératoire.

Nous allons, Messieurs, commencer aujourd'hui l'étude de *l'intubation laryngée* dans le croup. C'est là une question de première importance ; si elle est devenue toute d'actualité, c'est qu'il fallait que la médecine eût à sa disposition le sérum antidiphtéritique, pour donner au tubage du larynx tous ses avantages, pour montrer que l'intubation était capable de répondre vite, mieux et à moins de frais, avec moins de dangers que la trachéotomie, aux indications qu'imposent, chez un diphtérique, le tirage et l'asphyxie.

Par lui-même, réduit à ses seuls avantages, le tubage tendait déjà, ces années dernières, à se substituer à la trachéotomie ; l'intervention de la sérothérapie devait assurer d'une façon rapide et complète sa supériorité. Tubage et sérothérapie antidiphtéritique sont tellement associés dans l'histoire thérapeutique du croup, ils ont tellement changé la face des choses, et, par leur association, tellement amélioré le pronostic, révolutionné le traitement, que je ne pouvais dissocier leur étude : le tubage fait vraiment, aujourd'hui, partie de la médication antidiphtéritique laryngée. Je ne voulais pas qu'il fût dit que, dans un cours de thérapeutique, où l'on vous a parlé du traitement de la diphtérie, on ne vous ait pas montré l'instrumentation et la technique d'une méthode si avantageuse, mais depuis assez peu de temps employée chez nous, pour que la majorité des médecins français connaissent, en fait de tubage, plutôt le nom que la chose, et n'en aient même jamais vu l'instrumentation.

Vous savez que, parmi les localisations de la diphtérie chez les enfants, la plus redoutable est incontestablement celle qui se fait sur la muqueuse du larynx.

Les enfants atteints de croup sont non seulement, comme les adultes, sous le coup d'une intoxication générale grave par la toxine diphtéritique élaborée au niveau des fausses membranes laryngées, mais ils se trouvent encore, en raison de l'étroitesse de leur larynx, exposés à être asphyxiés par l'extension et la reproduction des fausses membranes. L'obstruction laryngée explique que l'enfant atteint de diphtérie laryngée meurt le plus souvent par asphyxie ; l'adulte, au contraire, dont le larynx a des dimensions plus considérables, mourant d'ordinaire par intoxication.

Voilà pourquoi, surtout dans le croup infantile, on s'est de tout temps préoccupé de supprimer l'obstacle à la respiration, de rétablir par des procédés divers la libre circulation de l'air à travers le larynx rétréci, tant par l'inflammation dont il était le siège, que par l'exsudat membraneux. C'est à cette idée qu'avaient obéi ceux qui, incités par Stoll, pratiquèrent pour la première fois la trachéotomie : John Andrée, en Angleterre (1782), Caron et Bretonneau, en France. C'est cette idée que défendait Trousseau avec une telle ardeur, une telle autorité, un tel succès, qu'un de ses titres de gloire est d'avoir été l'apôtre de la trachéotomie. Ainsi vont les choses que le tubage laryngé, incompris et attaqué par Trousseau, est en train de détrôner la trachéotomie.

Bouchut, le premier, eut l'idée d'introduire dans le larynx un tube à travers lequel l'air pourrait circuler librement, et de l'y laisser jusqu'à ce que le processus local se fût éteint, jusqu'à conjuration des phénomènes asphyxiques.

L'idée de Bouchut était géniale : malheureusement, elle fut réalisée à l'aide d'un outillage absolument défectueux. Il est évident que, quand on envisage aujourd'hui l'instrumentation énorme, vraiment grossière, de Bouchut, on se demande comment il avait pu oser faire pénétrer pareils cylindres dans la boutonnière glottique.

Bouchut avait eu la mauvaise chance, quand il présenta à l'Académie de médecine son procédé d'intubation (1858), d'y rencontrer Trousseau, novateur de premier ordre, grand protagoniste de la trachéotomie, qui, frappé des inconvénients, des dangers même que ne pouvait manquer de présenter l'outillage primitif de Bouchut, ne saisit rien du but que se proposait l'inventeur. Celui-ci voulait, par une manière de cathétérisme temporaire du larynx, rétablir la circulation aérienne, sans recourir à une opération sanglante.

Personne n'ayant compris l'idée de Bouchut, personne n'ayant essayé son procédé, celui-ci tomba dans l'oubli, et ce fut seulement en 1873 que l'Américain O' Dwyer réinventa positivement l'intubation. Il faut dire que O' Dwyer réalisait du même coup une instrumentation anatomiquement très étudiée, aussi adaptée à son objet que celle de Bouchut était informe ; et que, sans le merveilleux outillage de O'Dwyer et sans la longue série de travaux qu'il consacra à l'intubation, cette opération n'aurait jamais pu devenir une opération courante et, somme toute, facile.

Ce procédé est tellement supérieur à la trachéotomie, que vous feriez une faute de clinique, de pratique et de technique opératoire, en trachéotomisant un enfant que désormais vous pouvez faire respirer à l'aide d'un simple tube ; d'un enfant atteint de laryngite diphtéritique que vous trachéotomisez vous faites un blessé, puisque sa plaie mettra un certain temps à se fermer et laissera à la région antérieure du cou une cicatrice indélébile. N'oubliez pas que, lorsque vous ouvrez un larynx ou une trachée, vous exposez le malade à toutes les infections microbiennes sans cesse menaçantes : non seulement la diphtérie peut se loger sur les lèvres de la plaie, mais d'autres infections peuvent, comme la streptococcie, pénétrer par cette porte que vous avez volontairement ouverte ; c'est une complication si connue, si redoutée des médecins, qu'elle les incite à attendre le plus possible pour faire la trachéotomie, et à ne la guère pratiquer qu'*in extremis*. L'opération est ainsi faite dans des conditions qui ne lui permettent pas d'assurer à l'opéré tout le gain de l'intervention sanglante ; à ce moment, il est rare que les fausses membranes ne se soient pas déjà propagées à l'appareil bronchique : il est par conséquent bien tard, l'enfant luttant depuis trop longtemps déjà contre la toxémie.

Mais, Messieurs, ce ne serait rien encore que les risques momentanés encourus par l'enfant pour le sauver de l'asphyxie menaçante, si du fait seul de la trachéotomie vous n'hypothéquiez l'avenir, si vous n'aviez du même coup créé une modification organique et fonctionnelle de la trachée, dont je vous montrerai plus tard les graves inconvénients, quand je vous parlerai de l'avenir des trachéotomisés.

Et d'abord, si vous y réfléchissez bien, Messieurs, les indications auxquelles souscrit la trachéotomie sont quelque peu différentes de celles du tubage.

L'une et l'autre ont pour but de rendre au croupeux dyspnéique la perméabilité laryngée ; mais le moment de l'intervention et les procédés diffèrent singulièrement dans les deux cas. De plus, la trachéotomie n'est qu'un moyen de défense contre la laryngo-trachéite pseudo-membraneuse constituée, ce n'est que l'ouverture d'une porte à l'entrée de l'air et à la sortie des fausses membranes. L'intubation atteint le même but par des moyens non sanglants ; elle produit les mêmes résultats et autre chose encore, puisqu'elle est, par elle-même, un moyen de défense contre l'envahissement pseudo-membraneux des fausses membranes, si vous la savez faire dès que commence la dyspnée.

C'est qu'en effet, dès que les bacilles de Lœffler arrivent sur la muqueuse respiratoire, ils en sollicitent la réaction, qui se traduit par une hypérémie, par une congestion œdémateuse, laquelle, pendant même que se trame la fausse membrane, aboutit à un véritable chémosis dont la conséquence sera la sténose laryngée. C'est que, grâce à la sérothérapie antidiphtéritique, en vingt-quatre ou trente-six heures, l'enfant va en avoir fini avec sa localisation infectieuse ; il se passera dans le larynx ce qui se passe dans le pharynx, l'exsudat se liquéfiera, d'où l'inappréciable avantage de pouvoir opposer à la laryngite diphtéritique momentanée un moyen momentané, un procédé qui permette à l'enfant de respirer, jusqu'à ce que le sérum ait fait son œuvre de guérison diphtéritique et de libération laryngée. Par l'intubation que vous pratiquez hardiment dès le début de la dyspnée, vous tubez métalliquement un larynx qui menace de se tapisser de fausses membranes. Dans un larynx spécifiquement enflammé et devenu terrain de culture vous introduisez momentanément un larynx indéformable, sur lequel rien ne pousse ; d'une façon provisoire, vous placez un véritable cathéter dans les voies aériennes ; vous substituez momentanément une cavité laryngée artificielle à la cavité naturelle. Forts de la curation diphtéritique que vous attendez du sérum, vous palliez les altérations laryngées par un larynx d'attente qui, somme toute, laissera aux choses leur intégrité anatomique. Vienne demain la libération laryngée, votre enfant se souviendra à peine de votre intervention mécanique, tout sera revenu à l'état normal.

Quelle différence avec la trachéotomie, qui, même aisément réalisée, même suivie de guérison, fait, pour une semaine au moins, un blessé exposé à cultiver, soit sur sa plaie, soit dans la boutonnière trachéale, des bacilles de Lœffler, du streptocoque ou toute autre association microbienne.

Vous avez compris maintenant, Messieurs, quelle était ma pensée quand je vous ai dit que, bien analysée, l'intubation répondait à un plus grand nombre d'indications que la trachéotomie. Vous avez compris que le tubage fait mieux que la trachéotomie, puisque celle-ci n'a vraiment, vis-à-vis de la laryngite pseudo-membraneuse, qu'un effet rétroactif, alors que le tubage a, lui, un rôle quasi prémonitoire, un rôle préventif, qui ne l'empêchera d'ailleurs pas, le cas échéant, de permettre l'exode des fausses membranes ou du mucus accumulés dans la trachée. Vous avez compris qu'en introduisant dans un larynx atteint de diphtérie un tube aseptique, lisse, sans anfractuosités, vous vous opposez pour une part à son inflammation, à la sténose laryngée et à l'asphyxie, pendant qu'à l'aide du sérum de Roux vous enrayez la maladie : le tubage devient ainsi adjuvant de la sérothérapie, puisqu'il empêche l'enfant d'étouffer pendant les dix-huit ou trente-six heures nécessaires au sérum pour agir, aux fausses membranes pour tomber, à la laryngite diphtéritique pour s'éteindre, à la maladie pour guérir.

Avant d'aborder la technique du tubage, je voudrais, Messieurs, vous parler des instruments actuellement en usage, et cela, en vous les mettant sous les yeux et dans la main, de façon qu'il ne soit pas dit que des médecins puissent ignorer encore la technique et l'outillage de l'intubation.

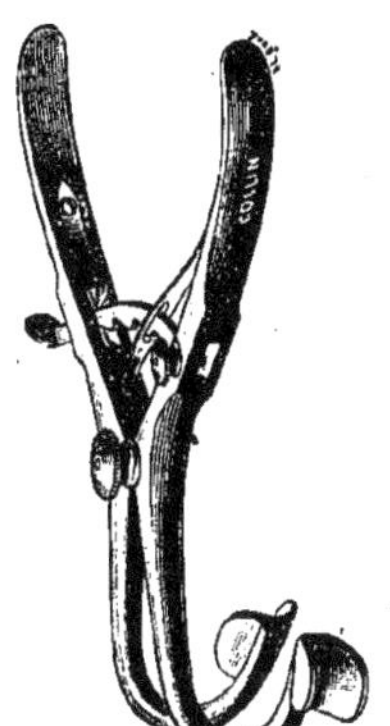

Fig. 1.

Dans une boîte de tubage comme celle-ci, qui vous représente les derniers et les plus ingénieux perfectionnements apportés par M. Colin à l'œuvre de O'Dwyer, vous trouverez :

1° Un *ouvre-bouche* (fig. 1) ;

2° Un *introducteur* et un *extracteur ;*

3° Des *tubes* garnis de leur *mandrin.*

L'*introducteur* se compose d'une poignée se continuant par trois branches accolées l'une à l'autre, et dont le rôle est différent (fig. 2 et 3).

La branche du milieu est fixe ; son extrémité antérieure, recourbée

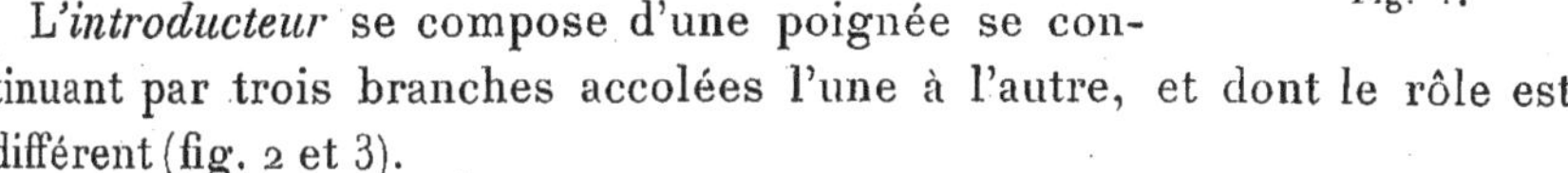

Fig. 2.

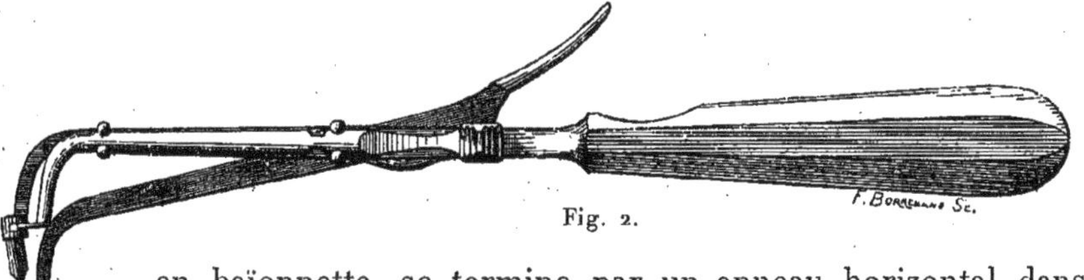

en baïonnette, se termine par un anneau horizontal dans lequel entre la tête du mandrin.

Sur son côté gauche, cette branche est flanquée d'une branche mobile dans le sens antéro-postérieur, véritable verrou que l'on avance de manière à ce que son extrémité antérieure vienne se fixer dans l'encoche faite à cet usage dans la tête du mandrin ; celui-ci se trouve alors fixé après le manche de l'introducteur, dont on ne peut le détacher qu'en tirant en arrière la branche-verrou.

Sur le côté droit de la branche médiane de l'introducteur, se trouve fixée une troisième branche, mobile de haut en bas.

Son extrémité postérieure, large et recourbée, couvre l'ongle du pouce qui tient l'introducteur ; si bien, qu'en élevant légèrement le pouce par un mouvement d'extension de la phalangine sur la phalange, on fait basculer cette branche de haut en bas.

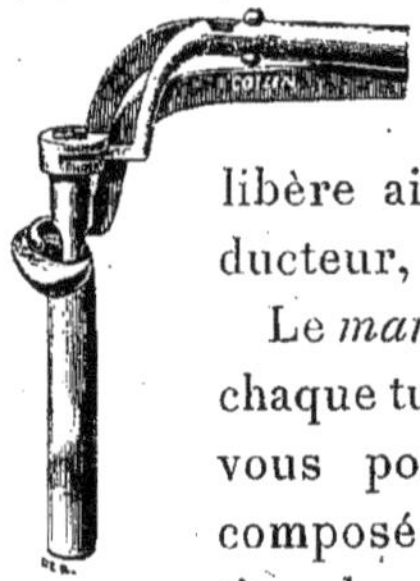

Son extrémité antérieure, terminée en crochet, vient alors s'appuyer sur le plateau du tube et le libère ainsi de son mandrin, lequel reste fixé après l'introducteur, tandis que le tube glisse doucement dans le larynx.

Fig. 3.

Le *mandrin* (fig. 4) de chaque tube est, comme vous pouvez le voir, composé de deux petites branches mobiles l'une sur l'autre, disposition qui facilite la sortie du mandrin de son tube.

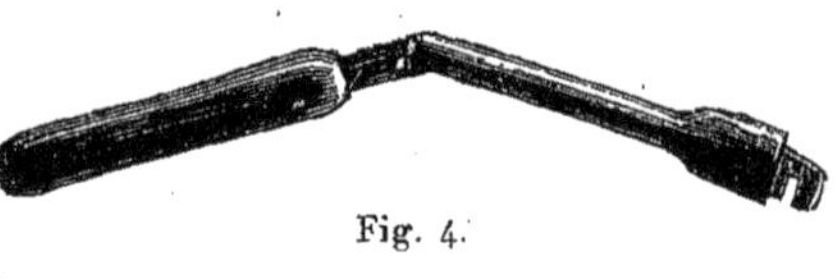

Fig. 4.

Quant à *l'extracteur* (fig. 5), il se compose d'une poignée qui se continue par deux branches superposées, articulées l'une avec l'autre. L'inférieure fait corps avec la poignée de l'extracteur; la supérieure se termine en arrière par une extrémité recourbée sur laquelle l'opérateur repose le pouce de la main droite.

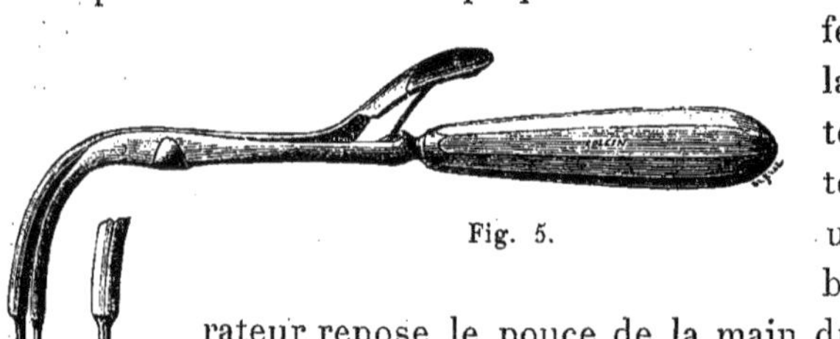

Fig. 5.

Les extrémités antérieures de ces deux branches, recourbées et terminées en pointe mousse, sont normalement accolées. Si l'opérateur appuie son pouce sur l'extrémité postérieure de la branche supérieure, les deux branches s'écartent.

Quand, avec l'extracteur, on veut retirer un tube du larynx dans lequel il est placé, on introduit en tâtonnant l'extrémité recourbée de l'extracteur fermé dans l'orifice supérieur du tube. On appuie alors avec le pouce; les deux branches s'écartent par leur extrémité et prennent contact avec la paroi interne du tube qu'on peut ainsi extraire du larynx.

Comme je vous le dirai tout à l'heure, l'extracteur est un instrument d'un emploi souvent difficile; aussi le procédé d'énucléation imaginé par M. Bayeux offre-t-il sur l'extracteur une telle supériorité, que cet instrument n'est plus employé actuellement que dans quelques circonstances très exceptionnelles.

Les *tubes* avec leurs *mandrins* respectifs sont appropriés aux différents âges.

Ces tubes ont été construits de telle façon qu'ils représentent le moulage exact de la cavité laryngée : les dimensions exceptées, ils se ressemblent tous ; aussi me suffira-t-il de vous décrire l'un d'eux (fig. 6).

Vous voyez que le tube présente à sa partie supérieure un renflement en forme de plateau : c'est en quelque sorte la *tête* du tube ; immédiatement au-dessous de ce renflement, le tube se rétrécit en une sorte de *col*, partie la plus étroite, qui correspondra, dans la cavité laryngée, à l'orifice glottique. Puis, le tube va en s'élargissant progressivement, formant un véritable *ventre* qui correspondra à la portion la plus large, au ventricule du larynx.

Le ventre va en se rétrécissant un peu en forme d'ovoïde et se termine, sur les tubes courts, plus ou moins brusquement, par un rebord arrondi, tandis que, sur les tubes longs de O'Dwyer, il existe encore au-dessous du ventre une portion cylindrique représentant environ un tiers de la longueur totale du tube.

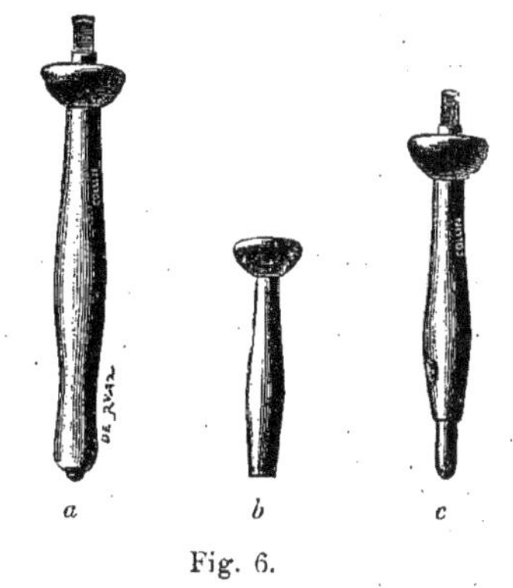

Fig. 6.

Si vous regardez avec attention ce que j'ai appelé la tête du tube, vous verrez que, sur sa partie latérale gauche, elle est percée d'un petit trou destiné à passer un fil. Ce fil, dans l'idée de O'Dwyer, devait permettre à l'opérateur, qui le tenait dans sa main, de pouvoir retirer facilement le tube, au cas où il aurait été mal introduit ou poussé trop profondément. Il devait plus tard, fixé à l'oreille de l'enfant, permettre d'extraire le tube; il devait enfin faire, qu'au cas où le tube sortirait du larynx, il ne tombât pas dans le l'œsophage et ne fût pas dégluti. Pour toutes sortes de raisons, que je vous exposerai tout à l'heure, le fil est abandonné par un certain nombre d'opérateurs et l'on discute fort la valeur de son emploi ; s'il y a une certaine tendance en France à le supprimer, je dois vous dire que Bokaï de Buda-Pesth, si expert en matière de tubage, croit préférable de le garder ; tous les enfants que j'ai vus, tubés, dans sa clinique, étaient porteurs du fil.

Ce que je viens de vous dire peut s'appliquer à tous les tubes contenus dans une boîte de tubage : les dimensions seules diffèrent. Celles-ci ont été proportionnées aux larynx des différents âges : aussi, pour éviter toute espèce d'erreur, a-t-on joint à l'outillage que je vous ai décrit une plaque-filière qui indique le calibre des tubes correspondant à l'âge des malades.

Vous pouvez voir sur la figure 6 les diverses modifications qu'on a fait subir aux tubes primitifs et qui ont considérablement facilité leur emploi.

Au tube long de O'Dwyer (*a*) M. Bayeux a commencé par substituer un tube court (*b*), qui a été lui-même modifié par mon collègue Sevestre.

En comparant les deux tubes courts, vous voyez que le tube de Bayeux (*b*) est coupé immédiatement au dessous de sa partie renflée : c'était donc la portion la plus grosse qui se présentait la première à l'entrée du larynx et qui devait franchir tout d'abord les cordes vocales. Au contraire, dans le tube de Sevestre (*c*), grâce à l'amincissement de cette partie renflée et à un léger allongement du mandrin, l'instrument s'insinue entre les cordes vocales, à la façon d'un coin.

Tous les instruments dont je viens de vous parler sont nickelés. A l'hôpital des Enfants-Malades, ils sont, après avoir été bouillis, gardés aseptiquement dans une poissonnière contenant une solution de borate de soude au tiers, qui les garantit contre la rouille. On les fait bouillir chaque matin et aussi chaque fois qu'ils ont servi; chaque tube, muni de son mandrin, est par conséquent tout prêt à être introduit.

Etant donnée cette instrumentation, comment procéder au tubage ?

Messieurs, ce que je vais vous dire sur la technique du tubage résulte de l'enseignement que j'ai puisé dans les hôpitaux d'abord, en allant voir pratiquer le tubage par mes collègues et par les moniteurs de l'hôpital des Enfants-Malades; ensuite en le pratiquant moi-même ou en le faisant pratiquer devant moi, dans mon service de l'hôpital Laënnec, où trop souvent la diphtérie laryngée s'attaque aux bébés de ma crèche; cela résulte également des renseignements que vous trouverez dans les leçons très documentées et très intéressantes publiées par mon distingué interne, le docteur L. Martin[1], leçons auxquelles on ne saurait faire trop d'emprunts, en raison de la grande connaissance que leur auteur possède de la question de l'intubation, qu'il a longuement pratiquée dans le service de son maître, mon collègue Sevestre.

Après avoir emmaillotté l'enfant de manière à s'en rendre bien maître, vous le mettez entre les jambes d'un aide exclusivement occupé à l'immobiliser le mieux possible.

Vous placez alors l'ouvre-bouche : tantôt l'enfant se prête facilement à cette manœuvre ; tantôt, au contraire, il résiste et oblige l'opérateur à faire pénétrer tout d'abord la branche de l'ouvre-bouche qui correspond aux molaires inférieures gauches et à forcer légèrement pour abaisser le maxillaire inférieur, jusqu'à ce que l'autre branche de l'instrument puisse venir s'appliquer contre les molaires supérieures.

Quelquefois, vous ne pourrez procéder ainsi ; vous serez alors obligés d'ouvrir la bouche avec un abaisse-langue, d'introduire entre les dents

1. Louis Martin. — Le tubage du larynx. *Bulletin médical*, 1895. 8 et 11 Décembre.

écartées un manche de cuiller entouré d'un linge, et de placer ensuite l'ouvre-bouche. Cet appareil doit toujours être placé à gauche, position indispensable pour que l'opérateur puisse, avec son index gauche, aller à la recherche du point de repère nécessaire pour l'intubation.

En outre, il faut que l'ouvre-bouche soit maintenu par un aide, qui, s'il a l'habitude de cette opération, pourra en même temps immobiliser la tête de l'enfant; sinon, vous devrez disposer d'un troisième aide, chargé exclusivement de cette fonction.

Celle-ci est en effet fort importante, car la tête de l'enfant, non seulement doit être immobile, mais doit être absolument droite, sans la moindre déviation dans aucun sens. C'est tout au plus si, dans quelques cas, on peut incliner un peu la tête en avant pour favoriser l'opération.

Une fois l'enfant bien immobilisé, en bonne position, vous pourrez procéder au tubage.

Il faut tout d'abord rechercher les points de repère. Introduisant l'index gauche dans la bouche de l'enfant, vous abaissez la langue et, trouvant l'épiglotte, vous la relevez (fig. 7), puis vous cherchez à sentir les deux cartilages aryténoïdes.

Comme le fait remarquer L. Martin, par cette exploration l'opérateur acquiert des renseignements utiles : suivant que la glotte est souple, largement ouverte, ou qu'au contraire les muscles laryngés sont contracturés et les aryténoïdes difficiles à sentir, il pourra prévoir si l'opération sera facile ou malaisée.

En cas de spasme, il faut attendre, car il arrive toujours un moment où l'enfant, ayant besoin de respirer, ouvrira largement la glotte.

Une fois que l'index est placé dans la position voulue (fig. 8), l'opérateur peut procéder à l'introduction du tube. Le tube étant muni de son mandrin, le mandrin étant fixé à l'introducteur, vous saisissez l'introducteur; puis, vous portez le tube en arrière, dans le pharynx (fig. 9), et vous le ramenez ensuite en avant, au contact du bord externe de l'index gauche (fig. 10); enfin, vous placez le tube entre l'index et l'épiglotte.

Il faut qu'à ce moment le manche de l'introducteur soit exactement sur la ligne médiane, plutôt plus rapproché des incisives inférieures que des supérieures. Il est indispensable que l'instrument reste désormais sur la ligne médiane.

Lorsque le tube est placé entre l'épiglotte et la pulpe de l'index, il pénètre directement dans le larynx, à la condition que la glotte soit ouverte.

Dans le cas contraire, Martin conseille de recourir à la manœuvre suivante. Pour bien saisir le moment où la glotte s'ouvrira, on l'obture volontairement avec l'index. Quand on constate que l'enfant est gêné par cette obturation, on retire l'index de sur l'orifice glottique. L'enfant fait alors une grande inspiration, dont on profite pour introduire rapidement le tube. Ce procédé aurait encore comme avantage de *fixer le larynx* et d'empêcher les mouvements d'élévation et d'abaissement.

L'extrémité inférieure du tube ayant franchi la glotte (fig. 11), il faut vous assurer que le tube est bien dans le larynx, en recherchant avec l'index gauche ce que Martin appelle le *pont membraneux*. Pour cela, vous suivez avec le doigt le tube (fig. 12), jusqu'à son entrée dans le larynx ; il arrive alors un moment où vous ne le sentirez plus qu'à travers le ligament interaryténoïdien ; quand vous aurez cette sensation, vous pourrez affirmer que le tube est bien dans le larynx.

Pendant ce temps de l'opération, l'enfant ne respire plus ; en le voyant suffoquer, vous pourriez être tenté de précipiter l'opération, ce dont il faut vous garder, car il importe avant tout de bien placer le tube.

Quand on a acquis la certitude que le tube est bien dans le larynx, on l'enfonce, tout en retirant le mandrin.

Dans cette opération délicate, l'index, quittant les cartilages aryténoïdes, vient se placer sur la tête du tube qu'on fixe avec l'ongle (fig. 13). Levant alors le levier de l'introducteur avec le pouce droit, vous libérez le mandrin et vous retirez l'introducteur de la bouche de l'enfant. En même temps, vous appuyez l'index sur le tube, de manière à achever son introduction (fig. 14).

Cette façon d'agir permet d'éviter un ennui assez fréquent quand on pousse le tube à fond, avant d'avoir retiré le mandrin ; car alors, il arrive quelquefois qu'on ait de la difficulté à enlever le mandrin qui vient s'accrocher à la partie supérieure du tube, surtout lorsque l'intérieur de celui-ci a été dépoli par un long usage. Si pareil ennui vous arrivait, il ne faudrait pas essayer de forcer : repoussez complètement le mandrin et retirez-le ensuite verticalement, sans l'incliner en avant. Vous éviterez d'ailleurs ce petit inconvénient en retirant le mandrin avant que le tube ne soit complètement enfoncé, et en achevant ensuite de l'introduire avec la pulpe de l'index gauche.

Dans aucun des temps de cette opération *on ne doit user de violence*. Si vous rencontrez un peu de résistance au moment où le ventre du tube traverse l'orifice glottique, il faut patienter, pousser doucement sur la tête du tube, qui ne tarde pas à passer.

Quand le tube a été poussé aussi profondément que possible dans le larynx, vous laissez l'enfant se reposer et respirer, *sans retirer l'ouvre-bouche*. Puis, si tout va bien, maintenant le tube en place avec l'index

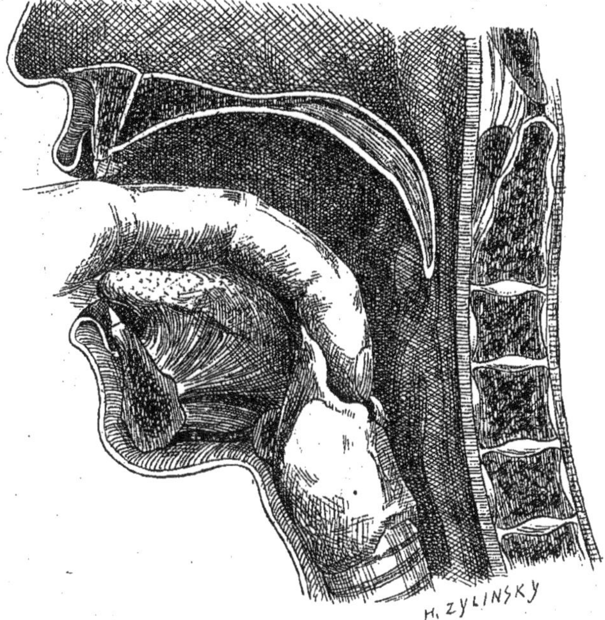

Fig. 7.

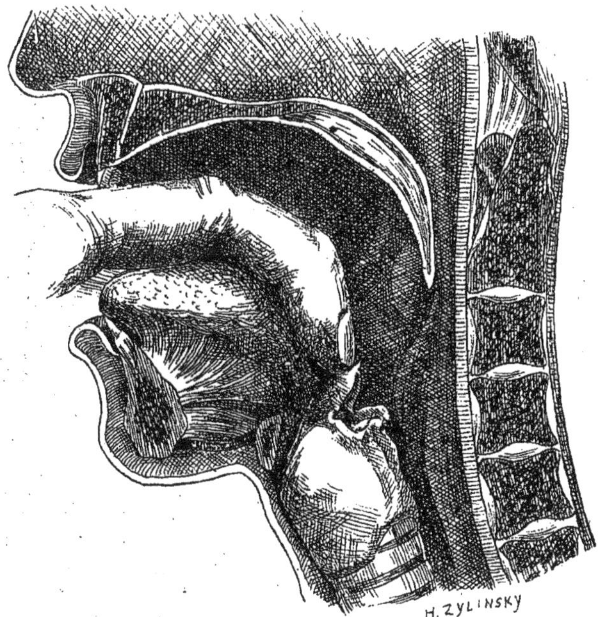

Fig. 8.

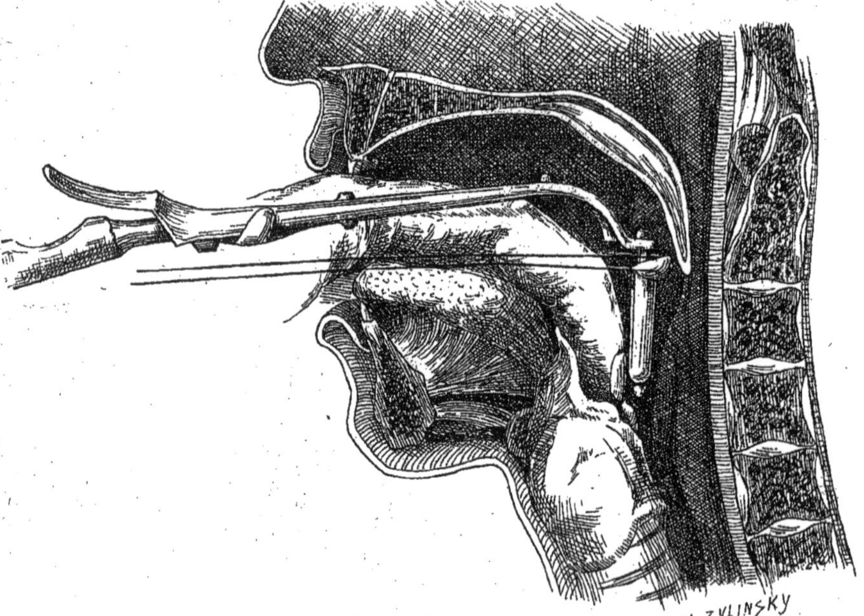

Fig. 9.

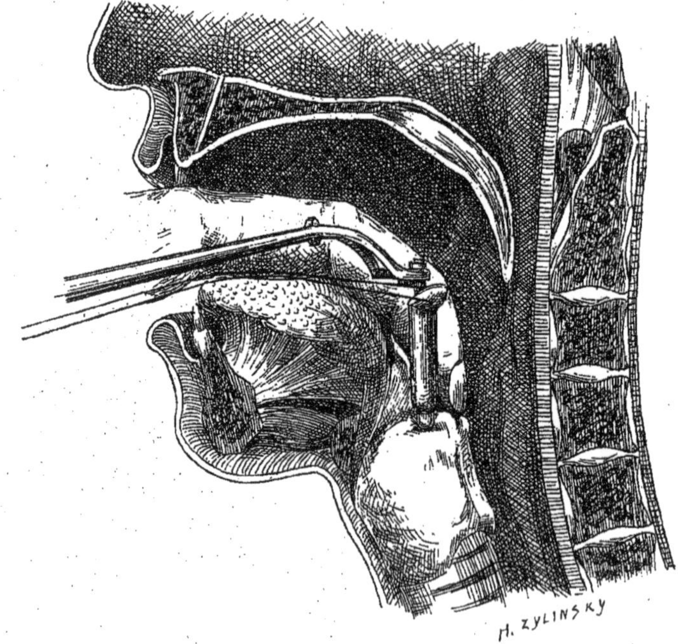

Fig. 10.

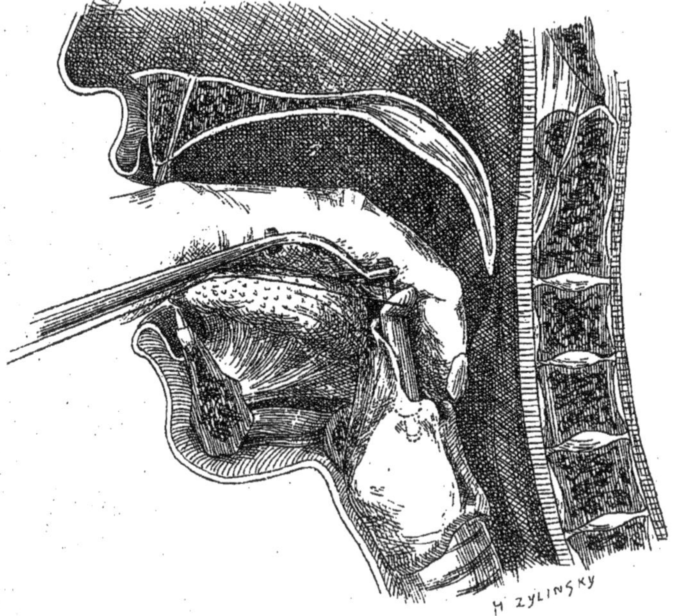

Fig. 11.

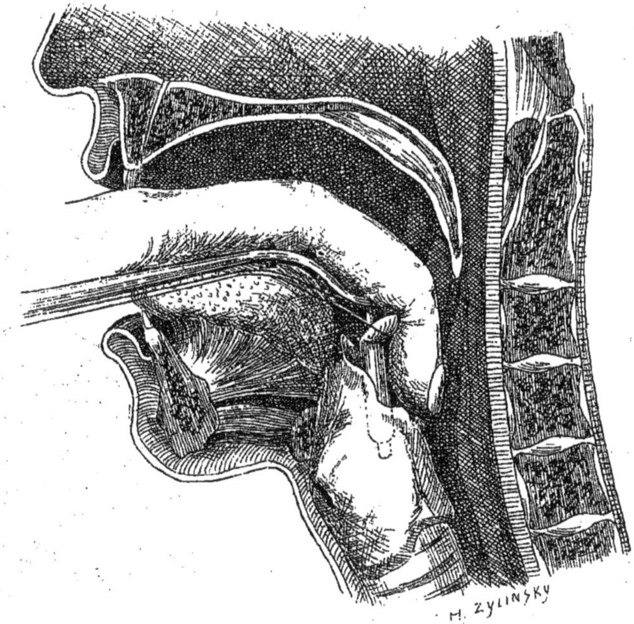

Fig. 12.

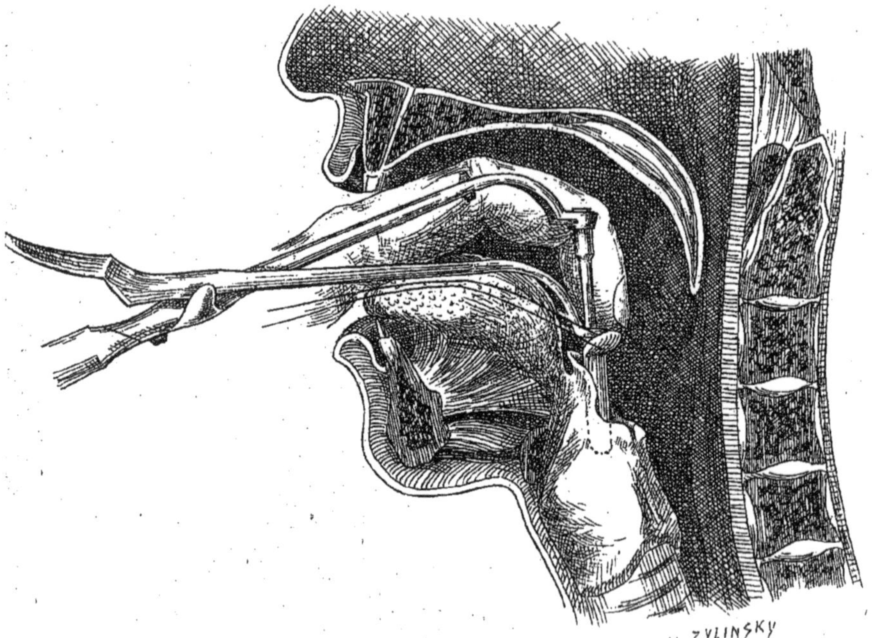

Fig. 13.

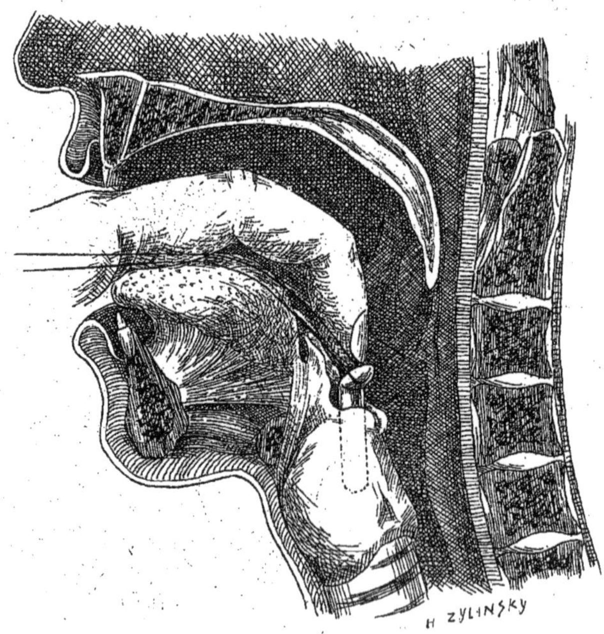

Fig. 14.

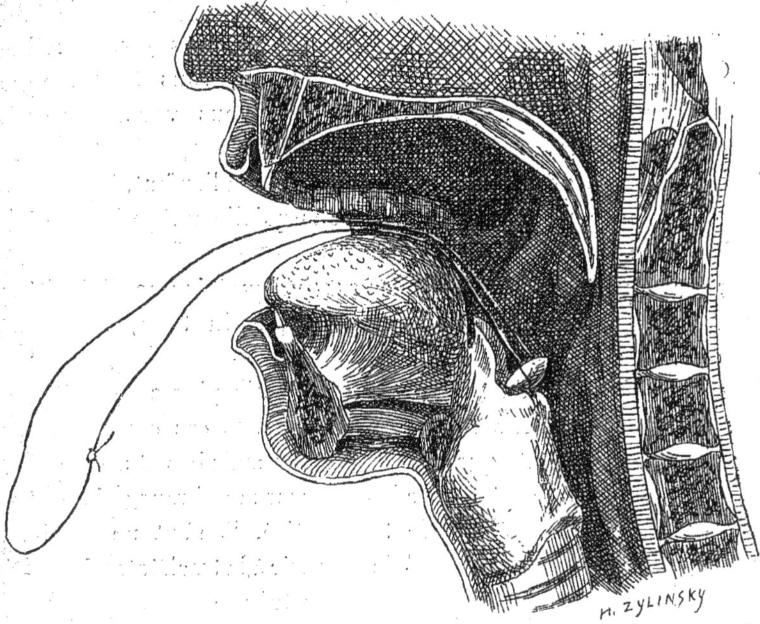

Fig. 15.

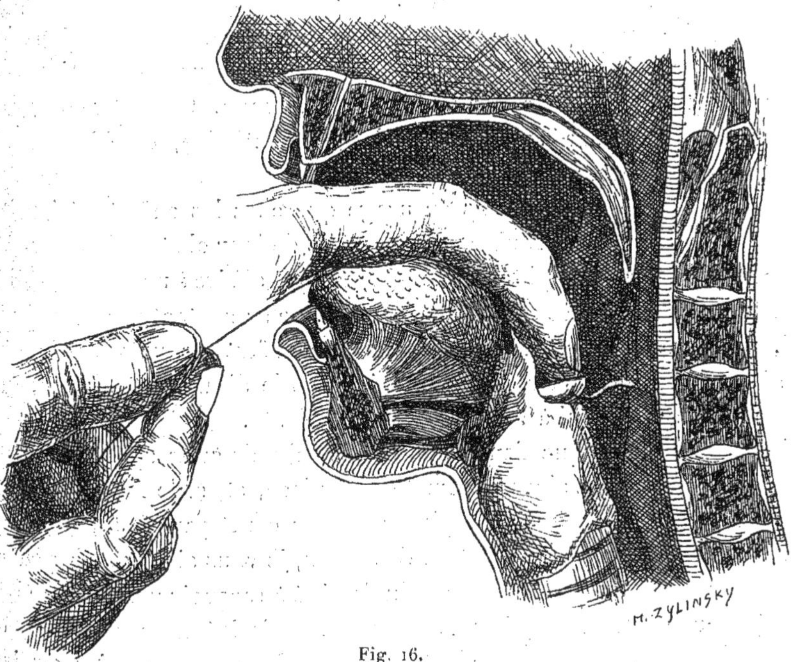

Fig. 16.

gauche, vous enlevez l'ouvre-bouche et vous disposez à fixer à l'oreille le fil qui est resté flottant tout le temps de l'opération (fig. 15) : si vous êtes de ceux qui craignent le fil à demeure, vous l'enlevez par la manœuvre que montre la figure 16, dès que vous vous êtes assurés que tout est en ordre.

Si, à ce moment, vous donnez un peu à boire à l'enfant, il est souvent pris d'une quinte de toux, utile, en ce sens qu'elle amène l'expulsion de mucosités ou de fausses membranes.

La présence de fausses membranes est quelquefois une difficulté pour l'intubation, car, venant boucher la lumière du tube, elles mettent obstacle à la respiration.

Si l'enfant a la force de tousser, il expulse le plus souvent la ou les fausses membranes à travers son tube ; dans le cas contraire, et cela n'est pas rare, on constate que l'enfant respire mal ; il faut alors retirer le tube, qui, en sortant, entraîne avec lui la fausse membrane qui l'obstruait.

Il peut arriver, qu'une fois le tube retiré, l'enfant ne respire pas mieux. On pourrait être alors tenté de recourir à la trachéotomie, oubliant tout d'un coup quels avantages énormes le tubage apportera au malade. Martin conseille, d'après sa pratique personnelle, de recourir auparavant à la manœuvre suivante : injecter dans la trachée de 1 à 10 centimètres cubes d'huile mentholée à 5 pour 100, en plusieurs fois. Ces injections lubréfient la fausse membrane et rendent, en outre, son expulsion plus facile ; irritant la muqueuse trachéale, elles provoquent des quintes de toux, qui tendent à détacher la fausse membrane. On enlève le tube, on le remet en place, on injecte de l'huile mentholée, on fait ressortir le tube, on réinjecte de l'huile mentholée.

Ce procédé ne doit être mis en usage que chez les enfants résistants, qui souffrent plus des troubles fonctionnels de leur obstruction laryngée que de leur toxémie diphtéritique. Quand on a affaire à un enfant affaibli, dont l'asphyxie est très avancée, ou quand, ne se sentant pas très sûr de soi, on craint de ne pas réussir l'intubation, il faut recourir à la trachéotomie. C'est là un des cas où, comme je vous le dirai tout à l'heure, on a le droit de faire appel à l'intervention sanglante.

Il pourra arriver que l'enfant crache le tube de suite après son introduction. Vous devez alors le remettre en place, et, si le fait venait à se renouveler, vous auriez à remplacer le tube court par un tube long.

En vous donnant la description des tubes, je vous ai dit que le plateau de chaque tube était percé d'un trou destiné à recevoir un fil. Au début, à l'époque où l'on n'était pas encore familiarisé avec l'appareil de O' Dwyer, la crainte de voir le tube descendre dans les voies respiratoires, ou de ne plus pouvoir le retirer, avait fait adopter comme règle de garnir le tube d'un fil dont les destinées étaient celles mêmes du tube : l'enfant gardait le tube enfilé jusqu'au moment où on le détubait, le fil devant assurer la détubation ; on le fixait alors sur la joue par un moyen quelconque, le collodion par exemple, ou bien à l'oreille. Mais on ne fut pas long à se convaincre qu'aucune de ces craintes n'étaient justifiées : la forme et les dimensions d'un tube bien choisi s'opposent à sa fuite dans les voies respiratoires. L'extraction, quelquefois malaisée avec l'extracteur, devient au contraire très facile, quand aux tubes longs de O'Dwyer on substitue les tubes courts que le procédé d'extraction *par énucléation* permet d'enlever avec la plus grande facilité. En outre, le fait de laisser le fil et de le fixer sur la joue n'est pas sans présenter de graves inconvénients. La joue sur laquelle il est attaché devient fréquemment le siège d'un érythème plus ou moins intense. D'autre part, son frottement contre l'épiglotte et la luette détermine parfois la production de petites eschares ; enfin, on le considère à juste titre comme pouvant servir de fil conducteur aux agents pathogènes de la bronchopneumonie. En fait, je vous dirai que si on observe moins de bronchopneumonies qu'on en observait après la trachéotomie, on en observe incontestablement moins chez les intubés, depuis qu'on a pris l'habitude de les débarrasser du fil dès que le tube est bien mis dans le larynx (fig. 16).

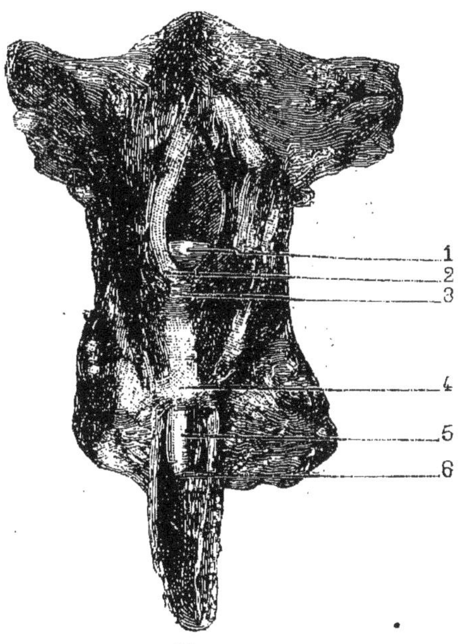

Fig. 17.
Larynx disséqué montrant la position du tube en place (BAYEUX).

1, Tête du tube. — 2, Repli aryténo-épiglottique. — 3, Ary-aryténoïdien. — 4, Détroit inférieur du cricoïde. — 5, Renflement du tube. — 6, Extrémité inférieure du tube.

Sans compter encore que les enfants, machinalement ou par malice, mâchonnent le fil resté dans la bouche et donnent ainsi naissance aux petites eschares glottiques dont j'ai parlé ; sans compter enfin que les enfants indociles, tiraillant sur le fil, parviennent quelquefois à se détuber.

Pour toutes ces raisons, la pratique que vous devrez suivre consistera à armer, si vous le voulez, avant de l'introduire, le tube d'un fil (pour vous assurer contre une mauvaise introduction que vous voudriez au plus vite pouvoir rectifier) et à retirer ce fil, en l'amenant à vous par une traction douce et continue, dès que vous vous serez assurés que le tube est parfaitement en place (fig. 16).

Quand l'opération est terminée et le tube définitivement fixé, on porte l'enfant dans son lit, où le plus souvent il s'endort. On prend soin de saturer l'air de sa chambre de vapeurs d'eau, soit à l'aide d'un vaporisateur de Lucas-Championnière, soit en maintenant constamment de l'eau en ébullition dans un récipient à très large ouverture.

Vous vous trouverez bien de faire, pendant trois à quatre jours, avec une canule et un bock, deux lavages quotidiens de la bouche et de la gorge, avec une solution à 5 pour 100 de liqueur de Labarraque.

Quand l'enfant marche vers la guérison, les trois courbes, de la température, du pouls et de la respiration, redescendent progressivement aussitôt l'injection de sérum et le tubage faits, si bien qu'au bout de trois jours, terme maximum pour la généralité des cas, on peut enlever le tube ; à moins cependant que la température ne soit, le matin du troisième jour, au-dessus de 38°, auquel cas vous attendriez encore vingt-quatre heures pour détuber.

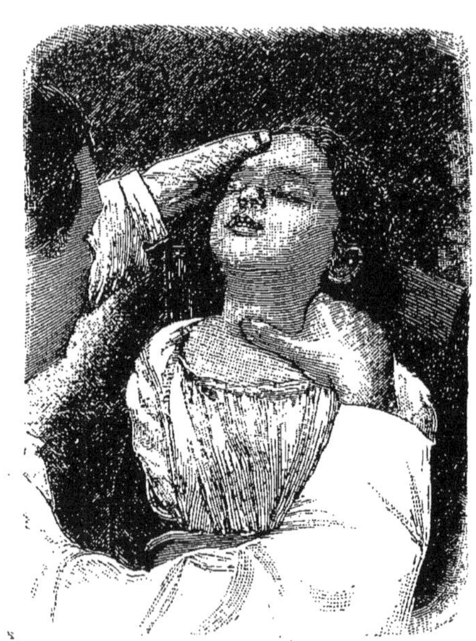

Fig. 18 (Bayeux).

D'une façon générale, les enfants de sept à neuf ans n'ont pas besoin de garder leur tube plus de quarante-huit à vingt-quatre heures. Chez les enfants plus jeunes, il ne faut pas laisser le tube plus de trois à quatre jours.

Pour retirer le tube, on se servait jusque dans ces derniers temps d'un appareil spécial, de l'extracteur décrit plus haut (fig. 5), dont le maniement était fort difficile et qui est aujourd'hui presque complètement abandonné, grâce au procédé d'extraction par énucléation imaginé par M. Bayeux.

L'extracteur ne s'emploie plus guère que pour enlever un tube long, bien que les tubes longs puissent être également extraits par le procédé de l'énucléation. Il faudrait pourtant bien recourir à l'extracteur si, pour une raison ou pour une autre, on ne pouvait arriver à enlever les tubes courts par le procédé de Bayeux.

Je vous citerai pour mémoire une petite modification imaginée par le docteur Tsakiris, dans le but de faciliter l'ablation des tubes. Il a muni ceux-ci d'une sorte de crochet faisant saillie dans l'œsophage et permettant d'aller pour ainsi dire les harponner au moyen d'un extracteur muni d'une anse dans laquelle s'agrafe le tube. Je crois qu'il vous suffira d'avoir vu ce crochet, d'avoir senti la saillie rude qu'il fait, pour craindre comme moi que sa présence n'irrite l'œsophage et ne sollicite certains mouvements réflexes désagréables, qui ne pourraient qu'augmenter la dysphagie dont souffrent généralement les enfants atteints de croup.

Pour détuber, vous donnerez sur toutes les autres manières de faire la préférence au procédé de Bayeux. Ce procédé, comme vous allez le voir, est à la portée de tout le monde, et cette considération est de première importance, puisqu'elle rend moins impérieuse l'obligation de faire surveiller les intubés par quelqu'un de spécialement expérimenté. Autant il serait indispensable que quelqu'un de très expert procédât à l'enlèvement du tube, au moyen de l'extracteur toujours difficile à manœuvrer — vous pouvez m'en croire, — autant il est aisé à quelqu'un qui a vu, même une fois, faire l'énucléation par le procédé Bayeux, de la pratiquer. Les figures que voici vous feront saisir plus vite que n'importe quelle description les différents temps de la détubation par *énucléation*.

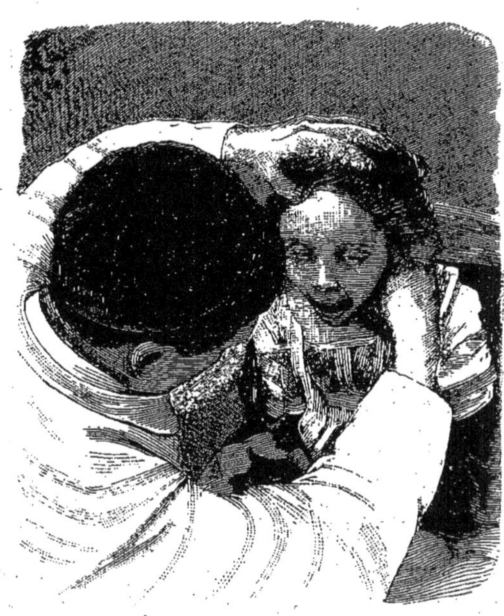

Fig. 19 (Bayeux).

Voici en quoi consiste ce procédé d'extraction.

Au moment de pratiquer le détubage, un aide assied l'enfant sur ses genoux, maintenant les jambes de l'enfant entre ses cuisses. Il le saisit par les deux bras, aussi près que possible des épaules ; l'enfant doit être déshabillé, le cou libre, la partie supérieure du thorax découverte.

Vous vous placez en face de l'enfant, vous saisissez avec une main la tête par les deux bosses pariétales et la portez en arrière. En même temps, vous cherchez avec le pouce de l'autre main le tubercule du cartilage cricoïde, au-dessous duquel se trouve l'extrémité du tube (fig. 18).

Pressant alors légèrement sur ce point avec la pulpe du pouce, vous ramenez, avec l'autre main, brusquement la tête en avant (fig. 19).

Vous dites alors à l'enfant de cracher, s'il est en âge de comprendre, et il rejette immédiatement le tube. Sur les figures 20 et 21 vous voyez la disposition du tube dans le larynx, au moment où le pouce, appuyant sur l'extrémité inférieure du tube, le fait remonter.

Quand vous aurez affaire à un enfant indocile ou trop jeune, vous

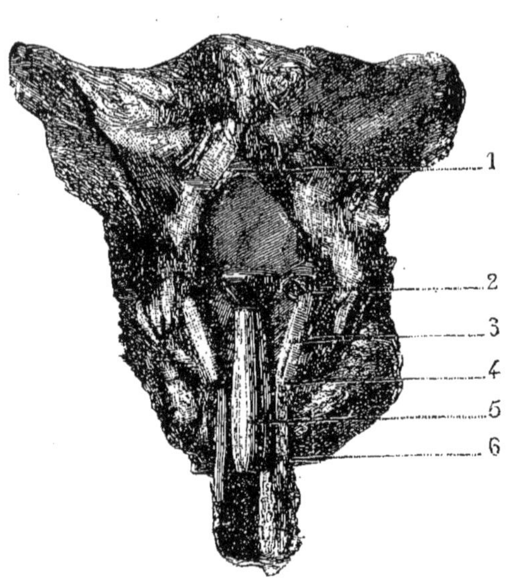

Fig. 20.
Larynx disséqué montrant la disposition du tube au moment de l'énucléation (Bayeux).

1, Sommet de l'épiglotte. — 3, Cricoïde sectionné suivant sa crête postérieure. — 4, Détroit inférieur du cricoïde, en section. — 5, Ventre du tube court. — 6, Troisième anneau de la trachée.

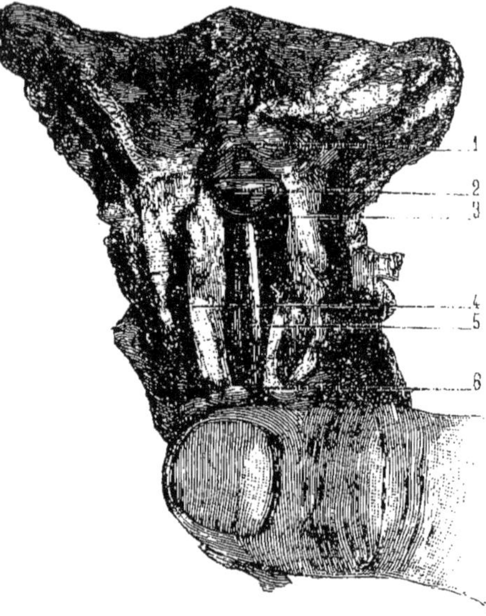

Fig. 21.
Larynx disséqué montrant la disposition du tube au moment de l'énucléation (Bayeux).

1, Sommet de l'épiglotte. — 2, Tête du tube. — 3, Repli aryténo-épiglottique. — 4, Panneau gauche du cricoïde sectionné. — 5, Ventre du tube. — 6, Extrémité inférieure du tube *court*.

faciliterez le rejet du tube en mettant l'enfant dans la position horizontale, ou même, s'il le fallait, les pieds en l'air.

Si, par extraordinaire, l'enfant venait à avaler son tube, ne vous effrayez nullement ; il le rendra deux ou trois jours après, dans les garde-robes, sans autre accident.

Telles sont, Messieurs, les différentes phases d'un tubage normal, bien réussi ; mais je ne vous étonnerai pas en vous disant qu'ici, comme dans toute intervention opératoire, les choses ne vont pas sans certains incidents et accidents dont il me reste maintenant à vous entretenir.

SEIZIÈME LEÇON

TRAITEMENT DU CROUP

— SUITE ET FIN —

Intubation. — Avantages et inconvénients de ce procédé. — Parallèle entre l'intubation et la trachéotomie. — Statistiques. — Conclusion : Intubation, procédé de *choix* : trachéotomie, procédé de *nécessité*.

Ayant, Messieurs, à vous faire complète l'histoire de l'intubation, je vous parlerai maintenant de toutes les objections qu'on n'a pas manqué de faire au tubage, comme à toute pratique médicale nouvelle. J'ai à vous énumérer certains inconvénients qu'on a reprochés à cette méthode et certaines difficultés pratiques, qui, disait-on, s'opposeraient à sa généralisation, témoin, par exemple, la nécessité, pour le médecin qui a pratiqué l'intubation, de rester à demeure chez son malade, en vue du rejet possible de la canule par l'enfant, et de la nécessité de sa réintroduction immédiate.

Je ne ferai que citer en passant la difficulté qu'entraînent, pour l'intubation, l'indocilité des enfants, certaines dispositions anormales de la cavité bucco-pharyngée, l'hypertrophie des amygdales [1]. Je vous rappellerai également que l'introduction du tube dans le pharynx constitue un des légers déboires des débutants dans la pratique de l'intubation. En vous parlant de l'introduction du tube, je vous ai déjà dit qu'on éprouvait quelquefois une certaine résistance due à plusieurs causes, dont la plus fréquente est le *spasme de la glotte*. Rappelez-vous à ce sujet la recommandation de ceux qui ont l'expérience de l'intubation : il faut agir avec *patience* et *douceur*.

---

1. R. Bensaude et E. Rist. — L'intubation laryngée. Les rares indications actuelles de la trachéotomie chez l'enfant. *Presse médicale*, 1896. 22 Avril.

L'introduction du tube peut encore être gênée par *l'œdème de la glotte et des replis aryténo-épiglottiques*, dont l'index explorateur reconnaît facilement l'existence. Les essais réitérés et infructueux, faits par un opérateur inexpérimenté ou mal habile, causent fréquemment cet accident ; d'ordinaire, il suffit d'attendre une heure, à la condition que l'état de l'enfant le permette, et d'opérer alors avec douceur et précision.

Il y a enfin des cas où l'opérateur, malgré toute son habileté, n'arrive pas à placer le tube, sans qu'on sache exactement pourquoi ; cela pourtant est rare et ne s'observe généralement que chez des malades sur lesquels se sont exercés, sans résultats, des opérateurs novices, lesquels, comme on dit, se voient forcés de passer la main à plus forts qu'eux.

C'est encore à l'inexpérience de l'opérateur qu'il faut attribuer un accident grave, heureusement peu fréquent, je veux parler des *fausses routes*. On en a signalé, à ma connaissance, trois cas, tous les trois mortels : dans deux cas, le tube avait pénétré dans le ventricule du larynx ; dans le troisième, il avait perforé la membrane thyro-hyoïdienne. Ces accidents tiennent le plus souvent à ce que l'opérateur a agi avec violence et n'est pas resté sur la ligne médiane. En pareil cas, on constate que l'opération, loin de diminuer l'asphyxie, n'a fait que l'augmenter ; et le doigt, introduit dans l'arrière-gorge, sent que le tube est incomplètement enfoncé et qu'il n'est pas sur la ligne médiane. Voilà pourquoi j'ai tant insisté plus haut en vous disant que, dans l'introduction du tube, il ne fallait jamais quitter la ligne médiane. Cette crainte des fausses routes a été l'une des raisons pour lesquelles on a rejeté les tubes à long mandrin.

Dans le cas où il vous arriverait malencontreusement de faire une fausse route, vous devriez recommencer l'opération. S'il vous était impossible de ne pas retomber dans votre fausse route et de pénétrer normalement dans les voies naturelles, il ne vous resterait plus qu'à recourir à la trachéotomie.

Je vous ai déjà parlé des accidents qui pouvaient résulter de l'*obstruction immédiate du tube par une fausse membrane* et de la façon d'y remédier à l'aide des injections d'huile mentholée. Je n'y reviendrai pas ; je veux seulement vous faire remarquer que cette manœuvre, indiquée par Martin, ce véritable « ramonage » du larynx, peut échouer, lorsque les fausses membranes siègent très bas, au-dessous de la glotte, ou à la racine de la trachée. En pareil cas, on s'est quelquefois bien trouvé de substituer aux tubes courts l'ancien tube long de O'Dwyer. Mais, lorsque les fausses membranes descendent plus bas encore, cela devient insuffisant : il ne reste plus alors qu'à pratiquer la trachéotomie, qui répond cette fois mieux et plus vite à des indications que ne sait plus remplir l'intubation.

Lorsqu'un enfant est atteint de diphtérie depuis plusieurs jours déjà, sans que malheureusement, pour une raison ou une autre, on ait cru devoir faire une injection de sérum antidiphtéritique, il pourra vous arriver, qu'en essayant de le tuber, l'enfant soit pris d'une *syncope* ou d'un *accès convulsif*, accidents le plus souvent très graves, sinon mortels. En pareil cas, vous n'avez que deux choses à faire : si vous n'êtes pas très sûrs de vous, ne recourez pas à l'intubation et faites la trachéotomie, facile à pratiquer sur un syncopé, puisque l'opération devient une véritable dissection ; si, au contraire, vous pratiquez habilement l'intubation, placez rapidement votre tube, et combattez ensuite la syncope par la respiration artificielle, les inhalations d'oxygène, etc., les convulsions par le bain sinapisé et les injections d'éther. Sachez, qu'en général, si la mort ne survient pas immédiatement au cours de pareils accidents, vous ne faites que la retarder de quelques heures : il s'agit d'enfants chez lesquels la toxémie diphtéritique a adultéré profondément et le système nerveux et la fibre cardiaque.

Je vous ai dit que les suites de l'intubation sont généralement bénignes et que la guérison se fait rapidement et sans accidents.

On avait craint, au début, que la présence d'un tube à l'orifice des voies respiratoires ne facilitât la production des « broncho-pneumonies par déglutition », la présence du tube donnant lieu à des mouvements de déglutition réflexes qui risquaient, disait-on, à priori, — étant supposé le malfonctionnement de l'épiglotte — de faire pénétrer de la salive dans les voies aériennes. Il n'en est rien : les auteurs qui se sont occupés de cette question n'ont pas observé que le tubage ait rendu la broncho-pneumonie postdiphtéritique plus fréquente, et, par contre, ils ont constaté que les enfants qui entraient à l'hôpital pour de la diphtérie laryngée compliquée de broncho-pneumonie, mouraient encore moins après l'intubation qu'après la trachéotomie.

Il arrive quelquefois que le tube placé dans le larynx vient à s'obstruer. Si cette obstruction est brusque, on y remédie facilement par l'ablation rapide du tube à l'aide du procédé de l'énucléation. C'est dans ce cas que l'énucléation montre tous ses avantages, car la détubation doit pouvoir se faire vite et bien, dès que le tube a cessé d'être perméable : c'est même ce qui fait qu'il est si préférable de ne pas laisser le tube sans surveillance.

Lorsque l'obstruction se fait lentement, l'écueil est moindre, les circonstances moins pressantes : on a le temps d'intervenir. Il faut commencer par faire une injection d'huile mentholée, ou bien faire boire l'enfant, de manière à exciter la toux ; si cela ne réussit pas, on retire le tube, et on juge ensuite s'il y a lieu ou non de le replacer, soit immédiatement, soit plus tard.

L'extraction, qui était assez difficile à l'époque où l'on employait les tubes longs et surtout l'extracteur, est devenue très aisée, grâce à l'emploi des tubes courts et surtout du procédé de l'énucléation. Quelquefois, pourtant, celle-ci ne se fait pas, soit parce que la trachée est trop rigide, soit parce que l'œdème de l'épiglotte s'oppose à la libération du tube pour ainsi dire enchatonné. Dans ce dernier cas, on ne peut même pas recourir à l'extracteur, car, la masse formée par l'épiglotte infiltrée recouvrant l'orifice du tube, ce qui est difficile en tous temps devient dans l'espèce absolument impossible : il faut attendre la disparition de l'œdème.

L'emploi d'un tube de trop petit volume peut être l'origine d'un accident grave. Au moment d'introduire le bec de l'extracteur dans la lumière du tube, il est arrivé que celui-ci, grâce à son trop faible calibre, glissât dans le fond du larynx et devînt inaccessible ; il faut alors immédiatement essayer de l'arrêter au passage, en appuyant le pouce sur la trachée, et de le faire remonter ; si l'on échoue, il faut recourir à la trachéotomie, faite aussi bas que possible. Il vous sera, Messieurs, aisé d'échapper à cet accident ; c'est à vous de choisir un tube bien proportionné, puisque à chaque boîte de tubage est jointe une échelle indiquant le tube qui correspond à l'âge de votre malade.

En vous parlant de l'extraction du tube, je vous ai dit qu'elle pouvait et devait, selon les cas, être pratiquée entre le premier et le quatrième jour, le plus souvent le troisième jour ; il y a cependant des cas où il est impossible d'enlever le tube au bout de ce temps.

Si vous vous rappelez ce qui se passait de temps en temps, à l'époque où florissait la trachéotomie, vous n'avez pas oublié que certains enfants avaient des accidents graves, aussitôt que l'on essayait de leur enlever leur canule ; ils étaient pris de spasme, de phénomènes asphyxiques, et l'on était obligé de leur remettre leur canule au plus vite. D'autres, atteints d'une sorte de diphtérie chronique, continuaient à cracher des fausses membranes pendant plusieurs mois, d'où la nécessité encore de leur laisser leur canule ; on les avait désignés, dans les hôpitaux, sous le nom de *canulards*. La même chose existe pour le tubage. Il y a des enfants dont on ne peut enlever le tube, alors que la diphtérie est finie, alors que la dyspnée n'existe plus, sous peine de voir apparaître, au bout d'un temps variable, un tirage tel, qu'on est obligé de remettre le tube en place ; ce sont de véritables *tubards*, suivant l'expression de mon collègue Sevestre.

Ces accidents se produisent alors même qu'il n'y a plus de fausses membranes ; ils sont déterminés, soit par un rétrécissement sous-glottique, comme dans le cas de Boulay, soit, chez les petits nerveux, par un spasme, qu'on peut combattre à l'aide de l'antipyrine ou du bromure de potassium. Bensaude et Rist citent également un enfant atteint d'adénopathie trachéobronchique tuberculeuse, qui dut garder son tube pendant deux mois.

En définitive, vous avez constaté, d'après tout ce que je viens de vous dire, qu'il est aussi facile de faire l'intubation que de pratiquer une trachéotomie. Quand vous aurez vu faire et fait vous-mêmes un certain nombre de tubages, vous conviendrez tous qu'il faut moins de sang-froid chez l'opérateur et les assistants pour un tubage que pour une trachéotomie, opération sanglante, dans laquelle les pinces à forcipressure rendent peu de service.

Je puis vous assurer que moi-même, après avoir vu faire l'intubation à l'hôpital des Enfants-Malades, j'ai placé sans difficulté aucune le tube directement dans le larynx, la première fois que j'ai eu besoin de pratiquer l'intubation, et que mon interne, à qui je faisais dernièrement faire devant moi son premier tubage, sur un enfant de ma crèche de l'hôpital Laënnec, a également réussi du premier coup.

Si, tout d'abord, un premier tubage peut paraître plus difficile qu'une première trachéotomie, avec un peu d'habitude on trouve le tubage beaucoup plus simple et surtout bien moins émouvant. Plus on fait de tubages et plus on acquiert de confiance, de sang-froid ; en s'exerçant, on arrive à pratiquer cette manœuvre comme un simple cathétérisme qu'elle est. Tout autres sont les choses dans la trachéotomie.

J'ai vu faire beaucoup de trachéotomies ; j'ai passé une partie de ma vie d'interne dans des hôpitaux d'enfants, et j'ai été obligé de pratiquer moi-même un grand nombre de fois cette opération. Pas plus à la dernière qu'à la première, je n'ai pu conquérir ce sang-froid que les maîtres de la trachéotomie m'ont dit n'avoir jamais acquis. J'ai entendu raconter que Trousseau n'avait jamais pu faire une trachéotomie sans émotion. Mon maître Archambault, l'élève de Trousseau, m'a souvent dit ne s'être jamais décidé à faire une trachéotomie sans trouble. De Saint-Germain qui, vous le savez, a une grande pratique de la trachéotomie, et bien d'autres, vous raconteront, que, pour eux, de toute la chirurgie, l'acte opératoire le plus impressionnant, le plus aléatoire, le plus redouté, est la trachéotomie. C'est que, étant donné les circonstances toujours périlleuses dans lesquelles on pratique cette opération, nous savons qu'il peut se produire, au moment de l'ouverture de la trachée, des accidents mortels, une syncope par exemple ; nous savons tous *comment une trachéo-*

tomie commence, nous ne savons jamais comment elle finira. Ce n'est rien de pratiquer une trachéotomie sur un cou long et maigre ; cela devient toute une affaire quand on opère sur un enfant de moins de deux ans ou même sur un enfant de deux à trois ans, dont le cou est court, gras, souvent œdématié. Cela est difficile, bien aidé, dans un milieu calme, de pratiquer la trachéotomie sur un enfant vigoureux, pris depuis quelques heures seulement ; cela devient épouvantable de la pratiquer, mal aidé, dans un milieu énervé, sur un enfant atteint depuis plusieurs jours de diphtérie grave et étendue.

Il est évident, qu'à son apparition, l'intubation a subi le sort commun à toutes les innovations. Ce que je vous ai dit au sujet de la méthode de Brand, du sérum de Behring-Roux, ce que je vous disais tout récemment encore du sérum antistreptococcique, est applicable à l'intubation. On lui a fait des reproches sans nombre, et c'est ce qui explique que cette opération, cette manœuvre pour mieux dire, ait mis tant de temps à passer d'Amérique en Europe et d'Europe en France.

Les reproches adressés au tubage ne résistent pas à un examen impartial des faits.

S'il est vrai que, pour un débutant, l'introduction du tube paraisse ne pas être chose aisée, que dire, pour un débutant, de la trachéotomie ? Faut-il rappeler que, dans la trachéotomie, l'enfant, en remuant, fait dévier le bistouri, que le champ opératoire est souvent inondé par le sang ? etc., etc. Que de fois n'a-t-on pas fait une section latérale de la trachée ? Que de peine n'a-t-on pas eue parfois à introduire la canule ? Et les fausses routes, et le refoulement des fausses membranes par la canule : je n'en finirais pas si je voulais énumérer toutes les difficultés, les risques et les dangers de cette opération sanglante.

Enfin, en faveur de l'intubation, je vous citerai encore ce fait que la surveillance n'y est pas nécessaire pendant un temps aussi long qu'après la trachéotomie, puisque, dans les trois quarts des cas, vous détubez le troisième jour.

D'ordinaire, il est presque aussi facile d'extraire le tube (c'est à dessein que je reviens sur la détubation dont vraiment certains médecins ont fait un épouvantail) chez un enfant tubé, que d'enlever la canule chez un petit malade trachéotomisé ; de plus, si, à la suite de cette ablation, il survient des accidents, ils sont immédiats dans le tubage, tandis qu'ils n'éclatent quelquefois qu'au bout de trois à cinq jours chez un trachéotomisé : d'où, en somme, plus d'arrière-pensées pour les croupeux trachéotomisés que pour les intubés.

Outre que l'intubation est plus facile à faire que la trachéotomie, la statistique est là pour démontrer qu'elle donne des résultats incomparablement meilleurs. Si, au début, on a eu des échecs, c'est qu'on a voulu se servir de l'intubation comme de la trachéotomie. Si, au début, les résultats paraissaient assez identiques, si l'intubation ne se montrait pas nettement supérieure à la trachéotomie, c'est d'une part qu'on assimilait à tort le tubage à la trachéotomie, en méconnaissant que ces deux procédés de *donner de l'air* ne répondent point exactement aux mêmes indications et ne remédient, ni dans le temps, ni dans la forme, aux mêmes desiderata ; c'est que, d'autre part, songeant aux nombreux mécomptes de la trachéotomie, on se servait du tubage comme de la trachéotomie, faisant le premier comme la seconde *in extremis* ; c'est qu'enfin et surtout, la comparaison entre les deux procédés s'était faite avant la sérothérapie, dont l'intervention est venue singulièrement changer l'évolution du croup.

Quand on savait, d'une part, que, la diphtérie une fois engagée dans les voies aériennes, on en avait communément pour une huitaine avant que le larynx fût libéré ; quand on connaissait, d'autre part, tous les risques immédiats et médiats que faisait courir la trachéotomie, on y regardait à plusieurs fois avant d'intervenir chirurgicalement, et, pendant ce temps, l'infection laryngée faisait son œuvre d'obstruction et d'intoxication. Aujourd'hui, les choses sont changées, d'abord parce qu'on sait que, grâce à la sérothérapie, c'en sera fait des fausses membranes en vingt-quatre ou trente-six heures, ensuite parce qu'on a conscience que le tubage, à services respiratoires égaux, est aussi peu une opération que l'est trop la trachéotomie, qui ne va ni sans traumatisme, ni sans perte de substance, ni sans émission sanguine, ni sans ouverture septique des voies aériennes.

Comme, à tout prendre, les choses sont simples dans le tubage, pour le présent comme pour l'avenir, il n'y a pas de raison de n'y point recourir immédiatement et de ne pas le pratiquer dès que le larynx se rétrécit, dès que l'inflammation diphtéritique le met en véritable état de chémosis. Toutes les raisons qui excusaient la temporisation en matière de trachéotomie, n'existent plus en matière de tubage : *il faut tuber dès la période de congestion de la muqueuse, dès la formation du rétrécissement laryngé, dès l'apparition de la dyspnée ; il faut tuber dès qu'il y a laryngite diphtéritique, celle-ci n'étant pas forcément pseudo-membraneuse, la dyspnée étant souvent, au début tout au moins, autant fonction de chémosis laryngé, de spasme, que d'obstruction pseudo-membraneuse.* Et puis, ne savons-nous pas la rapidité avec laquelle le sérum va faire disparaître les fausses membranes : la diphtérie finie, la réaction laryngée s'éteindra, la perméabilité du larynx se rétablira, le tube sera retiré, et toutes choses reviendront organiquement et fonctionnellement à l'état normal antérieur.

La situation est tout autre s'il s'agit d'une trachéotomie, puisque, sans parler de la diphtérie qui peut venir sur la plaie, il n'est pas très rare de voir éclater un érysipèle, un phlegmon du cou, une médiastinite, et même de la broncho-pneumonie. Certes, la broncho-pneumonie s'observe aussi bien dans l'intubation que dans la trachéotomie ; elle est pourtant, je vous l'ai dit, beaucoup plus fréquente dans cette dernière, et cela est naturel, car en perçant la trachée vous traumatisez les voies respiratoires et vous ouvrez plus large et plus directe une porte à l'infection secondaire. Je sais bien que, grâce à certaines précautions antiseptiques ou prophylactiques, vous pouvez à la rigueur éviter des complications telles que l'infection de la plaie et la broncho-pneumonie. L'enfant trachéotomisé pourra donc guérir et de son asphyxie et de son croup ; cependant, à bien regarder les choses, cet enfant devient inférieur à ce qu'il eût été si on l'avait tubé.

Je ne saurais trop vous le répéter, Messieurs, une fois le tubage fini, tout est terminé, puisque cette manière de cathétérisme laryngé n'a pas laissé trace de son passage, et que, à part les très exceptionnels cas d'excoriations glottiques dont je vous ai parlé, les ex-tubés n'ont pas d'histoire. Les choses se passent tout autrement au surlendemain de la trachéotomie la plus heureuse, et je puis vous dire que malheureusement presque tous les trachéotomisés guéris auront une histoire.

Suivez, Messieurs, vos trachéotomisés, et vous serez frappés de l'air de débilité qu'ils prennent à partir de leur opération ; regardez-y bien, et vous verrez que tous semblent y avoir laissé quelque chose de leur vigueur ; de fait, non seulement vous ne verrez pas vos trachéotomisés devenir des hommes forts, à la poitrine élargie, aux muscles puissants, mais vous ne les retrouverez plus guère quand devra sonner leur vingtième année. C'est que (comme je l'enseigne depuis longtemps déjà), candidats à la tuberculose au lendemain de leur trachéotomie, ils sont arrivés plus ou moins tôt à la phtisie pulmonaire. Bien avant que vous ayez des cheveux blancs, vous ne retrouverez aucun des trachéotomisés que vous aurez pu opérer en ville ; et si, à l'hôpital, vous voyez de temps en temps quelques anciens trachéotomisés, vous remarquerez qu'ils y viennent toujours pour quelque manifestation de la tuberculose. Mon collègue Jules Simon, qui a passé sa vie dans les hôpitaux d'enfants, et dont personne ne peut nier l'expérience en pédiâtrie, ne connaît pas d'enfant trachéotomisé qui soit arrivé à la virilité.

D'après l'enquête que j'ai faite, en France comme à l'étranger, j'ai acquis la démonstration de ce fait que ne vous signalent pas les nosographes, à savoir que les trachéotomisés sont des candidats à la tuberculose. Parmi les jeunes gens qui se présentent devant le conseil de revision, il est exceptionnel d'en voir dont le cou porte les traces d'une trachéotomie. Que sont donc devenus ceux qui ont été trachéotomisés pendant leur enfance ? Ils ont disparu.

J'ai vu à ma consultation, j'ai eu à soigner dans ma clientèle privée, une dizaine de jeunes gens et jeunes filles adultes trachéotomisés pendant leur enfance, dont les plus âgés touchaient à la dix-huitième année : tous étaient atteints de tuberculose pulmonaire manifeste, plus ou moins avancée. Pour ma part, je ne connais à l'heure actuelle, — et il y a nombre d'années que mon attention est spécialement éveillée sur ce point — qu'une femme d'apparence bien portante, qui va entrer dans la trentaine, et que j'ai trachéotomisée sous l'œil de mon maître Archambault : c'est une exception, et cette exception confirme la règle.

Ne croyez pas que Jules Simon et moi nous soyions tombés sur des séries malheureuses : partout où l'on s'est préoccupé de l'avenir des trachéotomisés, on a reconnu, depuis que j'ai appelé l'attention sur ce point (cours complémentaire de la Faculté et leçons cliniques de la Charité) que presque tout trachéotomisé arrivait presque fatalement à la tuberculose.

Je ne m'en veux pas de retenir longuement votre attention sur ce point, puisqu'il y a, dans la préférence à donner à l'intubation, *procédé de choix*, sur la trachéotomie, *procédé de nécessité*, une question de thérapeutique prophylactique, puisque l'intubation appartient aux mille et une questions afférentes à la défense contre la contagion tuberculeuse ; puisqu'il n'est nullement indifférent, pour l'avenir, d'être guéri du croup asphyxiant par le tubage ou la trachéotomie ; puisqu'il en est des ex-trachéotomisés comme des ex-variolisés [1], puisque j'ai montré que les premiers comme les seconds deviennent des territoires préférés par la tuberculose ; je m'en voudrais si je n'étais point parvenu à vous laisser convaincus de l'efficacité de l'intubation et de son incontestable, de son absolue supériorité sur la trachéotomie, tant pour l'avenir que pour le présent du malade.

Le reproche le plus sérieux qu'on ait fait au tubage, comparé à la trachéotomie, consiste à dire qu'une fois la trachéotomie faite, une fois la canule bien fixée, l'enfant est garanti contre les risques d'asphyxie, toute personne de l'entourage (pour peu qu'elle y mette un peu d'adresse

1. L. Landouzy. — Prédispositions acquises à la tuberculose par variole. *Congrès de la tuberculose*, 1888, et *Revue d'hygiène*, 1888, t. X, n° 9.

et de douceur) étant capable d'enlever et de remettre la fausse canule après l'avoir nettoyée ; tandis que si, par aventure, le tube venait à se boucher, la même personne serait dans l'impossibilité d'extraire le tube et de procéder ensuite à l'intubation. Même embarras et même mise en danger immédiat de l'enfant si, comme cela se produit assez communément, il *toussait* son tube, c'est-à-dire s'il venait à le rejeter dans une de ces quintes de toux réflexe que provoque assez fréquemment l'irritation de la muqueuse, au contact de fausses membranes trachéales en train de remonter. Pour ces raisons (il n'est que vrai de dire que des enfants détubés accidentellement sont tombés rapidement en asphyxie et sont morts avant qu'on ait pu leur porter secours), on proclame la nécessité d'un médecin à demeure chez chacun des tubés, et cela pendant les soixante-douze heures que dure en moyenne l'intubation.

Il est incontestable, Messieurs, que l'on se sent plus en repos avec la pensée d'un enfant trachéotomisé qu'avec la préoccupation d'un enfant qui peut d'une minute à l'autre se détuber. Mais, en dépit de cela, les choses ne sont pas si en défaveur de l'intubation qu'elles en ont l'air, car c'est affaire au médecin qui vient de pratiquer une intubation de s'arranger — au cas où il ne peut laisser de garde, auprès du malade, un aide expert — de façon à être trouvable en cas de besoin, car, dans la majorité des cas, on a tout le temps de quérir le médecin avant que l'enfant détubé ne soit vraiment retombé en asphyxie.

C'est ainsi qu'un de nos distingués confrères des environs de Paris, le docteur Dubousquet de la Borderie, très disputé par les exigences d'une nombreuse clientèle, me disait récemment avoir tubé cinq de ses diphtériques, chez lesquels l'intubation s'était faite avec succès et sans incident. C'est ainsi que Jacques, que Egidi, que Demetrio Gallatti, médecins de l'hôpital Sainte-Anne de Vienne, déclarent l'intubation facile en clientèle et proclament, d'après leur propre expérience, qu'en matière de tube obstrué, de tube expectoré, comme de tube avalé, ils ont toujours eu le temps — ayant prévu le cas — d'arriver et de porter secours en temps utile. C'est aussi l'opinion que m'exprimait mon éminent collègue le professeur Bokaï, de Buda-Pesth. Tout aussi rassurant est un médecin fort compétent en la matière, mon distingué confrère Castelain, de Lille, un des premiers apôtres de la méthode de Bouchut. Castelain n'a-t-il pas écrit : « Depuis un an, j'ai fait onze intubations, presque toutes à la campagne, sans qu'il me fût possible de mettre en permanence une personne initiée à cette intervention ; et, quel qu'en ait été le résultat, pas une fois le tube n'a été rejeté. Je suis peut-être tombé sur ce qu'on appelle une série heureuse, mais je tenais à faire connaître ce résultat, assez encourageant pour les adeptes de la méthode de

Bouchut. Tout en reconnaissant donc la possibilité du rejet du tube, je suis disposé à croire qu'on a augmenté la fréquence de cet accident. Ne grossissons pas, du reste, les conséquences forcées du déplacement du tube et ne présentons pas comme certain le retour immédiat des accidents asphyxiques. Dans le croup, la gêne respiratoire est loin d'être due entièrement à l'obstruction des voies aériennes par les fausses membranes : un facteur important est le rétrécissement spasmodique de la glotte, consécutif à l'inflammation du voisinage, et la dilatation forcée amenée par la pénétration du tube suffit parfois à faire disparaître pour toujours l'anxiété respiratoire, ou tout au moins à éloigner un certain temps l'explosion des accidents. Au mois d'octobre 1895, je fus un soir appelé à tuber à l'hôpital un enfant d'un an, atteint de diphtérie, et le lendemain, à cinq heures, l'infirmière s'aperçut que le tube avait été rejeté; en l'absence de tout élève susceptible d'intervenir, on vint me chercher, et, quand j'arrivai, bien que l'enfant fût sans appareil au moins depuis quarante minutes, la gêne respiratoire n'était pas alarmante [1]. »

Si j'ai tenu à vous citer la pratique de Castelain, c'est que je ne pouvais m'adresser à médecin plus expert; c'est aussi que mon confrère, tout en se déclarant très partisan de l'intubation — qu'il a faite chez dix enfants de quatorze mois à cinq ans et demi avec six guérisons — se déclare très opportuniste, et, avec un esprit fort judicieux, demande qu'on n'abandonne pas la trachéotomie, qui doit garder sa place à côté du tubage ou après lui, pour les cas où il ne donnerait pas ce qu'on est en droit d'en attendre.

Je dois ajouter que, parmi les médecins experts en matière de tubage, si tous donnent le pas à la méthode de Bouchut sur la trachéotomie (sauf indications spéciales), tous ne sont pas d'avis qu'elle se puisse ou se doive pratiquer sans la présence constante d'un médecin. Mon distingué confrère de Marseille, le docteur d'Astros [2], qui a une très grande expérience du tubage, appuie sa manière de voir sur nombre d'observations probantes. Mais, ce qu'il importe ici de savoir, c'est qu'en dépit de la difficulté de s'astreindre à une quasi-immobilité auprès de son diphtérique, d'Astros n'hésite pas à proclamer, qu'à moins de raisons particulières, le tubage doit être préféré (remarquez que nous ne disons pas être substitué) à la trachéotomie, d'autant que les avantages de l'intubation ont décuplé depuis la sérothérapie, depuis que la détuba-

1. CASTELAIN. — Parallèle de la trachéotomie et du tubage chez les enfants atteints du croup. *Bulletin médical du Nord*, 1896.

2. LÉON D'ASTROS. — L'intubation du larynx dans le croup, avant et depuis la sérothérapie. *Revue mensuelle des maladies de l'enfance*, 1896, p. 417.

tion peut se faire bien plus tôt qu'autrefois, d'ordinaire du troisième au quatrième jour.

J'ai fait, Messieurs, une enquête très complète sur les résultats comparatifs du traitement de la diphtérie laryngée par le tubage et la trachéotomie.

Déjà, l'an dernier, je vous chiffrais les résultats de cette enquête, et vous disais qu'à Buda-Pesth, sur 13 enfants atteints de croup grave et tubés, 12 ont guéri (Bokaï); à Chicago, 421 croups intubés ont donné 146 guérisons, soit une proportion de 34,6 o/o (Waxham); à Boston, la proportion des guéris a été de 20,4 o/o (Lowett). Comparez, je vous prie, ces résultats aux 5, 6, 7 o/o que donnait la trachéotomie.

Voici d'autres statistiques. Ganghofner (de Prague) a 8 o/o seulement de succès pour la trachéotomie, contre 20 o/o pour l'intubation. Jacobi, sur 650 trachéotomies, a eu 19 o/o de guérison. O' Dwyer, sur 300 cas d'intubation, a eu 30 o/o de guérison et Dillos Brown, sur 573 cas, 32,4 o/o.

Il semble d'ailleurs que la sérothérapie ait encore considérablement amélioré les résultats du tubage. En effet, tandis qu'avant l'usage du sérum la mortalité chez les intubés était de 66 o/o, d'après la statistique de Bokaï, portant sur 700 tubages, la mortalité après tubage, depuis la sérothérapie, sur un ensemble de 231 intubations, faites en un an, dans le service de Variot, à l'hôpital Trousseau, est descendue à 44 o/o ; pour d'Astros, de Marseille, à 43 o/o ; pour Le Breton à 29, 16 o/o ; pour Chaillou à 24, 48 o/o ; pour Ganghofner, de Prague, à 13 o/o. Dans la statistique globale de William Welch, la mortalité chez les intubés est descendue à 28,9 o/o.

Avant le sérum, la mortalité, chez les jeunes enfants intubés de moins de deux ans, était de 85 o/o ; sur 54 enfants âgés de moins de deux ans, chez lesquels le tubage fut pratiqué après injection de sérum, la mortalité fut, dans le service de Variot, de 58 o/o [1].

Voici enfin, d'après M. Martin, les résultats obtenus, à l'hôpital des Enfants-Malades, dans le service de mon collègue Sevestre :

Le premier résultat de la sérothérapie a été de diminuer le nombre des interventions ; il était, pour les années 1887 à 1894, de 36 o/o, c'est-à-dire, que, pendant ces années, sur 100 enfants entrés au pavillon de la diphtérie, 36 avaient été opérés. Dans les six derniers mois, ce chiffre d'interventions a été réduit à 14 o/o, soit une diminution de près de deux tiers ; sur 526 enfants, il y a eu en effet 72 tubages et 3 trachéotomies.

1. HAUSHALTER. — Rapport au *Congrès français de médecine*, Nancy, 1896, 6-11 Août.

Pour les opérés, la mortalité, dans ces mêmes années de 1887 à 1894 et dans le même hôpital, avait été de 77 o/o. Pendant ces six derniers mois, les 75 opérés ont donné seulement 17 morts, soit une mortalité brute de 23 o/o, au lieu de 77 o/o. Sur ces 75 interventions, il y a eu 3 trachéotomies avec un décès, et 72 tubages avec 16 décès, soit une mortalité de 22 o/o pour le tubage. En outre, sur 16 enfants morts, 8 ont succombé moins de vingt-quatre heures après leur entrée à l'hôpital, quelques-uns même en y arrivant! Ces huit morts ne sauraient franchement être mises au passif du traitement : en les défalquant du chiffre indiqué, il reste donc 64 enfants tubés avec 8 décès, soit une mortalité de 13,5 o/o. Ce chiffre n'est-il pas le meilleur argument en faveur du tubage dans le croup ?

A cet égard, je vous dirai que, si vous aviez comme moi compulsé tout ce qui a été dit, écrit contre et pour le tubage, vous vous apercevriez que plus on va, moins on craint le fameux refoulement des fausses membranes, dont on se faisait un épouvantail, beaucoup de médecins prétendant que le tube, décortiquant le larynx de son enduit membraneux, retournerait presque comme un doigt de gant cet enduit et en enclouerait pour ainsi dire la trachée. Outre qu'il y avait beaucoup d'à priori dans cette objection faite au tubage, on s'est rendu compte que ce refoulement des fausses membranes serait d'autant moins à craindre, que l'intubation serait faite plus hâtivement. Voilà comment la crainte même de la possibilité de ce refoulement des fausses membranes est devenue un argument sérieux pour intuber de bonne heure. Et aujourd'hui, s'il vous arrivait de recueillir l'opinion générale des médecins qui commencent à avoir de l'expérience en matière d'intubation, ils vous diraient que les résultats leur paraissent de meilleurs en meilleurs, à présent qu'ils intubent dès qu'il y a rétrécissement des voies laryngées. Aussi ces résultats sont-ils supérieurs à ceux que je vous exposais l'an dernier. Il est juste d'ajouter que, quand je vous ai parlé de l'intubation à mon cours de 1894, cette opération, dans nos deux hôpitaux parisiens d'enfants, en était à ses débuts. Les opérateurs n'avaient ni l'adresse, ni l'expérience qu'ils ont acquises depuis ; ils n'avaient pas eu le temps matériel de voir que la sérothérapie allait décupler les indications du tubage ; ils n'avaient pu encore se rendre compte de ce fait, que l'essentiel est de diriger l'intubation, moins contre les fausses membranes en train de se former, que contre la congestion muqueuse du début.

En dépit des chiffres que je viens de vous citer, en dépit des avantages généraux incontestables du tubage, je ne nie pas que parfois, dans certains cas donnés, vous ne soyez obligés de recourir à la trachéotomie ;

mais, ainsi que vous avez pu en juger par ce que je vous ai dit, ces cas se réduisent à peu de chose et se réduiront plus encore. Quelquefois, la conformation du larynx, un rétrécissement laryngé ou trachéal, une laryngite sous-glottique, de l'œdème glottique, du spasme, s'opposent au passage d'un tube, quels que soient son volume et sa longueur, quelle que soit l'habileté de l'opérateur. D'autres fois, vous l'avez vu aussi, l'enfant continue à asphyxier malgré l'intubation ; votre conscience exige alors que vous ne le laissiez pas mourir sans avoir recours à cette suprême ressource, la trachéotomie, qui est formellement indiquée quand il y a asphyxie, dussiez-vous opérer *perinde ac cadaver*.

Mais, sachez-le bien, Messieurs, là où, le tubage ayant échoué, on a dû recourir à la trachéotomie, celle-ci a presque toujours été inutile. Pourquoi ? Tout simplement parce que, si le tubage avait échoué, c'est qu'on était intervenu trop tard ; la maladie avait dépassé les limites du larynx, envahissant la trachée, les grosses et quelquefois les petites bronches, et vous comprenez qu'en pareil cas la trachéotomie ne pouvait pas donner de résultat meilleur que le tubage ; il s'agissait de bronchite, ou peut-être même d'alvéolite pseudo-membraneuse.

Avec la pratique de l'intubation, ces cas vont devenir de plus en plus rares. J'espère, en effet, que si demain vous avez à soigner un enfant atteint du croup, vous vous rappellerez ce que je vous ai dit de la trachéotomie et de l'intubation. La trachéotomie est une opération sanglante, difficile, grave, dont les résultats immédiats sont loin d'être parfaits et dont les conséquences *quoad futurum* donnent singulièrement à réfléchir. L'intubation est, au contraire, une opération simple, qui se fait facilement, sans hémorragie, dont les résultats sont meilleurs pour le présent, et qui n'a aucun retentissement sur l'avenir pathologique du malade. A tous points de vue, vous devrez donner la préférence à l'intubation, et cela sans hésitation ; vous devrez intervenir immédiatement, dès que la respiration sera difficile, vous devrez tuber aussitôt que possible et non pas attendre les premiers symptômes d'asphyxie ; rien qu'en vous attaquant à la laryngite diphtéritique, vous empêchez déjà la laryngite pseudo-membraneuse : vous savez ce que je veux dire par là. En somme, vous ne placez un tube dans le larynx d'un enfant que pour lui permettre de respirer librement pendant les dix-huit ou trente-six heures nécessaires à l'action efficace du sérum antidiphtérique dont le tubage est, dans le traitement du croup, l'indispensable auxiliaire.

En agissant de cette façon — pourvu, bien entendu, que vous ayez fait une injection sitôt après avoir formulé votre diagnostic, car les résultats de l'intubation sont liés à une sérothérapie hâtive — vous arrêterez la maladie à son début; vous empêcherez votre petit malade de faire de la trachéite, puis de la bronchite pseudo-membraneuse, et vous lui donnerez 95 chances sur 100 de ne pas mourir. De plus, en n'ouvrant pas sa trachée, vous ne créerez pas cette prédisposition morbide qui fait des trachéotomisés des candidats à la tuberculose.

Pour ce qui est de la pathogénie de la tuberculose à plus ou moins grande échéance chez les trachéotomisés, je crois qu'on en doit chercher l'explication dans ce fait, qu'au niveau de la plaie, la destruction de l'endothélium (qui ne réapparaîtra plus, qui ne se renouvellera pas, puisque la muqueuse devient le siège d'un véritable tissu de cicatrice) empêche la phagocytose de se faire, de telle sorte que, le jour où le bacille de Koch entrera dans les voies respiratoires supérieures, il ne trouvera aucun obstacle à sa migration, à sa vitalité, à son développement, et pénétrera dans les bronches et dans les alvéoles.

La conclusion à tirer de tout ce que je vous ai dit, est que, de par la sérothérapie diphtéritique, en matière de traitement du croup, le tubage devient le procédé de *choix* et la trachéotomie le procédé de *nécessité*.

Messieurs, si vous avez bien suivi toutes les idées que je viens de développer devant vous, à propos de la critique de la trachéotomie et du tubage, vous aurez compris qu'il y a, dans l'analyse des indications thérapeutiques à remplir dans le croup, un bel exemple concret de cette thérapeutique clinique, pathogénique, physiologique et opportuniste dont je ne cesse de vous recommander la pratique.

Quand, injectant et tubant votre petit malade croupeux, vous mettez en œuvre une thérapeutique salutaire entre toutes, vous faites votre *thérapeutique* : *pathogénique,* par les indications spécifiques qu'elle vous a données ; *clinique*, par les informations diagnostiques qu'elle vous a livrées ; *physiologique,* par les moyens que vous employez : antiintoxication par le sérum, antiasphyxie par la perméabilité laryngée assurée ; *opportuniste*, par ce fait, qu'ayant à choisir, pour faire respirer votre malade asphyxiant, entre deux procédés, vous donnez, réflexion faite, le pas au tubage sur la trachéotomie.

Si j'insiste une fois de plus sur ce caractère d'opportunisme que vous devez donner, en tous temps, à votre thérapeutique, c'est que, d'une part, je me suis suffisamment expliqué [1] sur ce qu'il fallait entendre par le mot opportunisme en médecine ; c'est que, d'autre part, je ne voudrais pas que vous me fassiez dire ce que je ne pense ni ne pratique ; à savoir, que les avantages de l'intubation doivent, à tout jamais, nous faire renoncer à la trachéotomie.

---

1. L. Landouzy. — Leçon d'ouverture du cours de Thérapeutique de la Faculté, 1893.

Ceci est absolument loin de ma manière de faire, ceci serait en désaccord avec ce que je viens de vous exposer longuement, ceci serait en opposition avec la formule de tout à l'heure, que je vous prie de graver dans votre mémoire pour en inspirer votre conduite : « dans le traitement du croup, *choisir l'intubation, subir* contraint et forcé *la trachéotomie* ». En gardant la trachéotomie nous ferons bien, en lui préférant l'intubation nous ferons *mieux*, et ainsi, la sérothérapie appliquée à la curation du croup battra le plein de ses succès dans le pays des Bretonneau, des Trousseau, des Bouchut et des Pasteur.

DIX-SEPTIÈME LEÇON

SÉROTHÉRAPIE DES MALADIES INFECTIEUSES

ESSAIS PARTICULIERS D'APPLICATION

I. Maladies infectieuses relevant de la médecine expérimentale et de la médecine vétérinaire.

II. Maladies infectieuses de l'homme. — Lèpre. — Fièvre rhumatismale. — Choléra infantile. — Coqueluche. — Fièvres éruptives. — Morve. — Rage. — Staphylococcie. — Colibacillose. — Pneumococcie.

J'en ai fini, Messieurs, avec les quatre grandes applications que la Clinique a déjà faites de la sérothérapie : sérothérapie du tétanos, de l'envenimation, de la streptococcie et de la diphtérie.

Les développements dans lesquels nous sommes entrés sont amplement justifiés par l'importance des points de doctrine et des faits d'application pratique que renferme chacune des questions que nous avons traitées, questions incontestablement les plus intéressantes de la Médecine moderne.

Je vais vous montrer qu'il n'y a guère d'affections ni de maladies, dans lesquelles le médecin, mis en suggestion par la sérothérapie antitétanique et antidiphtéritique, n'ait songé à appliquer les mêmes idées d'atténuation et d'immunisation. Du moment que Behring et Roux, par les procédés que vous savez, obtenaient la sérothérapie préventive et curative de la diphtérie, il n'y avait, *a priori*, que des raisons pour appliquer à toutes les autres maladies infectieuses une technique, qui, ayant même point de départ, semblait devoir conduire à un même but et à des résultats semblables ; la médecine se trouvait de ce jour poussée dans la voie sérothérapique par la diphtérie, et, l'impulsion une fois donnée, grand prophète serait celui d'entre nous qui saurait dire les conquêtes thérapeutiques que verront nos neveux.

Aussi, Messieurs, n'aurais-je qu'insuffisamment traité la question de la sérothérapie, si, après vous avoir exposé ses applications majeures, je n'éclairais pas votre religion sur une série d'études et de tentatives, faites en tous pays, sur l'application des sérums au traitement des maladies.

Parmi ces tentatives, les unes, sans avoir complètement réussi, sont pleines de promesses ; les autres ont échoué. Ces dernières n'en restent pourtant pas moins intéressantes à différents points de vue, c'est pourquoi je leur consacrerai la leçon d'aujourd'hui.

Quelques-unes des recherches auxquelles je viens de faire allusion n'offrent guère, pour l'instant, d'intérêt immédiat, soit parce qu'elles ne doivent pas sortir du domaine expérimental pour entrer dans la pratique courante, soit parce qu'elles n'ont encore d'applications qu'en médecine vétérinaire.

Dans cet ordres d'idées, je me bornerai à vous citer les tentatives de sérothérapie faites contre la *septicémie du staphylococcus pyosepticus* [1], contre le *hog-choléra* [2], le *rouget des porcs* [3], la *septicémie aviaire* [4], le *charbon symptomatique* [5], la *pyocyanobacillose,* la *protéobacillose* [6], la *maladie des chiens* [7], enfin la *clavelée* , sur laquelle je reviendrai plus tard, en raison des travaux dont elle vient d'être l'objet et de l'importance que cette question présente pour l'élevage du mouton, qui se fait, comme vous savez, dans certains pays, sur une grande échelle. Je dirai à ce propos que Duclert [8], ayant réussi à obtenir par la chaleur

---

1. Richet et Héricourt. — Sur un microbe pyogène et septique, et sur la vaccination contre ses effets. C. R. *Académie des sciences,* 1888, p. 107 et 748.

2. Metschnikoff. — Etudes sur l'immunité. Immunité des lapins vaccinés contre le hog-choléra. *Ann. de l'Inst. Pasteur,* 1892, p. 289.

Selander. — Etude sur la Swine-pest. *Ann. de l'Inst. Pasteur,* 1890, p. 545.

3. Metschnikoff. — Immunité des lapins contre le bacille du rouget des porcs. *Ann. de l'Inst. Pasteur,* 1889, p. 289.

Emmerich et Mastbaum. — Nouvelle méthode de vaccination contre le rouget du porc. *Arch. f. Hygiene,* 1891, t. XII, p. 276.

4. Metschnikoff. — Immunité des cobayes vaccinés contre le vibrio-Metschnikovii. *Ann. de l'Inst. Pasteur,* 1891, p. 465.

Pfeiffer. — Sur le vibrion de Metschnikoff et son rôle dans le choléra asiatique. *Zeitschrift f. Hygiene,* 1889, t. IV.

Behring et Nissen. — Propriétés bactéricides du sérum des cobayes vaccinés contre le vibrion de Metschnikoff. *Zeitschrift f. Hygiene,* 1890, t. VIII, p. 424-432.

5. Duenschmann. — Etude expérimentale sur le charbon symptomatique. *Ann. de l'Inst. Pasteur,* 1894, p. 403.

6. De Nittis. — Sérothérapie du Proteus vulgaris. *Soc. de Biologie,* 1896. 13 Juin.

7. Roger et Cadiot. — Des applications des sérums sanguins au traitement des maladies. *Rapport de Roger au Congrès de Nancy,* 1896. Août, p. 94, 96.

8. Duclert. — Atténuation du virus claveleux par la chaleur. Sur la vaccination contre la variole ovine. *Soc. de Biologie,* 1896. Juin.

un virus claveleux atténué, a pu, à l'aide de ce virus, vacciner des moutons contre la clavelée.

A côté de ces affections, qui relèvent de la Médecine expérimentale ou de la Médecine vétérinaire, il en est d'autres qui nous intéressent directement, soit à cause de leur fréquence, soit à cause de leur gravité.

Toutes n'ont pas la même portée : nous nous arrêterons peu sur quelques-unes, pour lesquelles les recherches sont encore trop récentes, trop restreintes, les résultats obtenus trop incomplets ; telles sont : la lèpre, le rhumatisme, la diarrhée infantile, la coqueluche, la scarlatine, la rougeole, la variole, la morve, la rage, le typhus exanthématique, le typhus récurrent, la variole, la staphylococcie, l'infection urineuse, la pneumococcie.

D'autres maladies, au contraire, retiendront toute notre attention : ce sont le charbon, la fièvre typhoïde, le choléra, la peste, la syphilis et la tuberculose, pour lesquelles la sérothérapie aurait un si poignant intérêt, que tout ce qui y touche, même à l'état d'ébauches, de tâtonnements et même de résultats contradictoires, ne saurait laisser les médecins indifférents.

Lèpre. — Carrasquilla[1] dit avoir traité, à l'aide d'un sérum dont il n'indique ni la préparation ni l'origine, une quinzaine de cas de lèpre nerveuse et tuberculeuse avec des résultats favorables ?

Rhumatisme. — Weiss[2] a fait, dans dix cas de *fièvre rhumatismale polyarticulaire aiguë*, des injections de sérum sanguin emprunté à des individus en convalescence d'une attaque récente de cette affection. Ces injections auraient déterminé, dans quelques cas, au bout d'un temps variable, une diminution de la tuméfaction et des douleurs articulaires, avec un abaissement notable mais passager de la température ?

Choléra infantile. — Reinach[3] a remplacé, dans le traitement de la *gastro-entérite des nourrissons*, l'injection sous-cutanée d'eau salée ou de sérum artificiel que nous faisons tous avec succès, par des injections

1. CARRASQUILLA. — La sérothérapie de la lèpre. *Académie nat. de médecine de Colombie,* 1895.

2. WEISS. — Die Wirkung von Seruminjectionen auf den Gelenkrheumatismus. *Centralblatt f. innere Medicin,* 1896. 25 Avril, p. 417.

3. REINACH. — Du traitement du choléra infantile par les injections sous-cutanées de sérum animal stérilisé. *Semaine médicale,* 1896. 9 Mai.

de sérum stérilisé de vache ou de cheval. Quinze cas de choléra infantile ainsi traités n'auraient donné que quatre décès ?

Coqueluche. — Kelaïtidès [1] prétend avoir obtenu d'excellents résultats dans la variole, la scarlatine et la coqueluche, en injectant aux malades du sérum sanguin provenant d'animaux auxquels ces maladies avaient été transmises par inoculation ?

Scarlatine. — Kelaïtidès a préparé du sérum antiscarlatineux, soit en injectant à des génisses du sang, soit en leur inoculant sous la peau des squames épidermiques de scarlatineux : ce sérum, à la dose de 20 à 30 centimètres cubes, amènerait l'abaissement de la température, exciterait la diurèse, et serait capable d'arrêter l'évolution de la maladie ?

Roger [2], en présence d'un jeune homme atteint d'une scarlatine extrêmement grave, lui a injecté non du sérum, mais du sang non défibriné, pris sur un malade convalescent de la même maladie. Le résultat, qui a été excellent, prouve que cette tentative mérite d'être imitée.

Rougeole. Broncho-pneumonie morbilleuse. — Weisbecker a vu le sérum d'individus guéris de la rougeole arrêter rapidement des broncho-pneumonies morbilleuses graves, survenues chez des enfants très jeunes.

Variole. Vaccine. — La variole est, vous le savez, Messieurs, une des maladies les plus anciennement connues ; une des maladies qui ont, au travers des siècles, fait les plus épouvantables ravages, une de celles dont la pathogénie est la moins éclairée, une de celles qui ont le mieux déjoué les recherches de la bactérioscopie et de la médecine expérimentale ; celle dont la prophylaxie est le mieux établie, grâce à la vaccine, mais aussi une de celles contre lesquelles nous sommes le plus mal armés, puisqu'en fait de traitement nous ne pouvons guère mieux ni plus que nos pères.

A vrai dire, il y a longtemps que les médecins s'occupent de cette question, et la vaccine, vous ne pouvez l'ignorer, n'a pas été le premier moyen qu'on ait employé pour obtenir la prévention relative de cette maladie terrible par l'intensité des épidémies, par la mortalité, par les infirmités et les tares que les épidémies laissaient après elles.

---

1. Kelaïtidès. — Traitement sérothérapique de la variole, de la scarlatine et de la coqueluche. *Semaine médicale*, 1896. 9 Mai.

2. Roger. — *Rapport au Congrès de médecine de Nancy*, 1896. Août, p. 85.

Vous savez qu'on avait essayé de produire une sorte d'atténuation de la variole par certaine pratique désignée sous le nom de *variolisation*.

Ce n'est point un hors-d'œuvre, Messieurs, que d'évoquer, dans un cours de thérapeutique, la variolisation ; la variolisation n'était-elle pas, pour les médecins du XVIIIe siècle, un bon moyen de thérapeutique médiate, puisqu'elle se proposait d'*atténuer* symptomatiquement la variole et de faire d'une maladie trop souvent des plus graves une maladie bénigne ? Ils avaient bien observé les médecins du siècle dernier, en remarquant — c'était là de l'empirisme, et du meilleur — que le vrai moyen d'échapper aux varioles confluentes, si souvent mortelles, était de faire naître, au moment choisi, au moment opportun, par variolisation, des varioles qu'ils espéraient obtenir discrètes. A tout prendre, c'était une sorte de thérapeutique, sinon préventive, au moins palliative ; et vous admettrez bien qu'ils faisaient beaucoup contre la variole, beaucoup pour les varioleux, les médecins qui, de propos délibéré, variolisaient.

Je comprends, qu'à distance, au point où nous en sommes aujourd'hui, quelques-uns d'entre vous, Messieurs, se laissent aller jusqu'à trouver quelque chose à la fois de primitif et de risqué dans la variolisation. Pour que vous changiez de manière de voir, il vous suffira, non plus de comparer la variolisation du XVIIIe siècle à la vaccine du XIXe siècle, mais de comparer les varioles discrètes que donnait d'ordinaire la variolisation à ce qu'étaient si souvent les épidémies de variole confluente, les épidémies de variole noire, dont, si tous les atteints ne mouraient pas, tous restaient du moins marqués ou infirmes. — J'évoque en ce moment le souvenir de toutes les surdités, de toutes les cécités que laissait à sa suite la variole, sans énumérer toutes les lésions viscérales qu'on méconnaissait parce qu'elles n'étaient pas flagrantes (cardiopathies, angiopathies, néphrites, etc., etc.). — Vous reconnaîtrez avec moi que la variolisation, pour insuffisante qu'elle se montrât, fut un véritable progrès que la thérapeutique doit revendiquer comme une des premières applications qu'ait su faire la médecine clinique des procédés d'atténuation des maladies.

Cette pratique empirique, usitée de tous temps en Chine, passée de là aux Indes, ne se répandit en Europe qu'à la fin du XVIIe siècle. Ce n'est qu'au commencement du siècle suivant qu'elle pénétra en France, où elle fut prônée et défendue par Voltaire et J.-J. Rousseau d'abord, puis par Antoine Petit, par Bordeu et par toute la Faculté de médecine.

Le procédé, ai-je besoin de vous le rappeler, consistait : à choisir, d'une part, comme variolifère un malade dont la maladie, pour confluente qu'elle fût, se présentât dans des conditions moyennes de gravité ; à choisir, d'autre part, le sujet à varioliser, dans des conditions de santé et de bonne résistance à la maladie dont il allait faire les frais.

On inoculait alors la variole de la même manière qu'on inoculait, jusqu'à ces vingt dernières années, la vaccine. Sur un sujet varioleux on prenait à la lancette du virus varioleux, comme, avant de prendre le vaccin sur les génisses, nous le prenions sur le bras de l'enfant vaccinifère.

Au troisième jour, une papule se développait au point d'insertion du virus ; au quatrième jour, on apercevait une vésicule qui blanchissait, s'aplatissait, s'ombiliquait vers le sixième jour, et s'entourait d'un cercle rouge ; au septième jour, apparaissaient des phénomènes nouveaux : la maladie, qui semblait locale jusqu'à ce moment, devenait générale, et, après trois jours, les individus variolisés faisaient une variole, d'ordinaire discrète. Je dis, Messieurs, d'ordinaire discrète, car il arrivait que la variole, quoique inoculée, devînt maladie confluente, entraînant la mort tout comme si elle fût venue spontanément, tout comme s'il se fût agi non de variolisation, mais de variole.

La variolisation n'était certes pas sans danger : d'abord elle tuait en moyenne une personne sur cent inoculées, et puis, elle créait des foyers d'infection et pouvait devenir le point de départ d'une épidémie. C'est même là une des raisons pour lesquelles la pratique de la variolisation se répandit si lentement en Europe, fut mal accueillie en France, et rencontra dans certaines contrées une opposition passionnée : la variolisation était rendue responsable des épidémies de variole, et plus d'une fois la panique populaire devint telle, que les gouvernants s'en émurent et se virent forcés d'intervenir. C'est ainsi — comme nous le raconte mon confrère le docteur A. Fournier — qu'un arrêt de la cour souveraine de Nancy, les chambres consultées, « faisant droit sur le réquisitoire du procureur général du roi Stanislas, le 25 Juillet 1765, défendait à toute personne de pratiquer l'inoculation de la variole et de se faire inoculer dans les villes et faubourgs de son ressort ».

L'hostilité qu'avait trouvée la variolisation dans presque toute la France, la vaccination dite jennérienne la rencontra aussi grande ! Comme je vous l'ai dit déjà à propos de la sérothérapie, ainsi vont les choses, toutes les fois qu'une invention vient se mettre en travers des habitudes prises, vient se heurter aux coutumes des laïques, aux concepts des médecins.

Vous savez que c'est à Edouard Jenner, né le 17 Mai 1749, dans le comté de Glocester, que revient, quoi qu'on en ait dit, la gloire d'avoir le premier inoculé à l'homme le vaccin développé sur les mains d'une vachère qui avait contracté la vaccine en trayant des vaches atteintes de cow-pox. En cela Jenner fit — ce qui se pratique scientifiquement aujourd'hui dans les procédés et les méthodes tendant à procurer l'immunisation — quitter à la vaccine son sol naturel, pour la transplanter sur un nouveau terrain qui lui paraissait également propre à sa culture et à son développement.

C'est le 14 Mai 1796 que Jenner inocula James Phipps avec du vaccin pris sur la main de Sarah Nelmes. Six semaines plus tard, l'inoculation de pus, pris directement sur une pustule de vache, ne produisit aucun effet chez le jeune vacciné. L'enfant fut inoculé plus tard par Jenner avec du pus de variole, et, suivant ses prévisions, l'inoculation ne produisit non plus aucun effet. La découverte était éclatante ; ses conséquences se montraient de tous points conformes aux prémisses posées par le génie d'observation de Jenner.

Je ne vous apprendrai rien, Messieurs, en vous disant que c'est lentement, après les oppositions les plus vives, après les attaques les plus passionnées et les plus injustes, après une lutte énergique contre les préjugés les plus absurdes, que la vaccination jennérienne se répandit en Angleterre, puis en Allemagne, puis en France. L'apôtre le plus ardent de la propagation de la vaccine sur le continent ne fut pas un des nôtres, ce fut le duc de La Rochefoucauld-Liancourt, qui, au lendemain d'un long séjour fait en Grande-Bretagne, rentrait en France tout émerveillé des succès qu'obtenait la nouvelle méthode jennérienne.

Si j'ai ouvert cette parenthèse à propos de la vaccine, si j'ai évoqué et la gloire de Jenner et la victoire qu'il remporta, autant sur les préjugés de son temps que sur la variole, c'est que beaucoup parmi vous, Messieurs, ne manqueront pas, à propos des découvertes dues au génie de Pasteur, à propos de l'invention du traitement de la rage, par exemple, à propos des vaccinations anticharbonneuses ou à propos de quelques-unes des applications encore plus récentes de la méthode pastorienne, à propos des médications par le sérum, de faire maintes réflexions qui leur prouveront, qu'à un siècle de distance, peu de choses ont changé dans l'esprit humain ! Beaucoup parmi vous ont encore le souvenir des luttes qu'eut à subir Pasteur jusqu'au sein de l'Académie de médecine ! Je dois reconnaître cependant que la lutte fut moins longue pour Pasteur que pour Jenner : la raison doit en être cherchée dans ce fait que les inventions, les idées, comme les hommes, vont plus vite de notre temps ; les idées, comme les hommes, vont en quelques semaines au bout du monde, et c'est chose bénie, puisqu'il s'agit d'y transporter des découvertes empêchant, atténuant ou guérissant les maladies, domptant la douleur, retardant la mort.

La fortune de Jenner et la fortune de Pasteur sont comparables encore, en ce sens que tous deux vécurent assez pour connaître la pleine victoire ; en ce sens que tous deux purent, vivants, entrer dans la gloire que leur valaient leurs découvertes et dans les honneurs que surent leur décerner leurs pays ; ce n'était pas de trop pour de pareilles œuvres que l'admiration des savants et la reconnaissance des Gouvernements. Vous n'ignorez pas que notre Parlement tint à honneur de voter à Pasteur une récompense nationale, tout comme l'avait fait la Chambre des Communes pour Jenner, « puisqu'il s'agissait, déclarait-elle, d'une des plus importantes découvertes dont ait bénéficié la société depuis la création du monde ».

La preuve que, comme je vous le disais tout à l'heure, nous vivons dans des temps un peu meilleurs pour les doctrines scientifiques, c'est qu'il n'a fallu, pour que les doctrines et les pratiques pastoriennes se répandissent de Lisbonne à Christiania, de Boston à Yokohama, de Moscou à Tiflis et de Constantinople aux confins de la Chine (d'où nous arrive la sérothérapie antipesteuse), pas plus de mois qu'il n'avait fallu de décades à la vaccination jennérienne pour passer d'Angleterre en Hanovre, de là en Allemagne, puis en France.

Encore la vaccine, vieille d'un siècle, n'a-t-elle pas conquis le monde; encore la vaccine, qui aurait dû éteindre à tout jamais la variole, a-t-elle trouvé peu de Gouvernements en pleine Europe pour la déclarer obligatoire ; encore faut-il que nous comptions toujours, en Angleterre et en France, avec la variole qui est, de toutes les maladies, assurément la plus facile à éviter ! Ne trouvez-vous pas, Messieurs, qu'il y a dans l'histoire de la variole, en cette fin du XIXe siècle, quelque chose qui confine à l'aberration ? Les Gouvernements font des lois contre les épizooties, contre les épiphyties — on est en train d'édicter contre le phylloxera des arrêtés presque draconiens, — les Gouvernements font des lois qui nous imposent la déclaration des maladies contagieuses; on isole d'urgence, par raison de sécurité publique, les malades contagieux : la loi s'attaque au mal quand il est fait et ne se reconnaît pas le droit de s'attaquer à sa source !

Ce sont les non vaccinés autant que les varioleux que la loi devrait mettre à l'index, d'autant que ce serait à la loi tutélaire de faire connaître aux intéressés tout ce que la vaccine renferme de prophylaxie immédiate et médiate : empêcher la variole par la vaccine n'est pas seulement échapper parfois à la mort, éviter de cruelles infirmités (défiguration, cécité, surdité, cardialgies, vascularites, etc., etc.) ; c'est encore échapper à des périls, qui, pour apparaître tardivement, n'en sont malheureusement pas moins certains. Je fais allusion, Messieurs, à une question qui me tient au cœur, puisque j'ai été le premier à la dénoncer : je fais allusion à l'opportunité que crée, vis-à-vis de la tuberculose, la variolisation d'un sujet, celui-ci n'eût-il d'autre part aucune autre disposition à souscrire à la tuberculose. C'est ce qui me faisait écrire, il y a longtemps déjà [1] : « La médecine a le devoir de proclamer que, le jour où l'hygiène sera en mesure d'amener les Pouvoirs publics à faire voter une loi qui rende obligatoire la vaccine, ce jour-là, elle aura, supprimant du même coup le terrain variolisé, libéré un des territoires préférés par la bacillose. »

La variole n'ayant pas été vaincue par la vaccine, rien que de naturel à ce que la médecine, dont le rôle jusqu'à aujourd'hui s'était borné au traitement symptomatique et palliatif, ait cherché dans la sérothérapie un traitement curatif.

La sérothérapie de la variole, après avoir été l'objet de tentatives infructueuses de la part de Sternberg, Kinyoun, Kramer et Boyce, Beumer et Peiper, Hannover, Reinhold, Auché, Landmann, Mac Elliot, Hlava, est entrée dans une nouvelle voie, grâce aux recherches de Beclère, Chambon et Saint-Yves Ménard [2].

Ces trois collaborateurs ont d'abord recherché expérimentalement si le sérum de génisses vaccinées avait des propriétés immunisantes vis-à-vis de la vaccine. Pour cela, ils ont injecté sous la peau de deux séries de génisses d'une part du sérum de génisse vaccinée, d'autre part du virus vaccinal, et ont constaté que, d'une façon comme de l'autre, on obtient l'immunité.

Le virus vaccinal ne confère l'immunité que lentement, en huit jours au moins, ce qui explique qu'il ne puisse guérir la variole, qu'il prévient cependant si sûrement. Si l'immunité qu'il confère est lente à se développer, elle est aussi lente à disparaître. La quantité de virus vaccinal introduite sous la peau importe peu : une goutte, une fraction de goutte suffit à conférer une immunité absolue et durable.

Au contraire, le sérum de génisse vaccinée confère une immunité rapide et immédiate. Aussi, a-t-il des effets, non seulement préventifs, mais thérapeutiques, vis-à-vis de la vaccine. C'est-à-dire qu'injecté sous la peau d'un animal vacciné depuis un jour ou même deux, ce sérum manifeste encore d'une façon évidente son pouvoir immunisant, en ce sens qu'il arrête le développement des éléments éruptifs dont l'aspect sera rudimentaire et avorté, et fait perdre toute virulence appréciable au contenu de ces éléments ; sous l'influence du sérum, des pustules, à peu près normales en apparence, peuvent contenir une lymphe qui n'est plus

1. L. Landouzy. — *Premier Congrès pour l'étude de la tuberculose*, 1888.

2. Beclère, Chambon et Saint-Yves Ménard. — Etudes sur l'immunité vaccinale et le pouvoir immunisant du sérum de génisse vaccinée. *Annales de l'Institut Pasteur*, 1896. 25 Janvier.

Beclère. — Essais de sérumthérapie de la variole à l'aide du sérum de génisse vaccinée. *Soc. méd. des Hôpitaux*, 1896. 10 Janvier.

inoculable. Mais, si l'action de ce sérum est prompte à se révéler, tout fait présumer qu'elle n'est guère durable. Aussi est-il peu probable que le sérum de génisse vaccinée puisse jamais remplacer la vaccine comme moyen préventif de la variole. Enfin, si une dose minime de vaccine suffit à conférer l'immunité, il faut, au contraire, une dose relativement considérable de sérum pour obtenir une immunisation appréciable.

Ayant établi ces différents points par l'expérimentation *in anima vili*, ces auteurs se sont crus autorisés à appliquer le sérum de génisse vaccinée au traitement des varioleux. Béclère a ainsi traité seize varioleux de tout âge, avec quatre décès seulement. Il fait remarquer que, si les médecins qui ont fait des tentatives de ce genre avant lui ont échoué, c'est qu'ils ont employé de trop faibles doses de sérum. Il estime au cinquantième du poids total du corps la quantité de sérum qu'il faut injecter à un adulte ; si, dit-il, il est difficile d'introduire sous la peau de l'abdomen une pareille quantité de sérum, chez les enfants cette proportion peut être dépassée : c'est ainsi qu'il a injecté à un nouveau-né de vingt et un jours, sous la peau de l'abdomen et des cuisses, une dose de sérum égale au *vingtième* du poids de son corps. C'est évidemment là un gros inconvénient, d'autant que Beclère ajoute que, jusqu'ici, lui et ses collaborateurs n'ont pu arriver à renforcer le pouvoir préventif et curatif du sérum.

Bien que le nombre des cas traités soit relativement restreint, vous voyez, Messieurs, qu'il y a là une tentative intéressante et pleine de promesses, que je ne devais pas vous laisser ignorer : peut-être va-t-il nous être possible, à nous qui jusqu'à ce jour n'avons que traité symptomatiquement des variolisés, de traiter des varioles ?

Staphylococcie. — Vous vous rappelez, Messieurs, que la première tentative expérimentale de sérothérapie fut faite par Richet et Héricourt, quand ils essayèrent *hématothérapiquement* d'entraver l'infection par le staphylococcus pyosepticus du lapin, en injectant à cet animal du sang de chien guéri d'une inoculation préalable de staphylocoques.

Viquerat [1] a essayé de faire pour le staphylocoque ce que, en France, Marmorek, Roger et Charrin ont fait pour un autre microbe pyogène, le streptocoque.

Vous savez que les staphylocoques, classés, suivant leur pouvoir chromogène , en citrin, blanc, doré, etc., vivent à l'état de saprophytes à la surface de nos téguments, et que, dans certaines conditions, encore mal déterminées, ils deviennent les agents pathogènes de petites suppurations

1. VIQUERAT. — Das Staphylokokkenheilserum. *Zeitschrift f. Hygiene*, 1895, XVIII.

locales, telles que le panaris, le furoncle, ou même d'affections plus graves, telles que l'ostéomyélite ; on a même signalé des cas de septicémie à staphylocoques.

Injectant, au voisinage d'un abcès à staphylocoques ou dans le foyer même de l'abcès, une solution de trichlorure d'iode à 1 pour 1000, Viquerat constata que, sous l'influence de ce traitement, l'abcès s'améliorait et que, au lieu de pus, il s'en écoulait une sorte de sérosité qu'il recueillit et stérilisa par filtration.

Les expériences qu'il fit alors sur des lapins lui montrèrent que cette sérosité jouissait de propriétés préventives vis-à-vis de l'infection staphylococcique; bien plus, en ayant injecté de petites doses à des individus atteints de panaris, de furoncles ou d'ostéomyélite, il constata que cette sérosité avait également un pouvoir curatif.

Il essaya alors de se procurer du sérum antistaphylococcique en plus grande quantité et par un procédé plus commode. Dans ce but, il immunisa des chèvres avec des bouillons de cultures de staphylocoques dorés, additionnés de doses progressivement décroissantes de trichlorure d'iode. Peu à peu, les chèvres purent supporter sans réaction l'injection de cultures pures, et, finalement, des injections de pus ostéomyélitique.

C'est le sérum emprunté à ces chèvres que Viquerat a employé chez l'homme pour le traitement de la staphylococcie. Il dit avoir obtenu de bons résultats. Ayant fait l'examen bactériologique de l'exsudat des abcès chez des malades ainsi traités, il a constaté que les staphylocoques de ces exsudats poussent irrégulièrement, ne liquéfient plus la gélatine, ont perdu leur pouvoir chromogène et sont dépourvus de toute virulence vis-à-vis des animaux tels que le chien et le lapin.

Dans un travail récent, Kose[1] déclare avoir réussi à vacciner des animaux, notamment une chèvre, en lui injectant d'abord des cultures atténuées par la chaleur, puis des liquides de plus en plus virulents ; le sérum de cet animal, dépourvu de toute action bactéricide, a retardé la mort chez les lapins infectés, mais n'a pu les guérir.

Enfin Capman[2], de Montpellier, dit que, n'ayant pu réussir à exalter la virulence du staphylocoque, il a tenté d'immuniser des lapins, puis des chiens, avec des toxines staphylococciques filtrées.

En procédant lentement, il est arrivé à faire supporter au chien des doses énormes de toxine. L'immunité serait en rapport avec la quantité totale de toxine injectée ; aussi faut-il beaucoup de temps et beaucoup

1. Kose. — Serum antistaphylococcium. *Centralblatt f. Bakteriologie,* 1896. XIX, p. 648.

2. Capman. — Communication au *Congrès de médecine de Nancy,* 1896. Août.

de toxine pour la réaliser à un degré suffisant, mais elle n'en est que plus stable.

Le sérum des chiens ainsi traités (qu'il ne faut recueillir qu'au bout d'un certain temps, car, pendant les quinze ou vingt jours qui suivent l'immunisation, il est extrêmement toxique, plus toxique même que la toxine injectée) jouit de propriétés antibactériennes et antitoxiques. Il jouit de propriétés préventives et curatrices vis-à-vis de l'infection staphylococcique du lapin et du chien, que cette infection soit déterminée à l'aide du microbe ou à l'aide de ses toxines. La dose à injecter est plus grande pour obtenir la curation que la prévention : cette dose varie suivant la virulence du microbe employé, la race, l'âge et l'état de santé antérieure des animaux en expérience. Enfin, ce sérum agirait plus facilement sur la toxine que sur la culture microbienne ?

Capman ne dit pas s'il a déjà fait des applications de sa méthode au traitement de la staphylococcie chez l'homme.

Typhus récurrent. — Très récemment, Gabritchewsky [1], en faisant des recherches sur le typhus récurrent, a constaté que le sérum sanguin des malades convalescents du typhus récurrent a un pouvoir bactéricide sur les spirilles que l'on observe dans le sang pendant les accès.

Aussi a-t-il injecté du sérum d'un singe rétabli d'une fièvre récurrente à un autre singe inoculé au préalable avec du typhus récurrent : l'injection aurait amené la guérison.

Typhus exanthématique. — Dans le typhus exanthématique, ainsi que dans les maladies infectieuses dont l'agent pathogène est inconnu, on a employé le sang des convalescents comme agent thérapeutique. Lewaschew, Hammerschlag, von Jaksch, Legrain sont arrivés à des résultats très contradictoires.

En effet, tandis que Lewaschew échouait chez 36 malades, Legrain [2] aurait obtenu 12 guérisons sur 12 cas.

Raynaud [3] dit avoir traité avec quelque succès des malades atteints de typhus exanthématique, à l'aide de sérum emprunté aux convalescents de cette maladie.

Bien que ce traitement n'influe pas sur la durée de la maladie, il en

1. Gabritchewsky. — La sérothérapie dans le typhus récurrent. *Ioupio Rouss. Med. Gaz.*, 1896. n° 19.

2. Legrain. — Sur les propriétés biologiques du sérum des convalescents de typhus exanthématique. *Société de biologie*, 1895. 10 Janvier.

3. Raynaud. — Essai de sérothérapie contre le typhus exanthématique. *Bulletin médical de l'Algérie*, 1896. 10 Mai.

diminuerait la gravité, relèverait le pouls, déterminerait la diurèse et ferait disparaître l'albuminurie.

Il a observé à Alger 17 cas de typhus, dont 7 très graves, qui, traités de cette façon, n'ont donné que 2 décès.

Colibacillose. — Infection urineuse. — Le bacterium coli est, vous le savez, Messieurs, un microbe très répandu dans notre organisme et susceptible de provoquer les manifestations morbides les plus diverses. C'est ainsi qu'on le rencontre dans les affections aiguës du tube digestif, des voies biliaires ou urinaires. Il entre également en jeu dans la pathogénie de certaines septicémies; on l'a trouvé encore dans quelques endocardites.

Il est donc logique, qu'étant donné cette importance pathogénique du colibacille, on cherche à appliquer à l'infection colibacillaire les principes de la sérothérapie.

C'est ainsi que Césaris Demel et Orlandi [1] ont montré que les produits solubles du colibacille sont capables de conférer l'immunité aux animaux et de donner à leur sérum un pouvoir thérapeutique. Salvati et Gaetano [2] sont arrivés aux mêmes conclusions.

Plus récemment enfin, Albarran et Mosny [3] ont tenté la sérothérapie préventive et curative de *l'infection urinaire* qui, je vous le rappelle, est presque toujours due au colibacille, comme l'ont bien établi Albarran et Hallé.

Pour vacciner les animaux, ils ont employé trois méthodes qui leur ont donné des résultats très inégaux.

Dans la première, ils ont inoculé successivement des doses croissantes de cultures très virulentes et n'ont obtenu que des résultats très incertains : tantôt l'immunité créée n'était que passagère et faible, tantôt la virulence des cultures employées a causé des accidents graves, terminés parfois même par la mort.

Dans une seconde méthode, au lieu de se servir des microbes, Albarran et Mosny ont employé, comme agent de vaccination, les toxines, qu'ils se procuraient en filtrant des macérations d'organes d'animaux morts d'infection colibacillaire.

Enfin, dans une troisième méthode, ils ont vacciné leurs animaux par

---

1. Cesaris Demel e Orlandi. — Contributo allo studio della equivalenza biologica dei produtti del B. coli e del B. typhi. *Gazetta medica di Torino,* 1893, n° 11.

2. Salvati e Gaetano. — Immunizzazione alle lesione chirurgiche da bacterium coli commune e loro cura con tossine e siero antitossico. *La Riforma medica,* 1895, II, p. 506.

3. Albarran et Mosny. — La sérothérapie de l'infection urinaire. *Académie des sciences.* 1896. 4 Mai.

des inoculations alternantes de filtrats et de cultures virulentes : c'est ce dernier procédé qui paraît leur avoir donné les meilleurs résultats.

Le sérum des animaux bien vaccinés jouit de propriétés préventives et curatives contre l'infection. L'activité de ce sérum est telle, que un vingtième de centimètre cube, inoculé vingt-quatre heures avant l'injection mortelle de culture virulente, empêche l'animal de mourir. Un cobaye, vacciné avec un quart de centimètre cube de ce sérum, a résisté à l'inoculation de vingt fois la dose mortelle, faite vingt-quatre heures après. De plus, le mélange à la dose mortelle de culture de deux gouttes de ce sérum suffit pour empêcher l'animal de succomber.

Ce sérum jouit également d'un pouvoir curateur, car, si l'on inocule à un cobaye deux fois la dose de culture mortelle en vingt-quatre heures pour le témoin, et que, deux heures après, on lui injecte deux centimètres cubes de sérum, l'animal survit.

Après avoir ainsi établi le pouvoir préventif et curateur de leur sérum et s'être assurés de son innocuité, Albarran et Mosny se sont crus autorisés à l'employer chez l'homme. Ils ont donc traité, dans le service du professeur Guyon, un certain nombre de malades atteints d'infection urineuse, en leur faisant des injections sous-cutanées de sérum, et en leur injectant, d'autre part, une certaine quantité de sérum dans la vessie[1]. Cette méthode leur aurait donné de bons résultats, dont les détails n'ont pas encore été communiqués.

Morve. — La morve qui, comme vous le savez, appartient par sa contagiosité autant à la clinique humaine qu'à la médecine vétérinaire, a été, au point de vue thérapeutique, l'objet de recherches qui n'ont pas abouti.

Saint-Cyr, le premier, à la suite de tentatives infructueuse de réinoculation de la morve à des animaux atteints de morve chronique, avait émis l'opinion que la morve, comme la syphilis, est une affection dont une première atteinte rend réfractaire à une seconde infection.

Cette conclusion fut combattue par H. Bouley en 1848, époque à laquelle, s'inspirant des tentatives de syphilisation préconisées par Auzias-Turenne, Bockh, Sperino, etc., certains vétérinaires essayèrent de traiter ou d'immuniser des chevaux contre la morve, en leur faisant des inoculations de produits morveux. Jamais, je dois le dire, ces tentatives ne réussirent, et à aucun moment on ne parvint à confirmer l'analogie supposée par Saint-Cyr entre la morve et la syphilis.

---

1. ALBARRAN et MOSNY. — Communication au *Congrès de médecine de Nancy*, 1896. Août.

C'est ainsi qu'entre les mains de Tscherning et Bagge [1], l'inoculation de produits morveux à un même cheval morveux donna des résultats positifs 163 fois de suite.

Les recherches de Charrin ne firent que démontrer une fois de plus l'erreur de Saint-Cyr et de ses imitateurs.

Cette circonstance, qu'à l'inverse des solipèdes et des cobayes, qui ont une grande réceptivité morveuse, le chien est peu sensible à la morve et ne présente, quand on l'inocule, qu'un accident local, chancre morveux, accompagné quelquefois d'engorgement ganglionnaire, avec un peu de fièvre, rarement des lésions généralisées et n'aboutissant qu'exceptionnellement à la mort, avait donné l'idée qu'on trouverait là un terrain succeptible d'être rendu réfractaire à la morve, et qui pourrait par suite fournir un sérum immunisateur ? C'est dans ce sens que Saint-Cyr et Laquerrière d'une part, Galtier d'autre part, ont fait des recherches contradictoires.

Saint-Cyr et Laquerrière déclarent que, d'après leurs expériences, l'immunité contre la morve peut être conférée au chien, tandis que, d'après Galtier, des inoculations réitérées réussissent toujours chez le chien, sans le vacciner, diminuant seulement la gravité des accidents de réinfection.

Straus [2], au lieu de faire des inoculations sous-cutanées de produits morveux, a eu l'heureuse inspiration de recourir aux injections intraveineuses de cultures jeunes de bacilles morveux. Les résultats qu'il a obtenus ont varié suivant la dose injectée. Quand cette dose était considérable, il a déterminé chez le chien une morve suraiguë, généralisée, à localisations tégumentaires et viscérales, mortelle. Quand, au contraire, la dose injectée était faible, il ne se produisait qu'un état général moins grave, avec une éruption cutanée morveuse peu étendue, et l'animal ne tardait pas à guérir.

Or, à des chiens ayant ainsi subi une première atteinte bénigne de morve généralisée, Straus a pu ensuite, plusieurs semaines ou plusieurs mois après la guérison, réinjecter impunément dans la veine des cultures virulentes à des doses formidables, mortelles pour un animal non préparé. Mais, si à un de ces chiens on inocule le même virus sous la peau, on provoque tout de même l'apparition de l'ulcère caractéristique.

D'après ces recherches, il semblerait que la morve rentre dans la catégorie des affections pour lesquelles l'immunité peut être créée.

---

1. Tscherning et Bagge. — *Journal danois pour l'art vétérinaire,* 1857.

2. Straus. — Essais de vaccination contre la morve. *Arch. de médecine expér. et d'anat. path.*, 1889, p. 489.

Malheureusement, les expérimentateurs qui, comme Finger[1], ont fait après Straus des recherches du même genre, ne sont pas arrivés au même résultat.

Zakharoff[2] a essayé inutilement de vacciner un cheval avec un virus atténué par passage chez le chat.

Tandis que les auteurs que je viens de vous citer se servaient de bacilles vivants, d'autres ont cherché à obtenir l'immunisation à l'aide des toxines morveuses.

Babès[3], qui a isolé des cultures une substance à laquelle il a donné le nom de *morvine*, pour la distinguer de la *malléine*, dit que cette substance jouit de propriétés non seulement préventives, mais curatives. Bonome et Vivaldi[4], Semmer[5], n'ont obtenu aucun résultat, ni par la malléine, ni par les injections du sérum d'un cheval réfractaire à la morve.

Vous voyez donc que, malgré tant de recherches, la vaccination antimorveuse est encore aujourd'hui un problème à résoudre.

Rage. — Vous n'ignorez pas, Messieurs, que si l'immortelle découverte de Pasteur nous a fourni le moyen de guérir la rage, il est cependant des cas où le traitement antirabique reste impuissant, les injections ayant été commencées trop tard, trop longtemps après la morsure. C'est que le traitement pastorien, comme le traitement du tétanos, est une médication préventive plutôt que curative, à proprement parler.

Le traitement de Pasteur se rapproche, en effet, des vaccinations par plus d'un côté, et par cela même n'est pas une méthode immédiate, mais une méthode lente, qui a besoin de plusieurs jours pour être complète, efficace. C'est ce qui vous explique que le traitement pastorien, si actif contre la rage en incubation, reste impuissant contre la rage déclarée.

Aussi a-t-on cherché, depuis assez longtemps déjà, un moyen qui permît d'agir vite, instantanément, de lutter contre la rage dont l'incubation peut n'avoir qu'une courte durée (comme c'est le cas pour toute personne mordue au visage) ou même contre la rage déjà déclarée.

La sérothérapie étant la méthode thérapeutique qui ait le mieux réussi contre toute maladie infectieuse en voie d'évolution, il était indiqué qu'on cherchât dans cette voie.

---

1. Finger. — Immunité et phagocytose dans la morve. *Ziegler's Beitræge zur pathologischen Anatomie.* 1889, t. VI.

2. Zakharoff. — Immunisation des chevaux contre la morve. *Annales de l'Institut Pasteur,* 1890.

3. Babès. — *Deutsche med. Wochenschrift,* 1891. *Arch. de méd. expérimentale,* 1889.

4. Bonome et Vivaldi. — *Riforma medica,* 1892.

5. Semmer. — *Arch. des sc. biologiques de Saint-Pétersbourg,* I. n° 5.

Dès 1889, Babès [1], aidé de plusieurs collaborateurs, Lepp, Cerrchez, Talalescu, a fait des recherches sur la sérothérapie antirabique. Tizzoni et ses collaborateurs [2] étudièrent également cette question.

Babès et Lepp avaient constaté, dès le début de leurs expériences, qu'un chien auquel on injecte, pendant six jours de suite, 5 centimètres cubes du sang d'un chien vacciné, devient réfractaire au virus rabique ; ils avaient reconnu qu'il en est de même pour le lapin.

D'autre part, ce sérum serait également curateur ; car, ayant soumis quatre chiens à des morsures rabiques, ils ont traité deux de ces chiens par les injections de sérum : les témoins sont morts en seize et vingt-huit jours, un des chiens traités a survécu, l'autre est mort tardivement.

Fait très intéressant, ce pouvoir peut être vérifié *in vitro*, car si l'on mélange du sang ou du sérum de chien vacciné à du virus rabique, au bout d'un contact de plusieurs heures, ce dernier a perdu son pouvoir pathogène.

Babès a déjà appliqué avec succès cette méthode à des hommes mordus par des loups enragés. Il fait remarquer que, dans les cas graves, il vaut mieux employer comme agent thérapeutique du sang d'homme immunisé; il semble, en effet, que le sang soit d'autant plus actif qu'il provient d'un animal de même espèce : chien pour chien, lapin pour lapin, homme pour homme.

Vous voyez, Messieurs, que ces recherches ont conduit à des résultats très appréciables, ce qui permet d'espérer que la sérothérapie antirabique nous fournira un jour le moyen de remédier à ce que la méthode pastorienne peut avoir d'incomplet, et qu'en plus de la prévention de la rage, nous aurons sa curation.

Tizzoni et Centanni sont arrivés à préparer un sérum dont le pouvoir préventif est de un vingt-cinq millième !

Pneumococcie. — La *pneumococcie* sert en quelque sorte de transition entre les affections dont je viens de vous parler très brièvement (soit parce qu'elles relèvent presque exclusivement de la médecine expéri-

1. Babès et Lepp. — Recherches sur la vaccination antirabique. *Annales de l'Institut Pasteur*, 1889, p. 384.

Babès et Cerrchez. — Expériences sur l'atténuation du virus rabique. *Ibidem*, 1891, p. 625.

Babès et Talalescu. — Etudes sur la rage. *Ibidem*, 1894, p. 434.

Babès. — Sur la transmission des propriétés immunisantes par le sang des animaux immunisés. *Arch. des sciences médicales*, 1896, n°s 1 et 2.

2. Tizzoni et Schwartz. — Il siero di sangue di animali vaccinati contro la rabbia nella immunita e nella cura di quella malattia. *La Riforma medica*, 1891. — La prophylaxie et la guérison de la rage par le sang des animaux vaccinés. *Annales de micrographie*, 1892.

Tizzoni. — Modo di preparare il siero antirabico ad alto potere curativo e metodo di determinare la potenza. *Atti della Reali Acad. delle Scienze del Instit. di Bologna*, 1895. Février.

mentale, soit parce que les recherches dont elles ont été l'objet sont trop récentes ou ont été peu appliquées encore) et d'autres maladies plus importantes par la place qu'elles occupent dans la pathologie humaine, mais dont la sérothérapie n'est point sortie de la période d'essais.

Si on ne peut attribuer aux tentatives de sérothérapie antipneumococcique l'importance des études faites pour la tuberculose, la syphilis, la fièvre typhoïde, il faut reconnaître que, depuis assez longtemps déjà, de nombreux savants avaient cherché le sérum antipneumococcique.

Malgré ces travaux, malgré quelques résultats favorables en apparence, je tiens à vous dire dès maintenant que nous ne possédons pas encore, à l'heure actuelle, le traitement sérothérapique de la pneumococcie.

Tous ceux qui se sont occupés de cette question ont rencontré de grosses difficultés, dont la principale était celle de vacciner les animaux et d'obtenir du sérum en grande quantité.

C'est que la pneumococcie est bien plutôt une infection qu'une intoxication, comme le sont la diphtérie ou le tétanos, et que les toxines pneumococciques ne sont ni très abondantes ni très virulentes. Le pneumocoque est un microbe qui perd rapidement sa virulence, aussi bien dans l'organisme humain que dans les cultures, et je n'ai pas besoin de vous rappeler que, si les crachats d'un pneumonique, au deuxième jour de sa maladie, tuent la souris entre dix-huit à vingt-quatre heures, il n'en est plus de même lorsque la pneumopathie est au septième, huitième ou neuvième jour.

Toutefois, on peut vacciner le lapin, soit à l'aide de virus vivant, atténué ou non, soit à l'aide de cultures filtrées, soit enfin de sang, d'exsudats ou de suc d'organes d'animaux morts d'infection pneumococcique. D'après Mosny[1], ce dernier procédé serait le meilleur.

Foa et Carbone[2], Emmerich et Fawitzky[3], établirent les premiers que l'on pouvait, à l'aide du sérum d'animaux vaccinés, prémunir et même guérir les animaux infectés par le pneumocoque. Deux à quatre gouttes de sérum de lapin vacciné, prélevé le vingt-quatrième jour de l'immunisation, suffisent à prémunir une souris contre l'infection mortelle[4].

---

1. Mosny. — Recherches expérimentales sur la vaccination contre l'infection pneumonique et sur sa guérison. *Arch. de méd. expér.*, 1892, n° 2, p. 195.

Vaccination et guérison de l'infection pneumonique expérimentale et de la pneumonie franche de l'homme. *Arch. de méd. expérim.*, 1893, p. 259.

2. Foa et Carbone. — Immunité contre le pneumocoque. *Gazetta medica di Torino*. XLII, fasc. 15.

3. Emmerich et Fawitzky. — Immunité contre le pneumocoque. *Münchener med. Wochenschrift*, 1891, n° 32.

4. Achalme. — Immunité dans les maladies infectieuses, 1894. — La sérothérapie, 1895.

Tous les expérimentateurs qui se sont occupés de cette question, Krause et Pansini [1], G. et F. Klemperer [2], Janson, Arkharoff [3], Mosny, Issaeff [4], Bunzl-Federn [5], Foa et Scabia [6], sont arrivés au même résultat.

Bien que ces nombreux auteurs n'aient pu se mettre d'accord sur le mode d'action du sérum anti pneumococcique, son pouvoir préventif et curateur ainsi que son innocuité absolue étant établis, on ne tarda pas à l'employer pour le traitement de la pneumonie chez l'homme.

G. et F. Klemperer [7], dans une première série de six cas, injectèrent à chaque malade 6 centimètres cubes de sérum, et constatèrent, six à douze heures après l'injection, un abaissement notable de la température, le ralentissement du pouls, la diminution de la dyspnée. Deux fois, la température tomba rapidement à 37° et se maintint à ce niveau.

Douze autres malades reçurent de 5 à 10 centimètres cubes de sérum de lapin vacciné. Dans cinq cas, la défervescence se produisit peu après ; les sept autres cas furent notablement améliorés.

Foa et Carbone citent un cas de pneumonie qu'ils arrêtèrent, au quatrième jour de son évolution, avec 10 centimètres cubes de sérum, injectés en deux fois.

Foa et Scabia, ayant traité de cette façon dix malades, observèrent huit fois l'apparition de la défervescence, qui se serait produite le soir ou le lendemain d'une première injection de 5 à 7 centimètres cubes de sérum.

Janson [8] a également employé le sérum de lapin vacciné, à la dose de 5 à 27 centimètres cubes, chez dix pneumoniques. Dans neuf cas, l'injection fut suivie d'un abaissement de température, qui, chez cinq malades, précéda de peu la guérison.

---

1. Krause et Pansini. — Influence bactéricide du sérum des animaux vaccinés. *Zeitschrift. f. Hyg.* 1892, t. XI, p. 279.

2. G. et F. Klemperer. — Travaux sur l'immunisation et la guérison dans l'infection pneumococcique. *Berliner klin. Wochenschrift,* 1891, n°s 12, 34 et 35.

3. Arkharoff. — Influence positive du sérum des animaux vaccinés contre le pneumocoque sur le développement et la virulence de ce microorganisme. *Arch. de méd. expérim.*, 1892, n° 4, p. 498.

4. Issaeff. — Immunité acquise contre le pneumocoque. *Ann. de l'Inst. Pasteur,* 1893, p. 260.

5. Bunzl-Federn. — Immunisation et guérison de la pneumonie. *Zeitschrift f. Hyg.*, t. XX, p. 152.

6. Foa et Scabia. — Sur la pneumoprotéine. Communication à l'*Académie de médecine de Turin*, 1892. 27 Mai.

Sur l'immunisation et la guérison de la pneumonie. *Gazetta medica di Torino,* 1892, n°s 13-15.

7. G. et F. Klemperer. — Sur 40 cas de pneumonie. *Berliner klin. Wochenschrift.* 1892. Mai.

8. Janson. — Quelques cas de pneumonie aiguë traités par le sérum immunisant. Communication à la *Soc. de médecine suédoise,* 1892. 15 Mars. Voir : *Centralblatt f. Bakteriol.* 1892, t. XII, n° 1. p. 42.

Audeoud [1] a injecté à deux pneumoniques, non plus du sérum d'animal vacciné, mais du sérum de pneumonique convalescent. Dans le premier cas, la première injection, faite le quatrième jour, fit baisser la température ; la seconde injection amena la défervescence complète au sixième jour. Dans le second cas, la défervescence complète se produisit au cinquième jour, quinze heures après l'injection.

De Renzi [2] a traité, en 1895, dix cas de pneumonie grave à l'aide de sérum d'animaux immunisés. Tous ont guéri : dans un cas, la température est tombée au troisième jour, bien que le malade présentât des symptômes d'hépatisation diffuse du poumon. Cet auteur ajoute que, la même année, il a observé cinq autres cas de pneumonie, qui ne furent pas traités par le sérum : un d'eux s'est terminé par la mort.

La pneumonie n'est pas, vous le savez, la seule affection que puisse engendrer le pneumocoque : il est d'autres manifestations pneumococciques, ordinairement très graves, et parmi lesquelles je vous citerai la méningite. Ces manifestations paraissent être justiciables du même traitement spécifique ; c'est ainsi que Righi [3] a observé un enfant de sept ans atteint de méningite aiguë : l'examen du sang y ayant révélé la présence du pneumocoque, on injecta à cet enfant 1 centimètre cube de sérum provenant d'un convalescent de méningite pneumococcique. L'injection fut faite au cinquième jour et fut suivie d'une telle amélioration, qu'au huitième jour l'enfant était guéri. L'expérimentation permit d'attribuer un rôle important au sérum employé dans la guérison ici obtenue, car elle démontra que ce sérum jouissait de propriétés préventives et curatrices sur la pneumococcie expérimentale du lapin et de la souris.

Plus récemment enfin, Mennes [4] serait arrivé à immuniser des chèvres et des chevaux avec un pneumocoque d'une virulence telle, qu'un cent millionnième de centimètre cube suffit à tuer un lapin, en vingt-quatre heures ! Le sérum des animaux ainsi immunisés jouit de propriétés préventives et curatrices : non seulement il prémunit un lapin contre cent mille fois la dose mortelle, mais il guérit, à la dose de 1 centimètre cube, un lapin antérieurement infecté.

Mennes n'a pas encore appliqué ce sérum au traitement de la pneumococcie humaine.

En présence de tous ces faits, vous comprendrez combien j'avais rai-

1. Audeoud. — Sérothérapie dans la pneumonie. *Rev. médicale de la Suisse romande,* 1893. Février.

2. De Renzi. — Sérothérapie dans la pneumonie. *La Riforma medica,* 1896. Février.

3. Righi. — La sieroterapia nella meningite. *La Riforma medica,* 1894, t. III, p. 566.

4. Mennes. — Communication faite par Denys (de Louvain) au *Congrès de Nancy,* 1896. Août.

çon quand j'écrivais [1], il y a quelque temps, que « les curieux travaux sur l'immunisation contre le pneumocoque nous donnent l'espérance que, demain, nous aurons à opposer aux diverses diplococcies, non seulement une médication vraiment pathogénique, mais encore une thérapeutique spécifique, abortive : demain peut-être, nous pourrons nous vanter, non plus de traiter des pneumoniques, mais de traiter et de guérir vraiment la pneumococcie, où que soit son siège, quelles que soient ses expressions symptomatiques. Ce jour-là, prochain peut-être, le médecin ne commandera à la pneumococcie qu'en lui obéissant, suivant le mot de Bacon ; il arrêtera la pneumonie par les seuls procédés que lui auront suggérés les idées de pathogénie et d'étiologie spécifique dont la connaissance lui aura été donnée par la clinique aidée de la médecine expérimentale ».

Vous voyez, Messieurs, que les résultats obtenus sont encourageants et qu'ils méritaient que je m'y arrêtasse un moment, avant d'aborder l'étude du traitement sérothérapique de maladies plus graves : je veux dire le charbon, le choléra, la fièvre typhoïde, la peste, la syphilis, enfin et surtout la tuberculose.

---

1. L. LANDOUZY. — La pneumococcie. *Traité de médecine et de thérapeutique*, t. I, p. 622, 1895. Avril.

DIX-HUITIÈME LEÇON

SÉROTHÉRAPIE DES MALADIES INFECTIEUSES

— SUITE —

Maladies infectieuses de l'homme : Charbon. — Fièvre typhoïde. — Choléra.

Charbon. — Messieurs, les recherches sur le traitement du charbon remontent déjà à quelques années. Behring [1], à l'époque où il étudiait les propriétés bactéricides du sang de rat blanc, avait constaté que cet animal est réfractaire au charbon ; il injecta alors à des souris des spores charbonneuses mélangées à du sérum de rat, et vit que ces souris ne présentaient aucun accident.

Hankin [2], Ogata et Josuhara [3] contrôlèrent ces expériences et arrivèrent aux mêmes résultats. Ils conclurent à la propriété bactéricide du sérum et entamèrent avec Behring une discussion au sujet de la nature du principe actif contenu dans le sérum.

C'est alors que Roux et Metschnikoff [4], reprenant la question, démontrèrent que, si l'inoculation à la souris du mélange de bacille charbonneux et de sérum de rat blanc reste véritablement sans effet, on ne peut pas dire que ce soit en vertu de l'état naturellement réfractaire du rat vis-à-vis de cette maladie : ils constatèrent en effet que des rats blancs de provenances diverses contractaient un charbon mortel, dans la proportion de 15 sur 17, alors même que leur sérum rendait inactives les spores charbonneuses auxquelles on le mélangeait. On pouvait donc affirmer

1. Behring. — Propriétés bactéricides du sang de rat. *Centralblatt f. klin. Medicin.*, 1888, n° 38, p. 681. — Immunisation par le sérum du rat. *Zeitschrift f. Hygiene*, 1890, t. IX, p. 465.

2. Hankin. — Immunité produite à l'aide d'une albumose isolée d'une culture de bacille du charbon. *British med. Journal*, 1889. 12 Octobre.

3. Josuhara et Ogata. — Nature de la substance microbicide du sang. *Mittheil. der med. Facult. der Kais. Japan. Univers.*, analysé par Lœffler in *Centralblatt f. Bacter.*, 1891, n° 1.

4. Metschnikoff et Roux. — Propriétés bactéricides du sang de rat. *Ann. de l'Institut Pasteur*, 1891, p. 479.

qu'il n'existe aucun rapport entre la propriété préservatrice du sang des rats et leur prétendue immunité contre le charbon.

D'ailleurs, le rat n'est pas le seul animal qu'on ait considéré comme réfractaire au charbon et dont on ait essayé d'employer le sérum comme agent préservatif contre cette maladie ; il en a été de même du chien, de la poule et des animaux à sang froid.

Les recherches d'Enderlen [1], de Petermann [2], de Roudenko [3], de Enriquez et Serafini [4], de Terni [5], ont démontré que, si ces animaux sont réfractaires dans une certaine mesure au charbon, en aucun cas leur sérum n'a présenté la moindre action protectrice pour les animaux sensibles, et qu'il est par suite impossible de l'employer comme agent préventif ou curateur.

Pendant ce temps, on cherchait de part et d'autre à guérir l'infection charbonneuse expérimentale, soit avec des produits de microbes étrangers, soit avec du sérum d'animaux immunisés contre le charbon.

C'est ainsi que Zacharoff [6] expérimenta sur des moutons le liquide testiculaire qui, au dire de Brown-Séquard et de Uspensky, jouit de propriétés préventives contre le charbon. Zacharoff aurait réussi à immuniser 2 fois sur 15 des moutons contre le charbon, avec l'aide du liquide de Brown-Séquard ; mais cette immunité passagère ne durerait qu'environ un mois et demi.

D'autre part, Emmerich [7] aurait réussi à guérir l'infection charbonneuse du lapin, à l'aide du sérum sanguin obtenu en filtrant le sang d'animaux infectés par le streptococcus erysipelatis.

Je passe rapidement sur ces tentatives, pour arriver aux recherches faites avec du sérum d'animaux immunisés contre le charbon.

Sclavo [8], le premier, essaya d'immuniser des animaux et de se servir

---

1. ENDERLEN. — Contrôle des expériences du prof. Ogata. *Münchener med. Wochenschrift*, 1891, n° 18.

2. PETERMANN. — La substance bactéricide du sang du Prof. Ogata. *Ann. de l'Institut Pasteur*, 1891, p. 506. — L'immunité contre le charbon au moyen des albumoses des cultures. *Ann. de l'Institut Pasteur*, 1891, p. 32.

3. ROUDENKO. — Influence du sang de grenouille sur la résistance des souris au charbon. *Ann. de l'Institut Pasteur*, 1891, p. 515.

4. ENRIQUEZ et SERAFINI. — Sur l'action du sang des animaux réfractaires injecté aux animaux sensibles au charbon. *Ann. de l'Institut d'hyg. expérimentale de l'Université de Posen*, 1891, Vol. I, fasc. 2.

5. TERNI. — Le sérum des animaux à sang froid dans l'infection charbonneuse. Communication au *XI° Congrès internat. de médecine de Rome*, 1894.

6. ZACHAROFF. — De l'influence des injections de Brown-Séquard sur l'immunité contre le charbon et la morve. *Wratsch.* 1893, n°s 25 et 26.

7. EMMERICH. — Le traitement du charbon par le sérum d'animaux érysipélateux. *Münchener med. Wochenschrift*, 1894.

8. SCLAVO. — La sérothérapie de la pustule maligne. Communication au *VI° Congrès de la Société italienne de médecine interne à Rome*, 1895. Octobre.

de leur sérum comme agent préventif pour d'autres animaux. Ayant immunisé deux chèvres, il constata que leur sérum jouissait pour le lapin de propriétés non seulement préventives, mais curatrices, car une injection de 5 à 10 centimètres cubes de ce sérum, faite douze heures après l'injection d'une dose de virus charbonneux capable de tuer les animaux témoins en quarante-huit heures, a suffi pour empêcher les animaux infectés de mourir. Un lapin qui avait reçu du sérum, vingt-quatre heures après l'inoculation du charbon, a vécu quatre jours de plus que les témoins.

Les recherches les plus complètes et les plus intéressantes sur ce sujet ont été faites à l'Institut Pasteur, dans le laboratoire de Roux, par E. Marchoux [1].

Cet auteur s'est servi des vaccins employés pour les moutons ; il les a cultivés dans du bouillon de veau peptonisé, et utilisés après vingt-quatre heures seulement de séjour à l'étuve à 35°, alors qu'ils contenaient encore peu de spores.

Il en a inoculé des doses progressivement croissantes à des lapins, en y associant des inoculations fréquentes de sang charbonneux et de cultures en bouillon de vingt-quatre heures. Il se servait d'un charbon virulent tuant un lapin de deux kilos en vingt-quatre heures, à la dose de un quart de centimètre cube. Or, grâce au procédé d'immunisation que je viens de vous décrire, des lapins ont pu supporter impunément, soit des doses quotidiennes de 1 centimètre cube de ce charbon, soit tous les cinq jours des doses progressives, atteignant finalement 20 centimètres cubes.

Après un temps de repos, ces lapins étaient saignés et on recueillait leur sérum ; mais, la quantité ainsi obtenue étant trop faible, il fallut immuniser des moutons. Ceux-ci, d'abord vaccinés d'après la méthode pastorienne, recevaient ensuite sous la peau des doses de charbon virulent de plus en plus fortes.

Il importe ici de faire une distinction entre la vaccination et l'immunisation, car, si un mouton vacciné à la façon ordinaire est tout à fait réfractaire au charbon inoculé, même à dose élevée, le sérum qu'il fournit n'a que des propriétés préventives peu marquées et aucun pouvoir curatif. Pour développer celui-ci, il faut amener l'immunité de l'animal à un degré véritablement excessif, jusqu'à ce qu'il supporte des doses énormes de charbon, qu'il faut renouveler de temps en temps. L'immunité acquise par la vaccination ne ressemble pas du tout à celle que

1. Marchoux. — Sérum anticharbonneux. *Société de biologie*, 1895. 2 Novembre. *Ann. de l'Institut Pasteur*, 1895, p. 785.

procure le sérum anticharbonneux : elle est aussi profonde que celle-ci est superficielle, aussi durable que la seconde est fugace.

C'est au bout de quinze jours à trois semaines que le pouvoir curateur du sérum est le plus marqué.

Les deux sérums de lapin et de mouton jouissent d'un pouvoir préventif; c'est ainsi que 9 centimètres cubes protègent un lapin contre une dose de charbon mortelle pour un animal témoin, entre vingt-quatre et soixante-douze heures. Mais, le sérum du lapin ne possédant qu'un pouvoir curateur insuffisant et difficile à obtenir, Marchoux a donné la préférence au sérum du mouton.

Un de ces animaux, qui avait reçu une dose totale de 1 400 centimètres cubes de cultures virulentes, lui a procuré un sérum dont le pouvoir préventif était de 1/2000e, c'est-à-dire que 1 centimètre cube de sérum protégeait un lapin de 2 kilogrammes contre un quart de centimètre cube de charbon virulent.

Fait très intéressant, aucun des animaux traités par le sérum n'a été vacciné, car tous ont succombé à une inoculation ultérieure de charbon virulent.

En outre, l'inoculation étant plus ou moins grave suivant le point du corps où elle est faite, il faut varier la quantité de sérum nécessaire pour obtenir un résultat positif, suivant le siège de l'infection.

Ces sérums jouissent, en plus de leur pouvoir préventif, d'un pouvoir curateur, mais ce pouvoir est incertain, inégal et variable : il se manifeste chez certains animaux et pas chez d'autres; tout ce que l'on peut dire, c'est que, s'il ne guérit pas tous les animaux infectés, il retarde sensiblement leur mort.

D'ailleurs, le résultat a été variable suivant le temps qui s'est écoulé entre l'infection et l'injection de sérum : lorsque l'injection d'une dose suffisante de sérum suit de près l'inoculation du virus, les lapins ne présentent aucun signe de maladie ; mais ces animaux ne sont pas vaccinés, car, inoculés plus tard, ils meurent du charbon en même temps que les témoins. Lorsque l'intervention est plus tardive, de sept à vingt-quatre heures après l'infection, les animaux ont un commencement de maladie, dont ils se remettent et qui suffit pour leur donner une résistance solide au charbon. Quand enfin l'œdème est déjà développé au moment de l'intervention, celle-ci est presque toujours inutile ; c'est tout au plus si elle retarde un peu la mort de l'animal.

A une date plus récente, Pane et Trapani[1] disent s'être servi avec

---

1. Pane et Trapani. — Sulla sieroterapia nell' infezione carbonchiosa dei conigli. *Rivista clinica e terapeutica*, 1896, n° 3.

quelque succès du sérum de lapins auxquels ils avaient inoculé des doses progressivement croissantes de charbon virulent, ou bien des cultures rendues inactives par le mélange avec le diplobacille salivaire.

Ces résultats, fruits de travaux considérables, pour médiocres qu'ils puissent vous sembler, ne sont point à dédaigner, et ils permettent d'espérer qu'ils portent en germe la sérothérapie de la *pustule maligne*, cette localisation si redoutable de l'infection charbonneuse chez l'homme.

Je n'ai pas besoin de vous rappeler que, si les mesures d'hygiène appliquées au commerce et à la manutention des peaux, et recommandées aux équarrisseurs, ont rendu le charbon humain plus rare qu'autrefois, celui-ci sévit encore trop sévèrement dans certains milieux professionnels, pour que les recherches de sérothérapie anticharbonneuse ne méritent pas d'être poursuivies.

Fièvre typhoïde. — Il ne rentre pas dans mes attributions, Messieurs, de vous parler des caractères morphologiques, microscopiques, biologiques du bacille d'Eberth-Gaffky, de ses propriétés pathogènes, de ses rapports avec le bacterium coli.

Quant à la toxine typhique, elle offre pour nous plus d'intérêt, car elle a joué, comme vous le verrez, un certain rôle dans les tentatives d'immunisation qui ont été faites contre la fièvre typhoïde.

Brieger, Frœnkel, et surtout Sanarelli [1], se sont occupés des produits toxiques du bacille d'Eberth. Ce dernier auteur a constaté que, si la souris et le lapin sont de mauvais réactifs de la toxine typhique, celle-ci détermine au contraire chez le cobaye une affection analogue à la maladie qui résulte de l'inoculation du microbe lui-même : météorisme douloureux, desquamation de la muqueuse intestinale envahie par le bacterium coli, dont la virulence paraît avoir été exaltée par la toxine typhique. De ces intéressantes expériences on peut conclure que la fièvre typhoïde n'est pas une maladie aussi simple qu'on le croyait, et de ces notions pathogéniques découlent des renseignements précieux pour le traitement de la dothiénentérie.

En 1888, Chantemesse et Widal [2] parvinrent à vacciner des souris, en leur injectant de petites doses de bouillon de culture typhique stérilisée par filtration. Ce procédé paraît être préférable à celui de Brieger, Kitasato et Wassermann, qui concentraient des cultures chauffées à 80°

1. Sanarelli. — La fièvre typhoïde expérimentale. *Ann. de l'Institut Pasteur*, 1892, p. 721. — 1893, p. 193. — 1894, p. 353.

2. Chantemesse et Widal. — Vaccination contre la fièvre typhoïde par les substances solubles. *Ann. de l'Institut Pasteur*, 1888, p. 54.

et en extrayaient par l'alcool un principe soi-disant actif, ainsi qu'à celui de Sanarelli, qui stérilisait ses cultures par la chaleur à 120°.

Les travaux de Brieger, Kitasato et Wassermann[1], de Bitter[2], de Bruschettini[3], de Sanarelli, de Chantemesse et Widal[4], démontrèrent que le sérum des animaux vaccinés contre la fièvre typhoïde jouissait de propriétés préventives et curatrices contre cette maladie.

En injectant, soit avant le virus typhique, soit en même temps, un peu de sérum venant d'un animal vacciné, l'infection typhique ne se développe pas. La quantité de sérum nécessaire pour empêcher la maladie varie suivant la façon dont l'injection est faite : si on injecte le virus et le sérum au même point et en même temps, un demi-centimètre cube suffit; si le sérum est injecté avant le virus ou en un autre point, il en faudra davantage pour obtenir le même effet, 2 centimètres cubes environ.

De plus, on peut, à l'aide du sérum, empêcher chez le cobaye, animal très sensible, une infection typhique en voie d'évolution, car si, une heure, deux heures ou même cinq à six heures après l'infection, on injecte au cobaye une certaine quantité de sérum, l'animal survit; ce sérum est donc un agent curateur.

Stern[5], expérimentant avec du sérum sanguin d'hommes ayant eu antérieurement la fièvre typhoïde et pouvant, comme tels, être considérés dans une certaine mesure comme immunisés contre cette maladie, a constaté que ce sérum avait un pouvoir curateur très énergique. Chantemesse et Widal, ayant repris ces expériences, arrivèrent aux mêmes résultats; ils constatèrent, comme Stern, que ce pouvoir diminue au fur et à mesure que l'on s'éloigne de l'infection primitive.

Enfin, fait assez remarquable, le sérum d'individus n'ayant jamais eu la fièvre typhoïde a présenté dans quelques cas un pouvoir antityphique des plus manifestes.

Beumer et Peiper[6], en employant un autre mode d'immunisation, ont également obtenu des résultats favorables. Ils ont immunisé des moutons

1. BRIEGER, KITASATO et WASSERMANN. — Ueber Immunitæt in Giftfestigung. *Zeitschrift f. Hygiene*. 1891, Bd. XII.

2. BITTER. — Ueber Festigung von Versuchsthieren gegen die Toxin der Typhus Bacillen. *Zeitschrift f. Hygiene*, 1892, T. XII, 3e liv.

3. BRUSCHETTINI. — Sulla immunita contro il tifo. *La Riforma medica*, 1892, n° 18.

4. CHANTEMESSE et WIDAL. — Étude expérimentale sur l'exaltation, l'immunisation et la thérapeutique de l'infection typhique. *Ann. de l'Institut Pasteur*, 1892, p. 755.

5. STERN. — Recherches sur les propriétés du sérum sanguin pendant et après la fièvre typhoïde. *Deutsche med. Wochenschrift*, 1892, p. 827.

6. BEUMER et PEIPER. — Sur l'action antitoxique préventive et curative du sérum de mouton contre la toxine typhique. *Zeitschrift f. klin. Medicin*. Bd. XXVIII, nos 3 et 4, 1895.

à l'aide de cultures typhiques stérilisées par la chaleur à 55-60° pendant une heure; ces moutons ont donné un sérum remarquablement actif; une goutte et demie a suffi pour immuniser une souris contre la dose mortelle ; un cobaye de 100 grammes a été prémuni contre 4 fois la dose mortelle avec $0^{cc},07$.

Quant à son action curatrice, elle n'a pas été moins nette, car le sérum a enrayé l'infection typhique du cobaye même au bout de quatre heures, résultat très remarquable, si l'on réfléchit que la fièvre typhoïde expérimentale est en pleine évolution au bout de une à deux heures, et se termine généralement par la mort en douze à vingt-quatre heures.

Enfin, Lœffler et Abel[1] ont immunisé des chèvres contre le bacille typhique et le colibacille, et se sont servis avec succès de leur sérum pour prévenir les infections typhique et colibacillaire expérimentales.

Vous voyez, Messieurs, que les résultats obtenus dans le laboratoire étaient assez remarquables pour qu'on eût envie d'appliquer cette nouvelle thérapeutique à la fièvre typhoïde de l'homme.

Cependant, les tentatives de Chantemesse et Widal en 1892 et 1893 furent infructueuses.

Tenant compte du rôle joué dans la fièvre typhoïde expérimentale par le bacterium coli, certains auteurs ont essayé d'employer comme agent thérapeutique ce microbe et ses produits, soit seul, soit associé à d'autres agents. C'est ainsi que Demel et Orlandi[2] auraient obtenu quelques résultats avec du sérum provenant d'animaux vaccinés contre le bacterium coli.

Presser[3] a traité deux séries de sept malades, l'une par des extraits de culture de bacille typhique sur bouillon de thymus, l'autre par des extraits de culture de bacille pyocyanique. La dose variait de un demi-centimètre cube à 6 centimètres cubes. Les résultats obtenus furent médiocres. Dans la première série, la température parut quelquefois être influencée par les injections et la défervescence se fit assez rapidement ; mais, dans la plupart des cas, l'état des malades fut plutôt aggravé. Dans la seconde série, la fièvre continue se transforma quelquefois en fièvre rémittente, mais la marche de la maladie ne parut pas modifiée.

---

1. Lœffler et Abel. — Immunisation contre le bacille typhique et le colibacille. *Centralbl. f. Bact. u. Parasitenkunde*, 1896, p. 51.

2. Demel et Orlandi. — Sérothérapie dans la fièvre typhoïde à l'aide du sérum d'animaux immunisés contre le bacterium coli. *Congrès de médecine de Rome*, 1894. Mars.

3. Presser. — Du traitement de la fièvre typhoïde par les cultures de bacille typhique et de bacille pyocyanique. *Zeitschrift f. Heilkunde*, 1895, vol. XVI.

Rumpf[1] s'est également servi de cultures stérilisées de bacille pyocyanique pour traiter 65 cas de fièvre typhoïde. Dans 20 p. 100 des cas l'influence du traitement fut nulle, chez les autres malades l'action spécifique se traduisit par une élévation de température, suivie, le deuxième ou le troisième jour, d'une petite défervescence ; à la suite d'un certain nombre de rémissions semblables, la température arrivait progressivement à la normale. Quand il se produisait une poussée fébrile subintrante, une nouvelle injection suffisait à la faire disparaître.

Comme vous le voyez, ces procédés s'éloignent de la méthode sérothérapique. Dans les tentatives de Presser et de Rumpf, il ne s'agit plus de sérothérapie, mais de *bactériothérapie* et de *toxinothérapie ;* pourtant, le mécanisme par lequel ces injections de cultures agissent sur la fièvre typhoïde paraît être exactement le même que celui des injections de sérum typhique proprement dites. En effet, les recherches de Rumpf lui ont démontré que les cultures du bacille pyocyanique n'agissent pas en vertu d'un pouvoir spécifique antagoniste contre le bacille typhique, mais simplement en excitant les moyens naturels de défense de l'organisme.

Il semblerait que ces faits rentrent dans la catégorie de beaucoup d'analogues, sur lesquels j'appellerai votre attention quand je ferai l'histoire des sérums artificiels dans la thérapeutique des maladies infectieuses et toxiques ; je vous montrerai alors qu'une part de l'action thérapeutique des sérums artificiels est attribuable au rôle que ces sérums jouent comme excitants de la phagocytose.

Avec Klemperer et Lévy[2], nous revenons à la sérothérapie éberthienne proprement dite, en ce sens que ces auteurs cherchèrent à fabriquer un véritable sérum antityphique. Pour cela, ils s'adressèrent au chien, dont l'immunité naturelle contre le bacille typhique paraît être très élevée, immunité qu'ils augmentèrent par des injections intrapéritonéales de cultures virulentes non modifiées. Les expériences qu'ils firent ensuite sur le cobaye et la souris leur démontrèrent que le sérum de chien ainsi traité pouvait, non seulement immuniser contre l'infection typhique, mais encore amener la guérison, quand on l'injecte un certain temps après l'infection.

Forts de ces résultats, et ayant constaté sur eux-mêmes que leur sérum était parfaitement inoffensif pour l'homme, ils traitèrent cinq typhiques par les injections de sérum de chien (tous ces malades se trouvaient dans le cours du premier septenaire) : dans les cinq cas, la dothiénenté-

1. Rumpf. — Sur le traitement de la fièvre typhoïde à l'aide de cultures stérilisées de bacille pyocyanique. Communication au *XIIIe Congrès de médecine int., Münich,* 1895. Avril.

2. Klemperer et Lévy. — Sur la sérothérapie de la fièvre typhoïde. *Berliner klin. Wochenschrift,* 1895, p. 601.

rie fut bénigne. Y eut-il là une simple coïncidence, ou peut-on affirmer que le sérum y fut pour quelque chose ? Tout ce que l'on peut dire, c'est que le sérum n'a pas entraîné d'accidents, qu'il n'a pas arrêté la maladie, mais qu'il en a peut-être diminué la longueur et la gravité.

Funck[1] a fait des tentatives d'immunisation chez la chèvre et le cheval, en leur inoculant des doses graduellement plus fortes d'un liquide obtenu de la façon suivante : des ballons de 2 litres, contenant un litre de bouillon de bœuf peptonisé et exactement neutralisé, sont ensemencés avec une culture très virulente de bacille typhique ; après un séjour d'un mois ou de six semaines à l'étuve à 37°, le liquide obtenu est examiné au microscope pour vérifier sa pureté, et on l'additionne de 0,5 p. 100 de phénol.

Par conséquent, Funck emploie des cultures tuées par l'acide phénique, à l'inverse de Pfeiffer et Kolle[2] qui recommandent l'emploi de cultures vivantes. Funck a, par ce procédé, obtenu un sérum spécifique dont il a pu estimer le titre au millième (sérum de cheval). A l'aide de ce sérum il a pu prémunir des cobayes contre l'injection des doses mortelles de cultures typhiques tuées par l'addition, soit de chloroforme, soit de phénol.

D'autre part, il a constaté que son sérum jouit de propriétés curatives. En effet, si on l'injecte au cobaye une heure après l'infection typhique, il suffit de doses assez minimes de sérum pour préserver celui-ci de la mort. Deux heures après l'injection du sérum, l'examen microscopique démontre la disparition complète des bactéries du péritoine. Bien plus, le sérum est actif trois heures même après l'infection.

Malgré les résultats positifs qu'il a obtenus au laboratoire, Funck ne s'est pas encore cru autorisé à appliquer son sérum au traitement de la fièvre typhoïde humaine.

Chantemesse[3] a réussi à immuniser des chevaux contre un virus typhique d'une puissance telle, qu'une culture de douze heures tue un cobaye en six heures, à une dose inférieure à 1/100 de centimètre cube. Il a ainsi obtenu un sérum dont la puissance préventive est telle, qu'un cinquième de goutte, inoculé vingt-quatre heures d'avance à un cobaye, le protège efficacement contre la dose de virus typhique mortelle pour les animaux témoins.

Ce sérum ne déterminant aucun accident chez l'homme sain, Chantemesse s'en est servi, à l'exclusion de toute autre thérapeutique, pour traiter trois cas de fièvre typhoïde confirmée par l'examen bactério-

1. Funck. — La sérothérapie de la fièvre typhoïde. Etude expérimentale. Bruxelles, 1896.

2. Pfeiffer et W. Kolle. — Ueber die specif. Immunitätzreaction des Typhusbacillus. *Zeitschrift f. Hygiene*, Bd. XXI, 2.

3. Chantemesse. — Diagnostic précoce de la fièvre typhoïde par l'examen bactériologique des garde-robes. *Soc. de Biologie*, 1896. 22 Février. *Bulletin médical*, 1896. 23 Février.

logique des garde-robes. Les deux premiers cas étaient d'intensité moyenne, l'un au huitième jour, l'autre au douzième jour; le troisième cas était très grave : il s'agissait d'une dothiénentérie à forme ataxique et délirante. Chez ce dernier malade le sérum a amené la disparition du délire, le jour même de l'injection.

Dans les trois cas, la température a baissé progressivement chaque jour : la maladie s'est comportée comme une fièvre typhoïde abortive, et, sept jours après le début du traitement, les malades étaient rendus à l'apyrexie et à la santé.

Ces résultats sont très importants, très suggestifs, et méritent, comme vous le voyez, d'être signalés, bien qu'ils soient encore trop peu nombreux pour qu'on puisse affirmer que nous détenons la cure sérothérapique de la fièvre typhoïde.

Choléra. — Vous avez dû remarquer, Messieurs, que, dans toutes les affections que je viens de passer en revue, les tentatives de sérothérapie étaient restées en quelque sorte à l'état embryonnaire, ayant donné encore plus d'espérances que de succès éprouvés.

Je serai obligé de vous en dire autant d'une affection qui, pour être rare dans nos régions, n'en sévit pas moins endémiquement avec violence dans certains pays, notamment dans l'Inde, son berceau, dont elle franchit trop souvent encore les frontières pour venir jusque chez nous exercer ses ravages, je veux dire le choléra, qui en ce moment même règne sévèrement en Egypte, particulièrement au Caire.

Si, grâce aux mesures prophylactiques, à la police sanitaire, au système des quarantaines (dont les pratiques de désinfection, faites à bord des navires venant des points contaminés, ont fort heureusement abrégé la durée), le choléra ne fait plus en Europe que de rares et courtes apparitions, il n'en reste pas moins à l'état endémique dans le bassin du Gange, berceau de toutes les épidémies dont les Annales de la médecine nous rapportent l'histoire. C'est là ce qui explique l'immense intérêt qui s'attache aux recherches dont le traitement du choléra a été l'objet jusqu'à ce jour.

Si, comme je vous le disais, ces recherches n'ont encore donné que des résultats fort incomplets, cela tient à différentes causes. Le choléra est une affection essentiellement polymorphe, si je puis m'exprimer ainsi, tantôt grave, tantôt bénigne, et dont la léthalité varie dans des proportions considérables.

Après la découverte de Koch, tout le monde s'accorda à en reconnaître le bacille virgule comme l'agent causal. Mais, les recherches bactériologiques faites au cours de différentes épidémies montrèrent que les caractères assignés par Koch à son bacille sont loin d'être constants : chaque épidémie, chaque foyer de choléra paraissait avoir son bacille virgule propre et distinct des autres par quelque caractère ; aussi, en vint-on à se demander si le bacille de Koch était bien l'agent spécifique du choléra?

En outre, quand on voulut reproduire expérimentalement le choléra chez l'animal par l'injection intrapéritonéale de cultures cholériques, on détermina une affection mortelle, décrite sous le nom de *péritonite cholérique*, ne ressemblant en rien au choléra humain. Tandis que, dans le choléra humain, il s'agit d'une véritable intoxication, — le bacille restant exclusivement dans le tube intestinal où il sécrète ses produits toxiques qui diffusent ensuite dans l'organisme, semblant agir comme le bacille diphtéritique et le bacille tétanique qui restent, l'un sur l'amygdale, l'autre dans la plaie, — dans la péritonite cholérique du cobaye, le microbe pullule dans l'épaisseur des tissus et agit bien plus par lui-même que par ses produits solubles. Il se produit donc, chez le cobaye, non plus une intoxication, mais une maladie à la fois infectieuse, microbienne et toxique. Aussi, les tentatives d'immunisation des animaux, faites pour donner à leur sérum sanguin des propriétés thérapeutiques, ont-elles rencontré de grandes difficultés.

D'autre part, il faut remarquer que le choléra est une affection essentiellement épidémique, à l'inverse des maladies telles que la diphtérie, le tétanos, la streptococcie, qui, si elles affectent quelquefois le caractère épidémique, n'en sont pas moins le plus souvent sporadiques.

Dès lors, étant donné que, d'une part, la sérothérapie confère une immunité immédiate mais passagère ; que, d'autre part, le choléra est une infection dont l'évolution n'est pas limitée, et dont l'incubation dure un certain temps, il y a lieu de se demander si, dans la lutte contre le choléra, on ne devrait pas chercher à atteindre deux buts : conférer d'abord à l'individu une immunité solide et durable, analogue à celle que le vaccin confère contre la variole ; obtenir la guérison de ceux qui, n'ayant pas été vaccinés, ou ayant laissé passer le terme de leur immunité, auraient contracté le choléra ? Autrement dit, ne devrait-on pas tout d'abord vacciner tout individu susceptible par son habitat de contracter le choléra, quitte à traiter ensuite directement tout cas de choléra dont la vaccination n'aurait pu empêcher l'éclosion ? Par conséquent : recourir à la vaccination d'une part, à la sérothérapie d'autre part.

A ce sujet, Messieurs, je tiens à bien vous montrer la différence qu'il y a entre la vaccination et la sérothérapie, différence qui réside aussi bien dans le procédé mis en œuvre, que dans les résultats auxquels il conduit.

La vaccination consiste à prémunir un individu ou un animal contre telle ou telle maladie infectieuse ; plusieurs moyens permettent d'atteindre ce but.

Un premier procédé se propose de conférer à l'individu qu'on veut immuniser la maladie contre laquelle on cherche à le prémunir, mais à un degré très atténué, de telle sorte qu'il résistera à une atteinte grave de la même maladie. Il repose sur une observation très ancienne. On avait remarqué que certains individus atteints, à un degré très léger, par la variole ou le choléra, étaient ensuite mis, pour un temps souvent très long, à l'abri de ces deux maladies, même au milieu des épidémies les plus graves ; pareille constatation avait été faite par les meilleurs observateurs, pour la peste, lors des fameuses épidémies qui, au siècle dernier, ravagèrent le sud de la France et le midi de l'Europe. Partant alors de l'interprétation fausse d'un fait exact, on eut l'idée d'inoculer à des individus sains les éléments contagieux d'une variole bénigne par exemple, c'est le procédé de la *variolisation* dont je vous ai parlé déjà ; de même, aux Indes, on vit des individus sains se mettre en contact avec des gens atteints d'un choléra bénin, pour contracter eux-mêmes ce choléra bénin, et être immunisés plus tard contre les risques d'un choléra grave. C'est sur cette idée que reposait la méthode que Ferran essaya en Espagne, en 1884-1885, dans le traitement du choléra [1].

Ce procédé, qui se rapproche de la bactériothérapie, donna des résultats le plus souvent si désastreux, que l'on fut obligé d'y renoncer, et que, dans quelques cas, les Gouvernements furent dans la nécessité d'intervenir pour interdire des pratiques, qui, outre qu'elles ne démontraient pas leurs avantages thérapeutiques, avaient l'inconvénient de faire naître et d'entretenir des foyers de choléra, là où peut-être il n'aurait point apparu spontanément. Ce fut le cas pour le Gouvernement espagnol, lorsqu'il y a dix ans environ la péninsule eut à subir une épidémie sérieuse.

Il ne pouvait, d'ailleurs, en être autrement en matière de choléra qu'il en avait été autrefois en matière de variolisation, car, si le fait est exact qu'une atteinte légère de variole confère l'immunité contre une variole grave, il faut se rappeler que la gravité de la variole varie, à égalité de graine, d'individu à individu, et qu'en empruntant à un malade atteint d'une variole légère les éléments contagieux de sa maladie pour les inoculer à un autre individu, on risque de donner à ce dernier une variole très grave, mortelle même ; et c'est là ce qui est fréquemment arrivé,

1. FERRAN. — Le choléra. La vaccination cholérique, les délégations scientifiques en Espagne Paris, 1885 (*Georges Carré et C. Naud, éditeurs*).

comme je vous l'ai déjà dit quand, dans une de mes précédentes leçons, je me suis quelque peu étendu sur la question si intéressante de la variolisation.

Un autre procédé de vaccination est celui de Jenner, qui consiste à emprunter soit à la génisse, soit à l'homme, les éléments d'une maladie bénigne, le cow-pox, la vaccine, maladie différente de la variole, mais capable cependant d'immuniser pour un temps fort long contre cette dernière maladie. Vous savez les résultats que cette géniale découverte a donnés ; je n'insiste pas, d'autant qu'à propos de la variolisation je vous ai brièvement refait l'histoire de la vaccine jennérienne, celle-ci rentrant logiquement dans le cadre de ces leçons de thérapeutique doctrinale préventive et curatrice.

Enfin, un dernier procédé d'immunisation, de vaccination, est celui que l'on emploie actuellement dans les laboratoires pour immuniser des animaux au sérum sanguin desquels on veut donner des propriétés thérapeutiques contre telle ou telle maladie ; je vous en ai parlé longuement à propos du tétanos, de la diphtérie, de la streptococcie, je n'y reviens pas ; vous savez maintenant ce qu'est la vaccination.

Que si, Messieurs, vous envisagez au contraire, dans sa méthode et ses moyens, la nature de la sérothérapie, vous verrez qu'elle consiste à emprunter à un animal immunisé contre telle ou telle maladie son sérum sanguin, comme agent curateur ou préventif.

La vaccination est un procédé lent, dont les résultats ne sont pas immédiats, qui confère une immunité solide et durable, mais qui ne guérit pas une maladie en voie d'évolution ; s'il me fallait vous en donner des preuves, je n'aurais qu'à évoquer les cas assez fréquents de variole qui, en temps d'épidémie, alors qu'on se remet à vacciner, se développent trois, quatre, six jours après la vaccination ; je n'aurais qu'à vous rappeler les cas de malades qui ont vu évoluer en même temps et leur vaccine et leur variole.

La sérothérapie est, au contraire, un procédé rapide, qui confère instantanément une immunité parfaite, mais d'ordinaire de courte durée, et qui permet en outre d'enrayer une maladie déjà déclarée et de la guérir.

Si je prends l'exemple du choléra, la vaccination anticholérique permettrait de conférer l'immunité à une grande masse d'individus, que leur genre de vie, leur habitat, exposent constamment à contracter le choléra : tels les Hindous ; la sérothérapie, au contraire, permettrait de guérir un cholérique et de conférer une immunité passagère aux personnes en contact immédiat avec ce malade, et exposées, comme telles, à contracter le choléra pendant toute la durée de la maladie ; dans l'espèce, elle agirait comme le fait la sérothérapie antidiphtéritique, le type du genre, puisque ses effets, je vous l'ai assez répété, sont aussi merveilleusement curatifs que préventifs.

J'espère que, grâce à cette parenthèse un peu longue, mais nécessaire à mon avis, vous comprendrez maintenant la différence qu'il y a entre la *vaccination* et la *cure sérothérapique* d'une maladie. Vous allez voir que cette distinction était importante à établir, pour saisir la valeur des recherches faites en vue de trouver le traitement du choléra.

Certains auteurs, partant de ce fait, sur lequel j'ai déjà insisté, que le choléra est une affection essentiellement épidémique, se sont dit qu'il était préférable d'aller attaquer le choléra dans son berceau même et d'y étouffer la maladie, en empêchant les habitants de ces régions d'être atteints, c'est-à-dire en les vaccinant, et de faire pour le choléra dans les Indes ce que l'on fait en Europe pour la variole.

Je rappellerai pour mémoire les tentatives de Jaime Ferran en Espagne, en 1885. A une époque plus récente, Haffkine paraît être arrivé à des résultats qui méritent d'être pris en considération[1]. Cet expérimentateur a réussi à obtenir deux virus cholériques, l'un très exalté, l'autre très atténué.

Pour préparer le virus exalté, il commence par inoculer dans la cavité péritonéale d'un cobaye un virus cholérique d'une certaine activité : l'animal meurt avec un épanchement riche en microbes. Cet épanchement est recueilli, exposé à l'air à la température ordinaire, pendant quelques heures, puis inoculé à d'autres animaux. Après une série de trente passages, la virulence de cette culture est devenue vingt fois plus forte qu'elle n'était au début, si bien qu'elle tue les cobayes et les lapins à des doses primitivement inoffensives.

Le virus atténué est obtenu en ajoutant de l'acide phénique aux cultures cholériques, ou en cultivant le vibrion à la température de 39° dans un courant d'air continu. Ce virus atténué ne produit pas d'accidents quand on l'inocule sous la peau ; or, tout animal qui a reçu du virus atténué, devient insensible au virus exalté, qui ne produit même plus de nécrose locale des tissus, si on l'introduit sous la peau. Bien plus, tout animal qui a reçu successivement du sérum atténué et du virus exalté, est immunisé contre toute infection cholérique.

En présence de ces résultats, Haffkine, dont les recherches avaient été confirmées par celles d'autres auteurs, parmi lesquels je vous citerai

---

1. Haffkine. — Vaccination contre le choléra. *Société de Biologie,* 1892. 9 Juillet. — Inoculations against cholera in India. *British medical Journal,* 1895. 21 Septembre, p. 727 et 735. — A lecture on vaccination against cholera. *British medical Journal,* 1895. 21 Décembre, p. 1541.

Jawein [1], Tamamcheff [2], se proposa d'appliquer sa méthode à la vaccination de l'homme.

Après une période d'hésitation pendant laquelle Haffkine eut de la peine à faire adopter la mise en pratique de sa méthode, il partit aux Indes anglaises, et, avec l'aide du Gouvernement britannique, il put se livrer à la vaccination en masse des habitants de ces contrées, indigènes et étrangers.

A Calcutta il avait, en Juillet 1895, inoculé 4 397 personnes. Dans un grand nombre de maisons, certains habitants se laissèrent vacciner alors que d'autres s'y refusèrent énergiquement; on put ainsi, quand ces habitations devinrent le siège d'une épidémie, établir une comparaison entre les inoculés et les non inoculés : 36 maisons donnèrent un total de 521 habitants, sur lesquels 181 furent vaccinés et 340 ne le furent pas. Parmi ces derniers, il y eut 45 cas de choléra avec 36 morts, soit 11,64 pour 100 ; parmi les inoculés, il y eut 4 cas avec 4 morts, soit 2,2 pour 100. Ces quatre malades n'avaient subi qu'une inoculation, et trois contractèrent le choléra de un à quatre jours après la première inoculation, avant que l'action protectrice du vaccin ait eu le temps de se faire sentir.

Je vous ferai remarquer, Messieurs, que ce fait n'a rien qui doive vous étonner. Si vous vous rappelez ce que je vous ai dit tout à l'heure de la vaccination comparée à la sérothérapie, vous comprendrez que, de même qu'un individu que vous avez vacciné aujourd'hui peut demain contracter une variole grave, la vaccination jennérienne demandant une quinzaine de jours pour être parfaitement effective, de même un individu peut contracter le choléra pendant le temps nécessaire à sa parfaite vaccination contre cette maladie.

La vaccination anticholérique doit comporter en effet deux injections séparées par un intervalle de cinq jours : la première est faite avec un vaccin faible, la seconde avec un vaccin plus fort; il faut alors cinq jours encore pour que la vaccination soit réalisée.

Les résultats obtenus avant et après huit jours sont très différents, comme l'indique le tableau suivant :

Pendant les huit premiers jours.

	Nombre.	Choléra.	Pourcentage.	Morts.	Pourcentage.
Non inoculés. . .	75	6	8.00	4	5.33
Inoculés	52	3	5.77	3	5.77

1. Jawein. — Observations sur les cobayes immunisés par les vaccins anticholériques vivants. *Ann. de l'Institut Pasteur,* 1882, p. 700.

2. Tamamcheff. — Expériences sur les vaccins phéniqués de Haffkine. *Ann. de l'Institut Pasteur,* 1892, p. 713.

Après huit jours.

	Nombre.	Choléra.	Pourcentage.	Morts.	Pourcentage.
Non inoculés. . .	265	39	14.72	35	13.21
Inoculés	140	1	0.71	1	0.71

Haffkine, dans sa dernière communication de Décembre 1895, dit avoir renoncé à l'emploi des vaccins phéniqués ; aux Indes, il ne s'est servi que de virus vivants. Il ajoute que, du mois d'Avril 1893 à Août 1895, il a vacciné 42 179 personnes, sans que la vaccination ait jamais déterminé aucun accident.

Vous voyez donc que la vaccination contre le choléra a donné des résultats appréciables ; elle présente néanmoins cet inconvénient inhérent à toute vaccination, qu'elle exige, pour être parfaite, un certain nombre de jours, pendant lesquels le vacciné reste exposé à contracter la maladie. Haffkine pense pouvoir remédier à cet inconvénient le jour où, en possession d'un sérum anticholérique, il pourra joindre la sérothérapie à la vaccination, et donner au vacciné, à l'aide du sérum, le moyen d'éviter l'infection cholérique pendant le temps nécessaire à la vaccination. Malheureusement, le sérum anticholérique n'est pas encore trouvé.

Je vous ai dit, Messieurs, que l'inoculation du choléra humain au cobaye détermine une maladie tout à fait différente, la péritonite cholérique ; le sérum des cobayes immunisés contre la péritonite cholérique a des propriétés préventives et curatrices contre cette maladie, mais n'en a pas contre le choléra intestinal. C'est là un fait que Pfeiffer et Issaeff[1] avaient voulu à tort exploiter comme moyen de diagnostic bactériologique du vibrion cholérique. D'ailleurs, le sérum de certains animaux, la poule par exemple, le sérum de certaines personnes n'ayant jamais eu le choléra, jouissent naturellement de propriétés préventives contre la péritonite cholérique du cobaye. C'est à Klemperer que l'on doit d'avoir découvert que le sang de la moitié des hommes jouit de propriétés anticholériques ; Metschnikoff et Lazarus confirmèrent ce fait.

L'immunité naturelle de certains individus est assez difficile à expliquer, et l'on ne peut l'attribuer ni à une atteinte antérieure de l'infection cholérique, ni à ce fait que, buvant des eaux renfermant le germe du choléra, ces individus se sont lentement immunisés. C'est ainsi que, fait très

1. Pfeiffer et Issaeff. — Sur l'immunité cholérique par le sérum. *Zeitschrift f. Hygiene*, 1894, t. LXVI, p. 283. *Deutsche med. Wochenschrift*, 1893, n° 13.

2. Issaeff. — Etude sur le sérum préventif contre le choléra. *Zeitschrift f. Hygiene*, 1894, t. XVIII, p. 370.

curieux, les habitants de Versailles et de Lyon semblent à l'abri du choléra ; cela ne tient pas à ce que l'eau de ces deux villes est plus pure qu'en d'autres lieux, car Sanarelli a trouvé dans les eaux de Versailles des vibrions typiques : d'autre part, on ne saurait dire que les habitants de ces deux villes se soient progressivement immunisés en buvant des eaux contaminées, car, en examinant le sang de sept Versaillais et de dix Lyonnais, Metschnikoff a constaté qu'il est moins souvent préservatif que le sang d'individus vivant en d'autres contrées. Ce n'est là, d'ailleurs, qu'un exemple, en passant, des mille et une difficultés que l'on rencontre, quand on veut essayer de résoudre l'obscur problème de l'immunité.

Les quelques tentatives de sérothérapie anticholérique faites jusqu'ici ne sont qu'encourageantes, rien de plus.

Je vous citerai celle de Freymuth [1], qui traita trois cholériques par des injections de sérum sanguin emprunté à des malades convalescents du choléra : l'un des malades mourut; les deux autres guérirent, sans que l'on puisse attribuer leur guérison à l'action du sérum.

Pawlowsky et Buchstab [2], ayant immunisé des lapins et des cobayes et leur ayant pris du sérum, disent avoir, avec ce sérum, conféré l'immunité à des animaux de même espèce.

Ransom [3] dit avoir isolé des cultures cholériques stérilisées une toxine solide, jouissant des mêmes propriétés pathogènes que le vibrion et ses cultures ; il aurait réussi à immuniser des cobayes, des moutons et des chèvres, contre le virus cholérique, à l'aide d'injections de vibrions cholériques, de cultures filtrées ou enfin de solutions de toxine. Il aurait enfin constaté expérimentalement que le sérum de ces animaux immunisés jouit de propriétés préventives et curatrices contre l'infection cholérique, mais il n'a pas encore appliqué ce sérum au traitement du choléra humain.

Toutes ces recherches, et d'autres encore, sur lesquelles je ne m'arrête pas, n'auront pas seulement servi à fournir d'heureuses étapes sur la route de la sérothérapie anti-cholérique ; elles auront permis encore de fixer quelques points obscurs de l'histoire du choléra et d'éclairer sa pathogénie.

Le choléra est-il simplement un empoisonnement aigu, causé par l'absorption d'une substance spéciale, élaborée dans l'intestin par le bacille virgule de Koch ? Les choses se passent-elles là comme dans la diphtérie ou le tétanos ? Le véritable poison cholérique adhère-t-il au corps des

1. Freymuth. — Trois cas de choléra traités par le sérum humain. *Deutsche med. Wochenschrift*, 1893, n° 43.

2. Pawlowsky et Buchstab. — *Deutsche med. Woch.*, 1894.

3. Ransom. — Toxine et antitoxine cholériques. *Deutsche med. Wochenschrift*, 1895. 18 Juillet.

vibrions, d'où il ne diffuserait qu'après la mort de ceux-ci, comme le pense Pfeiffer ?

D'après Behring et Ransom, il n'est pas nécessaire que le bacille virgule ait péri pour devenir toxique ; il existe un poison soluble sécrété par le microbe et diffusible de son vivant. Les recherches récentes de Metschnikoff, Roux et Taurelli-Salimbeni [1] démontrent le bien fondé de cette dernière assertion.

Ces auteurs introduisent dans la cavité péritonéale d'un cobaye un sac de collodion stérilisé, renfermant une solution de peptone ensemencée avec du vibrion cholérique virulent; un second cobaye reçoit un sac de collodion renfermant une solution de peptone mélangée de culture de vibrions morts ; un troisième cobaye reçoit enfin un sac de collodion ne renfermant que du bouillon stérile. Tandis que le troisième cobaye reste sain, que le deuxième ne présente qu'une légère hyperthermie avec un peu d'amaigrissement, le premier meurt au bout de trois ou cinq jours, avec tous les symptômes de l'empoisonnement cholérique. Aucun de ses organes ne renfermant de vibrions, cette expérience aussi ingénieuse qu'importante (importante pour l'histoire générale des toxines microbiennes) démontre bien l'existence d'un poison cholérique soluble.

Pour se procurer cette toxine *in vitro*, les mêmes auteurs ont commencé par exalter la virulence du vibrion cholérique, soit en employant les passages successifs par le péritoine des cobayes, soit en alternant les passages par le péritoine avec les cultures en sac. Ce vibrion exalté est ensemencé sur une solution de peptone à 2 pour 100, additionnée de 2 pour 100 de gélatine et de 1 pour 100 de sel marin. La culture atteint son maximum de toxicité du troisième au quatrième jour ; à ce moment, on la filtre et on obtient une toxine qui tue sûrement un cobaye de 100 grammes, en seize ou vingt-quatre heures, à la dose de un tiers de centimètre cube.

Parmi les cobayes qui ont reçu dans la cavité abdominale un sac de collodion renfermant une culture virulente, il en est qui ont survécu, ce qui tient à ce que l'épaisseur, la perméabilité des parois du sac, ne laissaient diffuser qu'une faible quantité de toxine à la fois. Or, si à un de ces cobayes on injecte une dose de toxine cholérique sûrement mortelle pour un cobaye neuf de même poids, on constate qu'il survit. Au fur et à mesure qu'on renouvelle ces tentatives, on augmente sa résistance ; de plus, son sérum jouit de propriétés antitoxiques, car si on additionne la dose mortelle de toxine cholérique de 1 centimètre cube

1. Metschnikoff, Roux et Taurelli-Salimbeni. — Toxine et antitoxine cholériques. *Ann. de l'Institut Pasteur*, 1896, p. 257.

de ce sérum, on constate qu'elle est sans action sur un jeune cobaye.

Etant donné ce fait, Roux, Metschnikoff et Taurelli-Salimbeni ont tenté d'immuniser, par la méthode ordinaire, des lapins, des chèvres et des chevaux. Ils ont ainsi obtenu un sérum à la fois curateur et préventif.

En effet, ce sérum prévient le choléra intestinal des jeunes lapins : sur 27 lapins traités, 15 ont survécu, tandis que, sur 37 témoins, 6 seulement n'ont pas pris le choléra. En outre, si l'on injecte le sérum en même temps que le virus est ingéré, son action est encore efficace : sur 18 lapins traités, 10 sont morts, tandis que, sur 21 non traités, 16 meurent.

Quant aux tentatives de traitement pratiquées après le début de la diarrhée, ou même vingt-quatre heures après l'ingestion des vibrions, alors que les lapins ne manifestent encore aucun signe de maladie, elles ont échoué.

En somme, on peut dire que Metschnikoff, Roux et Taurelli-Salimbeni ont obtenu un sérum anticholérique qui empêche incontestablement le choléra intestinal des jeunes lapins ; mais, reste à savoir quel résultat on obtiendra quand de l'expérimentation on passera à la thérapeutique du choléra humain.

Vous voyez donc, Messieurs, qu'à cette heure, si la vaccination anticholérique paraît, grâce à Haffkine, avoir été parfaitement efficace, la sérothérapie anticholérique, restée sans résultats, est encore à trouver.

J'appelle, en terminant, vos réflexions sur l'extrême importance de la découverte d'Haffkine, puisque, s'il en allait, en matière de vaccination cholérique, comme il en va depuis Jenner en matière de variole, c'en serait fini, à bref délai, des épidémies cholériques.

Pour peu que les Gouvernements sachent le vouloir, la médecine préventive pourrait voir finir le choléra avant que la sérothérapie nous ait donné la manière de le guérir. Ce n'est pas nous avancer que de dire que la médecine préventive réduira, par la vaccination, le choléra mieux que ne le savaient faire les règlements sanitaires, si laborieusement occupés à sauvegarder la santé publique sans trop ruiner les transactions commerciales.

Ces considérations de thérapeutique prophylactique nous amènent à proclamer une fois de plus combien grande est la solidarité qui s'établit entre chacun des progrès scientifiques : cette solidarité est telle, que la moindre conquête médicale (qu'elle sorte de l'hôpital ou du laboratoire) prend une portée économique incalculable.

A ne s'en tenir qu'à l'invention de la vaccination cholérique, quelle révolution dans l'hygiène internationale, quelle nouvelle orientation dans la politique sanitaire et que de richesses gagnées, richesses d'abord faites de l'épargne du capital humain, de l'épargne des millions de vies humaines qu'a comptées au seul XIXe siècle le choléra ; richesses faites ensuite de millions apportés par le commerce, que n'auront plus à effrayer, à paralyser, à détourner ou à tuer les quarantaines, pourtant singulièrement adoucies et abrégées, si nous les comparons à ce que les ont connues nos pères !

DIX-NEUVIÈME LEÇON

SÉROTHÉRAPIE DES MALADIES INFECTIEUSES

— SUITE —

PESTE[1]

Traitement prophylactique; police sanitaire ; les mêmes aujourd'hui qu'autrefois. — Thérapeutique nouvelle, curative, spécifique, au lieu de symptomatique et palliative qu'elle était anciennement : sérothérapie. — Découverte de l'élément pathogène de la peste : Yersin. — Peste expérimentale : sérothérapie expérimentale, curative et préventive. — Sérothérapie antipesteuse appliquée à l'homme : Yersin, Juin 1896.

Vous savez, Messieurs, que la peste bubonique règne aux Indes, à Bombay notamment, et y progresse depuis trois mois ; le fléau est une menace directe pour l'Europe.

S'il appartient à l'hygiène d'organiser la protection des frontières de terre et de mer, d'instituer le traitement prophylactique métropolitain et international dont mon collègue le professeur Proust faisait hier connaître les visées, les obligations, les moyens, les effets et les desiderata[2], il appartient à la Thérapeutique de fournir aux pestiférés d'aujourd'hui les moyens de guérir. Si je dis pestiférés d'aujourd'hui, c'est

1. Fin Décembre 1895, j'avais traité de la sérothérapie antipesteuse comme de la sérothérapie anticharbonneuse, antityphoïdique, anticholérique, d'après les prémisses expérimentales, d'après les suggestives recherches de laboratoire d'Yersin, qui venait de réaliser, sur l'animal, la sérothérapie préventive et curative de la peste. Je disais alors que quelque endémie pesteuse d'Orient permettrait, avant peu, à Yersin d'appliquer victorieusement sa découverte à l'homme. L'épidémie terrible que l'on sait ayant éclaté à Bombay et effrayé l'Europe, la sérothérapie antipesteuse étant devenue du jour au lendemain question d'actualité, j'ai dû, à la demande des élèves, exposer à nouveau, cette année, le traitement de la peste au point de vue prophylactique et curatif. A la leçon du cours de 1895-1896 je substitue celle du cours de 1896-1897 avec tout ce qu'elle comporte de faits expérimentaux et cliniques nouveaux. La leçon de 1895 présentait la sérothérapie antipesteuse humaine comme une promesse, celle de 1897 semble la montrer en voie de réalisation : cette leçon, faite le 8 Février 1897, a paru dans la *Presse médicale* du 10 Février 1897.

2. A. Proust. — La défense de l'Europe contre la peste. *Bulletin de l'Académie de médecine*, p. 71, séance du 26 Janvier 1897.

que la thérapeutique nouvelle sait réussir là où elle échouait hier. Grâce à la sérothérapie, le médecin peut aujourd'hui réaliser ce qu'il ne savait pas faire hier, si bien que vos livres classiques de demain n'enseigneront plus ce qu'on écrivait tout récemment dans l'un deux, le *Traité de médecine et de thérapeutique* : « Quant à la thérapeutique de la peste, elle n'existe pas ; on se bornera à faire la médecine des symptômes[1]. » Cette médecine des symptômes, vous la savez, Messieurs, désolante, puisqu'elle donne 80 à 90 pour 100 de mortalité ; puisque aux nouvelles de ces derniers jours, à Bombay (le sérum antipesteux n'y est point encore parvenu), sur 4 396 cas de peste, on signale 3 275 morts ; et à Kurrah, sur 694 cas, on accuse 644 décès !

Ces chiffres nous rappellent les plus terribles épidémies qui, du XIVe siècle au siècle dernier, ont « jeté la terreur par toute la terre », et, pour ne parler que de l'Europe, décimaient Londres au XVIIe siècle, faisaient périr 100 000 Moscovites au XVIIIe siècle, tuaient à la même époque le tiers de la population lyonnaise, et ravageaient toute la Provence, après avoir répandu, en 1720, la mort sur Marseille, qui voyait périr 40 000 de ses habitants.

Puisque la peste bubonique est menaçante, son traitement devient pour nous tous une question du plus haut intérêt : envisageons donc ce que la prophylaxie est capable de faire pour arrêter, pour limiter le fléau ; ce que la thérapeutique nouvelle, par la sérothérapie, sait réaliser pour guérir les pestiférés.

L'an dernier, presque à pareil jour, je vous ai dit tout ce que la sérothérapie antipesteuse, réalisée préventivement et curativement chez l'animal, promettait chez l'homme, le jour où les circonstances permettraient à son inventeur, M. Yersin, de la pratiquer.

La sérothérapie antipesteuse devient aujourd'hui une question de première importance pratique et de palpitante actualité.

La sérothérapie antipesteuse, née des suggestions de médecine pathogénique qui mènent la thérapeutique nouvelle, présente en plus un immense intérêt scientifique : non contente d'être question de thérapeutique appliquée, elle devient question doctrinale de premier ordre. Issue des mêmes méthodes qui ont conduit à la découverte et à l'application des sérums antidiphtéritique, antivenimeux, antitétanique, elle donne les mêmes résultats : résultats d'autant plus merveilleux, qu'ils dépassent l'application immédiate du sérum antipesteux à la peste bubonique,

1. E. DESCHAMPS. — *Traite de médecine et de thérapeutique* de Brouardel et Gilbert, 1896. Tome II.

la dernière sérothérapie (dernière en date d'invention), faisant entrevoir aux biologistes, par mise en œuvre des mêmes procédés à d'autres maladies infectieuses, la certitude de nouvelles conquêtes pour le traitement spécifique, antidotique, antitoxique de ces maladies.

La sérothérapie antipesteuse est une question de palpitante actualité, puisque la peste, sortie des provinces de Chine où elle règne endémiquement, gagnant l'Inde, à la faveur de la misère et de la famine qu'ont occasionnées des sécheresses exceptionnelles, fait rage à Bombay, d'où, par voie maritime, elle menace la mer Rouge, l'Égypte et la Méditerranée, c'est-à-dire Marseille; d'où, par une autre voie maritime, elle menace le golfe Persique et principalement Bassorah; d'où, par voie terrestre, par l'Afghanistan, elle menace les frontières méridionales de la Russie d'Asie; par le Béloutchistan, la Perse au sud et à l'est; enfin, par la Perse, l'Arménie et la Russie transcaucasique.

Ces craintes d'extension du fléau par voie terrestre, nées aux premiers jours de l'épidémie de Bombay, n'étaient que trop légitimes, puisque, aux dernières nouvelles, nous apprenons que la peste bubonique vient d'être signalée à Sarate, Baroda, Amada, à l'entrée du golfe Persique; puisqu'une dépêche d'avant-hier annonce, de Tachkent, que la peste vient d'éclater à Kandahar?

C'est que certaines frontières de terre sont autrement difficiles à garder que les frontières maritimes, et qu'autant une quarantaine maritime est absolument efficace quand les Gouvernements savent, veulent et peuvent l'imposer, autant une barrière terrestre est difficile à établir, quand il s'agit de territoires aussi étendus que les provinces de l'Inde; surtout quand il s'agit de contrées aussi vastes, où les règlements d'hygiène se heurtent aux questions religieuses et politiques les plus graves et les plus complexes.

La thérapeutique antipesteuse vient donc bien à son heure pour rassurer l'Europe inquiète; le remède arrive bien à temps pour aller s'attaquer au fléau dans son foyer d'origine, pendant que l'hygiène veut lui tracer des barrières infranchissables.

C'est pourquoi s'assemble à Venise, demain, un grand conseil sanitaire. Une entente internationale veut pouvoir combler une lacune importante dans le système de défense spécialement organisé contre le choléra, lors des conférences de Venise, de Dresde et de Paris.

La nouvelle conférence[1] de Venise a, dans son programme, la revi-

1. La conférence sanitaire internationale de Venise ouvre le 16 février : la France y est représentée par MM. Barrère, ministre plénipotentiaire, Brouardel, président du Comité consultatif d'hygiène, Proust, inspecteur général des services sanitaires, et Barthou, chef du cabinet du Ministre de l'Intérieur.

sion des systèmes quarantenaires préétablis, autant que la réglementation défensive du golfe Persique, énorme maille ouverte dans le réseau défensif assez serré que la politique sanitaire de ces dernières années était parvenue à étendre, sur la mer Rouge et l'Égypte : cela, comme vous le savez, grâce surtout aux efforts de nos délégués, les professeurs Brouardel et Proust. La foi scientifique agissante de nos délégués trouvera demain à s'employer dans cette orientation sanitaire, qui se propose, par des règlements de désinfection sur place, de sauvegarder (assurément plus qu'à aucune autre époque de l'histoire des épidémies de peste ou de choléra) les intérêts commerciaux, sans pourtant rien aliéner des mesures rigoureusement indispensables que l'hygiène, mieux armée, commande d'employer aujourd'hui, alors que, plus que jamais, elle a pénétré les voies et moyens par lesquels la peste naît, s'installe, grandit et se répand.

C'est même parce que la découverte du sérum antipesteux, avant d'être une leçon de choses de thérapeutique pathogénique, fut une leçon d'épidéméiologie et d'hygiène, que je ne dois pas simplement, par les résultats obtenus (24 guérisons de peste sur 26 pestiférés traités par injection de sérum), proclamer ici, une fois de plus, la victoire thérapeutique de Yersin, mais vous dire entière l'histoire de sa découverte, si pleine d'enseignements de toutes sortes.

Les éléments de cette histoire, je ne pouvais mieux faire que de les emprunter presque textuellement à la narration que nous en a donnée Yersin lui-même, dans divers numéros des *Annales de l'Institut Pasteur*, et son maître, Roux, tout récemment, à l'Académie de Médecine. Quand vous saurez la démonstration de la nature animée de la peste par Yersin ; quand vous saurez, par lui, la découverte du sérum antipesteux et son application à la guérison de 24 pestiférés, vous jugerez, comme moi, que ses travaux, par la façon merveilleuse dont ils furent conduits, et par les résultats qu'ils ont produits, doivent, une fois de plus, mériter à l'Œuvre Pastorienne l'admiration des savants, l'attention des Gouvernements et la reconnaissance des peuples.

C'est en Mars 1894 que la peste, éclatant à Canton, y faisant en quelques mois 60 000 victimes, donnait à notre Gouvernement la crainte que l'Indo-Chine ne fût envahie par l'épidémie, « le grand mouvement commercial existant entre Canton et Hong-Kong d'une part, entre Hong-Kong et le Tonkin, d'autre part, rendant très difficile l'établissement, sur le littoral de ces contrées, d'une quarantaine efficace ».

M. Yersin reçut alors du ministère des colonies l'ordre de se rendre à Hong-Kong, d'y étudier la nature du fléau, les conditions dans lesquelles il se propage, et de rechercher les mesures les plus efficaces pour l'empêcher d'atteindre nos possessions ; lorsqu'il arriva dans cette ville, plus de 300 Chinois avaient déjà succombé.

Yersin rapporta de sa mission une complète description symptomatique, anatomique et étiologique de la peste bubonique, prélude des recherches et des expériences qui devaient l'amener à la découverte de l'élément pathogène spécifique de la peste, qu'il mit en évidence en étalant la pulpe d'un bubon de pestiféré sur une lamelle et en l'imprégnant par une couleur basique d'aniline.

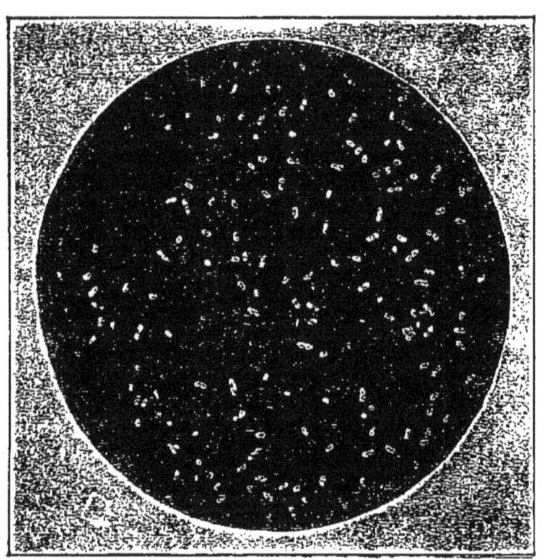

Fig. 22.
Culture du bacille pesteux en milieu solide.

Dans ces conditions, le microbe apparaît, au microscope, sous forme d'un bâtonnet *court, à bouts arrondis, teint plus fortement aux deux extrémités* ; c'est un cocco-bacille qui se décolore par le procédé de Gram. Toujours très abondant dans le bubon du pestiféré, dans les ganglions hypertrophiés, ainsi que dans le foie et la rate, ce cocco-bacille, dans les cas graves, aux dernières heures de la vie, se trouve dans le sang.

Le bacille de la peste cultive sur milieux solides et sur milieux liquides : c'est la culture obtenue sur milieux solides, sur gélatine ou sur gélose, que vous représente sous forme d'un très beau semis la figure 22. La figure 23, qui a trait à une culture en milieu liquide (bouillon), montre le cocco-bacille disposé en chaînettes : celles-ci, formées de petits bâtonnets, donnent au germe de la peste un aspect des plus curieux, important à connaître pour la séméiotique, puisqu'en milieu liquide le germe pesteux se dispose en streptobacille.

Le microbe existe avec caractères identiques chez l'homme et chez les rats pestiférés, que le populaire, comme les anciens historiens de la peste, avaient remarqué mourir en grand nombre à la veille et au début des épidémies. Fréquemment, le cocco-bacille, au moment de la mort, se présente aussi dans le sang du rat, et c'est une préparation de sang de rat pestiféré que vous représente la figure 24. Je dois communication de ces belles photographies microscopiques à mon maître Roux.

C'est à cette aptitude particulière des rongeurs à contracter la peste

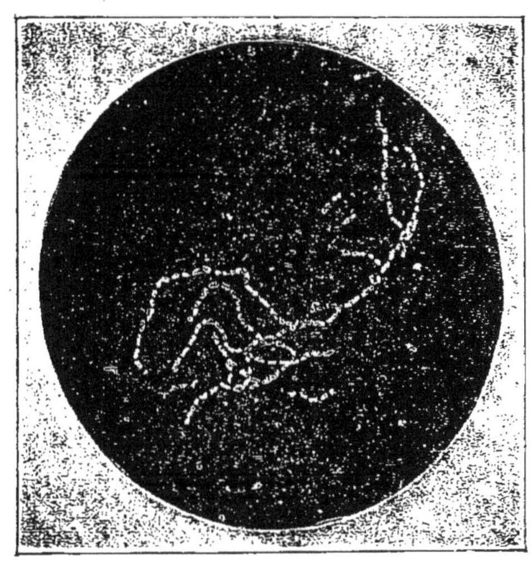

Fig. 23.
Culture du bacille pesteux en milieu liquide. Streptobacille.

que Yersin a dû de pouvoir entreprendre dans de si bonnes conditions l'étude expérimentale de la maladie.

Chez les rats pestiférés, les ganglions hypertrophiés, véritables bubons, présentent à foison le bacille spécifique, comme en témoignent les deux figures 25 et 26, qui représentent une coupe faite sur un ganglion de rat pestiféré.

Avec une culture de cocco-bacille, provenant de peste humaine, Yersin a pu, par piqûre, inoculer aux rats et aux souris une véritable peste bubonique. Les animaux, morts en quarante ou soixante heures, présentaient les ganglions de la région inoculée hypertrophiés et entourés de tissu œdématié ; les autres ganglions, aussi bien que la rate et le foie, augmentés de volume, renfermaient des bacilles en telle abondance, qu'ils formaient de véritables cultures de cocco-bacilles.

Yersin a réalisé la contagion autrement que par inoculation. Il raconte avoir placé dans une cage des souris saines et des souris inoculées : les souris inoculées succombèrent les premières; mais, les jours suivants, les souris saines moururent les unes après les autres, avec le bacille de la peste dans leurs viscères. C'est à propos de cette expérience que Roux dit : « Voici qu'en partant d'une culture pure, nous faisons naître sur les souris et les rats une épidémie qui ne diffère des épidémies spontanées que parce qu'elle reste limitée à une cage, au lieu de s'étendre à toute une localité. »

Entre temps, Yersin remarqua que, dans les cultures provenant du sang ou d'un bubon de pestiféré, on pouvait isoler plusieurs variétés du bacille, différant entre elles par la virulence à l'égard des animaux, et que certaines colonies avaient même perdu toute virulence pour le cobaye.

En ensemençant la pulpe d'un ganglion qu'on extirpait à un malade convalescent depuis trois semaines, il pouvait obtenir quelques colonies dépourvues de toute virulence, même pour la souris. Chez un autre malade, guéri depuis quinze jours, et qui présentait une énorme pétéchie sur la cuisse, il retrouvait le bacille virulent pour le cobaye et la souris.

Ces constatations de variabilité dans la virulence, faites, en médecine expérimentale comme en médecine clinique, par Yersin, ont une importance doctrinale et pratique considérable ; j'y reviendrai à propos des auto-inoculations fameuses de Desgenettes : elles donnent l'interprétation scientifique des faits signalés empiriquement, au cours d'anciennes épidémies de peste, dans lesquelles certains ex-pestiférés avaient été vus s'exposant sans danger à de nouvelles et continues contagions. C'est dans cet ordre d'idées que j'emprunte à la *Relation de la peste qui a régné en Grèce en 1827 et 1828*, relation que nous a donnée Gosse, la constatation suivante.

Il existait en Grèce un certain nombre d'individus, soit Turcs prisonniers, soit chrétiens indigènes, qui avaient été précédemment attaqués de la peste à Constantinople, à Smyrne ou ailleurs, et qui portaient des cicatrices d'anciens bubons ou charbons, comme signes caractéristiques de la maladie qu'ils avaient surmontée. Ces gens, connus sous le nom de *mortis*, étant employés de préférence comme gardes auprès des pestiférés, ne prenaient aucune précaution en soignant les malades, en enterrant les morts ou en maniant leurs hardes, et même couchaient ou mangeaient dans leur voisinage, exposés par conséquent à l'influence de la contagion dans toute sa violence. Malgré cela, on obtint, ici comme ailleurs, une conservation de la faculté préservatrice et modifiante de la première attaque de la peste. La plupart des *mortis* échappèrent intacts ; quelques autres ressentirent des douleurs dans les anciennes cicatrices des bubons, sans autres symptômes. Un d'entre eux, à Argos, nommé Armenis, âgé de trente ans, avait conservé un petit ulcère chronique au pied droit depuis la première attaque de peste ; cette fois, il y éprouva un gonflement et une sensation douloureuse de brûlement, suivie de l'agrandissement de l'ulcère, dont la surface atteignit bientôt l'étendue de la paume de la main, et il ne fut guéri qu'au bout d'un mois.

Enfin, un petit nombre furent atteints d'accidents graves : l'un exerçait son métier à Spetzia, un second à Calavista, et sept à Argos. Ces derniers éprouvèrent des vertiges, de la céphalalgie, de l'embarras gastrique, des nausées, de l'angoisse, de l'adynamie, des douleurs dans les anciens bubons, et accidentellement de nouveaux engorgements ganglionnaires ou de nouveaux charbons.

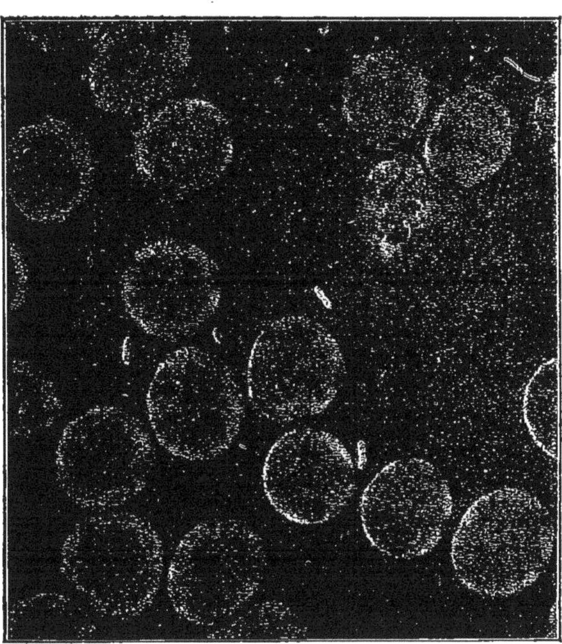

Fig. 24.
Sang de rat pestiféré.

Au moment des épidémies de peste et même après que la maladie a disparu, Yersin nous a appris qu'on trouve dans le sol des localités infestées un microbe exactement semblable à celui de la peste, mais moins virulent que celui retiré des bubons. Ce microbe se conserve dans la terre, et on conçoit que les rats puissent se contaminer si les circonstances sont favorables : c'est ainsi que se réveillent les épidémies. A ce propos, il y aurait pour les épidémiologistes à se demander quel rapport il y aurait à établir entre l'épidémie qui éclate aujourd'hui si formidable dans l'Inde, et les conditions dans lesquelles se trouve cette contrée, qui vient d'être si longuement éprouvée par des sécheresses exceptionnelles, par la misère et la famine.

Avec une prescience admirable, Pasteur, dans son fameux mémoire sur l'atténuation des virus et leur retour à la virulence, écrivait, à propos de l'apparition spontanée de la peste à Benghasi [1], en 1856 et en 1858 : « Supposons, guidés comme nous le sommes par tous les faits que nous connaissons aujourd'hui, que la peste, maladie virulente, propre à certains pays, ait des germes de longue durée. Dans tous ces pays, son virus atténué doit exister, prêt à reprendre sa forme active, quand des

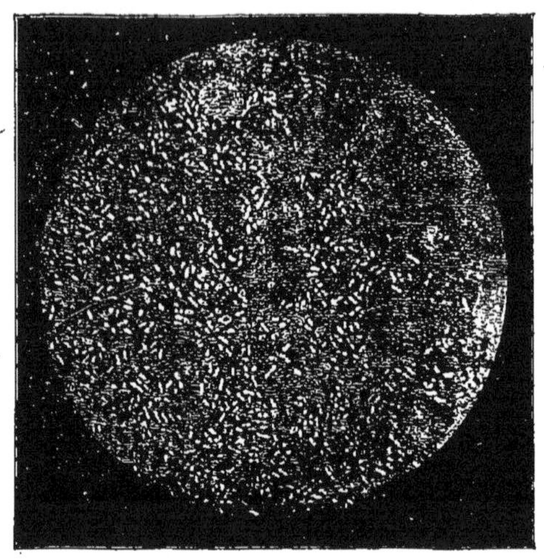

Fig. 25.
Coupe d'un bubon pesteux.

conditions de climat, de famine, de misère s'y montrent de nouveau [2]. » L'expérience confirme entièrement les idées de Pasteur.

Cette étiologie explique pourquoi la peste sévit si durement en Chine, où les familles vivent entassées directement sur un sol souillé de détritus de toute sorte, visité par les rats.

La peste, qui est d'abord une maladie du rat, devient bientôt une maladie de l'homme ; aussi, dit Yersin, n'est-il pas déraisonnable de penser qu'une bonne mesure prophylactique contre la peste serait la destruction des rats. Ce qui donne raison à cette manière de voir, c'est ce fait (relaté dans le rapport sur l'épidémie de Canton en 1894, de M. Rennie, médecin des douanes chinoises), que le seul gardien de la

1. En Cyrénaïque, nord de la Tripolitaine.

2. Pasteur, Chamberlan et Roux. — *Académie des Sciences*, 1881. Février.

porte de l'Ouest, à Canton, fit ramasser 22 000 rats crevés, qu'il enterra en dehors de la ville.

Ce ne sont pas seulement les rats, les souris et de plus gros animaux qui peuvent être vecteurs de germes pestilentiels; les mouches peuvent transporter le virus, comme l'a montré Yersin, qui, prenant dans son laboratoire des mouches mortes, après leur avoir arraché les pattes, les ailes et la tête, les broie dans de l'eau stérilisée qu'il inocule à des cobayes qui meurent de la peste : le liquide d'inoculation contenait en grande quantité le cocco-bacille.

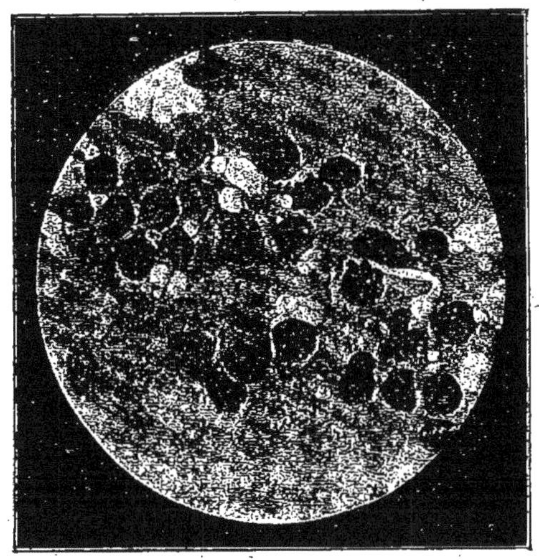

Fig. 26.
Coupe d'un ganglion pesteux.

L'homme prend la maladie comme les animaux, soit par le tube digestif (le Dr Wilm, de la marine allemande, a trouvé deux fois le cocco-bacille dans l'enduit de la langue des pestiférés, et dans les selles chez 15 malades qui avaient des symptômes d'entérite), soit surtout par des excoriations, des plaies de la peau, soit même par des piqûres de mouches. Ce serait peut-être de cette manière que viendraient les « charbons », ces premières manifestations cutanées pesteuses, que les vieux historiens de la peste avaient nettement remarquées, siégeant surtout sur les parties découvertes et apparaissant au début « avec l'aspect d'une piqûre d'insecte, pour prendre bientôt l'aspect des pustules charbonneuses ».

Ces faits sont de première importance ; leur constatation donne tout un corps de démonstrations aux procédés de transmissibilité de la peste, sur lesquels on a tant discuté, et qui intéressent au premier chef les épidémiologistes en quête de règlements prophylactiques. Les souillures du sol, des meubles, des vêtements, des aliments par les déjections ou les cadavres des animaux, donnent raison à ceux des hygiénistes — vous savez que votre maître le professeur Proust est de ceux-là — qui ont écrit que la peste « n'était guère transmissible par l'air. Elle n'est pas diffusible, et, pour la contagion, il faut le contact avec le malade ou avec des personnes ou des objets qui ont été touchés par lui. C'est ainsi que des faits nombreux semblent établir l'influence nocive des vêtements et des hardes, des marchandises comme des cadavres. »

Ce fait, que la terre, les parquets, les meubles, les aliments, les objets, les vêtements, les marchandises, les animaux, l'homme, peuvent être réceptacles et vecteurs du bacille pesteux, que des bateaux ayant serré de trop près des appontements, ont pu être contaminés de terre par un va-et-vient de rats; que des bateaux peuvent être contaminés par la spoliation que leur peut apporter de la terre bacillifère véhiculée par les pieds de l'homme ou par des marchandises traînées par des villes infectées, nécessitent les mesures quarantenaires que notre Gouvernement vient, ces jours derniers, de prendre vis-à-vis des vaisseaux venant de l'Inde et demandant à débarquer leurs marchandises à Marseille, au Havre et à Dunkerque.

Les multiples conditions par lesquelles peut se faire la contagion pesteuse rendent urgentes les obligations imposées à toutes provenances marchandes des pays contaminés. En dehors de ces mesures, il n'y a point de prophylaxie possible. C'est d'ailleurs à pareils règlements que ceux qu'édicte l'hygiène scientifique moderne, c'est à pareille politique sanitaire qu'avaient, d'instinct et par expérience, recours les Intendants de la Santé, qui, au siècle dernier, surent, en diverses circonstances, défendre leurs cités contre la peste, notamment Marseille et Toulon. Nos deux grands ports durent de n'échapper que pour un temps à la contagion, tantôt à la méconnaissance de la peste que les navires importaient du Levant, tantôt à des manquements que des trafiquants, avides de lucre, commettaient aux règlements qui interdisaient formellement toute communication avec les gens et les marchandises pestiférés. Je vous dois la narration de certaines observations topiques de violation des mesures sanitaires que le siècle dernier savait déjà prendre excellentes; ces observations comportent une haute moralité, et, aujourd'hui encore, peuvent servir d'exemples et d'avertissements.

Peste de Marseille. — C'est le 25 Mai 1720 qu'arrivait à Marseille le bateau du capitaine Chabaud, qui devait y apporter la peste; il venait de Tripoli de Syrie. Le 31 Mai, entraient en quarantaine trois autres navires provenant, eux aussi, des échelles du Levant, que l'on savait envahies par la peste depuis le mois de Mars.

Le 27 Mai, un matelot meurt à bord. Guérard, chirurgien de la santé, ne le reconnaît pas comme atteint de la peste.

Le 12 Juin, le garde de quarantaine meurt; il n'est pas reconnu pestiféré non plus, et, le 14 Juin, les passagers du bateau sont autorisés, après avoir été soumis aux formalités d'usage, à rentrer en ville.

Les 23, 24, 25, 26 Juin, des portefaix employés à la purge des marchandises tombent malades et meurent; l'intendant de la santé ne « reconnaît pas de marques de contagion ».

Cependant, le conseil des intendants s'émeut et envoie les bâtiments à l'île Pomègue.

Le 7 Juillet, nouveaux décès de deux portefaix, employés eux aussi à la purge des marchandises. Malgré la présence de tumeurs aux aines chez chacun d'eux, le chirurgien de la santé ne reconnaît pas la peste!

« Il porte la peine de son incrédulité et d'avoir peut-être méconnu ce mal, » dit le *Mémorial de la Chambre du Conseil de l'hôtel de ville de Marseille,* car il meurt lui-même bientôt après, avec une partie de sa famille.

Le 8 Juillet, décès d'un autre portefaix.

Sur l'ordre des échevins, une consultation médicale est provoquée avec le chirurgien Guérard, « qui se méprenait encore sur la nature des cas soumis à son appréciation »; à la suite de cette consultation, la peste est reconnue.

Le jour même, d'ailleurs, un cas se produisait en ville : un jeune homme mourait le 10 Juillet, un autre tombait malade le 11.

De suite, le premier échevin Moustier, qui fit preuve en la circonstance d'autant de prévoyance, d'énergie et de courage, que l'intendant de la santé avait fait montre de peu de sagacité, prit toutes les mesures hygiéniques qui étaient en son pouvoir.

Les résultats de ces mesures ne se firent pas attendre, et l'épidémie semblait enrayée, lorsque, le 26 Juillet, un nouveau cas est signalé dans le quartier pauvre de l'Escalle, bientôt suivi de quinze autres. Cependant, les médecins ne reconnaissent pas la peste, et attribuent les accidents à ce que les sujets malades auraient absorbé des aliments avariés. Les échevins n'en prennent pas moins les mesures nécessaires, mais, cette fois-ci, sans résultat : l'épidémie était déclarée, qui devait faire à Marseille plus de 40000 victimes, et de là envahir toute la Provence.

C'est donc par insuffisance diagnostique, c'est pour n'avoir point su reconnaître la peste, que les chirurgiens et intendants de la santé laissent fondre la peste sur Marseille. La clinique bactérioscopique nous met désormais à l'abri de pareils désastres. Nous avons maintenant le moyen facile de faire le diagnostic spécifique de la maladie par la recherche du cocco-bacille, pris par ponction d'un bubon, soit sur le pestiféré, soit sur son cadavre, cette recherche se faisant, soit directement et immédiatement par examen microscopique extemporané, soit après culture en milieux solide ou liquide, soit encore après inoculation d'un rat ou d'un cobaye, animaux réactifs par excellence du cocco-bacille.

C'est donc plutôt par des manquements aux règlements de police sanitaire que se feraient, en Europe, des importations épidémiques qui pourraient naître de foyers pesteux, tout comme se passèrent les choses dans la peste de Céphalonie, une des îles Ioniennes, en 1816, dans la peste du village de Saint-Tulle et dans la peste de Toulon.

Peste de Céphalonie. — Ce fut dans l'hiver de 1816, pendant le déclin de la peste qui avait ravagé les districts maritimes de l'Albanie, qu'un « funeste accident transporta le mal du continent à Céphalonie ».

Deux pauvres paysans, natifs de Céphalonie, revenaient en ce moment du continent, où ils s'étaient rendus, comme d'ordinaire, pour la moisson. En traversant Arta, ils trouvèrent les corps de deux hommes qui venaient de mourir de la peste. Ignorant la cause qui avait occasionné leur décès, ces paysans dépouillèrent les corps de leurs jaquettes. Ils cachèrent d'abord ces vêtements et allèrent à la côte s'embarquer pour Céphalonie. En débarquant dans l'île, ils furent placés dans une quarantaine d'observation ; mais, ils furent malheureusement renvoyés trop tôt. Ils se rendirent immédiatement chez eux, dans le village de Comédata. Peu après, on reconnut que la peste avait éclaté dans le village.

Les deux infortunés paysans furent les premiers qui en moururent, et, après eux, tous ceux qui avaient eu des communications avec eux, dans une succession régulière et bien constatée. Ils avouèrent formellement qu'ils avaient dépouillé de leurs vêtements les corps morts auprès d'Arta, et qu'ils n'avaient été attaqués de la peste que lorsqu'ils se furent revêtus de ces jaquettes.

Peste de Saint-Tulle. — Pendant la peste de Marseille, un arrêt du Parlement prohibait tout commerce avec la ville. Vers la fin du mois d'Août 1720, une femme de Saint-Tulle, qui était allée chercher un nourrisson à Marseille, meurt, ainsi que son nourrisson, trois jours après son voyage. On propose de murer la maison où elle demeurait, à quelque distance du village ; le curé s'y oppose, en disant que « morte la bête, mort est le venin ». La défunte fut enterrée comme à l'ordinaire et fut même indroduite dans l'église. Le lendemain, cinq personnes, qui avaient accompagné le convoi et qui entouraient le corps dans l'église, tombèrent malades de la peste et moururent ; puis la maladie se propagea.

Peste de Toulon. — Les marchandises provenant du navire du capitaine Chataud, que nous avons vu apporter la peste à Marseille, avaient été débarquées dans l'île de la Jarre. « Ceux à qui ces marchandises furent confiées étant morts » ou ayant fait preuve de négligence, des gens de mer de Bandol, petit port à trois lieues de Toulon, débarquèrent clandestinement une nuit dans l'île, enlevèrent une balle de soie, qui « n'étant ni éparse, ni éventrée, contenait encore tout son venin ». De retour à Bandol, ils partagèrent entre eux le butin. Ces misérables moururent et infectèrent le hameau d'une façon si subite que, d'après la *Relation de la peste à Toulon*, « tous étant frappés de peste presque en même temps, aucun n'eût pu la porter ailleurs », si un nommé Caucelin, de Toulon, porteur d'un billet de santé, avec lequel il avait la liberté d'aller et de revenir, tantôt par terre, tantôt par mer, ne fût rentré de Bandol à Toulon, ayant fait viser son billet à Saint-Nazaire, port non envahi. Il mourut deux jours après, le 11 Octobre ; comme on ne soupçonnait pas la fraude dont il s'était rendu coupable, son décès n'éveilla pas les soupçons, jusqu'au jour où sa fille mourut, le 17 Octobre. A l'examen des cadavres, on reconnut la peste ; des mesures d'isolement furent prises vis-à-vis des personnes qui avaient été en rapport avec Caucelin et sa fille ; l'épidémie ne se propagea pas.

Cependant, Toulon ne devait pas échapper au fléau, qui réapparaissait trois mois plus tard, au commencement de Janvier 1721.

Cette fois encore, la peste y fut apportée par un trafiquant peu scrupuleux, qui, muni d'un billet de santé, le fit viser à Signe, petit village non contaminé, alors qu'il s'était rendu à Aix où régnait la peste. Il y était allé dans le but d'acheter des étoffes grossières de laine, dont la ville était dépourvue, et dont les pauvres gens ont toujours besoin l'hiver.

Il acheta quatre balles de ces étoffes, et, avec l'aide d'un muletier nommé Gras, muni d'un billet de santé visé à Signe, où l'on fabrique aussi ces tissus, les introduisit à Toulon.

Il y arriva le 10 Janvier ; il ouvrit les balles le 11. En deux jours, toute sa marchandise était vendue. Or, « c'est du jour que les balles de Gras furent ouvertes à Toulon, que nous eûmes tous les jours de nouveaux malades », dit d'Autrechans. « Tous avaient acheté quelque chose dans la boutique de ce scélérat : le mal partait de cette source ; le feu s'allumait partout et ne semblait s'éteindre d'un côté que pour s'enflammer de l'autre davantage. »

Vous trouverez, Messieurs, comme moi, ces observations typiques : elles portent avec elles un enseignement dont les hygiénistes d'aujourd'hui doivent se soucier comme le faisaient les Intendants de la santé du siècle dernier ; elles portent avec elles un enseignement d'autant plus éloquent, que tous les détails étiologiques et pathogéniques que nous rapportait Yersin, sur l'épidémie de Hong-Kong, en 1894, nous donnent l'interprétation scientifique de faits sainement constatés par nos pères, à la lueur de leur exacte observation.

En 1895, Yersin rentrait à Paris pour essayer, à l'Institut Pasteur, d'immuniser des animaux ; sous la direction de leur Maître Roux, MM. Calmette et Borrel[1] avaient déjà, par inoculation de culture pesteuse chauffée, entrepris et réalisé l'immunisation de lapins et de cobayes.

Pour vacciner lapins et cobayes, les collaborateurs d'Yersin avaient recours à des injections de grandes quantités de cadavres des coccobacilles qu'on trouve en abondance dans les bubons des pestiférés : ces bacilles étaient tués par un chauffage d'une heure, à 58°. Pour cela, on râclait des cultures sur gélose, on les diluait dans très peu de bouillon, on les enfermait ensuite en tubes scellés qu'on mettait chauffer pendant une heure, à 58°.

Une ou deux injections, dans les veines ou dans le péritoine, d'une quantité de culture chauffée, suffisante pour rendre les animaux malades sans les tuer, vaccinent contre une inoculation ultérieure du microbe vivant et virulent. Ce n'est pas seulement par injections intraveineuses ou intrapéritonéales que s'obtenait la vaccination, mais aussi par des inoculations sous-cutanées répétées de bacilles chauffés. Ce procédé, plus sûr, est seulement plus long : en général, 3 à 4 injections, faites de quinze en quinze jours, suffisent à vacciner le lapin contre une inoculation sous-cutanée du bacille virulent.

C'est le sérum des lapins ainsi immunisés contre la peste qui a été essayé à titre préventif et curateur : 3 centimètres cubes de sérum d'un lapin vacciné suffisent à préserver un lapin neuf contre une inoculation sous-cutanée de peste virulente. Cette même quantité de sérum,

1. *Annales de l'Institut Pasteur*, 1895.

injectée au lapin douze heures après l'inoculation virulente, arrête la pullulation du microbe et guérit le lapin de la peste.

L'immunisation ayant ainsi complètement réussi chez le lapin, Yersin tenta et réussit celle du cheval.

L'injection d'une culture récente de cocco-bacille, sous la peau d'un cheval, provoque une tuméfaction considérable, accompagnée d'une fièvre violente pendant quarante-huit à soixante heures ; puis, le gonflement diminue et se limite, pour aboutir à un abcès.

Afin d'éviter cette suppuration, les autres inoculations étaient faites dans les veines, avec toutes précautions pour éviter les embolies.

Déjà, quatre à six heures après l'injection, la température atteint 40°, et s'élève parfois à 41°,5 ; le cheval est morne et frissonnant. La fièvre se maintient pendant plusieurs jours ; puis, elle baisse graduellement sans qu'on remarque aucune tuméfaction notable. Les injections sont répétées avec des doses plus fortes, à des intervalles assez éloignés, afin que l'animal se rétablisse après chacune d'elles, car il survient parfois des gonflements articulaires, des synovites qui ne suppurent pas, mais qui amènent des boiteries.

Pendant l'immunisation, les chevaux maigrissent; aussi ne peut-on pas trop précipiter les inoculations : ils réagissent à chacune d'elles, si la dose est assez forte, mais la durée de la réaction devient de plus en plus courte.

Le premier cheval ainsi immunisé fut saigné trois semaines après la dernière injection, et son sérum essayé sur les souris qui, vous le savez, meurent toujours lorsqu'on leur inocule le bacille virulent de la peste.

Les souris qui recevaient 1/10 de centimètre cube de sérum de cheval immunisé ne devenaient point malades, quand, douze heures après, elles étaient infectées avec la peste. Ce sérum était donc *préventif*, tandis que le sérum de cheval neuf, aussi bien que celui d'autres animaux neufs, lapins, cobayes, n'avait aucune action préventive.

Pour guérir les souris déjà inoculées de la peste depuis douze heures, il fallait employer 1 centimètre cube et 1 centimètre cube et demi de sérum : les souris traitées avec ces doses guérissaient constamment, tandis que les témoins mouraient. Le sérum avait donc des propriétés *curatives* manifestes.

Ce sont ces premières expériences de sérothérapie préventive et curative antipesteuse, publiées en Juillet 1895 par Yersin, Calmette et Borrel, dont, Messieurs, je vous parlais l'an dernier; ce sont ces expériences qui faisaient espérer à leurs auteurs que l'application de la sérothérapie pourrait être faite à l'homme pestiféré.

C'est dans cet espoir que Yersin repartit pour l'Indo-Chine, et c'est dans ce but qu'il installa à Nha-Trang (Annam) un laboratoire pour la préparation des virus et des écuries pour les chevaux immunisés.

Entre temps, la peste se réveilla à Hong-Kong : on était en Janvier 1896, et, en dépit des efforts de Yersin et de son confrère vétérinaire, M. Pesas, aucun cheval n'était suffisamment immunisé. C'est seulement le 10 Juin que Yersin se rendit à Hong-Kong, muni de quelques flacons de sérum fourni par une des juments de Nha-Trang. A cette petite quantité de sérum vinrent s'ajouter quatre-vingts flacons de sérum antipesteux envoyés par l'Institut Pasteur, et provenant du cheval immunisé qu'on y entretenait.

L'échantillon (20 centimètres cubes) que je vous présente est de même provenance ; c'est avec ce sérum que Yersin obtint les guérisons qu'allait lui donner à Amoy le traitement spécifique des pestiférés qu'on confiait à ses soins.

Inutile de vous redire, à propos du sérum antipesteux, ce que je vous ai dit l'an dernier, quand je vous ai présenté pareils échantillons de Matière médicale empruntés au *règne* microbien. Je n'ai point possibilité de vous décrire les caractères physiques, chimiques, organoleptiques du sérum antipesteux, pas plus que je ne vous ai décrit les caractères du sérum antidiphtéritique, antitétanique, antistreptococcique, ou encore les caractères d'autres produits de la Matière médicale nouvelle, la tuberculine ou la malléine. Le sérum antipesteux n'est reconnaissable qu'à ses réactions biologiques, qu'à son action préventive et curative sur l'animal à inoculer ou inoculé avec le cocco-bacille. Le sérum antipesteux, semblable au sérum antidiphtéritique, n'est qu'un soluté sérumique (à l'état d'extrême dilution) de toxine pesteuse, doué intensivement, vis-à-vis du cocco-bacille pesteux, de propriétés antidotiques, doué intensivement, vis-à-vis de la peste, de propriétés antimicrobiennes et antitoxiques.

Depuis quelque temps déjà, l'Institut Pasteur entreprend la fabrication en grand du sérum antipesteux. Les écuries de Garches abritent aujourd'hui vingt-cinq chevaux immunisés contre la peste, et je puis vous dire que, si la prophylaxie antipesteuse s'organise, la Matière médicale antipesteuse se met en mesure de fournir aux indications thérapeutiques de la peste. Pourtant, je voudrais que d'ores et déjà, par prévoyance s'entend, on pourvût Pondichéry, le Tonkin, notre Cochinchine et Marseille, de sérum antipesteux, au même titre qu'on a répandu le sérum antidiphtéritique dans tous les départements français.

Je reprends, Messieurs, l'histoire du sérum antipesteux au moment

(Juin 1896) où Yersin part pour Hong-Kong avec les quelques flacons fournis par une jument de Nha-Trang, et je vous donne la narration de la victoire thérapeutique remportée par lui sur la peste, telle qu'il vient de nous la présenter dans le dernier numéro des *Annales de l'Institut Pasteur*[1].

Le 20 Juin, il n'y avait plus de peste à l'hôpital de Kennedytown : les 3 ou 4 décès survenant chaque jour à Hong-Kong avaient tous lieu dans des maisons chinoises, où, assurément, mon sérum et moi aurions été mal accueillis. Je me rendis à Canton : l'épidémie y était à sa fin ; d'ailleurs, malgré l'appui empressé du consul de France, M. Flayelle, il paraissait bien difficile d'essayer le sérum sur quelques Chinois pestiférés, car la population de Canton passe pour la plus turbulente de la Chine et la plus hostile aux étrangers. Un hasard heureux me fit rencontrer le malade cherché, et dans des conditions inespérées pour une tentative thérapeutique. Au cours d'une visite que je lui faisais, Mgr Chausse, évêque de la Mission catholique, me demanda si je connaissais un remède contre la peste.

— Nous en aurions bien besoin, ajouta-t-il, car un jeune Chinois de la mission est gravement atteint de cette maladie.

— J'ai un remède, répondis-je à l'évêque, je le crois excellent, mais je ne l'ai jamais essayé sur un malade.

Mgr Chausse, qui considérait le jeune Chinois comme perdu, me conduisit près de lui et me donna toute facilité d'expérimenter le sérum, prenant sur lui toutes les responsabilités si la tentative ne réussissait pas. Voici l'observation de ce premier cas de peste traité par le sérum.

Tsé[2], jeune Chinois de dix-huit ans, élève du séminaire et y remplissant les fonctions d'infirmier, était mal à l'aise depuis quelques jours (fatigue, maux de tête), lorsque, le 26 Juin, à 10 heures du matin, il se plaint d'une vive douleur à l'aine droite ; à midi, la fièvre se déclare subitement et le malade doit s'aliter. Mgr Chausse me conduisit près de lui à 3 heures de l'après-midi. Le jeune Chinois est somnolent, il ne peut se tenir debout sans vertige, il éprouve une lassitude extrême, la fièvre est forte, la langue chargée. Dans l'aine droite existe un empâtement très douloureux au toucher. Nous avons bien devant nous un cas de peste confirmée, et la violence des premiers symptômes peut le faire classer parmi les cas graves.

A 5 heures (six heures après le début de la maladie), je pratique une injection de 10 centimètres cubes de sérum. A ce moment, le malade a des vomissements et du délire, signes très alarmants et qui montrent la marche rapide de l'infection. A 6 heures et à 9 heures du soir, nouvelles injections de 10 centimètres cubes chacune. De 9 heures à minuit, aucun changement dans l'état du malade, qui reste somnolent, s'agite et se plaint souvent. La fièvre est toujours très forte et il y a un peu de diarrhée. A partir de minuit, le malade devient plus calme, et, à 6 heures du matin, au moment où le Père directeur vient prendre des nouvelles du pestiféré, celui-ci se réveille et dit qu'il se sent guéri. La fièvre, en effet, est complètement tombée, la

1. A. Yersin. — Sur la peste bubonique. *Annales de l'Institut Pasteur*, 1897. 25 Janvier, I, p. 81.

2. L'histoire de la Thérapeutique gardera le nom de Tsé, le premier guéri par le sérum antipesteux, comme elle garde le nom du jeune vacher James Phipps, le premier des vaccinés de Jenner, comme elle nous conserve le nom de Meister, le premier des mordus inoculés contre la rage et guéris par Pasteur.

lassitude et les autres symptômes graves ont disparu ; la région de l'aine n'est plus douloureuse au toucher et l'empâtement est presque effacé. La guérison est si rapide, que si plusieurs personnes autorisées n'avaient, comme moi, vu le patient la veille, j'en arriverais presque à douter d'avoir traité un véritable cas de peste.

On comprendra que cette nuit passée près de mon premier pestiféré ait été pour moi pleine d'anxiété. Mais, au matin, lorsque, avec le jour, parut le succès, tout fut oublié, même la fatigue.

30 centimètres cubes de sérum avaient suffi à guérir, avec une rapidité surprenante, un cas de peste grave. Cependant, ce sérum n'était pas très actif ; il venait d'une jument de Nha-Trang, et il n'en fallait pas moins de 1/5 à 1/20 de centimètre cube pour préserver une souris de 20 grammes contre une dose de culture mortelle en 24-36 heures ; si bien que je fus surpris, tout le premier, d'un succès si facile. A tout prix, je devais me procurer d'autres pestiférés.

Je restai encore deux jours à Canton, pour suivre mon malade ; sa convalescence s'affirmait, les forces revenaient avec l'appétit, et je pus partir pleinement rassuré, en laissant au consulat de France une seringue et quelques flacons de sérum, pour le cas où de nouveaux malades seraient observés au séminaire. Ce sérum ne tarda pas à être employé, et je citerai textuellement ce que Mgr Chausse écrivait à M. Flayelle.

« M. Yersin est un médecin prévoyant. En guérissant le jeune séminariste, il a montré la valeur de son remède ; en nous laissant une seringue et quelques flacons de sérum, il nous a épargné beaucoup d'ennuis. Deux nouveaux cas se sont déclarés dans la même maison ; l'un dimanche, l'autre hier lundi. On a injecté la liqueur, et aujourd'hui les deux élèves sont sur pied, les bubons ne sont plus douloureux, la fièvre est à peu près tombée. »

Le 1er Juillet, je me dirigeai sur Amoy, où, d'après les journaux, la peste faisait encore de nombreuses victimes. Amoy est une ville de 200 à 300 000 habitants, dont le port est fréquenté par de nombreux vapeurs venant surtout de Singapoore, de Manille, de Shanghaï et de Hong-Kong. La peste a été importée de cette dernière ville l'année dernière, et, depuis lors, elle a régné à Amoy presque sans interruption, avec une accalmie pendant les mois d'hiver, où les cas étaient rares. La population européenne (Anglais, Allemands, Américains) habite une petite île rocailleuse, séparée de la ville chinoise par la rade : elle a été épargnée. Dans la ville chinoise existe un hôpital créé par le concours philanthropique des Européens et des Chinois d'Amoy. Un médecin anglais visite souvent cet établissement, qui est d'ailleurs dirigé et servi par des médecins chinois. C'est dans un pavillon abandonné de cet hôpital que je pus m'installer afin d'être plus à la portée des patients. La population d'Amoy est beaucoup moins hostile aux Européens que celle de Canton, et ne refuse pas les soins des médecins étrangers si mal vus des Cantonais. C'est ce qui explique, qu'en dix jours, j'ai soigné 23 cas de peste. Presque tous ces pestiférés ont été traités dans des maisons chinoises. Du matin au soir, on venait me chercher pour de nouveaux malades, et on arrêtait ma chaise à porteurs, dans la rue, pour me faire entrer dans quelque maison dont un habitant venait d'être atteint par le mal.

De ces pestiférés, traités par la sérothérapie, 2 sont morts et 21 ont guéri. Les deux qui ont succombé étaient arrivés au 5e jour de la maladie, quand le traitement a été entrepris ; l'un, moribond quand il fut injecté, avec délire, avec un pouls à 160, est mort 5 heures, et l'autre 24 heures après la première injection de sérum, faite au moment où l'état général était des pires, le pouls à 150, faible, intermittent.

Voici le résumé des résultats obtenus à Amoy.

Six pestiférés étaient au 1er jour de la maladie; la guérison a été obtenue chez tous en 12 à 24 heures, sans suppuration du bubon, par l'injection de 20 à 30 centimètres cubes de sérum.

Six étaient au 2e jour; la guérison a été plus lente, et pour l'obtenir, j'ai dû injecter de 30 à 50 centimètres cubes de sérum : elle était complète en 3 à 4 jours, sans suppuration du bubon.

Quatre étaient au 3e jour; la fièvre a persisté 1 à 2 jours après le début des injections; la guérison a été plus lente et les bubons ont suppuré dans 2 cas (sérum injecté de 40 centimètres cubes à 60 centimètres cubes).

Trois étaient au 4e jour; ils ont guéri en 5 à 6 jours; un seul bubon a suppuré (sérum injecté de 20 centimètres cubes à 50 centimètres cubes).

Quatre étaient au 5e jour; 2 sont morts, dont l'état était désespéré au moment du traitement; les 2 autres ont guéri (sérum injecté de 60 centimètres cubes à 90 centimètres cubes).

Ces 23 malades comprenaient : 6 jeunes garçons, 3 jeunes filles, 8 hommes, 4 femmes, 1 vieillard homme, 1 vieillard femme.

Jusqu'à présent, 26 pestiférés ont été traités par le sérum (3 à Canton, 23 à Amoy); ils ont fourni 2 morts, soit une mortalité de 7,6 pour 100.

Vingt-six cas, c'est peu assurément pour établir qu'un remède est spécifique et efficace : j'en conviens facilement, et je suis le premier à déclarer qu'il faut de nouvelles expériences. Mais, si l'on considère que la peste est la plus meurtrière des maladies humaines, on conviendra que nos 26 observations prennent une valeur singulière. Tous ceux qui ont observé la peste estiment que la mortalité qu'elle cause n'est pas inférieure à 80 pour 100, et comme, de plus, les patients que j'ai traités offraient pour la plupart des symptômes alarmants, il n'est guère à craindre que les résultats obtenus soient démentis dans la suite.

En général, la peste n'est pas une maladie qui dure; la mort survient souvent en trois à quatre jours : il faut donc se hâter d'intervenir. Elle est d'autant plus facile à guérir, que le sérum est injecté plus tôt. On est vraiment étonné de voir se dissiper, en quelques heures, les symptômes les plus alarmants, lorsque le sérum est donné dans les deux premiers jours de la maladie. Les bubons se résolvent pour ainsi dire à vue d'œil. Si l'intervention est plus tardive, il faut davantage de sérum et on ne parvient pas toujours à éviter la suppuration des bubons; mais celle-ci, au lieu de se prolonger, comme dans le cas où la peste guérit spontanément, se tarit en quelques jours. Une preuve de l'efficacité du sérum, c'est le rétablissement complet et rapide des personnes traitées, tandis que, d'ordinaire, la convalescence est longue et pénible, même pour les patients atteints de peste bénigne. Le sérum est impuissant lorsque la maladie est trop avancée. Dès que le pouls et la respiration deviennent irréguliers, que le cœur s'affaiblit, l'empoisonnement est trop avancé et le sérum ne peut rien.

Le sérum employé à Amoy m'avait été envoyé de l'Institut Pasteur de Paris; il était préventif à la dose de 1/10 de centimètre cube, pour une souris de 20 grammes. Il avait été expédié d'abord à Nha-Trang, d'où je l'avais transporté à Hong-Kong, puis à Canton, puis à Amoy. Malgré tous ces voyages pendant la saison chaude, il avait conservé ses propriétés curatives. C'est là un fait intéressant, qui démontre que le sérum anti-pesteux pourra être expédié au loin.

Il va sans dire que les sérums qui nous ont servi étaient bien loin de posséder toute l'activité qu'on peut obtenir. Ils étaient même très faibles, si on les compare aux sérums antidiphtérique et antitétanique : il faut donc s'efforcer d'en préparer de beaucoup plus actifs, qui agiront mieux encore et à plus faible dose. D'ailleurs, dans bien des cas, j'ai donné plus de sérum qu'il n'était nécessaire, et j'ai pratiqué des injections à des convalescents dans le seul but de précipiter une guérison déjà assurée.

Les patients se sont plaints, quelquefois, de douleurs assez vives au point de l'injection, mais celles-ci se dissipaient promptement, et aucun accident de quelque importance ne peut être attribué au sérum.

Le diagnostic bactériologique n'a pas été fait dans tous les cas traités. Je n'avais pas le loisir d'ensemencer des tubes de gélose et de regarder au microscope ; cependant, j'ai constaté le bacille spécifique dans plusieurs bubons.

La peste est une maladie assez facile à reconnaître pour que cette omission enlève beaucoup de leur valeur aux observations que j'ai rapportées.

La narration que j'ai tenu, Messieurs, à vous faire textuelle des guérisons de peste bubonique par le sérum, dispense de tout commentaire ; elle autorise à dire que le traitement de la peste bubonique est trouvé, que Yersin vient d'ajouter un des plus beaux fleurons à la couronne pastorienne, et qu'il s'agit là vraiment d'une victoire thérapeutique.

Ce n'est pas tout : si le sérum antipesteux n'a été jusqu'ici employé que dans les cas de peste confirmée, ce qui a été observé chez les animaux autorise à penser qu'il doit être plus efficace encore pour prévenir la peste que pour la guérir. Il en ira vraisemblablement du sérum antipesteux comme du sérum antidiphtéritique, dont je vous ai dit, l'an dernier, l'emploi et le rôle préventifs dans les épidémies diphtéritiques de familles et de maisons. C'est pourquoi Yersin écrivait : « Il est tout indiqué, lorsqu'un cas de peste a éclaté dans une maison, d'injecter préventivement du sérum à toutes les personnes exposées à la contagion. Je pense que c'est la mesure la plus efficace contre la diffusion de la maladie, aussi je me promets bien d'essayer ces injections préventives lorsque je serai muni d'une assez grande quantité de sérum pour entreprendre une nouvelle campagne. »

Cette nouvelle campagne est ouverte, puisque, aux dernières nouvelles, Yersin, mandé à Bombay, sur le théâtre même de l'épidémie, par le Gouvernement des Indes, ne va pas manquer d'occasions d'éprouver le double pouvoir curatif et préventif de son sérum.

On sait combien, depuis six mois, les événements ont confirmé les résultats obtenus par Yersin lors de ses premières sérothérapies antipesteuses. Les journaux anglais d'abord ont confirmé, au plus fort de l'épidémie de Bombay, la réussite des injections de sérum, puis, tout récemment, MM. Wyssokowitz et Zabolotny, membres de la mission russe à Bombay, nous ont apporté[1] le résultat de leur expérience personnelle :

1. Wyssokowitz et Zabolotny. — *Académie de Médecine*, 1897. 13 Juillet.

1° ils ont obtenu, avec le sérum de Yersin, la prévention et la curation de la peste bubonique chez le singe; 2° ils ont vu la mortalité abaissée chez l'homme à 40 pour 100 (la mortalité était dans l'Inde de plus de 80 pour 100); 3° ils estiment que la sérothérapie donnera de très bons résultats, quand on disposera de sérum plus actif et surtout plus antitoxique. Je vous rappelle, Messieurs, que cette remarque des docteurs Wyssokowitz et Zabolotny, Yersin l'avait expressément formulée dès l'an dernier.

Ce qu'ont observé et ce que nous ont rapporté les membres de la mission russe avait été également vu par les membres de la commission allemande envoyée aux Indes sous la direction de R. Koch. La commission allemande a confirmé, elle aussi, les heureux résultats de la sérothérapie antipesteuse curative chez l'homme, ainsi que les effets préventifs de la sérothérapie chez les singes qu'on arrive à vacciner, pour un temps au moins, contre la peste.

S'il en est, chez l'homme, du pouvoir préventif du sérum antipesteux comme du pouvoir préventif du sérum antidiphtéritique — nous ne tarderons pas à être renseignés sur ce point spécial — il est possible d'entrevoir le jour très prochain où les rigueurs des quarantaines appliquées aux personnes pourraient être singulièrement allégées, puisque l'injection préventive, facultative, du sérum antipesteux, pourrait être faite aux voyageurs quittant des pays infestés, à fins de pouvoir, dès l'arrivée, après désinfection des bagages, leur délivrer, *tuto* et *cito*, des passeports sanitaires.

Il était, Messieurs, réservé à deux médecins de nos armées et de nos colonies, à Desgenettes et à Yersin, d'attacher, jeunes, glorieusement leur nom à l'histoire de la peste, et cela à un siècle de distance.

N'est-ce pas en 1799, sous les murs de Saint-Jean-d'Acre, que Desgenettes se livra sur lui-même aux fameuses inoculations [1] de peste qui devaient, en un jour, le rendre plus célèbre que les vingt-cinq années de dangers, de fatigues, de services et d'abnégation qu'il consacra au service de la première République et de l'Empire ?

C'est qu'il y a un siècle, la peste jetait la mort et la terreur sur notre armée qui occupait la Syrie; c'est que, à Jaffa notamment, tous les pestiférés mouraient.

Ce fut, nous dit avec simplicité Desgenettes [2], pour rassurer les imaginations et le

1. L. Landouzy. — Cours d'hygiène de la Faculté, 1885. *Revue scientifique*, 1885. Juillet.

2. Desgenettes. — Rapport adressé au conseil des armées, p. 88. *Histoire médicale de l'armée d'Orient.* Paris, an X (1802).

courage ébranlé de l'armée, qu'au milieu de l'hôpital, je trempai une lancette dans le pus d'un bubon appartenant à un convalescent de la maladie au premier degré, et que je me fis une légère piqûre dans l'aine et dans l'aisselle, sans prendre d'autres précautions que celle de me laver avec de l'eau et du savon qui me furent offerts. J'eus, pendant plus de trois semaines, deux petits points d'inflammation correspondant aux piqûres, et ils étaient encore très sensibles, lorsque, au retour de Saint-Jean-d'Acre, je me baignai en présence d'une partie de l'armée dans la baie de Césarée.

Desgenettes faisait preuve là d'un grand courage ; encore prétendait-il ne faire que son devoir, puisqu'il voulait frapper l'imagination de nos soldats que terrorisait le fléau, la peste, qui commençait à jeter la démoralisation dans l'armée. C'était vraiment faire de la thérapeutique préventive que de relever le moral de nos troupes, que de les mettre en moindre opportunité morbide. En cette occurrence, Desgenettes n'était pas seulement le brave que son inoculation de la peste a rendu populaire, c'était vraiment l'hygiéniste et le pathologiste général que devait nous révéler plus tard l'enseignement qu'il fit à cette Faculté en 1830. Le pathogéniste se révèle chez Desgenettes quand il écrit, à propos de son inoculation de Saint-Jean-d'Acre :

Cette expérience incomplète, et sur laquelle je me suis vu obligé de donner quelques détails à cause du bruit qu'elle a fait, prouve peu de chose pour l'art; elle n'infirme point la transmission de la contagion, démontrée par mille exemples ; elle fait seulement voir que les conditions nécessaires pour qu'elle ait lieu ne sont pas bien déterminées. Je crois avoir couru plus de danger, avec un but d'utilité moins grand, lorsque, invité par le quartier-maître de la 75e demi-brigade, une heure avant sa mort, à boire dans son verre une portion de son breuvage, je n'hésitai pas à lui donner cet encouragement. Ce fait, qui se passa devant un grand nombre de témoins, fit notamment reculer d'horreur le citoyen Durand, payeur de cavalerie, qui se trouvait dans la tente du malade.

Ces paroles de Desgenettes : « mon expérience fait seulement voir que les conditions nécessaires pour que la contagion ait lieu *ne sont pas déterminées* », sont des paroles profondes ; elles révèlent chez leur auteur le pathologiste général qui sait distinguer, dans son expérience, les conditions qui peuvent faire la contagion fatale ou aléatoire, conditions qui échappaient en leur essence à nos pères et dont nous avons la raison aujourd'hui. Rappelez-vous, Messieurs, que Desgenettes trempe sa lancette dans le pus d'un bubon d'un pestiféré convalescent « de la maladie au premier degré » ; rappelez-vous qu'il se fait « une légère piqûre », c'est-à-dire intéressant la peau superficiellement, n'intéressant pas l'hypoderme. Rappelez-vous également que Yersin nous dit avoir ensemencé « la pulpe d'un ganglion extirpé à un malade convalescent depuis trois semaines, et obtenir quelques colonies absolument dépourvues de toute virulence, même pour les souris » !

Les voilà les conditions « nécessaires pour que la contagion ait lieu », dont parle Desgenettes ; il aurait fallu, pour que ses piqûres à la lancette le contagionnassent, que la virulence ne se fût pas usée sur le pestiféré guéri, dont la maladie s'était atténuée, comme disaient déjà nos pères, sans connaître le mécanisme de cette atténuation. Suivant les paroles mêmes de Desgenettes, son expérience « prouvait peu pour l'art » ; elle prouvait cependant beaucoup pour ce que peut le médecin sur le moral des gens qui l'entourent. Elle prouvait, en fait, ce qu'elle devait démontrer, c'est qu'on gagne moins la peste quand on n'a pas peur. Desgenettes savait mieux que personne ce qu'il y aurait de paradoxal à soutenir cette thèse dans ce qu'elle comporte d'absolu ; mais il avait raison, en pathogéniste, de tenter de prouver à nos soldats que les apeurés, que les abattus sont frappés, alors que résistent les forts. Desgenettes croyait parfaitement à la virulence et à la contagiosité de la peste ; c'est même en cela que son « expérience » comporte tant d'héroïque grandeur.

D'autres médecins, dont l'histoire de la peste gardera les noms, mus par d'autres sentiments, ont payé de leur vie leur courageuse curiosité scientifique ; c'est ainsi que White mourut le huitième jour d'une inoculation qu'il s'était faite avec le pus d'un bubon. C'était à l'époque où Céruti, tentant de faire (en manière de thérapeutique préventive, en manière d'atténuation de maladie) pour la peste ce qu'on avait fait, par la variolisation, pour la variole, vit succomber *cinq* personnes sur *six* qu'il avait inoculées. C'était l'époque ou Clot-Bey et Buland — je vous relate ces faits parce qu'ils ont trait à la recherche de l'atténuation empirique de la peste — inoculant sept condamnés à mort avec promesse de vie sauve, voyaient un seul des inoculés contracter la peste.

Cependant, Messieurs, en dépit des observations accumulées au cours des épidémies, en dépit de ces expériences, la peste, reconnue maladie pestilentielle, contagieuse, ne livrait toujours pas le secret de sa virulence. On peut dire, sans paradoxe, que jusqu'à la découverte de Yersin, la pathogénie n'avait pas fait un pas ; qu'elle en était encore à soupçonner la nature « animée » de la peste, comme l'avait écrit, au commencement du XVIIIe siècle, au moment même de la peste de Marseille, J.-B. Goiffon, médecin lyonnais. Goiffon, justement appelé par mon collègue des hôpitaux de Lyon, Humbert Mollière, « un précurseur des théories microbiennes », pensait que la peste est due à des vers ou petits corps animés, qui sont à la mite ce que la mite est à l'éléphant !

Il était réservé à Yersin de démontrer la nature « animée » de la peste, et de tirer de cette démonstration tout le parti que vous savez, toutes les conséquences que comportaient ses prémisses, tous les essais et toutes les réussites de thérapeutique pathogénique et de médication spécifique que je vous ai dites.

En m'étendant longuement sur cette question de la sérothérapie antipesteuse, je ne crois pas, Messieurs, avoir perdu de vue l'objet de mon cours de Thérapeutique. L'intérêt de cette question, vous l'avez compris, ne réside pas seulement dans sa pleine actualité, il réside dans ce fait que les travaux de Yersin et de ses collaborateurs, travaux menés à la lueur des doctrines pastoriennes, ont fermé le cycle des études commencées sur la peste bubonique avec les effroyables incursions qu'elle avait faites en Afrique, en Asie et en Europe depuis le moyen âge, pour ne pas remonter aux épidémies dont l'antiquité nous a gardé l'histoire.

L'étape parcourue hier par Yersin, pour être la plus courte, pour être, en apparence, la plus facile, n'en est pas moins la plus glorieuse et la seule décisive. Non seulement la curation de la peste est trouvée, mais sa véritable prophylaxie semble désormais assurée, tant par la démonstration faite de sa nature, que par la sérothérapie préventive. Rien ne servira mieux sa cause que la guérison des pestiférés d'Amoy, dont le retentissement ne saurait manquer d'être grand dans toute la Chine.

La *guérison* et la *prévention* de la peste par la sérothérapie, espérées, annoncées dans les laboratoires comme des possibilités, sont donc aujourd'hui réalisées. Sur ce point, comme pour le traitement préventif et curatif de la diphtérie, comme pour le traitement préventif des morsures de serpent, on peut dire que les conséquences pratiques ont atteint, si elles ne l'ont même dépassée, la hauteur des prémisses doctrinales. On peut dire que la médecine nouvelle, la médecine pathogénique, a vraiment conquis, dans la sérothérapie antipesteuse, une de ses médications les plus héroïques ; on peut dire que la médecine scientifique n'a point failli à sa mission humanitaire. On peut dire que, depuis plus de vingt siècles que la peste a ravagé le monde — c'est à propos de l'épidémie de peste qui décimait les provinces et l'armée persanes, qu'Hippocrate refusa les fameux présents d'Artaxercès — aucune époque ne pouvait, par la thérapeutique curative et préventive, travailler pour la guérison et la prophylaxie de la peste, comme le siècle de Pasteur.

VINGTIÈME LEÇON

SÉROTHÉRAPIE DES MALADIES INFECTIEUSES

— SUITE —

SYPHILIS — TUBERCULOSE

Syphilis. — Sérothérapie : par injections de sérum d'animaux sains ; par injections d'animaux inoculés de virus syphilitique. — Inefficacité sur l'évolution de la syphilis et sur les accidents secondaires.

Certaine efficacité et rôle adjuvant dans la cure des syphilides végétantes et ulcéreuses.

Tuberculose. — Essais d'homosérothérapie et d'hétérosérothérapie, de microbithérapie et de toxinothérapie (lymphe de Koch). — Injections de sérum d'animaux prétendus réfractaires. — Inanité des résultats : fausse immunité tuberculeuse des animaux domestiques.

Sérothérapie par sérum d'animaux inoculés en vue de renforcer l'immunisation : action de retard sur la marche de la maladie et sur les lésions locales.

Sérum de Maragliano : son histoire. — Insuffisance des résultats obtenus : son rôle plus antitoxique qu'antimicrobien.

Efficacité relative des sérums antituberculeux sur les tuberculoses localisées (lupus).

Syphilis. — Les résultats obtenus par les tentatives d'immunisation faites contre les principales des maladies infectieuses, que je viens de vous dire, devaient, Messieurs, conduire à employer les mêmes procédés pour traiter une maladie unanimement considérée comme infectieuse, la *syphilis*, quoique aucune démonstration sur ce point n'ait jamais pu être faite. Comme vous le savez, non seulement on ne connaît pas l'agent pathogène de la syphilis, mais on n'a pas réussi jusqu'ici à la communiquer à l'animal ; les résultats obtenus chez le singe restent hypothétiques.

Cette immunité naturelle des animaux contre la syphilis explique qu'on ait eu, au premier abord, l'idée d'employer leur sérum sanguin comme agent préventif ou curateur.

La première tentative de ce genre fut faite en 1891, à l'hôpital Saint-

Louis, dans le service du professeur Fournier, à l'aide de sérum de chien[1], à la demande et sur les indications de Ch. Richet et d'Héricourt.

Ces expériences furent répétées par Tommasoli[2], Giuseppe Mazza[3], Kollemann[4], Augagneur[5], etc., qui employèrent du sérum de différents animaux, tels que le chien, le mouton, le veau, l'agneau, le lapin, l'âne.

Tous ces auteurs, à l'exception de Kollemann, observèrent à la suite de cette sérothérapie, surtout quand elle était associée au traitement spécifique, une certaine amélioration de l'état général, la diminution de l'anémie, la reprise des forces, la cicatrisation plus rapide des ulcérations syphilitiques. Mais jamais cette médication n'eut d'influence sur l'évolution même de la maladie, ni sur l'intensité des manifestations ultérieures.

Pellizzari[6], le premier, inaugura une autre méthode en injectant à des malades porteurs d'un chancre ou de syphilides secondaires, du sérum de syphilitiques arrivés à la période tertiaire. Cette méthode était basée sur ces faits, que d'une part les syphilitiques ne contractent pas une seconde fois la syphilis, et que, arrivés à la période tertiaire, ils ne sont plus sujets à présenter d'accidents secondaires ; que, d'autre part, les cas d'immunisation héréditaire de l'enfant né d'une mère syphilitique et d'immunisation conceptionnelle de la mère par un fœtus syphilitique, permettent de supposer le passage, au niveau du placenta, tantôt de la mère à l'enfant, tantôt de l'enfant à la mère, de substances vaccinantes contenues dans le sang.

Tous ces faits semblaient justifier la tentative de Pellizzari, dont les résultats furent cependant loin d'être encourageants ; en aucun cas il ne réussit à enrayer l'évolution de la syphilis.

Enfin, on essaya d'appliquer à la syphilis une méthode qui avait réussi pour d'autres affections : celle qui consiste à immuniser un animal contre une maladie infectieuse, et à se servir ensuite de son sérum comme d'un agent préventif et curateur pour les individus atteints de cette même maladie.

---

1. Feulard. — Sur la valeur thérapeutique des injections de sérum de chien chez les syphilitiques. *Société de dermatologie et de syphiligraphie,* 1891.

2. Tommasoli. — Sulla azione del siero di sangue di agnello contro la sifilide. *Gazzetta degli ospedali,* 1892, n° 28.

3. G. Mazza. — A proposito della sieroterapia nella sifilide. *Giorn. ital. delle malattie veneree e delle pelle,* 1893. Juin.

4. Kollemann. — Blutserum injectionen gegen Syphilis. *Deutsche med. Wochenschrift,* n° 36, 1892.

5. Augagneur. — Injections de sérum d'âne à des syphilitiques. *Soc. française de dermatologie et de syphiligraphie,* 1896. Avril.

6. Pellizzari. — Concetto informativo dei alcuni tentativi di attenuazione delle sifilide. *Journal italien des maladies vénériennes et de la peau,* 1892-94.

Comme les animaux sont réfractaires à la syphilis, on pouvait essayer de renforcer leur immunité, de même qu'on renforce l'immunité naturelle de la poule contre le tétanos, de manière à lui permettre de fournir un sérum antitétanique préventif et curateur, comme l'a fait Nocard

Ce procédé a été employé par Giuseppe Mazza en Italie, par Ch. Richet et Héricourt, Gilbert et Louis Fournier, en France.

Mazza se borna à quelques tentatives, sans suivre du reste les malades qu'il avait traités.

Ch. Richet et Héricourt [1] inoculèrent à un chien du sang de syphilitique en pleine période secondaire et non traité. Huit jours après, ils recueillirent le sérum de ce chien et l'injectèrent à une femme de cinquante ans, qui avait contracté la syphilis vingt ans auparavant, et chez laquelle commençaient à se manifester les symptômes de la période préataxique du tabès. Sous l'influence de trois injections de 2 centimètres cubes de sérum, la céphalée, les crises gastriques, les douleurs fulgurantes, le signe de Romberg disparurent. Il est regrettable que cette malade n'ait pas été longuement suivie, car la rapidité des phénomènes produits chez elle autorise à se demander si les injections n'ont point agi chez elle, non comme injections spécifiquement immunisatrices, mais comme l'ont fait (dans des cas analogues, dont nous aurons à parler), par exemple, des injections de liquide orchidien ou des injections de sérum artificiel ?

Une autre malade, âgée de vingt-cinq ans, atteinte de la syphilis depuis l'âge de dix-huit ans et portant des ulcérations gommeuses rebelles au traitement spécifique, reçut, en six jours, 12 centimètres cubes de sérum de chien; ses ulcérations se sont rapidement cicatrisées, l'état général s'est amélioré.

Enfin, les mêmes auteurs disent avoir vu trois gommes ulcérées, non modifiées par le traitement mercuriel, se cicatriser à la suite d'injections de sérum provenant d'un âne qui avait reçu, cinquante-trois jours auparavant, 20 centimètres cubes de sang d'un syphilitique en pleine période secondaire.

Gilbert et Louis Fournier [2], suivant la méthode de Pellizzari, ont emprunté du sérum à deux syphilitiques à la période tertiaire, dont l'un tabétique. Le premier malade qu'ils traitèrent était porteur de deux chancres infectants de la verge avec adénopathie inguinale, éruption maculo-papuleuse généralisée, céphalalgie nocturne intense, douleurs

---

1. Richet et Héricourt. — *Société de Biologie*, 1895. 12 Janvier. *Société de Biologie*, 1895. 9 Avril.

2. Gilbert et L. Fournier. — Essais de sérothérapie dans la syphilis. *Semaine Médicale*, 1895. 27 Avril.

ostéocopes, fièvre, état anémique. Il reçut en vingt jours 304 centimètres cubes de sérum. Sous l'influence de ce traitement, l'état général s'améliora, l'anémie disparut, ainsi que la céphalalgie et les douleurs osseuses; le sommeil et l'appétit revinrent, l'éruption généralisée s'amenda et disparut dans les points où les injections de sérum avaient été faites.

Dans une seconde série de recherches, Gilbert et Louis Fournier ont employé du sérum d'animaux auxquels ils avaient tantôt injecté du sang de syphilitiques, tantôt inséré sous la peau plusieurs chancres syphilitiques, tantôt enfin fait l'une et l'autre de ces deux opérations. Ils ont saigné ensuite les animaux et ont ainsi obtenu trois sérums différents, de valeur à peu près égale.

A l'aide de ces sérums, ils ont traité 17 malades.

Sur ce nombre, 7 avaient déjà été récemment soumis ou étaient soumis au traitement spécifique : chez ces malades, le sérum parut produire une amélioration notable, mais il est difficile de discerner la part qui lui revint dans cette amélioration.

Les 10 autres malades n'avaient encore fait aucun traitement ou n'avaient été soumis au traitement iodo-mercuriel qu'à une époque très éloignée de la médication nouvelle.

Chez trois d'entre eux les injections de sérum restèrent sans effet; cinq autres, au contraire, parurent en tirer un bénéfice considérable.

Chez l'un d'eux le chancre et la roséole disparurent après l'injection, faite en quatre fois, de 10 centimètres cubes de sérum.

Un autre, porteur de manifestations secondaires multiples, roséole, plaques érosives des parties génitales, plaques muqueuses buccales, fut guéri huit jours après avoir reçu, en une fois, 8 centimètres cubes de sérum.

Il en fut de même des trois autres, chez lesquels les injections de sérum améliorèrent et guérirent très rapidement les accidents les plus divers, secondaires et tertiaires.

Restent enfin deux malades pour lesquels le résultat fut douteux.

Ces résultats sont encore trop peu nombreux et trop incomplets, pour qu'on puisse formuler aucune conclusion absolue. Ils n'en sont pas moins intéressants, car ils sembleraient prouver que, dans quelques cas, on peut, sinon enrayer l'évolution de la syphilis, du moins atténuer ses manifestations et hâter la guérison ?

Neumann a essayé [1], tout récemment, de traiter des syphilitiques avec du sérum d'animaux réfractaires à cette maladie et du sérum de malades atteints de syphilis tertiaire.

---

1. NEUMANN. — Sérothérapie de la syphilis. *Club médical de Vienne*, 1896. 15 Janvier.

Il injecta tout d'abord à une malade atteinte d'un chancre 2 centimètres cubes de sérum d'agneau, stérilisé en le maintenant cinq jours consécutifs, pendant une heure, à une température de 55° C. ; trois jours plus tard, la malade reçut 6 centimètres cubes de sérum en trois fois ; puis, au bout d'une semaine, 4 centimètres cubes. Il se produisit une certaine amélioration ; ajoutons, pour faire exact le décompte de la sérothérapie, que la guérison complète ne fut obtenue qu'à l'aide de frictions mercurielles.

Neumann traita en outre un certain nombre de syphilitiques avec du sérum emprunté à des syphilitiques tertiaires. Le résultat fut des plus médiocres : en aucun cas la sérothérapie ne donna d'aussi bons résultats que le traitement spécifique classique.

Je passerai volontairement sous silence plusieurs tentatives de sérothérapie antisyphilitique faites particulièrement en Angleterre [1], à cause du peu de renseignements fournis à leur sujet ou de l'insuffisance notoire des observations publiées.

A ces diverses tentatives cliniques viennent s'ajouter les observations plus récentes de MM. Triboulet, Blum et Mouchet, d'E. Mulé. Ce dernier auteur, dans sa thèse inaugurale [2], conclut en disant que les résultats les meilleurs ont été obtenus dans le traitement des syphilis tertiaires néoplasiques, alors que le traitement par le sérum semble être sans effet dans la syphilis secondaire ; c'est ce qui lui fait dire que, pour ces cas de syphilis tertiaire, néoplasique, rebelle au traitement ordinaire, « la sérothérapie doit être proposée comme la médication de choix ».

Cette particularité que le sérum, chez les syphilitiques, agit surtout contre les accidents tertiaires, néoplasiformes ou ulcéreux, alors qu'il paraît sans effet dans les périodes primaire et secondaire, est à mon sens des plus intéressantes et tendrait une fois de plus à prouver que les sérums en général agissent surtout en réveillant et en activant, et cela d'une façon quasi élective et quasi spécifique, les fonctions phagocytaires.

Je pourrais vous citer bien des preuves à l'appui de cette manière de voir, entre autres, en clinique comparée, cette remarque de E.-M. Rohr [3] — des plus intéressantes pour la thérapeutique générale — qui appelait récemment l'attention de ses confrères vétérinaires sur l'action du sérum antitétanique sur la marche des plaies des animaux immunisés

---

1. Barling. — Serotherapy of the syphilis. *British medical Journal*, 1896. 8 Janvier.

2. Mulé. — La sérothérapie dans la syphilis. *Thèse*. Paris, 1896.

3. E.-M. Rohr. — Tétanos traumatique du cheval. Trois cas dont deux guéris. Injections préventives de sérum antitétanique. *Recueil de médecine vétérinaire*, 1896.

momentanément. Chez eux il observa une cicatrisation plus prompte des plaies, qui revêtaient aussi un aspect meilleur.

Pour ce qui est du choix du sérum, l'unanimité des médecins est acquise au sérum d'animal immunisé : c'est l'âne et le chien qui ont le mieux fait les frais de la sérothérapie antisyphilitique. Pour votre gouverne, le sérum d'âne paraît avoir sur celui du chien l'avantage de s'accompagner rarement de réactions quelconques. Les réactions auxquelles je fais allusion, et qui ont parfois été observées, d'ordinaire sous la forme d'urticaire, se rapportaient aux injections de sérum de chien.

J'ajouterai enfin, Messieurs, que, dans les tentatives de sérothérapie antisyphilitique, il n'a pas été exceptionnel d'observer une élévation thermique, qui n'a du reste rien de spécial au sérum antisyphilitique : je vous ai dit, et j'aurai l'occasion de vous répéter, que cette élévation thermique peut s'observer aussi bien en faisant de la sérothérapie animale, qu'en faisant de la sérothérapie artificielle ; que la réaction semble appartenir au moins autant peut-être au malade qu'au médicament : c'est ainsi que vous l'observerez presque communément (quelles que soient la nature et la dose de vos sérums, animaux ou artificiels) chez les malades qui sont en état de fièvre continue, celle-ci fût-elle même légère, comme c'est le cas notamment de certains diphtériques et de certains tuberculeux.

Tout ce que je viens de vous dire sur la sérothérapie antisyphilitique vous laissera la conviction que cette sérothérapie n'est guère, jusqu'à plus ample informé, qu'un faible auxiliaire du traitement spécifique : aucun traitement nouveau de la syphilis n'a encore détrôné les médications empiriques classiques, qui, jusqu'à nouvel ordre, resteront celles dont vous devrez vous servir.

Tuberculose. — En dirai-je autant de la tuberculose ?

La thérapeutique spécifique de cette maladie a été l'objet de recherches sans nombre : les unes relevant de la sérothérapie proprement dite, telle que nous l'avons envisagée depuis le commencement de l'étude que nous en faisons, les autres de procédés différents. Tel, par exemple, le procédé d'Emmerich, qui avait proposé d'opposer à la tuberculose une infection quasi antagoniste, et d'injecter aux tuberculeux du sang d'animaux immunisés contre la streptococcie ; tel, par exemple encore, le procédé de Koch, alors qu'il nous apporta en 1890 le traitement de la phtisie par sa fameuse lymphe.

Ces procédés ne relèvent pas de la sérothérapie, au même titre ni aux mêmes conditions que tous ceux que nous venons d'envisager à propos de chacune des maladies infectieuses étudiées jusqu'à ce jour, puisque je vous ai dit qu'à ces dernières on avait opposé soit du sérum physiologique d'animaux réputés réfractaires à la maladie infectieuse qu'il s'agissait de traiter, soit du sérum d'animaux au préalable injectés avec la matière spécifique infectieuse dont on prétendait faire un agent de Matière médicale animale. Si vous avez bien compris, il s'agissait toujours, dans nos leçons dernières, d'homosérothérapie, c'est-à-dire d'une sérothérapie concordante, les sérothérapies antidiphtéritique, antistreptococcique, antityphoïdique, antipesteuse, etc., étant réussies ou essayées par l'immunisation préalablement établie sur l'animal au moyen des agents pathogènes de la diphtérie, de la streptococcie, de la fièvre d'Eberth, de la peste.

Le procédé d'Emmerich, tout sérothérapiste qu'il soit, diffère, appliqué à la tuberculose, des procédés sérothérapistes ordinaires, puisque ce n'est plus un sérum imprégné de tuberculose qu'on oppose à la phtisie, mais un sérum d'une autre maladie infectieuse; il s'agit cette fois, non plus d'homosérothérapie, mais d'hétérosérothérapie.

J'aurais pareilles remarques à formuler, si j'avais à vous faire ici l'histoire de la lymphe de Koch ; j'aurais à vous dire qu'il s'agit alors, non plus de sérothérapie, mais de microbithérapie, de toxinothérapie. J'aurai bientôt à revenir sur la lymphe de Koch, non point que j'aie à vous parler de son emploi thérapeutique mort-né, puisque vous n'avez point oublié de combien près sa décadence suivit sa grandeur. Nous aurons à en parler comme d'un merveilleux agent diagnostique. J'aurai à vous dire que le *règne microbien* a fourni à la Matière médicale nouvelle peu d'agents aussi importants et aussi actifs que la Tuberculine, dont nous rapprocherons la Malléine : vous jugerez, quand je vous ferai l'histoire de la tuberculine et de la malléine, quels services ces agents fournis par la Matière médicale animale nouvelle rendent à la clinique, à la police sanitaire et à l'hygiène publique.

La première tentative de sérothérapie antituberculeuse fut faite par Ch. Richet et Héricourt[1], qui essayèrent de traiter des lapins tuberculosés en leur injectant, dans le péritoine, du sang de chien à la dose de 16 à 41 grammes. La mortalité des témoins fut de 57 pour 100, celle des transfusés de 17 pour 100.

La chèvre étant, à cette époque, considérée, de même que le chien,

1. RICHET et HÉRICOURT. — Influence de la transfusion péritonéale du sang de chien sur l'évolution de la tuberculose chez le lapin. *Soc. de Biologie,* 1889. 2 Mars et *passim.*

comme réfractaire à la tuberculose, Bertin et Picq [1] employèrent avec quelque succès le sang caprin.

Des tentatives du même genre furent dirigées contre la tuberculose humaine ; des résultats encourageants furent obtenus par Bertin et Picq [2], Bernheim [3] et Lépine [4], avec du sang de chèvre ; par Héricourt et Richet [5], Héricourt, Langlois et Saint-Hilaire [6], avec du sang de chien.

Feulard [7] constata une certaine amélioration des lupiques qu'il traita par les injections de sérum de chien, et mon collègue Pinard [8] l'employa avec succès chez les nourrissons issus de mères tuberculeuses.

Ce procédé ne tarda pas à être abandonné, le jour où les recherches de Cadiot, de Gilbert, de Roger [9], eurent démontré que le chien et la chèvre ne sont nullement réfractaires à la tuberculose.

Il en fut de même pour le sang des gallinacés [10].

Les essais faits par Silvestrini et Baduel, Roger et Cadiot, avec des extraits d'organes (rate) empruntés aux animaux tels que la chèvre et le chien, ne réussirent pas mieux que les essais faits avec le sérum sanguin de ces mêmes animaux.

En présence de ces résultats négatifs, on essaya de faire pour la tuberculose ce que l'on avait fait pour d'autres maladies infectieuses, c'est-à-dire d'immuniser d'abord les animaux contre cette maladie.

Pour obtenir cette immunisation, on employa soit le bacille de la tuber-

---

1. Bertin et Picq. — Sur l'influence de la transfusion du sang de chèvre sur l'évolution de la tuberculose chez le lapin. *Académie de médecine,* 1860. 15 Septembre.

2. Bertin et Picq. — De la transfusion du sang de chèvre comme traitement de la tuberculose. *Soc. de Biologie,* 1890. 29 Décembre.

Traitement de la phtisie pulmonaire par les injections de sang de chèvre. *Congrès pour l'étude de la tuberculose,* 1893.

3. Bernheim. — Injections sous-cutanées de sérum de sang de chèvre. *Ibidem.*

4. Lépine. — Sur l'application à l'homme de la méthode de traitement de la tuberculose de Richet et Héricourt. *Semaine médicale,* 1891. 21 Janvier.

5. Héricourt et Richet. — Technique des procédés pour obtenir du sérum pur d'un chien et innocuité des injections de ce liquide chez l'homme. *Soc. de Biologie,* 1891. 17 Janvier.

6. Héricourt, Langlois et Saint-Hilaire. — Effets thérapeutiques des injections de sérum de chien (hémocyne) chez l'homme dans le cours de la tuberculose. *Ibidem,* 1891. 24 Janvier.

7. Feulard. — Sur la valeur thérapeutique du sérum de chien. *Soc. française de dermatologie et de syphiligraphie,* 1891. Juillet.

8. Pinard. — Documents pour servir à l'histoire des injections de sérum de chien pratiquées chez les nouveau-nés issus de mères tuberculeuses. *Annales de gynécologie,* 1891. Novembre.

9. Cadiot. — Tuberculose du chien. Paris, 1892.

Cadiot, Gilbert et Roger. — Tuberculose expérimentale de la chèvre. *Congrès pour l'étude de la tuberculose,* Juillet 1893.

10. Cadiot, Gilbert et Roger. — Contribution à l'étude de la tuberculose aviaire. *Congrès pour l'étude de la tuberculose,* Juillet 1891.

Inoculabilité de la tuberculose des mammifères aux gallinacés. *Soc. de Biologie,* 1892. 7 Décembre.

culose humaine, soit le bacille de la tuberculose aviaire, soit enfin la culture stérilisée ou les produits solubles des bacilles.

Les résultats auxquels arrivèrent, par ces procédés, Grancher et Ledoux-Lebard, Grancher et H. Martin, Héricourt et Richet[1], Straus[2], Daremberg, Courmont et Dor, Redon et Chenot[3], etc., furent des plus contradictoires.

Roger, remarquant que l'immunité naturelle toute relative des animaux employés (chien, chèvre, âne) est en tous cas très inférieure à celle des gallinacés, qui malheureusement ne fournissent qu'une trop faible quantité de sérum, Roger eut l'idée ingénieuse, dans des recherches encore inédites[4], de se servir de la méthode suivante : il inocule à des poules, à différentes reprises, des cultures de bacilles humains, ou des émulsions virulentes faites avec des organes de cobayes tuberculeux. Les œufs des poules inoculées sont recueillis et servent à préparer un liquide que Roger expérimente sur des cobayes tuberculeux.

Au moment où Koch nous donna sa lymphe, c'est-à-dire une tuberculine, on essaya d'immuniser des animaux à l'aide de ce produit. Tandis que ce procédé ne donnait à Richet et Héricourt[5] que des résultats négatifs, il réussissait entre les mains de Boinet[6], de Behring[7], de Niemann[8], qui constatèrent que le sérum des animaux soumis à l'action progressive de la tuberculine est susceptible de ralentir la marche de la tuberculose, de l'enrayer même quelquefois chez les animaux tuberculisés.

Bernheim, avec des cultures de bacilles de Koch filtrées, Maffucci et di Vestea[9], avec des cultures chauffées à 100°, observèrent des faits du même genre.

Enfin Babès et Proca[10], employant un procédé très complexe, ont

1. Héricourt et Richet. — De la vaccination contre la tuberculose humaine par la tuberculose aviaire. *Etudes cliniques et expérimentales sur la tuberculose*, 1892.

2. Straus. — La tuberculose et son bacille. Paris, 1895.

3. Redon et Chenot. — Sérothérapie de la tuberculose. *Soc. de Biologie*, 1895. 29 Juin.

4. Roger. — Rapport sur les applications des sérums sanguins. *Congrès de Nancy*, Août 1896.

5. Richet et Héricourt. — Expériences sur la sérothérapie dans la tuberculose. *Soc. de Biologie*, 1895. 12 Janvier.

6. Boinet. — Traitement de la tuberculose humaine par le sang de chèvre inoculée avec de la tuberculine. *Ibidem*, 1895. 6 Juillet.

7. Behring. — Leistungen und Ziele der Serumtherapie. *Deutsche med. Wochenschrift*, 1895, n° 38.

8. Niemann. — Ueber Immunität gegen Tuberkulose u. Tuberkuloseantitoxin. *Centralblatt f. Bakteriologie*, 1896. Février, p. 214.

9. Maffucci et di Vestea. — Experim. Untersuchungen ueber die Serumtherapie bei der Tuberkulinfection. *Ibidem*, p. 208.

10. Babès et Proca. — *Académie des sciences*, 1896. 6 Janvier.

essayé d'immuniser des animaux en leur injectant d'abord de la tuberculine aviaire et humaine, puis en leur inoculant de la tuberculose aviaire et finalement de la tuberculose humaine. Les animaux ainsi traités auraient fourni un sérum capable non seulement de neutraliser la tuberculine, mais aussi de prévenir et de guérir la tuberculose des lapins et des cobayes ; appliqué à l'homme, ce sérum aurait conduit à des atténuations dans la marche et dans la forme de certaines tuberculoses ?

Toutes ces tentatives ont eu, en somme, des résultats médiocres, souvent contradictoires, et aucune d'elles n'a paru en rien pouvoir résoudre l'important problème du traitement spécifique de la tuberculose.

Au reste, l'idée qui avait inspiré la sérothérapie antituberculeuse, à savoir l'état réfractaire des animaux appelés à fournir le sérum — que celui-ci fût physiologique, qu'il se fût modifié au contact de la tuberculose développée après inoculation, qu'il fût enfin travaillé par de la tuberculine — n'était point exacte. L'état réfractaire des animaux employés (chien, chèvre, âne, chevaux, volatiles) n'est que très relatif : la contagiosité, l'inoculabilité tuberculeuses étant chez tous affaire de simple nuance. *Non facit saltus*, peut-on dire de la tuberculose : elle s'attaque à toutes nos espèces domestiques ; il y a là une question de degrés, allant du fort au faible, allant de la vache, du cobaye, du lapin, au chien, à la chèvre, à l'âne et aux gallinacés.

Je ne saurais trop vous répéter que la fameuse immunité naturelle du chien et de la chèvre vis à vis de la tuberculose n'existe pas ; la clinique comparée se charge tous les jours de faire renoncer médecins, expérimentateurs, vétérinaires, à l'ancienne manière de voir.

S'il est vrai que le chien et la chèvre contractent moins facilement la tuberculose que d'autres animaux domestiques, ils n'en sont pas moins accessibles à cette maladie, et les cas de tuberculose caprine ne sont plus une rareté. Les vétérinaires de tous pays ont publié des cas non douteux de tuberculose caprine ; quant aux exemples de tuberculose chez le chien, on commence à ne plus les compter.

Il en est de même pour les gallinacés, qui, disait-on, susceptibles de prendre la tuberculose aviaire, étaient réfractaires à la tuberculose humaine. Or, actuellement, on tend de plus en plus à considérer la tuberculose aviaire comme une des modalités de la tuberculose humaine : on a cité nombre de cas de contagion tuberculeuse de l'homme aux gallinacés, et il se pourrait bien que, non contente de passer de l'homme à l'animal, la tuberculose aviaire allât refaire souche de tuberculose humaine ?

Je vous ai, à cet égard, déjà cité le travail de Cadiot, Gilbert et Roger sur l'identité microbienne des tuberculoses humaine et aviaire, identité qui jette la lumière sur l'étiologie de certains faits de contagiosité de tuberculose de l'animal à l'homme et de l'homme aux gallinacés. Témoin l'histoire d'une jeune fille atteinte de tuberculose à la troisième période, avec expectoration abondante, qui, dans un grand poulailler, passait une partie de son temps à nourrir des volailles. On vit bientôt s'abattre sur le poulailler une maladie qui y fit des ravages considérables, et, la jeune fille étant morte, les poules continuèrent à se cachectiser et à mourir : les poules mouraient de tuberculose qu'elles avaient acquise en picorant les crachats nummulaires de la jeune fille, dont elles se montraient très friandes.

C'est là un cas dans lequel la contagion de l'animal par l'homme paraît incontestable. Des faits analogues ont été rapportés : témoin le cas publié naguère par Nocard, qui racontait l'histoire d'un garçon de ferme devenu souffrant, puis malade-tousseur, avec expectoration abondante, et qui, étant trop débile pour se livrer aux durs travaux de la culture, avait reçu comme emploi exclusif l'entretien d'un poulailler. Notre tuberculeux y crache ses crachats nummulaires que les volatiles picorent à l'envi : peu après, nombre de ces poules deviennent malades. L'autopsie de quelques-unes démontre qu'il s'agit de tuberculose, alors que, de mémoire d'homme, on n'avait connu de maladies ni sur les animaux de la ferme ni sur le poulailler.

Donc, Messieurs, les sérothérapies antituberculeuses auxquelles je viens de faire allusion n'ont donné que de très médiocres résultats. S'il est vrai qu'au laboratoire on ait constaté, sous l'influence de ces sérums, quelques modifications dans l'évolution des tuberculoses expérimentales, s'il est vrai que, dans quelques cas, la marche de la tuberculose paraisse avoir été ralentie, je vous répète que jamais un cas de guérison authentique n'a été communiqué.

Si du laboratoire vous passez à la pratique, à la thérapeutique humaine, vous savez les résultats plus faibles encore. Pour moi, qui ai fait beaucoup de sérothérapie canine antituberculeuse, je n'ai jamais vu, ni au point de vue local, ni au point de vue général, de résultats vraiment dignes d'être retenus. Je reconnais que certains tuberculeux paraissent avoir tiré des injections de sérum quelques bénéfices, tels, par exemple, la diminution des sueurs, le retour passager des forces, l'augmentation de l'appétit. Mais il faut avouer que, quel que soit le sérum employé, beaucoup de malades auxquels on fait des injections paraissent en être heureusement influencés : c'est un point sur lequel j'ai déjà insisté, ne voulant pas dire par là, avec certains médecins, qu'en sérothérapie la nature du sérum n'a aucune importance. Mais, ainsi que je vous le dirai en parlant de l'emploi, soit du sérum sanguin physiologique, soit du sérum artificiel, il est un fait constaté par tout le monde, l'action favorable — pour un temps au moins — des injections de sérum : dès lors, rien d'étonnant à ce que des tuberculeux aient momentanément obtenu quelques modifications heureuses locales ou générales du fait d'injections faites avec les divers sérums.

J'ai maintenant, Messieurs, à vous parler d'un travail important, de longue haleine, conduit avec méthode, et qui, s'il n'a point donné de résultats concluants, n'en a pas moins engendré une méthode sérothérapique appliquée à l'heure actuelle, en Italie surtout, sur une assez vaste échelle.

Le 12 Août 1895, le Professeur Maragliano, de Gênes, communiqua au Congrès médical de Bordeaux les résultats obtenus dans le traitement de la tuberculose pulmonaire par une *méthode nouvelle.*

Le sérum antituberculeux dont il se servait, et sur la préparation duquel il ne donna, à cette époque, aucune explication, n'a d'autre inconvénient que d'élever momentanément la température, comme le peuvent faire d'ailleurs tous les sérums. Sous son influence —je cite textuellement les résultats cliniques annoncés — le pouls se ralentit, la pression artérielle monte, les leucocytes deviennent plus nombreux ; les urines ne sont pas modifiées, l'appétit augmente ainsi que le poids du corps. En ce qui concerne les symptômes propres à la tuberculose, le sérum diminue la fièvre d'une façon sensible, et l'on voit devenir apyrétiques des malades en proie depuis longtemps à une fièvre même intense.

Les injections ont une action évidente (en général au bout d'un mois) sur les foyers de broncho-pneumonie tuberculeuse, qui se dessèchent et au niveau desquels les râles disparaissent : la toux cesse, l'expectoration diminue et les crachats finissent par ne plus renfermer de bacilles. L'état général s'améliore et les forces reviennent. On obtient ces résultats bienfaisants, spécifie Maragliano, quand il n'y a pas ou qu'il y a peu d'associations microbiennes actives.

Lors de sa communication, Maragliano avait traité à l'aide de son sérum quatre-vingt-trois malades atteints des formes les plus diverses de tuberculose pulmonaire.

Sur quarante-cinq tuberculeux à foyers peu étendus, avec peu de fièvre et peu d'associations microbiennes, vingt-neuf ont pu être considérés comme guéris. Quant aux seize autres, ils n'ont pas suivi le traitement jusqu'au bout et n'ont été qu'améliorés.

Treize cas de broncho-pneumonie tuberculeuse, à foyers étendus, avec ou sans fièvre, mais ne présentant que peu d'associations microbiennes actives, ont également tiré bénéfice du traitement.

Quant aux formes destructives avec cavernes et associations microbiennes multiples, elles n'ont guère été modifiées par l'emploi du sérum.

Il ne faudrait pas pour cela, dit Maragliano, désespérer de guérir la tuberculose pulmonaire avancée. D'après lui, ce qui importe, ce n'est pas tant la durée de la maladie que l'extension des foyers, et leur nature, au double point de vue anatomo-pathologique et bactériologique. Il attache une grande importance aux associations microbiennes, et comme il rend celles-ci responsables des fièvres persistantes et élevées, il considère l'hyperthermie comme un symptôme de mauvais augure pour l'efficacité du traitement, puisque l'hyperthermie est justement fonction d'autres microbes que de ceux de la tuberculose.

La dernière statistique, publiée dans le *Journal de la clinique de Gênes*, porte sur 412 cas, traités tant par Maragliano que par ses confrères italiens.

En considérant cette statistique en bloc, on voit que le sérum a donné :

Guérison	16,26	p. 100
Amélioration.	48,05	—
État stationnaire	25,51	—
Aggravation.	8,25	—

Si l'on entre dans les détails de la statistique, on voit que le nombre des guérisons a varié suivant la gravité de la maladie au début du traitement. Tandis que, dans les formes circonscrites, apyrétiques, le nombre des guérisons a été de 66,66 pour 100, dans les formes cavitaires il n'a été que de 7,76 pour 100, et dans les broncho-peumonies diffuses de 4,65 à 6,73 pour 100.

D'après les dernières indications de Maragliano, le traitement consiste à injecter 1 centimètre cube de sérum tous les deux jours, quel que soit le malade auquel on a affaire. Lorsque le malade présente une fièvre persistante et élevée, il vaut mieux injecter d'emblée 5 à 10 centimètres cubes. Si la température baisse, on injecte la même dose cinq à huit jours après, et l'on continue ainsi jusqu'à ce que la température soit ramenée définitivement à la normale. Quand le malade est devenu apyrétique, on lui injecte 2 centimètres cubes tous les deux jours. Il faut continuer le traitement jusqu'à ce que tous les râles aient disparu; on espace les injections en n'en faisant plus que deux, puis une, de 1 centimètre cube, par semaine.

Alors même que le malade paraît complètement guéri, que tous les phénomènes locaux et généraux ont disparu, Maragliano conseille de persister dans le traitement pendant encore au moins un mois. Il croit même qu'il serait prudent d'injecter, pendant une année au moins, 1 centimètre cube de sérum par semaine.

Pour des raisons à lui particulières, Maragliano ne fit pas, lors de sa communication à Bordeaux, connaître la composition et le mode de préparation de son sérum. Il vient de combler cette lacune et de donner les détails de son procédé[1].

Il inocule aux animaux à immuniser toutes les substances toxiques que l'on peut tirer de cultures très virulentes de tuberculose humaine.

Ces substances sont séparées en deux groupes dont la préparation diffère pour chacun.

Pour le premier groupe A : on concentre la culture à 100° au bain-marie et on la filtre au Chamberland; on obtient ainsi en réalité une solution de tuberculine.

Pour le groupe B : on filtre au Chamberland la culture non chauffée et on la concentre dans le vide à 30°.

Le produit A renferme les matériaux toxiques provenant du corps des bacilles, tandis que le produit B renferme leurs produits de sécrétion, que détruisent les hautes températures. Dans le premier cas, on a les protéines, dans le second les toxalbumines avec un peu de protéines.

Tandis que le liquide A élève la température, le liquide B détermine de l'hypothermie.

Afin d'avoir un point de repère, Maragliano réduit ses deux liquides à une unité toxique constante, représentée par la quantité nécessaire pour tuer un même poids de cobaye sain, et il concentre les deux liquides de façon à ce que chaque centimètre cube contienne 100 unités toxiques, c'est-à-dire tue 100 grammes de cobaye sain.

Pour immuniser les animaux, il se sert d'un mélange de trois parties de A avec une partie de B.

C'est ce mélange qu'il inocule à différents animaux, chien, âne, cheval, à la dose de 2 milligrammes par kilogramme d'animal ; il augmente d'un milligramme par jour et par kilo d'animal; jusqu'à atteindre 40 à 50 milligrammes par kilo. Quand ce chiffre est atteint, il inocule toujours la même quantité et continue cette pratique pendant six mois.

A ce moment, les animaux sont immunisés et résistent à l'inoculation de quantités considérables de matériaux toxiques et même aux injections de cultures tuberculeuses virulentes qui tuent les animaux témoins. En outre, leur sérum possède des propriétés antitoxiques.

---

1. MARAGLIANO. — Le sérum antituberculeux et son antitoxine. *Presse médicale*, 1896. 10 Juin.

Après un repos de trois à quatre semaines, on saigne les animaux et on recueille leur sérum.

Un gramme de ce sérum protège un kilogramme de cobaye sain contre une dose mortelle de tuberculine : il protège également les cobayes tuberculeux contre la dose de tuberculine nécessaire pour les tuer.

Enfin, chez l'homme tuberculeux, le minimum de tuberculine qui donne la fièvre à un tuberculeux apyrétique est neutralisé par 1 centimètre cube de sérum. En effet, si, ayant obtenu par tâtonnements la dose de tuberculine nécessaire pour donner la fièvre à un tuberculeux apyrétique, on lui injecte cette dose, on détermine la fièvre : quarante-huit heures après avoir obtenu cette réaction, on injecte la même dose de tuberculine avec 1 centimètre cube de sérum de Maragliano, et il ne se produit pas de réaction.

Trois à cinq jours après, on injecte la même quantité de tuberculine sans sérum et l'on a de nouveau la réaction.

Les tuberculeux qui ont été traités par le sérum cessent de réagir en présence de la tuberculine, même si la dose injectée est dix fois supérieure à celle qui était primitivement nécessaire pour produire la réaction.

En outre, le sérum est *in vitro* bactéricide pour le bacille tuberculeux : en effet, si l'on ensemence du bacille tuberculeux dans des tubes renfermant, les uns du sérum normal, les autres du sérum thérapeutique, chauffés l'un et l'autre à 60°, pour détruire le pouvoir bactéricide naturel du sérum, on constate que les bacilles poussent sur le sérum normal, tandis que le sérum thérapeutique reste stérile.

Le pouvoir du sérum est dosé d'après sa puissance antitoxique vis-à-vis de la tuberculine. Sur le cobaye sain, 1 centimètre cube de sérum possède 1.000 unités antitoxiques, c'est-à-dire sauve un kilo de cobaye sain contre la dose de tuberculine nécessaire pour le tuer.

La première communication de Maragliano avait été accueillie avec une certaine réserve, qu'expliquaient, d'une part, l'échec de la lymphe de Koch, proposée comme remède de la tuberculose, d'autre part, le mystère dont Maragliano entourait la préparation de son sérum.

En Italie, le sérum antituberculeux gênois est entré assez vite dans la pratique courante, avec l'autorisation officielle du Gouvernement, et a été l'objet des recherches de Fasano, Mariani, Ascenzi, Argento, Pizzini, Cervesato, Galvagni et surtout de Errico di Renzi [1], qui l'a employé

1. Di Renzi. — Sulla azione del siero Maragliano. *La Riforma medica*, 1896, I, p. 87.

chez vingt-deux malades. En France, Vidal, Blaise et Régnier[1] s'en sont également servi et ont constaté chez leurs malades une certaine amélioration.

J'ai tenu à vous parler du procédé de Maragliano avec quelques détails, parce que la communication de mon collègue de Gênes a fait un certain bruit, et qu'il s'agit là d'un important travail, conduit scientifiquement. Je laisse toutefois à l'avenir le soin de juger cette méthode; si je me suis étendu sur le traitement du professeur Maragliano, c'est parce que son travail de longue haleine a eu un grand retentissement; c'est parce qu'il s'étaye sur un très grand nombre d'expériences et d'observations — qui, je dois l'avouer, ne m'ont en rien convaincu de l'action thérapeutique du sérum de Gênes; c'est parce que sa méthode est très employée en Italie, et qu'en France nombre de confrères m'ont demandé dans quelles proportions ils pouvaient faire bénéficier leurs malades de la médication antiphtisique italienne.

J'avoue que mon opinion n'est nullement faite sur la valeur thérapeutique du sérum Maragliano : nous manquons à Paris, les uns et les autres, d'expérience personnelle. Il m'apparaît qu'il y a, dans la voie ouverte par Maragliano, un progrès; il semble que la médication soit sans nocuité, ce qui est la première des qualités à posséder pour un nouvel agent de Matière médicale animale.

Pour que la sérothérapie, d'après la manière de Maragliano, soit acceptée de la Clinique, il faudra qu'elle produise à son actif nombre d'observations minutieusement prises et scrupuleusement suivies : si la Clinique ne procédait pas ainsi, elle courrait au-devant des pires mécomptes. Est-ce que nous n'avons pas dix médicaments qui tour à tour ont été donnés comme spécifiques de la tuberculose? Quelle part faut-il faire, dans les injections de Maragliano, au sérum envisagé comme agent *général* d'activité phagocytaire? quelle part faut-il reconnaître au sérum envisagé comme agent *spécifique* d'activités spéciales phagocytaires? Quelle part faut-il reconnaître au sérum envisagé d'abord comme soluté antimicrobien, ensuite comme soluté antitoxique?

Si la question de doctrine est épineuse, la question de thérapeutique appliquée — ce qui nous importe le plus pour le moment — est des plus difficiles à juger. Quand bien même de nombreuses observations viendraient demain se joindre à celles qu'ont déjà publiées les journaux italiens, il ne faudra pas, dans l'intérêt même de la Méthode génoise, se presser de conclure. Si je dis cela, ce n'est nullement pour pré-

1. Régnier. — Traitement de la phtisie pulmonaire par la sérothérapie. *Société clinique des praticiens de France*, 1896.

juger la question, c'est uniquement parce que, Maragliano nous ayant lui-même annoncé que son sérum ne donnait vraiment de résultats appréciables que sur les formes moyennes, pas trop avancées, de la phtisie, nous ne devons pas oublier que, tous les jours, dans les tuberculoses pulmonaires du premier et du second degré, nous observons, tant dans les symptômes locaux que dans les phénomènes généraux, des changements, des améliorations, des répits, des sommeils, des extinctions complètes, et cela aussi bien alors que nous avons mis en œuvre le meilleur de nos médications symptomatiques, qu'alors même parfois que, de guerre lasse, nous nous en sommes tenus à un minimum de thérapeutique médicamenteuse palliative [1] ; sans parler, bien entendu, des

1. Depuis que ces leçons ont été faites, j'ai eu l'occasion de mieux connaître la méthode antiphtisique italienne, et cela, tant à la clinique de la Faculté de médecine de Gênes (Octobre 1896), qu'à Paris, où j'ai pu, cliniquement, essayer le sérum mis largement à ma disposition par mon collègue Maragliano.

Je me suis longuement expliqué sur cette question de thérapeutique doctrinale et appliquée, cet hiver même, à mon dernier cours de la Faculté (premier semestre, 1896-1897), dont l'objet spécial était le traitement prophylactique, curatif, symptomatique, médicamenteux ou palliatif de la tuberculose.

Envisageant, dans ce cours, avec détails toutes les médications anciennes et nouvelles (tanin, huile de foie de morue, iodures, créosote, gaïacol, iodoforme, etc., etc., phagothérapie, aérothérapie, cures marines, cures d'altitude, sanatoria, etc., etc.), exposant à nouveau les résultats obtenus par le sérum de Maragliano, j'ai fait mes réserves sur l'action thérapeutique antituberculeuse du sérum italien.

J'ai cru pouvoir donner l'idée la plus exacte du progrès marqué par la sérothérapie gênoise, j'ai cru pouvoir en donner la philosophie, en disant qu'à bien observer les choses la médication, pour efficace qu'elle fût dans un certain nombre de cas, était tout autre que nous l'avait dit et tout autre que ne l'avait conçue et interprétée son inventeur. J'ai enseigné qu'il s'agissait là bien plutôt d'une médication *antidotique* que d'une médication antiinfectieuse; qu'il s'agissait d'une médication plus *antituberculineuse* qu'*antituberculeuse*, les injections paraissant agir bien plus et bien mieux contre l'intoxication tuberculineuse continue, à type intermittent quotidien vespéral, que contre l'infection et la tuberculisation.

En un mot, j'ai cru voir (comme je le disais déjà à Gênes au professeur Maragliano) dans l'emploi du nouveau sérum une efficacité contre la toxinémie tuberculineuse et non contre l'infection tuberculeuse elle-même, le sérum de Maragliano, contrairement à ceux des sérums que nous savons être à la fois antimicrobiens et antitoxiques (sérum antidiphtérique, sérum antipesteux, par exemple) semblant doué spécifiquement de fonction *antituberculineuse*, de fonction antidotique. C'est que le sérum de Maragliano (à l'encontre de la manière dont l'a présenté son inventeur qui en faisait, on s'en souvient, l'agent curateur de la tuberculose évoluant à titre de maladie infectieuse) semble agir contre la toxinémie secondaire de la tuberculose plus que sur la maladie causale; le sérum porte son action antidotique sur un des éléments — et non le moindre — constitutifs de l'éthisie, sur la tuberculine élaborée par les bacilles de Koch.

Si les choses sont ce que l'expérimentation, aussi bien que les injections faites à mes malades, m'ont permis de penser, il en résulte qu'une seulement des faces du problème thérapeutique antiphtisique a été abordée par Maragliano. Si nous avons dans son sérum, aujourd'hui mieux qu'hier, un moyen quasi spécifique de traiter le tuberculineux et de le débarrasser, parfois, des inconvénients, des souffrances et des dangers de sa toxinémie, il reste encore et surtout à trouver le moyen de mordre sur la tuberculose en tant que maladie microbienne infectieuse.

Il semble, à ne viser que la toxinémie tuberculineuse fébrile, à ne viser que l'antidotisme tuberculineux, il semble, dis-je, que le sérum de Maragliano soit un progrès, encore qu'il ne se montre pas efficace dans la totalité des cas où son emploi paraît formellement indiqué.

Quoi qu'il advienne de la valeur thérapeutique — valeur que la Clinique se chargera bien guérisons auxquelles nous amenons certaines tuberculoses de toutes formes et de tous degrés simplement par la phagothérapie et l'aérothérapie.

A côté du travail de Maragliano viennent se placer quelques nouvelles expériences et quelques nouvelles tentatives thérapeutiques faites par Ch. Richet[1] et Héricourt, qui auraient obtenu des résultats assez satisfaisants en traitant deux tuberculeux à l'aide de sérum de chien immunisé.

Je ne citerai que pour mémoire les recherches de Redon et Chenot[2], de Boinet[3]. Behring[4], lui aussi, a obtenu, en inoculant de la tuberculine à des animaux, un sérum qui préserve les cobayes tuberculeux contre des doses mortelles de tuberculine.

Babès et Proca[5], Niemann[6], constatèrent également que le sérum des animaux auxquels on injecte de la tuberculine protège les animaux tuberculeux contre l'action toxique de la tuberculine.

En traitant des animaux par la tuberculine, puis par les bacilles morts, on obtient, d'après Babès et Proca, un sérum dont l'injection, précoce et à haute dose, guérit la tuberculose expérimentale. De plus, ce sérum empêche le développement du bacille *in vitro* et le rend inoffensif pour le cobaye.

Gilbert[7] (de Genève), s'appuyant sur cette hypothèse que le liquide pleural de la pleurésie dite *a frigore* renferme une substance voisine de la tuberculine de Koch, s'est servi du liquide pleural comme d'un

---

d'établir — du sérum de Maragliano, je serais bien étonné si l'emploi qu'on en fera sur de nouveaux malades lui révélait d'autres propriétés que ses qualités antidotiques, la spécificité antimicrobienne ne paraissant pas son affaire.

D'après cela, un sérum qui, demain, nous serait apporté, spécialement ou spécifiquement antimicrobien, c'est-à-dire vraiment antituberculeux, primerait en valeur et en importance le sérum de Maragliano, et rendrait en quelque sorte celui-ci d'application superflue.

La bacillose et la tuberculose préludant, en tant que maladies infectieuses, à la tuberculinose, maladie toxique, il est clair que les médications qui, chez le néotuberculeux, arrêteraient la maladie à ses premiers stades d'irritation inflammatoire réactionnelle, feraient si bien, qu'on n'aurait plus guère besoin de recourir à l'agent spécialement antidotique de la tuberculine. Au reste, il est probable que, si on trouve demain le sérum antituberculeux, il en sera de lui comme du sérum antidiphtéritique et antipesteux, qu'il jouira des doubles propriétés antimicrobiennes et antitoxiques. (*Note ajoutée en Juillet 1897*.)

1. RICHET. — De la sérothérapie dans la tuberculose et dans la syphilis. *Société de Biologie*, 1895. 12 Janvier.

2. REDON et CHENOT. — *Société de Biologie*, 1895. 29 Juin.

3. BOINET. — *Société de Biologie*, 1895. 6 Juillet.

4. BEHRING. — *Deutsche medicin. Wochenschrift.*, 1895, n° 38. Comm. au *Congrès des naturalistes* Lubeck, 1895. Septembre.

5. BABÈS et PROCA. — *Académie des Sciences*, 1896. Janvier.

6. NIEMANN. — Ueber Immunität gegen Tuberkulose u. Tuberkuloseantitoxine. *Centralblatt für Bacteriologie*, 1896. Bd. XIX, p. 214.

7. GILBERT, de Genève. — *Gaz. des Hôpitaux*, 1894.

agent thérapeutique pour faire des injections sous-cutanées aux malades atteints de pleurésie tuberculeuse.

Il a ainsi traité 21 cas. L'injection est, dit-il, suivie d'une réaction fébrile énergique ; l'épanchement se résorbe peu à peu et l'état général s'améliore ; quinze jours à trois semaines suffiraient pour obtenir la guérison. Je vous ferai, Messieurs, en passant, remarquer que, si trois semaines étaient le terme moyen nécessaire aux pleurétiques injectés par Gilbert pour résorber leur épanchement, sa médication ne prendrait pas beaucoup d'avance sur les résultats que donnaient en pareille matière nos anciennes médications antipleurétiques.

Je vous cite ce travail surtout à cause de son intérêt doctrinal ; j'ajoute que, si j'ai d'excellentes raisons personnelles pour savoir pertinemment que les épanchements pleuraux produits *a frigore*, *fonctions* de tuberculose locale, sont des solutés de tuberculine, je fais des réserves sur l'interprétation que donne Gilbert, lorsqu'il cherche un rapport de cause à effet entre ses injections et le retrait de l'épanchement pleurétique ?

Si, pour moi comme pour le Dr Gilbert, les épanchements séreux pleuraux sont *mouillés* de tuberculine, si pour moi ce sont de véritables sérums tuberculineux, la croyance ne m'en vient pas seulement des idées pathogéniques que j'enseigne depuis quinze ans sur l'origine tuberculeuse des pleurésies dites simples ; elle me vient encore de ce fait, qu'en 1890, à l'hôpital Tenon, à l'époque de la grandeur éphémère de la lymphe de Koch, j'eus l'occasion d'injecter à un de mes tuberculeux une pleine seringue de Pravaz de liquide séreux pleural retiré, le matin même, de la plèvre d'une de mes malades atteinte de pleurésie aiguë *a frigore*, qui rapidement s'affirma tuberculeuse. Mon phtisique, porteur sous la clavicule gauche de lésions nettement tuberculeuses au premier et au second degré, avait ouï parler de la fameuse lymphe de Koch, et avait, dans la presse extra-médicale, lu les résultats merveilleux obtenus par elle à Berlin et à Vienne ! De la lymphe, il en voulait, et comme, alors que je n'en avais pas pour lui, il me harcelait tous les matins pour que je lui en trouvasse, je lui fis, avec une manière de cérémonial destiné à lui donner satisfaction, l'injection de liquide pleural que je viens de dire. Or, s'il y eut chez mon malade, consécutivement à mon injection, peu de modifications locales, s'il y eut peu de troubles fonctionnels appréciables, il y eut, le soir même, une élévation thermique centrale de un degré deux dixièmes, élévation thermique que j'interprétai dans le sens d'une quantité de tuberculine que mon injection était venue additionner avec celle que mon malade produisait déjà pour son propre compte.

Vous savez que, depuis, pareilles injections de liquide pleural ont été faites par mon collègue le professeur Debove, qui en a communiqué les résultats à la Société médicale des hôpitaux.

Quel que soit l'avenir pratique réservé à l'emploi de pareilles injections hypodermiques de liquide pleural séreux, je ne m'en veux point de retenir votre attention sur ces faits, qui comportent tant d'enseignements.

Messieurs, je crois avoir été complet dans l'énumération des tentatives si nombreuses de sérothérapie appliquée à la phtisie pulmonaire.

Tout, à mon sens, reste à faire dans cette question. Ni les tentatives sérothérapiques avec le sérum des animaux sains (chien, chèvre), ni les tentatives avec le sérum des animaux immunisés, n'ont apporté un nombre suffisant d'observations pour former une conviction favorable. J'ai d'autant plus le droit de formuler ces réserves, que j'ai fait un nombre considérable d'injections de sérum animal chez des phtisiques. Si, chez les malades que j'ai traités, je n'ai jamais observé ni inconvénients ni difficultés du fait de mes injections, en revanche, je ne me suis jamais aperçu que la sérothérapie ait eu plus d'efficacité — quand elle en avait — sur l'état général et moral du patient, que celle que j'ai constatée fréquemment, en pareille circonstance, en faisant des injections de sérum artificiel. Je crois que, chez certains phtisiques, l'injection de sérum animal, aussi bien que de sérum artificiel, n'est point indifférente. Mais, je me crois autorisé à dire qu'en pareil cas la sérothérapie fait beaucoup plus pour le malade, physiquement parlant, que pour la maladie. En outre, je ne saurais trop vous rappeler que la phtisie est, de toutes les maladies, celle dans laquelle la thérapeutique est le plus difficile à juger. Il fallait bien s'attendre à ce que l'on publiât des observations de malades sérothérapisés, chez lesquels la médication ne manquerait pas de revendiquer, avec une certaine vraisemblance de raison, l'amendement incontestablement survenu, tant dans les phénomènes locaux que dans les phénomènes généraux.

Il n'est pas d'interventions médicamenteuses contratuberculeuses — et nous savons si leur nombre est considérable — qui ne comptent à leur actif des succès singulièrement plus nets et plus nombreux que ceux revendiqués par la sérothérapie.

En dépit que j'en aie, la sérothérapie antiphtisique ne me paraît pas encore à la veille de supplanter les médications qui, sans être nullement spécifiques (telles la suralimentation, les cures d'air disciplinées, vécues sans fatigue, sans soucis, sans affaires), amènent tant de tuberculeux à guérison, pourvu que nous sachions employer hâtivement ces médications, pourvu que nous sachions les imposer en temps opportun comme une loi en dehors de laquelle il n'y a pas de salut.

Si la sérothérapie de la phtisie n'a pas répondu aux espérances qu'elle avait données, nous ne devons pas méconnaître que la sérothérapie antituberculeuse, appliquée par contre à certaines tuberculoses locales, principalement aux tuberculoses cutanées, a conduit à des résultats, à des succès qui intéressent le médecin praticien autant que le médecin doctrinaire.

Parmi ces tentatives, les unes ont été faites avec du sérum d'animaux : il s'agit de véritable sérothérapie tuberculeuse ; d'autres tentatives, faites avec des toxines empruntées à des microbes différents du bacille de Koch, relèvent de la bactérithérapie et de la toxinothérapie.

S'appuyant sur ce fait, que le chien, tout en étant accessible à la tuberculose, comme l'a montré Cadiot, et comme le prouvent nombre d'observations chaque jour publiées à la *Societé centrale de médecine vétérinaire*, offre cependant une certaine résistance à cette maladie, de façon qu'elle évolue chez lui d'une manière incomplète, Broca et Charrin [1] ont employé le sérum de chien rendu tuberculeux pour traiter les tuberculoses chirurgicales, en particulier celles de la peau, qui, vous le savez, sont pauvres en bacilles, qui sont aisément accessibles et au niveau desquelles les associations microbiennes sont faciles à éviter. Ils ont ainsi guéri une ulcération fongueuse rebelle, consécutive à l'ablation d'un ganglion épitrochléen, et amélioré une ulcération atone, développée au niveau de la cuisse à la suite de l'extirpation incomplète d'un lupus. Sous l'influence du même traitement, deux vastes lupus ulcéreux du membre supérieur se sont rapidement cicatrisés. Les injections ont également amélioré un lupus du bras non ulcéré, mais très saillant, ainsi qu'un petit lupus de la face.

Les cicatrisations obtenues dans ces tuberculoses ulcéreuses, qu'on pourrait appeler néoplasiques, offrent plus d'une analogie avec les résultats que je vous ai dit, dans la dernière leçon, avoir été obtenus au cours de certaines syphilis tertiaires, ulcéreuses ou néoplasiques, traitées par le sérum antisyphilitique d'âne, auquel on avait au préalable injecté du sang d'homme syphilitique.

D'autres auteurs, partant de ce fait, établi par la clinique, qu'un érysipèle intercurrent peut guérir diverses affections cutanées plus ou moins rebelles, telles que scrofulides, syphilides, chéloïdes, épithéliomes, sarcomes, etc., ont tenté de traiter les affections cutanées tuberculeuses par les injections de cultures de streptocoques, soit vivantes, soit stérilisées. Je vous rappellerai les noms de Lassar, Spronck, Coley,

---

1. Broca et Charrin. — Traitement des tuberculoses cutanées par le sérum de chien tuberculeux. *Société de Biologie*, 1895. 27 Juillet.

Friedrich, Kocher, Répin, qui essayèrent de modifier par ce procédé les tumeurs malignes. Ce que ces auteurs avaient fait, avec quelque succès, dans certaines variétés de néoplasmes, Roger et Hallopeau ont tenté de le faire pour le lupus [1].

Dans une première série de recherches, ils se sont servi de cultures de streptocoques sur bouillon de bœuf, maintenues pendant quinze jours à l'étuve, puis évaporées au bain-marie au sixième de leur volume primitif, chauffées enfin pendant quinze minutes à l'autoclave à 110°, mais non filtrées. Le liquide obtenu renfermait par conséquent à la fois les toxines modifiées par la chaleur et les cadavres microbiens.

L'expérimentation sur les animaux ayant démontré que l'injection de ce produit était inoffensive, Hallopeau et Roger ont essayé son action sur sept femmes atteintes de lupus, en l'injectant au niveau des régions malades, dans l'épaisseur même du derme. Ils ont commencé par V ou VI gouttes, pour monter progressivement à XXX gouttes dans les cas où la sensibilité du sujet n'était pas trop grande.

Ces injections ont déterminé une réaction locale assez forte, consistant en une tuméfaction souvent étendue, mais disparaissant en vingt-quatre à quarante-huit heures. Les phénomènes généraux, tels que courbature, malaise, ont été très peu marqués : il n'y a pas eu de fièvre.

Dans une deuxième série de recherches, ils ont employé un mélange de cultures streptococciques et de cultures stérilisées de *bacillus prodigiosus*. Quatre malades ont été injectées avec ce mélange ; elles en ont d'abord reçu III gouttes, mais cette injection a déterminé de graves accidents, tels que frissons, refroidissement, accélération du pouls, hyperthermie, nausées, vomissements, diarrhée. Ces accidents, qui se sont accompagnés d'une poussée d'herpès labial, ont été de courte durée. La seconde injection n'a été que de II gouttes, puis, les malades s'étant accoutumées à la toxine, on a pu aller jusqu'à VI gouttes.

Quant aux résultats obtenus, les auteurs déclarent que, sur leurs sept malades, une seule a été presque complètement guérie ; chez deux, il s'est produit une amélioration très notable ; chez quatre, enfin, les résultats ont été nuls. Les meilleurs effets ont été obtenus chez les sujets jeunes et chez ceux qui avaient un lupus à tubercules végétants, fongueux, avec ulcérations étendues et profondes. Au contraire, le résultat a été médiocre ou même nul dans les cas où la sclérose dominait et où l'on ne voyait que des tubercules enchâssés dans un tissu cicatriciel.

---

1. HALLOPEAU et ROGER. — Action des toxines streptococciques sur le lupus. *Presse médicale*, 1896. 8 Avril.

Hallopeau et Roger ne croient pas à une action spécifique antibacillaire des produits qu'ils ont employés : ils pensent que les toxines portent leur action non sur le microbe mais sur l'organisme ; elles stimulent sa puissance réactionnelle et provoquent au point malade un afflux de sérum et de leucocytes qui viennent lutter contre les bacilles et contre le tissu morbide développé sous leur influence ?

Je n'ai pas besoin de vous rappeler, Messieurs, que plusieurs fois déjà je vous ai proposé la même interprétation, à propos de la sérothérapie antisyphilitique et de la sérothérapie antituberculeuse, quand elles se sont attaquées avec succès aux formes tertiaires, ulcéreuses, néoplasiformes : gommes ulcérées des syphilitiques et des tuberculeux. J'ai cru, dans ces différents cas, au rôle phagocytaire des sérums antisyphilitique et antituberculeux : je vous ai dit que la sérothérapie, dans ces cas, semblait aller droit au service du malade plus qu'elle n'intervenait sur la maladie pour exercer contre elle une action antidotique. Je vous ai signalé, à ce propos, par manière d'actions analogues, les effets non indifférents de la sérothérapie artificielle, et je vous ai rappelé, en d'autres occasions, que Brown-Séquard avait vraiment amélioré certains tuberculeux par des injections de liquide testiculaire. Tous ces résultats sont à rapprocher les uns des autres et semblent avoir un lien commun, ils sont fonction d'actes phagocytaires, puisque je n'ai cessé de répéter que les sérums étaient des meilleurs parmi les agents médicamenteux, incitateurs et dynamogénisants ; c'est en ce sens que la sérothérapie représente une des meilleures médications que nous sachions mettre au service de la « natura medicatrix ».

VINGT ET UNIÈME LEÇON

SÉROTHÉRAPIE DES MALADIES INFECTIEUSES

— SUITE ET FIN —

TUBERCULOSE

Echecs des sérothérapies pour la prévention et la cure de la phtisie. — La prévention et le traitement de la phtisie restent jusqu'à présent l'œuvre de la prophylaxie et de la thérapeutique dite hygiénique : phagothérapie, aérothérapie.

Prophylaxie de la tuberculose : ce qu'elle devrait être, ce qu'elle n'est pas ; ce qu'il faut qu'elle soit. Avance de la prophylaxie animale sur la prophylaxie humaine. — Proclamer la phtisie curable est bien ; travailler et réussir à la faire évitable serait mieux.

Du rôle du médecin de famille dans l'organisation de la prophylaxie antituberculeuse. — De l'asepsie médicale dans le traitement préventif de la tuberculose.

Du rôle du médecin de famille : comme directeur et organisateur des santés ; comme hygiéniste autant que thérapeute.

Les conclusions qu'il me reste, Messieurs, à tirer des développements que je vous ai donnés touchant les tentatives sérothérapiques de la tuberculose, dans lesquelles tant de labeurs ont été dépensés, tant d'ingéniosité a été déployée, ces conclusions sont que le traitement de la tuberculose — je parle ici exclusivement du traitement spécifique — est encore à trouver. Et pourtant, de quelle urgence est le traitement spécifique de l'affection qui prélève le plus lourd tribut sur la morbidité et sur la léthalité humaines et animales ! C'est même ce qui explique que la tuberculose ait été l'objet des préoccupations des premiers sérothérapeutes, et que la phtisiothérapie ne soit pas près de lasser l'ardeur des chercheurs, qui, de tous côtés et en divers sens, retournent les mille et une difficultés du problème.

En dépit de tant d'efforts, la question, pour avoir été peut-être la plus travaillée et la plus remuée, semble être de celles qui déjouent le plus de calculs et trompent le plus d'espérances.

Si, au point de vue de la symptomatologie, de l'anatomie pathologique, du diagnostic, de la pathogénie, de l'étiologie, la tuberculose est, de toutes les maladies, celle qui a, dans ces derniers temps, réalisé les plus éclatants progrès ; il faut avouer que c'est aussi celle pour laquelle la Matière médicale et la Pharmacologie nouvelles ont le moins trouvé.

C'est pourquoi j'avais raison quand je disais que, si l'histoire de la phtisie comptait déjà au travers des siècles quatre grandes et glorieuses périodes : période symptomatique avec Hippocrate ; période diagnostique avec Laennec ; période pathogénique avec Villemin ; période étiologique avec R. Koch ; il lui restait, pour que son cycle fût complet, à remplir deux périodes encore, celle de la prophylaxie et celle de la thérapeutique spécifique.

Il est grand temps de s'apercevoir que, tout en n'aliénant rien des efforts et des travaux orientés vers les cures antituberculeuses (que nous savons mieux réussir que nos anciens), il serait urgent pour la phtisiologie de commencer par le commencement, c'est-à-dire d'enseigner, de pratiquer et de réussir la prophylaxie de la tuberculose.

La prophylaxie de la tuberculose humaine reste toute à organiser, comme son traitement spécifique reste à trouver : prophylaxie et thérapeutique spécifique constitueront l'œuvre qui, fermant le cycle de l'étude analytique de la phtisie commencée il y a deux mille ans, nous mènera aux périodes vraiment héroïques de son histoire.

L'ère nouvelle nous fait espérer que par la prophylaxie, que par l'immunisation, que par le traitement spécifique, nous pourrons vraiment en finir avec cette lèpre des temps modernes, qui, non contente de représenter plus du cinquième de la morbidité et de la léthalité humaines, appauvrit et abâtardit la race, autant, à elle seule, que le malthusianisme, la syphilis et l'alcoolisme réunis.

La conclusion pratique à tirer de tout ce que je vous ai dit dans la leçon dernière est, qu'en somme, la thérapeutique de la phtisie ne trouvant pas plus aujourd'hui son compte dans les moyens de la Matière médicale nouvelle, qu'elle ne le trouvait hier dans les agents pharmaceutiques de la Matière médicale ancienne, il semble assurément, à l'heure qu'il est, encore plus facile de se défendre contre la tuberculose que de s'en guérir.

Quand je parle de l'insuffisance de la thérapeutique antiphtisique, je ne vise, bien entendu, que la thérapeutique pharmaceutique et médicamenteuse proprement dite, qui nous fournit pourtant nombre de moyens adoucissants, corroborants et antiseptiques, mais qui ne guérit pas ; je ne vise, bien entendu, aucun des procédés dont est faite la cure hygiénique du tuberculeux (phagothérapie, aérothérapie, etc., etc.), cure qui fait merveille, quand on sait, quand on peut et quand on veut l'appliquer avec longueur de temps et ténacité. C'est grâce à elle que nous en appe lons tous les jours de l'anathème jeté autrefois sur les tuberculoses pulmonaires ; c'est grâce à elle que nous ne comptons plus les tuberculeux tellement guéris qu'ils arrivent à faire figure dans le monde.

N'empêche que, la cure hygiénique étant longue, très longue même ; n'empêche que, la cure hygiénique étant onéreuse, d'ordinaire difficile à réaliser pour la généralité des tuberculeux, il est plus facile de se défendre contre la tuberculose que de s'en guérir; d'autant encore que, trop souvent, nous avons affaire à des formes de phtisies aiguës qui, le jour où elles se démasquent, résistent aux médications hygiéniques les mieux ordonnées, et enlèvent leurs victimes en quelques mois.

Il est incontestablement plus facile de se garer de la tuberculose — sans compter, qu'au point de vue social, la prophylaxie serait une fière économie — que de s'en guérir; cela pourtant à une condition, c'est que partout il soit enseigné et montré pourquoi et comment la tuberculose, maladie *évitable*, peut être évitée.

Pour que la tuberculose, au lieu de s'étendre, fût partout évitée, il faudrait que partout les choses allassent autrement qu'elles ne vont; il faudrait que partout, chez les particuliers comme dans les collectivités, dans les habitats privés comme dans les lieux publics, on fît délibérément et ouvertement la guerre au contage, aux crachats, comme en chirurgie on fait la guerre au pus. Il faudrait que tous les médecins fissent campagne, il faudrait que tous les médecins fissent dans leur clientèle privée ce que font de généreux esprits, le docteur Armingauld, entre autres, quand il s'en va partout prêcher la croisade antituberculeuse. Il faudrait que partout, pour tous, par tous, la prophylaxie de la tuberculose fût enseignée et organisée. Pour cela, il faudrait que la prophylaxie fût comprise, il faudrait que sa vulgarisation s'appuyât sur une manière d'exposé des motifs aussi concis et aussi clair que possible, mis en quelques lignes à la portée de tous et reproduit à des millions d'exemplaires. Et comment se ferait cette vulgarisation si chacun de vous, Messieurs, ne s'en mêlait pas; comment s'organisera cette prophylaxie si les médecins eux-mêmes ne la pratiquent pas ?

C'est justement parce que toutes choses vont à l'encontre de ce qu'elles devraient être (maintenant surtout que la pathogénie et l'étiologie de la tuberculose nous sont connues) que doit s'ouvrir l'ère de la prophylaxie d'une maladie dont la thérapeutique spécifique se fait attendre. C'est justement parce que les temps sont venus de faire campagne contre la tuberculose, que je m'en voudrais, si je ne profitais pas de l'occasion qui m'est logiquement offerte de vous inviter à vous mettre, Messieurs, par une prophylaxie militante, en travers d'une maladie dont la Matière médicale nouvelle ne vous apporte pas le médicament.

En attendant que, pour guérir les phtisiques, nous puissions réussir mieux et plus que nous ne faisons, travaillons — la tâche est rude puisque dans ce sens tout reste à faire — à arrêter le flot montant de la tuberculose.

Chaque fois que, près d'un tuberculeux, vous aurez à intervenir comme thérapeutes, ne manquez pas, tout en travaillant à guérir votre client, ne manquez pas à installer immédiatement l'hygiène thérapeutique dans la famille. Ne doutez pas un seul instant que, pratiquant la prophylaxie en même temps que la thérapeutique hygiénique dans les milieux tuberculisés, la somme des résultats par vous médiatement ou immédiatement obtenus ne se montre supérieure aux réussites que vous donneront celles de nos médications antiphtisiques réputées les meilleures.

Que vous servirait, Messieurs, d'avoir appris ici et ailleurs que, dans l'immense majorité des cas, la tuberculose est fonction de contagion acquise, si vous ne vous faites pas missionnaires de cette vérité ?

Comment, cette contagion, voulez-vous que le public l'évite, alors qu'il ignore et la contagiosité de la maladie, et les manières dont se fait la contagion, et les moyens d'éviter la contagion ?

En matière de tuberculose, l'heure des préoccupations sentimentales, qui hantaient nos pères, est passée : il faut que le public soit renseigné ; il faut, alors qu'on lui parle de contagion de variole, d'ophtalmie, de teignes, de coqueluche, d'angines, de typhus, etc., etc., qu'on lui parle aussi de contagion de la tuberculose.

Il faut qu'on en finisse avec cet opportunisme médical, qui, sous prétexte de ne pas effrayer les familles, les laisse sans défense — puisqu'elles sont sans défiance — contre la tuberculose.

C'est à vous, Messieurs, qu'il appartient d'apprendre aux familles — ce qui n'est encore enseigné nulle part et ce qu'on devrait apprendre aux enfants dans les écoles, qui toutes devraient être munies de crachoirs, ne serait-ce que pour donner, aussi bien aux parents qu'aux élèves, une leçon de choses — que cracher n'importe où, par terre dans un préau, sur le parquet, sur un tapis, sur des draps, dans une serviette, même sur un mouchoir, n'est pas seulement malpropre, mais est dangereux. C'est à vous, Messieurs, qu'il appartient de faire partout, en tous lieux, la guerre aux crachats, d'exiger l'emploi des crachoirs, dont n'est pourvu aucun de nos établissements publics, en particulier nos écoles publiques. Il nous faut proclamer qu'autant de crachats répandus sur le sol, autant de graines tuberculeuses jetées au vent ; qu'autant de crachats détruits ou brûlés, autant de tuberculoses évitées !

Il y a si loin, Messieurs, de la manière dont se devrait codifier la prophylaxie de la tuberculose à ce qui se pratique, aussi bien chez les particuliers que dans les collectivités, que je m'en voudrais si, à propos des desiderata de la thérapeutique immunisatrice de la tuberculose, je ne m'arrêtais pas avec quelques développements sur la manière dont vous devrez prêcher la prophylaxie nouvelle.

Votre rôle, à vous, médecins pénétrant dans un foyer auquel s'assied un tuberculeux, est de faire officieusement la police sanitaire dudit foyer : les succès que vous obtiendrez comme prophylacticiens seront autant de médications que vous n'aurez pas à instituer contre autant de tuberculoses que vous aurez ainsi su faire éviter.

Dans cette police sanitaire, le tact, la mesure sont de mise plus que partout ailleurs, et, pour être doux, persuasif, éducateur, résolu autant qu'officieux, votre rôle n'en demeurera pas moins tutélaire.

Notre rôle, à chacun d'entre nous, est d'autant plus indiqué, que l'hygiène publique, jusqu'à présent, ne s'est guère faite agissante en matière de prophylaxie de la tuberculose. Pourtant, les avertissements n'ont pas manqué aux pouvoirs publics : congrès, ligues contre la tuberculose, statistiques, — travaux de clinique dénonçant cette chose lamentable, que notre dépopulation est faite autant de la multiléthalité tuberculeuse infantile que de la faiblesse de notre natalité, — discussions à l'Académie de médecine et ailleurs, initiatives privées, se sont chargés de montrer tout ce qu'on ne faisait pas contre la tuberculose et tout ce qu'il était urgent de faire.

Il y a longtemps déjà [1] que, pour ma part, je me suis élevé avec énergie contre la doctrine du *laisser-faire* et du *ne pas dire*, en matière de morbidité et de léthalité tuberculeuses ! N'est-il pas extraordinaire que l'Administration, qui, en France, s'est imposé la charge de veiller à ce que les individus, aussi bien que les collectivités, ne disséminent pas la variole, les ophtalmies, les teignes, la diphtérie, la scarlatine, le typhus, etc., etc., se désintéresse des tuberculeux et ait tout l'air de ne se soucier guère des épidémies tuberculeuses de famille, de maison, de bureau, d'atelier !

Je ne me lasserai pas de répéter qu'en France presque rien n'est tenté pour mettre l'homme en garde contre la contagion tuberculeuse ; que tout reste à entreprendre à cet égard, et que, en matière de prophylaxie tuberculeuse, la médecine vétérinaire est plus avancée que la médecine humaine, ce dont témoignent, par exemple, certains règlements que vous savez, touchant la police sanitaire des vacheries.

---

1. L. LANDOUZY. — Nouveaux faits de tuberculose infantile. *Revue de médecine*, 1891, p. 744.

Je m'en voudrais, Messieurs, si, pour vous gagner à la cause de la prophylaxie familiale et sociale de la tuberculose, pour faire que votre intervention thérapeutique se double toujours de prophylaxie militante, je n'appelais votre attention sur des faits patents qui nous portent à de singulières réflexions. L'Administration, si bien armée : pour dépister les cas de morve et garder les écuries contaminées sous la haute surveillance de la police sanitaire ; pour empêcher les épizooties quelles qu'elles soient, et cela aussi bien chez les particuliers (puisqu'elle surveille les vacheries) qu'aux frontières ; pour enrayer les épiphyties — à chaque instant un arrêté ministériel *déclare* une vigne, une commune, une région phylloxérées — n'a guère souci d'avertissements, de précautions, de surveillances, de règlements, d'ordonnances, d'arrêtés par lesquels elle puisse limiter les foyers de contagion tuberculeuse. Où, quand, l'Administration a-t-elle pris l'initiative d'installer dans les lieux publics et les écoles des crachoirs et de faire sur ce chapitre l'éducation du public ?

C'est à chacun de nous, Messieurs, qu'il appartient vraiment de prêcher la croisade antituberculeuse. Si nous voulons que le public soit tenu à égale distance de l'insouciance dangereuse et de la terreur inconsidérée, il faut que nous l'instruisions : ce faisant, nous empêcherons plus de tuberculoses de naître que n'en guériront avant longtemps peut-être les médications spécifiques.

Si le public est insoucieux ou imprudent en matière de tuberculose, c'est que son éducation n'a jamais été faite : cette éducation, c'est à nous de la tenter, et, la réussissant, nous ne sortirons pas de notre rôle bienfaisant de thérapeutes.

Il faut dire, franchement, haut et fort, que la tuberculose est contagieuse, mais il faut dire aussi, nettement, comment, quand, pourquoi se fait la contagion. Il faut que le public soit renseigné sur la phtisie comme il est renseigné déjà sur la scarlatine, sur la rage, sur la fièvre typhoïde, sur la diphtérie. Il faut, Messieurs, que vous disiez au public que ce n'est ni la personne du phtisique, ni son haleine, ni son contact, ni ses sueurs, ni l'air de sa chambre, qui sont nocifs. Il faut apprendre aux familles que le danger, en matière de contagion de phtisie, réside dans l'expectoration, dans les crachats qui ne sont jamais si dangereux qu'alors que le temps et le dessèchement en ont fait autant de poussières bacillifères. Il faut même que vous disiez au public — les exagérations de tous ordres ne seront évitées qu'à ce prix — que certaine continuité phtisique suivie dans les familles, parfois invoquée bien à tort comme héréditaire, n'est qu'une manière de reviviscence bacillaire évitable.

Le public commence à savoir que, le varioleux mort, n'est pas mort le venin variolique, les croûtes varioleuses tombées du cadavre pouvant faire de la chambre mortuaire un foyer de variole. Ce que le public commence à ne plus ignorer en matière de variole, de scarlatine, de fièvre typhoïde, de diphtérie, il faut qu'il le sache en matière de tuberculose. Il faut que le public apprenne de nous que, le phtisique parti ou mort, le contage reste et survit, puisque le bacille, tombé en quelque coin ou sur quelque objet, n'attend que le moment propice et un terrain favorable pour tuberculiser à nouveau. Il faut encore qu'on fasse savoir au public que la contagion n'est pas fatale ; il faut qu'on éclaire le public sur le rôle du terrain en matière de tuberculose comme en matière de toutes maladies *évitables*.

C'est en parlant net, en instruisant ; c'est en conseillant, en pratiquant cette asepsie médicale, que nous ferons tous, en matière de contagiosité et de prophylaxie tuberculeuses, le mouvement d'opinion salutaire sans lequel la tuberculose ira sans cesse grandissant. Est-ce que ce n'est pas le médecin, de complicité avec les Administrations, qui, en France, à défaut d'une loi, parvient à faire de la vaccination et de la revaccination une quasi-obligation ? Est-ce que le mouvement d'opinion créé en faveur de la vaccine, il n'est pas grand temps de le créer en faveur de la prophylaxie de la tuberculose ? C'est dans cet ordre d'idées qu'on peut dire, sans paradoxe, qu'un des meilleurs résultats des Congrès réunis pour l'étude de la tuberculose a été d'éveiller, d'agiter l'opinion publique, d'éclairer la religion des médecins, de leur communiquer la foi agissante, d'apprendre à tout un chacun :

Que la tuberculose est maladie évitable, puisqu'elle est transmissible par un contage qui n'est point hors de nos atteintes ;

Que la prophylaxie de la tuberculose est avant tout question d'hygiène familiale, question d'hygiène nosocomiale, autant qu'une question d'hygiène sociale.

C'est seulement quand on aura dit et redit cela, de cent façons et en tous lieux, que, par la prophylaxie, on aura utilement travaillé pour l'extinction de la tuberculose, et qu'on aura d'autant allégé la tâche si ardue de la thérapeutique antiphtisique.

C'est même par ce côté de l'éducation de tous à faire, en matière de contagiosité et de prophylaxie tuberculeuses, qu'il est encore plus regrettable que la loi du 30 Novembre 1892, qui *vous oblige*, Messieurs, *à déclarer les maladies contagieuses*, ait omis d'inscrire la phtisie : c'eût été un moyen efficace, entre tous, d'éclairer l'opinion publique. Comment ne veut-on pas que les familles soient difficiles à persuader, quand, nous voyant *déclarer* la variole, la scarlatine, la diphtérie, les ophtalmies purulentes, la fièvre typhoïde, etc., sous prétexte que ces maladies sont contagieuses, les familles remarquent que la loi ne nous astreint à aucune déclaration pour la phtisie? Le public, simpliste et logique dans les conclusions qu'il tire des décisions et des actes de l'autorité, a tendance à moins nous croire, à moins écouter nos avertissements et nos conseils. Puisqu'il voit deux poids et deux mesures en matière de maladies contagieuses, le public est naturellement porté à se dire que celles des maladies que la loi ne rend pas de déclaration obligatoire pourraient bien être moins contagieuses que les autres? En cela, le public montre plus de logique que la législation française qui a manqué la très belle occasion de travailler avec nous, non seulement pour l'éducation populaire, mais encore pour la sauvegarde de tant de familles auxquelles la *déclaration obligatoire* aurait évité la contagion. Il faut, qu'en matière de tuberculose, vous ne craigniez pas, Messieurs, sous prétexte de fausse sentimentalité, de promulguer le dogme de la contagion. A ce prix seul seront empêchées maintes épidémies tuberculeuses de famille, de maison et d'atelier, dont nous connaissons tous de lamentables exemples.

Depuis le temps que, partout, à propos de tout, on ne fait que parler de *struggle for life*, il serait opportun de commencer à parler d'une lutte à laquelle tous tant que nous sommes — en hygiène et en prophylaxie chacun est solidaire de son voisin — nous condamnent les lois naturelles, *la lutte pour la santé.*

Plus n'est besoin que les philosophes, les politiques, les économistes, les biologistes, si curieux des lois qui règlent la sélection naturelle, passent leur temps aux questions de *struggle for life* : il faut qu'ils joignent leurs efforts et leurs travaux aux enseignements que nous avons, nous médecins, directeurs des santés dans les familles, mission de répandre pour proclamer l'inéluctable *struggle for health.* La lutte pour la santé, partout, pour tous, toujours, à tous les instants de la vie, voilà à quoi il est urgent de travailler; voilà sur quoi il est urgent que vous éclairiez, que vous écriviez, que vous dogmatisiez, que vous prêchiez, surtout que vous pratiquiez.

La croyance en le *struggle for health* me paraît tellement indispensable pour la conservation de l'individu et l'amélioration de l'espèce, que je voudrais que cette loi naturelle fût apprise en tous lieux, à tous les degrés de l'enseignement public. Je voudrais qu'à l'école primaire, aussi bien que dans les écoles supérieures, cette loi fût expliquée, commentée, illustrée d'exemples, et qu'elle trouvât sa place légitime à la première page des manuels de morale civique ou religieuse.

Comment, Messieurs, dans les masses cultivées aussi bien qu'incultes, ferez-vous pénétrer les notions même élémentaires d'hygiène, comment ferez-vous accepter les mesures les plus indispensables de prophylaxie, si vous ne commencez pas par montrer au public que nul parmi nous, le plus riche aussi bien que le mieux portant et le plus solidement constitué, n'est à l'abri (à moins que vous ne lui ayez appris à se garer) de la contagion tuberculeuse ? Il n'est que temps d'organiser la prophylaxie de la tuberculose ; il n'est que temps d'arrêter un mal dont le flot monte partout en Europe ; il n'est qu'opportun d'empêcher un mal que la thérapeutique a encore tant de peine à guérir.

Je viens de faire allusion, Messieurs, au rôle de *directeurs des santés* que vous aurez à prendre dans les familles, rôle considérable, par lequel vous devez prétendre à vous faire éducateurs en santé plus encore que guérisseurs.

Permettez-moi de retenir un instant votre attention sur ce point de vue, qui ne vous est enseigné nulle part.

Cette tâche de conservateur des santés devrait, Messieurs, être pour le médecin de famille la première de toutes : son rôle de guérisseur ne devrait venir qu'après. A bien prendre les choses, le vrai médecin doit être préposé à l'organisation et à l'entretien des santés : toutes ses entreprises sont alors autant de prélevé sur les maladies, autant de soustrait aux interventions aléatoires du guérisseur.

Sachez que, médecins de famille, nous devrions mettre notre amour-propre à ce que la direction des santés, à ce que l'organisation des prophylaxies qui nous sont confiées, fussent tellement bien étudiées, conçues et ordonnées, que notre rôle thérapeutique en fût, sinon annihilé, au moins singulièrement réduit.

N'allez pas croire, Messieurs, que cette conception du rôle primordial de la médecine préventive, du rôle subsidiaire et de l'intervention secondaire de la médecine thérapeutique, soit une idée moderne : rien ne serait moins exact. Nous témoignerions d'autant d'ignorance que d'ingratitude pour la médecine antique, si nous ne savions en quel honneur les anciens tenaient la déesse Hygie, qu'ils plaçaient au-dessus de la *Minerva medica,* marquant, par le culte qu'ils lui rendaient, qu'il y avait plus de mérite à empêcher et à prévenir les maladies qu'à les guérir.

Vous trouveriez encore cette pensée merveilleusement formulée par Rabelais ; avec une pointe de critique à l'adresse des donneurs de remèdes de son temps, il marque une estime particulière pour les organisateurs de santés qu'il préfère aux guérisseurs : « voyant les bons médecins donner tel ordre à la partie prophylactique et conservatrice de santé en leur endroit, qu'ils n'ont besoin de la thérapeutice et curative par médicament ».

Reconnaissons, Messieurs, que le public n'en est point encore arrivé à la conception de cette vérité que, pour pouvoir éviter la maladie, il faut savoir préparer la santé ; reconnaissons que, — contrairement à toute espèce de logique, — ce n'est pas la hantise de la prophylaxie qui agite et qui mène la plupart des familles, alors qu'elles font aujourd'hui appeler le médecin. Reconnaissons que les familles ne nous donnent pas, dans les conseils de la maison, la place que réclame l'intérêt de tous. Reconnaissons qu'on se méprend, d'ordinaire, sur le rôle que devrait tenir le médecin dans la famille. On l'appelle trop souvent pour être guérisseur de maladies qu'il aurait pu empêcher si on l'avait mandé pour présider à l'hygiène du foyer et à la préparation des santés. Les familles semblent ignorer qu'il en va de leurs affaires sanitaires comme des affaires des nations, que si celles-ci, voulant la paix, préparent la guerre, les familles, je le répète, n'éviteront la maladie qu'en organisant la santé.

Si ces pensées, sur lesquelles j'appelle vos réflexions, si ces pensées sont justes, reconnaissez, Messieurs, que les pratiques actuelles de la médecine ne sont guère en conformité avec l'intérêt véritable des familles. Reconnaissez que trop souvent la manière de comprendre la profession médicale fait que nous marchons à contresens. Est-ce que, neuf fois sur dix, nous ne sommes pas appelés seulement pour guérir des maladies, alors que nous devrions être constamment mandés afin d'entretenir les santés ?

La preuve en est que le type idéal du médecin de famille, tel que je viens de vous le décrire et tel que le réclame l'intérêt de tous, est un type qui s'en va ; pour un peu, je dirais que, si nous, les hommes de ma génération, nous l'avons connu, vous, Messieurs, vous l'ignorez.

Il fut un temps où une famille s'attachait un médecin qui, comprenant tout ce que sa tâche avait d'impérieux et de tutélaire, se pénétrait des tenants et des aboutissants de la famille, de ses mœurs, de ses habitudes ; enquêtait sur les hérédités ascendantes et descendantes ; s'enquérait des constitutions et des tempéraments, des antécédents, des affinités, autant que des immunités morbides familiales ; surprenait l'éveil des tempéraments chez les enfants, dépistant leurs tendances morbides comme leurs hérédités locales ; aiguillait hygiène générale et diététique, suivant la constitution de chacun des héritiers qui, pour descendre tous d'une souche commune, ne manquaient pas de se différencier chacun par quelques particularités organiques et fonctionnelles. Ces particularités surprises chez des frères et des sœurs issus d'un même lit, pour minces qu'elles fussent, n'en étaient que plus délicates à analyser et plus importantes à saisir, puisqu'elles se faisaient révélatrices de certaines spécificités héréditaires bonnes ou mauvaises. Le médecin de famille, instruit et sagace, dévoué à sa tâche, n'ignorant rien ni des qualités ni des défauts inhérents aux terrains dont il avait la garde, pouvait vraiment s'essayer dans la science si difficile et si délicate de la puériculture. Pour cela, il n'avait qu'à lire dans le dossier complet de la famille et à feuilleter aussi bien les chapitres anciennement composés par l'ascendance que les chapitres nouvellement écrits par la descendance. C'est alors, et alors seulement, que le médecin de famille pouvait apercevoir toute la justesse de l'enseignement que je vous donne depuis quinze ans, quand je vous apprends, Messieurs, que, pour nous autres médecins, les questions d'état civil de nos clients se règlent par ma devise : *Pater est quem natorum morbi demonstrant*, plutôt que par l'adage de droit romain : *Pater est quem nuptiæ demonstrant*.

Comprenez-vous, maintenant, comment et pourquoi le vrai médecin de famille, avec des yeux qui fouillaient les quatre coins de l'horizon, avait qualité pour veiller sur le foyer ; se soucier de l'hygiène physique et psychique imposée aux enfants ; régler l'élevage des adolescents autant que celui des bébés ; orienter enfin tout un chacun, aussi bien dans le choix d'une carrière que dans le choix d'une union, et cela, à fins de plus-value dans le bonheur des individus comme dans la perfectibilité de l'espèce.

Je crains bien que ce type du vrai médecin, conseil et protecteur des familles, ne se revoie plus ; c'est un type qui se perd, et cela au détriment de tout le monde. Les familles, ne faisant plus de nous que des guérisseurs, ne nous appellent qu'au jour où apparaît la fièvre, ne se doutant pas que, s'il nous est assez facile de diagnostiquer la maladie, il nous est fort difficile de juger du malade que nous voyons pour la première fois.

Par cette manière de rétrécir le rôle de la médecine et du médecin, les familles perdent en garanties et en sécurité, le médecin perd en moyens de remplir commodément une tâche qu'on lui rend difficile à plaisir. Sans compter — c'est là un des côtés de la question dont les meilleurs esprits s'alarment pour l'avenir de notre carrière — que la situation tout accidentelle acceptée dans la famille par le médecin (qu'on ne connaîtra plus à l'heure de la convalescence) n'est guère faite pour lui assurer la considération et les avantages matériels que devrait lui procurer sa profession. Si les médecins ont tant perdu à ce que les choses prissent la tournure qu'elles affectent depuis une dizaine d'années surtout, l'hygiène familiale et la santé publique n'ont rien à y gagner. C'est par cette considération d'intérêts particuliers et généraux lésés que vous pourrez, Messieurs, remontant le courant, persuader aux familles qu'il y va du salut de tous que les choses marchent désormais autrement, et que la médecine d'aujourd'hui, pour s'exercer autrement qu'autrefois, gagnerait fort à se régler encore sur certaines manières dont nos pères la pratiquaient excellemment.

Ce n'est point ici le moment d'étudier toutes les causes qui, dénaturant la pratique médicale, tendent à faire de plus en plus rare le *médecin de famille*, dont le rôle m'apparaît à moi indispensable, et que rien ne saurait remplacer. Si j'en avais le loisir, je vous dirais que, si la médecine prend des allures et des manières de faire autant préjudiciables aux malades qu'à nous-mêmes, la faute en est un peu aux médecins, qui n'ont pas su toujours conseiller et diriger les parents comme ils l'auraient dû ; qui n'ont pas toujours su conquérir et garder dans les familles l'autorité sans laquelle nous ne pouvons prétendre à ce rôle de directeurs des santés dont je parlais tout à l'heure. Trop de médecins — manquant parfois d'une solide instruction générale — ont laissé s'émietter les responsabilités dont les familles ne demandaient qu'à les charger ; trop de médecins ont laissé les familles abonder, et cela sans réelle utilité, dans toutes les spécialités. Non pas, Messieurs, que je méconnaisse certaines indispensabilités de recourir, le cas échéant, aux spécialités, mais je récuse et redoute absolument leur intervention pour cette orientation générale et continue des santés à laquelle je faisais allusion à l'instant.

Est-ce qu'en partie, certains médecins ne sont pas responsables, les uns activement, les autres passivement, de cet abus qui tend à s'établir, dans les familles, de faire pénétrer tour à tour, parallèlement, sans se rencontrer ni s'entendre, une dizaine de médecins dont l'intervention accidentelle dure ce que durent les raisons d'âge, de sexe, de localisations morbides et d'expressions symptomatiques qui ont servi de prétexte à la motiver ?

Il fut un temps, que j'ai connu, où c'était le médecin de famille qui, dans les cas jugés nécessaires, faisait appel aux lumières de techniciens, aux habiletés de spécialistes, auxquels il fournissait tous renseignements utiles touchant l'évolution de la maladie et surtout la personnalité du malade. De moins en moins il en va ainsi ; de leur chef, sans prendre souvent d'autres conseils que ceux de la mode ou de la vogue, les familles fragmentent la tâche médicale en autant d'attributions et de participants qu'une même maladie peut comporter de localisations ou même de nuances symptomatiques, suivant que la maladie, pour simple qu'elle soit, s'attaque à un bébé, à un jeune enfant, à un collégien, à une jeune fille, à une jeune femme, à un homme fait ou à un vieillard.

Ce que je dis là des médecins traitants *par occasion*, dont une dizaine au moins défilent aujourd'hui dans toute famille qui se pique *d'être dans le mouvement*, je le dirais, encore avec plus de justesse, du rôle qu'on nous fait jouer, à nous autres médecins consultés, alors que le consultant vient, seul, se placer dans notre cabinet, dans des conditions de garantie parfois inférieures à celles que lui présentait son médecin de famille, qui, lui, possédait toute la tradition et tout le dossier sanitaires. Mes remarques n'entendent nullement faire la critique des consultations, dont je reconnais l'utilité ; si je fais des réserves, c'est sur la manière dont se prennent les consultations de cabinet, alors que, procédant autrement, les choses n'en iraient que mieux, et pour la clairvoyance du médecin consulté et pour les conseils à donner au malade. Certaines manières de faire des clients, qui, pour une même maladie à symptomatologies changeantes, consultent cinq ou six d'entre nous, à l'insu de leur médecin ordinaire, ne vont-elles pas vraiment à l'encontre des intérêts de ces malades ? Quels avantages, par exemple, un malade qui, au travers d'une polysclérose, va jeter la longue odyssée d'un tabès dorsal, quels avantages recueille-t-il vraiment à courir les cabinets de médecin et à consulter, ce matin pour certains troubles strabiques, ce soir pour de l'atrophie et de l'impotence des jambes, demain pour une arthropathie, après-demain pour des douleurs sciatiques, un autre jour pour des crises gastralgiques, un autre jour encore pour du spasme laryngé, plus tard enfin pour des palpitations et des troubles cardiaques corrélatifs à une insuffisance aortique, laquelle n'est autre, sur l'appareil vasculaire, qu'une nouvelle sommation de la maladie sclérogénisante qui, quatre ans auparavant, avait débuté par les zones radiculaires postérieures[1].

Quels avantages encore tel autre polyscléreux retirera-t-il de consulter successivement des spécialistes s'occupant chacun exclusivement des affections du cœur, des affections de l'aorte, des affections des reins, ou encore des affections humorales, sous prétexte qu'une analyse des urines, faite le matin même, a décelé des traces d'albumine ? Quels avantages tel neuro-arthritique retirera-t-il, au travers des multiples organopathies et troubles fonctionnels qui malmènent son existence, quels avantages retirera-t-il de consulter dix médecins de dix spécialités différentes, et de promener ses misères au travers des cabinets d'un spécialiste : en maladies d'estomac ; en maladies de la peau ; en maladies des nerfs ; en maladies du foie ; en maladies des voies respiratoires ;

1. L. LANDOUZY. — Tabès et polysclérose. Leçon clinique de la Charité, Septembre 1881. *Exposé de titres*, 1890, p. 23.

en maladies des reins ; en maladies de la gorge ; en maladies du cœur ; ou encore en maladies des fosses nasales, sous prétexte que récemment sont apparus des accès d'asthme ? Où sont vraiment les avantages sérieux de cette course au travers de tant de cabinets de spécialiste ? Non seulement je ne les connais pas, mais j'entrevois plus d'un écueil et plus d'un préjudice pour le patient. Le spécialiste, consulté une fois en passant, tout occupé de la symptomatologie massive présentée par son client, a chances de méconnaître la maladie, de méconnaître le malade et de ne bien voir que l'affection. Par de tels procédés, que va devenir la thérapeutique ? Ne menace-t-elle pas d'être purement symptomatique ? Au cas où elle chercherait à se faire pathogénique, ne risque-t-elle pas d'incliner à autant d'orientations aussi diverses, sinon contradictoires, qu'auront pu se montrer différentes les opinions de chacun des spécialistes consultés, préoccupés qu'ils sont tous, d'ordinaire, plus des symptômes et des lésions que de la maladie génératrice et surtout du malade ?

Un écueil encore que je vois dans cette manière de faire — écueil toujours préjudiciable au client — c'est que le consultant a toutes chances, dans cette course qu'il fait au travers des spécialités, de perdre chaque fois un peu de la confiance qu'il a mise en la Médecine et dans les médecins, parce qu'il ne peut pas savoir, lui, que les diverses affections dont il souffre ne sont que des étapes parcourues le long d'une seule et même maladie. N'a-t-il pas un peu raison, le polyscléreux dont je parlais tout à l'heure, qui, d'aortique devenu cardiopathe, puis suburémique, n'a-t-il pas raison, quand, fréquentant chez plusieurs médecins, à plusieurs mois de distance, il voit, chaque fois, le consulté fixer son attention spécialement sur un point nouveau, sur le dernier syndrome apparu, et faire une prescription médicamenteuse, hygiénique et alimentaire, qui semble, par certains côtés, être en contradiction apparente avec les prescriptions antérieures ?

N'a-t-il pas un peu raison, le client qui sort de notre cabinet en nous disant : « Mais, vous me traitez comme si j'avais les reins malades, et, l'an dernier, on m'a dit que c'était, chez moi, le cœur qui était pris ? ». N'a-t-il pas un peu raison, ce client qui se prend à douter de la Médecine et à douter de la Thérapeutique, parce que, examiné à plusieurs mois de distance par plusieurs médecins, chacun de ceux-ci l'a traité *à sa manière* et lui a infligé une thérapeutique différente qui, pour logique et opportune qu'elle soit, lui apparaît quelque peu contradictoire ?

Messieurs, je n'éprouve pas le besoin de m'excuser de la longue parenthèse que je viens d'ouvrir à propos du rôle du médecin de famille, à propos du rôle tutélaire que vous êtes appelés à remplir auprès de vos clients, rôle que je vous ai montré si important en toutes circonstances et particulièrement en matière de prophylaxie de la tuberculose. Je ne m'excuse pas de la longueur de ma parenthèse, qui est moins une digression que vous ne pourriez croire : j'ai voulu retenir votre attention sur certaines transformations malencontreuses qui s'opèrent dans la manière de comprendre comme dans la manière d'exercer la profession médicale.

Il y a là trop d'intérêts et de trop considérables en jeu, il y a là une question de trop vive actualité, pour que, suivant mon habitude, prenant partout mon bien où je le trouve, je n'aie pas profité de l'occasion qui m'était offerte de vous parler de la pratique médicale anciennement vécue dans les familles. Si vous voulez bien y réfléchir, vous remarquerez que les considérations sur lesquelles j'ai retenu votre attention se ramènent toutes médiatement à la Thérapeutique, puisqu'elles ont trait au rôle familial du médecin qui doit organiser et entretenir la santé de façon à faire son rôle de guérisseur moindre et plus facile : moindre, en ce sens que, grâce au médecin-hygiéniste, la maladie se montrera plus rarement ; plus facile, en ce sens que le terrain sur lequel manœuvreront les maladies aura d'avance été complètement reconnu.

Aujourd'hui, Messieurs, après les considérations de tous ordres que je vous ai exposées sur et à propos de la sérothérapie antituberculeuse, j'en ai fini avec ce que je me promettais de vous dire des tentatives expérimentales et cliniques faites par les sérothérapies animales, pour empêcher ou guérir la plupart de nos maladies infectieuses.

Si j'ai cherché, sous forme d'esquisse, à vous donner complet l'exposé des études (études de valeur et de portées si inégales) entreprises sur le sujet, en ne vous cachant pas que souvent les résultats pratiques n'avaient été à la hauteur ni des espérances conçues, ni des labeurs accumulés, ce n'est assurément pas pour vous laisser sur des pensées de découragement, au contraire.

J'ai tenu, avant tout, à éclairer votre religion de médecins savants et de médecins praticiens, de médecins artistes, dirais-je volontiers, et de médecins artisans. Que ces épithètes, Messieurs, ne soient pas faites pour vous déplaire : j'entends par là que le vrai médecin, pour remplir, toute, sa tâche professionnelle, se doit entretenir dans une culture scientifique qui le rende soucieux, toujours, autant des problèmes de médecine doctrinale que des applications de médecine pratique.

J'ai voulu, Messieurs, vous tenir à égale distance d'un enthousiasme inconsidéré et d'un dénigrement immérité pour les Médications nouvelles. Songez, s'il vous plaît, que la sérothérapie animale, inventée d'hier, a eu raison de la diphtérie, du tétanos, des morsures de serpent et de la peste ! Songez que la sérothérapie animale nous promet l'immunisation cholérique ! Songez à tout ce que la sérothérapie vient de réaliser de miracles en un lustre : cela fortifiera les espérances qu'elle donne pour toutes les conquêtes qui lui restent à consolider et à faire.

VINGT-DEUXIÈME LEÇON

SÉROTHÉRAPIE ARTIFICIELLE

La sérothérapie artificielle : son importance ; sa place parmi les grandes médications.

SÉRUMS ARTIFICIELS

Composition des sérums artificiels calquée sur celle du sérum sanguin humain. — Formules. L'eau distillée bouillie comme excipient des sels employés dans la constitution des sérums.

Rôle des sérums à petites doses (sérothérapie minima) hypodermiques. Actes réflexes à résultante réconfortante et tonifiante.

Action générale : sérothérapie minima chez les déprimés, les neurasthéniques, les fatigables, contre leurs troubles hypo ou hyperfonctionnels. — Action locale et générale : sérothérapie minima, dans les inflammations subaiguës ou chroniques, chez les cachectiques, les torpides, les anémiques.

Indications. — Avantages et écueils des médications hypodermiques.

Résultats. — Essai doctrinal d'interprétation des résultats obtenus par la sérothérapie artificielle.

Dans les leçons précédentes, consacrées à la sérothérapie, il n'a été parlé que de sérothérapie animale immunisatrice, il n'a été question que de l'emploi de *sérum animal*, de sérum emprunté soit à des animaux neufs, soit à des animaux immunisés ou inoculés à fins d'immunisation ou d'atténuation morbides. Il me reste à vous parler de l'emploi, en thérapeutique, des *sérums artificiels* : ainsi désignés, parce que ce sont des solutés d'un ou de plusieurs des constituants salins du sang ; ainsi désignés, parce que la Pharmacologie s'est, dans ses artifices de préparation, inspirée exclusivement de la composition chimique du sérum sanguin normal de l'homme.

L'emploi du sérum artificiel n'est point une nouveauté thérapeutique : ce qui est nouveau, c'est le très grand nombre d'indications qu'on arrive à remplir aujourd'hui par les sérums artificiels, la Médecine ayant été remise sur ce point, comme sur tant d'autres, en suggestions thérapeutiques par la sérothérapie immunisatrice. Je dis remise en suggestions thérapeutiques, car, ainsi que je vous le montrerai à propos du traitement du choléra, il y avait beau temps déjà qu'on faisait des injections intra-veineuses de sérum artificiel, alors que surgit la question des sérothérapies immunisatrices.

Quand les médecins se furent aperçu, ces temps derniers, qu'avec du sérum d'animal physiologique, injecté hypodermiquement à petites doses, on obtenait certaine action générale tonique, certains amendements de troubles organiques et fonctionnels, ils se demandèrent si quelques-uns au moins des résultats obtenus avec les sérums animaux ne s'obtiendraient pas également avec les sérums artificiels? Les expériences furent positives ; on se mit alors à multiplier les applications de la sérothérapie artificielle, à laquelle on avait prêté jusqu'alors fort peu d'attention; de tous côtés, de nombreux et très sérieux résultats furent produits à l'actif de cette médication, appelée à prendre une grande place dans votre pratique. Ceci vous explique, Messieurs, les développements que nous devrons donner à la sérothérapie artificielle.

Ai-je à légitimer la rubrique *sérothérapie artificielle* sous laquelle, dans un essai de classification des méthodes thérapeutiques et des médications, je range et je décris les procédés d'injections hypodermiques ou intraveineuses, qui mettent en œuvre les sérums artificiels, ainsi que les indications thérapeutiques qui ressortissent à l'emploi de ces sérums? Les points de doctrine et de pratique dont j'ai à vous parler, les résultats que j'ai à vous faire connaître, tout cela rentre légitimement dans l'histoire de la sérothérapie, car la méthode est une en son principe, si multiples et différentes que soient les sources où elle puise ses moyens.

Qu'importe, je vous le demande, en classification générale, que l'agent thérapeutique ait été pris directement sur un animal ou que vous l'ayez demandé à une officine ? Dans un cas comme dans l'autre, n'employez-vous pas du sérum, ne remplissez-vous pas une indication thérapeutique à l'aide d'un sérum, ne faites-vous pas effectivement de la sérothérapie? Vouloir restreindre la sérothérapie aux pratiques qui visent l'immunisation contre les maladies par le sérum, c'est faire dévier la méthode générale de son principe plus encore que de sa définition.

Les médecins qui se servent de sérums immunisateurs ne font assurément pas seuls de la sérothérapie; ils font aussi de la sérothérapie tous ceux qui, à l'aide de sérums artificiels, injectés à doses petites ou massives, se proposent : de changer le dynamisme d'un malade; de modifier la crase du sang; d'influencer les actes phagocytaires par exemple, ou encore de traiter hâtivement les toxémies.

Je n'ai pas, j'imagine, besoin d'insister plus longtemps pour vous convaincre, Messieurs, de la légitimité de l'appellation « *sérothérapie* », donnée à la méthode que nous allons étudier, à la méthode qui emploie, à fins thérapeutiques diverses, les sérums artificiels, aussi bien qu'à la méthode qui emploie les sérums immunisateurs; car, ce qui caractérise une méthode, c'est moins le but cherché que son principe, ce sont moins les résultats visés que les moyens et l'agent employés pour obtenir ces résultats. Je me suis, du reste, suffisamment expliqué sur ce point de doctrine et de classification, quand je vous ai dit que je ne me reconnaissais pas le droit de dissocier la sérothérapie, médication parfaitement une en son principe, pour divisible qu'elle soit en ses applications. Et, sur ce sujet, je ne saurais mieux faire que de vous renvoyer à ma seconde leçon (*Sérothérapie générale*, p. 19): vous y trouverez la justification de ma manière de comprendre dans son ensemble l'étude de la sérothérapie.

La composition des sérums que manie la sérothérapie artificielle varie quelque peu; mais, cependant, elle ne saurait présenter de variations qualitatives et quantitatives bien considérables, sous peine, s'éloignant trop de la composition du sérum physiologique, de devenir adultérante pour les hématies et pour les cellules de nos viscères.

Un des sérums les plus usités, et le premier, je crois, employé localement, hypodermiquement, à la dose de 2 et 5 grammes, en vue d'effets généraux, est celui de l'un de mes premiers maîtres, le professeur Luton, de Reims, qui fut en quelque sorte l'instigateur de la sérothérapie artificielle. Il avait eu l'intuition de tout ce que la Médecine gagnerait à revenir au vitalisme, au néovitalisme s'entend, au vitalisme scientifique, qui est au vitalisme ancien ce que l'humorisme moderne est à celui d'autrefois. Il y a de longues années déjà que Luton avait préconisé, pour le traitement des cachectiques et des surmenés, le sérum suivant :

Phosphate de soude cristallisé.	4	grammes
Sulfate de soude.	10	—
Eau distillée bouillie.	100	—

A propos de cette recette, j'appelle tout de suite votre attention sur ce fait, que Luton, comme tous les auteurs qui, jusqu'à hier, nous ont donné des formules de sérums, emploie l'eau distillée. Or je ne saurais trop réagir contre cette pratique, ni trop vous recommander de substituer toujours et partout l'eau stérilisée, ou mieux l'eau bouillie filtrée, à l'eau distillée. Je n'ignore pas que, quand il va s'agir d'employer les sérums en injections intraveineuses, il ne viendra à personne l'idée de ne pas se servir exclusivement d'eau bouillie, mais je sais aussi, pour avoir manié les Formulaires que vous avez entre les mains, que l'eau *stérilisée* est absente de leurs prescriptions. C'est pourtant manquer aux précautions les plus élémentaires d'asepsie, que de prescrire autre chose, comme excipient de vos sérums, que l'eau stérilisée. Prescrivant eau stérilisée, ou mieux eau distillée *bouillie*, vous mettrez le pharmacien dans l'obligation légale de faire extemporanément bouillir l'eau qui tiendra en solution les sels de votre sérum ; vous empêcherez le pharmacien de faire sa solution simplement avec l'eau distillée qu'il a depuis plus ou moins longtemps en réserve dans des récipients plus ou moins vastes, fréquemment exposés aux souillures que leur apportent et le contact de l'air et le contact des mains des opérateurs. Ne savez-vous pas toutes les difficultés que nous avons, avec l'eau distillée, à garder aseptiques les solutions médicamenteuses ? Ne savez-vous pas, comme moi, combien souvent ces solutions (les solutions de morphine, par exemple) ont été trouvées rien moins que stériles, quand nous nous sommes mis à les examiner au microscope ou à les ensemencer ? Imposez-vous donc, quand vous recourrez aux diverses formules que je vais vous dire, de libeller expressément eau distillée bouillie : ce faisant, et ce faisant seulement, vous aurez ordonnancé les obligations aseptiques que doit remplir tout sérum, qui, préparé aseptiquement avec des matières aseptiques, conservé aseptiquement, doit être employé aseptiquement, par des mains aseptiques, avec un outillage aseptique, sur une peau aseptisée.

Je n'ai pas, Messieurs, à m'excuser de retenir un instant votre attention sur ces détails, qui ne sauront jamais être trop minutieux, puisqu'à cette seule technique vous devrez, vous et vos malades, d'échapper à toute une série d'ennuis et d'accidents. Notre éducation, en fait d'asepsie médicale aussi bien que chirurgicale, si loin d'être faite, ne sera complète que le jour où nos habitudes seront telles, qu'elles nous auront tous réduits à faire de l'asepsie réflexe.

C'est donc moi qui prends soin, dans le libellé de l'ancienne formule de Luton (comme vous allez me le voir faire, à propos de toutes les autres formules que, pour vous, je transcris au tableau), c'est moi qui prends soin, pour vous apprendre à en faire autant, d'ajouter le mot *bouillie* au mot distillée, ou bien de remplacer la prescription *eau distillée* par *eau stérilisée*.

Parmi les sérums artificiels les plus employés, je vous citerai :

Le sérum du professeur Hayem :

Chlorure de sodium pur	5 grammes.
Sulfate de soude cristallisé pur	10 —
Eau distillée bouillie	1 000 —

Le sérum dit chirurgical :

Chlorure de sodium	7,50
Eau distillée bouillie	1 000 grammes.

Le sérum de Crocq, de Bruxelles :

Phosphate de soude	2 grammes.
Eau distillée bouillie.	100 —

Le sérum de Cantani :

Chlorure de sodium	4 grammes
Carbonate de soude	2 —
Eau distillée bouillie	1 000 —

Le sérum de Leclerc (sérum fort) :

Chlorure de sodium	4 grammes.
Phosphate de soude	āā 0,50 cent.
Sulfate de soude	
Eau stérilisée bouillie	100 grammes.

Le sérum de Chéron :

Acide phénique neigeux.	1 gramme.
Chlorure de sodium.	2 —
Phosphate de soude.	4 —
Sulfate de soude.	8 —
Eau distillée bouillie.	100 —

Vous n'ignorez pas l'heureux emploi médico-chirurgical qu'a su faire de son sérum Chéron, qui lui doit maints succès dans les cas d'anémie grave, de neurasthénie, de sénilité avec hypotension vasculaire, de convalescence de maladies graves, dans les cas d'inflammations subaiguës ou chroniques du bassin et dans les suppurations pelviennes. La quantité injectée de ce sérum varie suivant les circonstances : elle oscille entre 5 et 120 grammes en une séance. Il faut, d'après Chéron, faire l'injection à la région rétro-trochantérienne, pousser le liquide très lentement, et faire, après l'injection, un léger massage de la région, de manière à faciliter la résorption du liquide. Même en injectant la dose de 120 grammes de sérum, qui représente 1gr,20 d'acide phénique, Chéron n'aurait jamais eu d'intoxication.

Le maniement de ces sérums est très facile, et vous pourrez en varier la formule (dans les très étroites données physiologiques que vous savez) suivant la quantité que vous voulez employer, suivant que vous injectez par l'hypoderme ou par la veine, suivant enfin les résultats que vous voulez spécialement obtenir.

Disons, tout de suite, qu'il y a deux catégories de faits à établir dans l'étude et la pratique de la sérothérapie artificielle :

1° Suivant qu'on emploie la méthode en procédant par *petites doses* de 1, 2, 5, 10, 30, 40 à, exceptionnellement, 100 grammes (*sérothérapie minima*), pour, avec ces doses, produire, par l'intermédiaire d'un acte local à effets immédiats physiques et chimiques, des modifications organiques et fonctionnelles localisées, à répercussions diffusantes, d'où possibilité de modifications organiques et fonctionnelles générales, objectives et subjectives. Ces dernières modifications prouvent, qu'en somme, l'incitation, pour avoir été produite d'abord dans le territoire injecté, a de là retenti dans toute la fédération organique dont l'orientation vitale se trouve ainsi modifiée peu ou beaucoup et de façon éphémère ou durable. Les résultats obtenus tiennent ici du paradoxe, puisque la quantité petite de soluté salin introduite se résoud en bénéfices parfois considérables.

C'est le cas des injections que Luton faisait, hebdomadairement, avec 2 ou 5 grammes de son sérum, pour obtenir des manières d'irritations parenchymateuses substitutives, aboutissant, tant à la résolution d'affections locales qu'à la reconstitution de malades affaiblis ; c'est le cas des injections de 2 grammes du même sérum que je fais, avec avantage, aux bébés athrepsiques de ma crèche ; c'est le cas d'injections de même dose que je fais couramment à des malades lipothymiques, déprimés, cachectiques, convalescents, surmenés, neurasthéniques.

2° Suivant qu'on emploie la méthode en procédant par *doses massives*, que celles-ci pénètrent par l'hypoderme ou par la veine (*sérothérapie maxima*) ; on emploie alors la sérothérapie :

Soit pour hausser, en un temps et un mouvement, la tension vasculaire, en vue d'aviver les actes organiques et fonctionnels de la fédération tout entière (c'est le cas de l'injection massive, unique ou répétée, qui relève l'individu qu'un choc nerveux, traumatique ou opératoire, a fait tomber en défaillance ou en collapsus) ;

Soit, opérant quantitativement, pour faire, par la seule masse injectée, la réplétion du système vasculaire, c'est-à-dire pour rendre à l'économie de la chair coulante ;

Soit encore, opérant plus qualitativement que quantitativement, pour faire une réplétion qualitative du système vasculaire dont le contenu est adultéré ; de cette réplétion exogène ne découle pas seulement toute une série d'actes mécaniques et réflexes (distension et tonus vasculaires, augment de la vis à tergo, lessivages des tissus, incitations et irrigation des organes hématopoïétiques, diurèse), il s'ensuit encore que la crase sanguine tout entière est modifiée, que les poisons intra-sanguins se trouvent dilués, que les milieux intérieurs sont lavés par un sang épuré. Employée quantitativement, la méthode s'applique aux suites des grandes hémorragies, à tous les états d'agonie ou de collapsus posthémorragiques ; employée qualitativement et quantitativement, la méthode s'applique aux toxémies, qu'il s'agisse d'empoisonnements proprement dits, qu'il s'agisse de toxémies infectieuses, qu'il s'agisse d'auto-intoxications, quelle que soit, du reste, leur origine ou leur nature.

Abordons maintenant, Messieurs, l'étude spéciale de la sérothérapie artificielle *minima*.

J'ai, pour ma part, avec grands avantages, beaucoup manié les injections minima de sérum. Mes injections, petites, variant de 1 à 2 grammes, de 5 à 10 grammes, sont faites, les premières tous les deux jours, les secondes tous les quatre jours ou toutes les semaines. Je me sers le plus communément du sérum de Luton ou du sérum de Hayem, et j'injecte d'ordinaire dans le tissu sous-cutané de la paroi abdominale, soit en avant, soit par côtés, ou bien sur la partie latérale du tronc, parallèlement à la direction des derniers espaces intercostaux, ou bien encore sur la face externe de la cuisse ; ces diverses régions, par la laxité du tégument, rendent l'injection facile et non douloureuse, en même temps que l'absorption du liquide se fait plus rapide.

Vous serez, Messieurs, étonnés des résultats objectifs et subjectifs que ces injections vous donneront parfois chez des malades en hypotension artérielle, chez des asthéniques, chez des sujets déprimés par une diarrhée abondante, une métrorrhagie, des sueurs profuses, une vive émotion, un surmenage, une nuit d'insomnie, etc., etc... Sous l'influence d'une injection de 1 à 2 centimètres cubes de sérum, vous constaterez que, d'ordinaire, la tension artérielle se relève, que l'état général des forces augmente et que l'activité cérébrale reprend ; il peut se produire aussi, momentanément, une véritable diurèse, tout comme si vous aviez administré à votre malade de la digitaline ou de la caféine.

La dose de sérum par vous injectée, pour petite qu'elle soit, ne donne pas ces résultats par la suggestion qu'elle peut exercer sur le moral du malade ; beaucoup de médecins ont dit, en effet, que les injections minima de sérum artificiel n'agissaient que par suggestion, et que les résultats obtenus chez les hystériques, les neurasthéniques, ne devaient pas s'expliquer autrement. Or, ces résultats, vous les obtiendrez, que votre injection soit faite, le malade le sachant ou ne le sachant pas, ignorant ou n'ignorant pas le contenu de la seringue, le malade étant un enfant ou un vieillard, un simple ou un homme intelligent ; c'est par une action dynamique que votre injection donnera lieu à toute la série de résultats appréciables pour le malade, qui se sentira mieux, plus fort, aussi bien que pour le médecin qui peut contrôler, à l'aide des moyens physiques dont il dispose, l'augmentation de la tension artérielle, de la force musculaire, de la diurèse, etc.

Je me garderai bien de nier que la suggestion ne puisse intervenir pour une part, pour un quelque chose, dans bien des réconforts, dans bien des coups de fouet, dans bien des améliorations procurées à nos malades. Je ne nie pas qu'il ne nous soit plus facile, relativement au peu de *matérialité* employée hypodermiquement, d'obtenir des effets chez une malade jeune, influençable à la sensation du moment, oublieuse de l'impression de la minute d'avant, ayant confiance plus encore en son médecin que dans la médecine de « son docteur » ; je ne nie pas qu'il ne soit plus facile d'apporter soulagement à une malade qui accorde d'avance tous les crédits à son médecin, ou qui, suivant l'expression de Mme de Sévigné (parlant de Villebrune « *très bon médecin* »), n'a que « son médecin dans la tête » ; je ne nie pas qu'il ne soit plus facile de *guérir* pareilles malades, que d'apporter soulagement à certaines natures froides, peu nerveuses (comme disent les gens du monde), aussi lentes et calmes dans leurs réactions que dans leurs impressions et dans leurs sensations. J'aurai garde de nier ces faits, ayant appris que la Médecine, en fait de médications et de médicaments, en fait de soulagements et de guérisons, ne vit pas seulement de ce que les laïques appellent des remèdes ; ayant appris qu'en matière de soulagements à produire, de réconfort à donner, d'amélioration à procurer, le médecin apporte personnellement, dans la médication, un coefficient qui n'est point à négliger ; sachant que la manière d'examiner un malade, comme la manière de prescrire, d'ordonnancer ou d'appliquer une médication, n'est, pour les résultats cherchés, nullement indifférente; sachant que c'est tout cela qui a fait dire que, pour être un vrai médecin, il fallait d'abord savoir « tenir son malade », que, pour être un guérisseur, il fallait être un médecin savant doublé d'un artiste.

Qu'il puisse y avoir une part à faire à la suggestion dans les résultats objectifs et subjectifs obtenus par la sérothérapie minima, ce n'est pas contestable pour certains malades, mais, encore un coup, il ne s'agit que d'une part. A côté de cela, en plus de cela, l'injection, qui commence par faire, *in situ*, quelque chose de physico-chimique, va, par une série d'actes histophysiques et histochimiques irradiés, aboutir à un coefficient de vitalité: par un procédé instrumental dont nous ignorons le mécanisme intime, par actions inhibitoires ou autres, par ébranlement moléculaire répercuté (telles les ondes excentriques irradiées de la pierre qui tombe dans l'eau), par incitations nerveuses, par excitations phagocytaires, etc., etc., l'ampoule sous-cutanée, brusquement produite par la pénétration de sérum, devient foyer de dynamisme, sur place et à distance. Le dynamisme engendré est fonction de l'injection.

D'autre part, il n'est pas douteux que les résultats obtenus dans la sérothérapie artificielle minima relèvent, au départ, bien plus d'actes physiques que d'actes dyscrasiques, ceux-ci n'étant engendrés que secondairement le tout semble résulter d'actes inhibitoires à répercussions dyscrasiques plus ou moins circonscrites, plus ou moins diffuses, passagères ou durables.

Ceci dit, Messieurs, pour vous faire réfléchir à la somme d'éléments en lesquels paraît se décomposer l'action d'une simple injection hypodermique de 2 ou 5 grammes de sérum; car, vous le comprenez, ce ne sont pas 2 ou 5 grammes de soluté de chlorure de sodium qui peuvent, par la seule matière chimique importée, modifier le dynamisme du sujet injecté. S'il y a production de bénéfices pour l'organisme, c'est que votre injection minima — ne voyons-nous pas tous les jours, en clinique, des incitations minuscules, dans l'accès d'angine de poitrine, par exemple, aboutir à des réactions formidables, et *vice versa* — a été le point incitateur d'une série de mutations organiques et fonctionnelles, qui, en dernière analyse, ont abouti à des modalités de nutrition cellulaire, territoriale, viscérale et fédérative, qui ont pu faire d'un malade injecté un autre lui-même.

Votre injection minima a exercé sur les nerfs dermiques (au point pénétré par l'aiguille et le liquide) une action, perçue ou non perçue, qui ne saurait être sans retentissement sur les centres nerveux : ceux-ci, par des actes réflexes, centrifuges et centripètes, commandent des réactions d'inhibition, de vaso-dilatation, de vaso-constriction, de vaso-sécrétion, d'où résulte toute une série de modalités organiques ou fonctionnelles nouvelles.

Votre injection minima a joué le rôle d'une étincelle *dynamogénisante* : souvent, il est vrai, l'étincelle n'aboutit qu'à un feu de paille — c'est le cas pour maints neurasthéniques déprimés ou spasmodiques, remontés ou calmés, pour deux heures seulement, avec une injection, — mais ce feu de paille prouve qu'il y a eu incandescence.

Dans cet ordre de faits, la sérothérapie minima agit comme les injections d'un gramme d'hydrolat de laurier-cerise ou d'un gramme d'eau distillée que, il y a quinze ans déjà, je faisais au-devant du cou, pour arrêter les quintes de toux chez les tuberculeux [1] et chez les malades atteints de phtisie laryngée. C'est dans le même sens d'actes d'inhibition, de déclenchement nerveux et de substitution nutritive, exercés par la sérothérapie minima, que je pratiquais, depuis longtemps, des injections d'un gramme d'éther ou de chloroforme en pleine région fessière de mes malades atteints de névralgie sciatique ; vous trouverez les résultats de cette pratique consignés dans la thèse [2] de mon élève Cochet, soutenue à la Faculté de médecine de Paris en 1883. C'est dans le même sens qu'il faut comprendre les heureux effets obtenus, en matière de sciatiques, par mon collègue Debove comme par moi, au moyen d'injections *minima* ou *maxima* sous-fessières de sérum artificiel.

L'injection minima de sérum n'est pas seulement l'occasion d'excitations substitutives, comme dans les cas auxquels je viens de faire allusion et dans lesquels elle *dérive* un trouble fonctionnel, un spasme ou une douleur, elle produit encore, instantanément, une excitation vivifiante : c'est ce que vous constaterez quand vous injecterez, avec plein succès, 2 à 5 grammes de sérum à des lipothymiques, à des convalescents défaillants.

Vous obtenez ici, à peu de frais et par des moyens physiologiques, une incitation du système nerveux périphérique que vous auriez pu, à la rigueur, manquant de sérum, emprunter à d'autres solutés, puisque, dans toute injection, il y a à se soucier de l'action, autant physique que chimique, qu'apporte avec lui le liquide poussé sous la peau.

C'est ce qui m'advint il y a quelques années. J'assistais dans une opération d'urgence mon collègue Peyrot, pour une amputation de cuisse chez une enfant de dix ans, cachectique. L'opérée, continuant à perdre

1. L. Landouzy. — *Progrès médical,* 1880, Novembre, p. 965.
2. Cochet. — Contribution à l'étude des injections hypodermiques. *Thèse*, Paris, 1883.

du sang en dépit d'une hémostase bien conduite, était en état subintrant de lipothymie, avec pouls insensible. N'ayant pas autre chose sous la main, je fis à la base du moignon une injection sous-cutanée d'un centimètre cube d'une solution morphinée au cinquantième. Presque immédiatement l'hémorragie s'arrêta, le pouls se releva, et, sans que les pupilles se rétrécissent, les défaillances ne reparurent plus chez cette enfant qui était en état de mort apparente. Les suites de l'opération furent bonnes et la cicatrisation de la plaie se fit sans incident.

J'avais compté, en intervenant chez cette enfant moribonde par ma piqûre, autant sur la série des actes d'incitations réflexes auxquels je faisais tout à l'heure allusion, que sur la petite quantité de morphine contenue dans mon injection.

Quel que soit le mode d'interprétation auquel vous vous arrêtiez pour comprendre les effets remontants, éphémères ou durables, de la sérothérapie minima, apprenez qu'empiriquement, vous ne pourriez souvent mieux faire que d'y recourir chez les neurasthéniques, qui, vous le savez, sont légion. L'injection de sérum leur est, d'ordinaire, très secourable, très réconfortante, quelles que soient les modalités symptomatiques de leur insuffisance nerveuse. Et c'est ainsi qu'il m'arrive souvent, aussi bien à l'hôpital qu'en ville et dans mon cabinet, de calmer tout ou partie des phénomènes douloureux, d'amender tout ou partie des troubles fonctionnels pour lesquels consultent les névropathes.

Ne l'oubliez pas, Messieurs, par la sérothérapie minima, souvent vous soulagerez, vous calmerez — je dis souvent, parce qu'il n'existe pas de médications infaillibles — tels de vos neurasthéniques, telles de vos hystériques, en proie à des accès de palpitations, à des crises d'étouffements, de hoquets, de bâillements, de fou rire ; en proie à ces états d'angoisse si pénibles, qui font que les malades ont peur de mourir ; en proie à des crises de vertige ; en proie à ces accès de frayeur irréfléchie et indéterminée, qui les font ne pas vouloir rester seules.

Par la sérothérapie minima, il vous arrivera encore de pouvoir ragaillardir certains de vos malades tellement asthéniques que, toute énergie morale les abandonnant, vous les trouviez incapables de toute espèce de pensée, d'effort et de volonté. Souvent, à ces malades, dont vous verrez le nombre croître tous les jours, la sérothérapie minima servira de viatique, de cordial, et votre injection apportera le meilleur des réconforts immédiats.

Ces soulagements, ce mieux-être que vous donnerez si souvent à toute une catégorie de malades, avec des injections de 2 grammes de sérum artificiel, aussi bien que l'indolence et la béatitude que procurent (dans les premiers temps au moins) les piqûres de morphine, expliquent que les injections sous-cutanées soient entrées tant et si vite dans les habitudes médicales, et qu'elles commencent à entrer dans les mœurs des malades. Les choses sont arrivées, laissez-moi vous le dire en passant, à un degré tel, de part et d'autre, qu'elles sont en train de passer la mesure ; que, bientôt, une réaction deviendra nécessaire. La faute en cet excès n'est pas tout entière aux malades, dont le droit est de chercher partout du soulagement ; la faute en est aussi aux médecins, chez lesquels la sérothérapie, comme les injections de morphine, favorise un tantinet cette paresse inhérente à l'esprit humain, qui les porte si facilement à préférer les médications réflexes aux médications réfléchies. Il est si commode, il est si agréable de se servir, en toutes occasions, d'un procédé uniforme, qui nous évite ce petit effort consistant à faire un choix réfléchi parmi les divers modes d'administration d'un même médicament !

Ne m'en veuillez pas, Messieurs, si — nous sommes entre nous, nous pouvons bien nous dire nos vérités — je fais ici, à haute voix, l'examen de conscience de toute une légion de thérapeutes. Combien de médecins, vous me le concéderez, une fois qu'ils ont appris que, par la sérothérapie on pouvait vivifier, réconforter, tonifier certains malades, comme par la morphine on pouvait calmer la douleur ; combien, dis-je, de médecins ne vont-ils pas *s'abonner* au maniement de ces deux armes qu'ils emploieront presque exclusivement, imperturbablement, en tous temps, en tous lieux, en toutes circonstances, visant exclusivement le symptôme ou l'entité morbide, et non plus la personnalité du malade ? Pour ces médecins, soucieux de réconforter et de calmer leurs clients, c'en est fini, en dehors de la sérothérapie, de l'étude et de l'application des médications toniques et des médications calmantes. Pour eux, les indications des préparations martiales, arsenicales, quiniques, strychninées, ne sont plus en question : la sérothérapie n'est même pas un succédané, elle devient *la médication* tonifiante par excellence. De même, ils méconnaissent la série des analgésiques : ils vont droit à la morphine ; les indications et contre-indications thérapeutiques ne se posent même plus : douleur il y a, morphine il y aura. La médication devient réflexe ; mathématiquement en quelque sorte, le remède s'est trouvé superposé au mal !

N'allez pas, Messieurs, vous autoriser de ce que je vous dis là pour vous imaginer que je veux plaider contre la méthode hypodermique — mes paroles seraient en désaccord avec mes pensées et mes actes — mais, je ne puis pas ne pas saisir une occasion de prémunir les jeunes générations médicales contre l'engouement exclusif qu'on semble marquer pour les injections hypodermiques.

Ce n'est pas le moment, pour moi, de faire un parallèle entre la méthode hypodermique et telles autres manières d'introduire dans l'organisme des agents médicamenteux : nous reviendrons sur ce point, plus important que vous ne sauriez vous l'imaginer, quand, traitant de l'opothérapie, je discuterai la meilleure manière d'ordonnancer les extraits d'organes à sécrétion récrémentitielle. Mais, suivant mon habitude de prendre mon bien où je le trouve et de saisir toutes occasions que je rencontre de penser thérapeutiquement devant vous, je veux, Messieurs, m'autoriser de la parenthèse que j'ai cru devoir ouvrir à propos des injections hypodermiques et de la thérapeutique réflexe qu'elles favorisent, je veux m'autoriser, dis-je, de cette parenthèse, pour vous prémunir contre certaine tendance avec laquelle trop de médecins se laissent aller à pratiquer des piqûres de morphine.

C'est là un sujet sur lequel je reviens à satiété, à l'hôpital plus encore qu'ici, mais sur lequel on ne saurait trop s'appesantir.

Je ne vise pas les cas nombreux dans lesquels le malade s'est acheminé vers la morphinomanie, grâce à la trop grande complaisance de son médecin ; je me propose exclusivement de viser les cas où, appelé pour des phénomènes douloureux, tels que névralgies intercostales, fulgurations tabétiques, coliques hépatique ou néphrétique, etc., etc., ou encore pour des crises d'étouffements, accès d'asthme vrai ou symptomatique, cédant mi-partie aux injonctions des malades, mi-partie à des habitudes de thérapeutique réflexe — entretenues malheureusement par vos Mémorials thérapeutiques — le médecin remplit, d'emblée *et exclusivement*, l'indication antidouloureuse ou eupnéique. Sans autre considération, sans autre préoccupation, que celles de la douleur ou de l'étouffement, sans autre souci que celui des plaintes ou de la dyspnée de son malade, il se laisse aller à intervenir d'emblée par une injection de morphine.

Et c'est comme cela qu'il est arrivé trop souvent, Messieurs, que le médecin, visant seulement le symptôme, méconnût les contre-indications de son intervention ; que, victime de ses actes réflexes et non réfléchis, négligeant de faire complète connaissance avec son malade, agissant symptomatiquement et non pathogéniquement, il changeât un état sérieux en un état menaçant et précipitât la mort ! C'est qu'il n'avait rempli, sans la raisonner, qu'une seule des indications thérapeutiques, et que l'absence de raisonnement aboutissait, dans l'espèce, à une indication fautive, puisque toutes les données du problème n'avaient point été dégagées : il avait omis, par exemple, comme je l'ai vu récemment chez un malade atteint de zona très douloureux, de s'enquérir du fonctionnement des reins et avait ainsi méconnu une albuminurie latente ; ou bien, appelé en hâte auprès d'un vieillard — ancien asthmatique chez lequel la cinquantaine avait vu disparaître les accès — en proie à une crise de dyspnée, qualifiée par la famille de réveil de l'ancienne infirmité, négligeant toute enquête sur l'état immédiat de son malade, il n'avait pas songé à faire de diagnostic différentiel ; ou bien encore, il ne s'était point informé du régime urinaire de son client, de la quantité ni de la qualité de ses urines, n'avait point regardé les pupilles, n'avait point songé à la possibilité d'une attaque d'urémie à forme dyspnéique.

Je pourrais multiplier les faits de ce genre ; qu'il me suffise de vous dire que les cas de mort hâtée ou provoquée par des injections de morphine, réclamées par un symptôme éclatant, contre-indiquées par des états organiques latents, sont fréquents, beaucoup plus fréquents qu'on ne pense.

Puisque, Messieurs, nous sommes en train, à propos de médecine vécue, à propos de thérapeutique plus ou moins bien appliquée, de nous faire des confidences sur certains points de pratique médicale, qui, parfois, peuvent laisser à désirer, permettez-moi de vous dire, qu'en dépit de tous enseignements, cette question de l'examen des urines est encore très loin de prendre, dans les préoccupations du médecin, la place qu'elle devrait avoir. Jamais, entendez-vous bien, un médecin en quête d'entreprises thérapeutiques quelconques, si anodines même qu'elles puissent paraître, ne devrait agir qu'après informations pleines et entières sur les urines de son malade. Si je dis jamais, c'est que, sur ce chapitre, il n'y a rien d'indifférent, et que la notion exacte de l'étiage urinaire, aussi bien que de la qualité des urines, *importe à la thérapeutique* autant qu'au pronostic, infiniment plus qu'au diagnostic des maladies.

A force d'être répétée, cette vérité risque de paraître banale ; eh bien, sachez que, si la recommandation est banale, elle n'est point inutile. Ceux des praticiens qui font ce qu'on appelle la consultation ne me contrediront point quand j'affirmerai — dût la chose vraie paraître invraisemblable ou exagérée — que, *très souvent* encore, des malades traités pour des affections aiguës, subaiguës ou chroniques, sont l'objet d'entreprises thérapeutiques militantes, hardies, perturbatrices, sans qu'à aucun moment de son intervention leur médecin ait pris soin d'établir le bilan urinaire, sans que, depuis de longs mois, sans que, depuis plusieurs années, les urines aient été examinées ! Il n'y a pas de semaines, qu'en mon cabinet, je ne sois à même de faire pareille constatation.

Et cependant, sans la notion du coefficient urinaire (quantitatif et qualitatif) de son malade, le thérapeute marche à l'aveugle ; il ne peut sciemment choisir parmi les médications ; il risque une prescription dont la portée et les conséquences lui échappent, puisqu'il est ignorant des qualités de la dépuration urinaire, puisqu'il ne peut savoir si sa médication, bienfaisante en temps normal, ne devient pas, dans l'espèce, offensive. C'est faute de renseignements sur ce point qu'il arrive tous les jours qu'une prescription, bonne en elle-même, devienne nocive, soit que le médicament, ne s'éliminant pas, devienne toxique, soit que les effets physiologiques produits deviennent offensants, du fait de l'imperméabilité urinaire. Je pourrais, à ce propos, vous citer maintes intoxications produites par la digitale, par les opiacés, par le salicylate de soude, chez des néphrétiques méconnus. De même, je pourrais évoquer le souvenir de maints désastres (hémorragie cérébrale par exemple) provoqués chez des artério-scléreux chez lesquels une médication non dosée, produisant brusquement une hausse dans la tension vasculaire, aboutit à des congestions ou à des hémorragies cérébrales, alors que le médecin, avant d'intervenir, n'a pas pris soin de s'assurer que la perméabilité rénale maintiendrait les canaux sanguins à l'étiage physiologique, en même temps qu'elle assurerait l'élimination des toxines exogènes, endogènes et médicamenteuses ; c'est encore l'histoire de vieillards qu'un tamponnement émérite des fosses nasales tue, en vingt-quatre heures, d'une hémorragie cérébrale que l'abondante épistaxis allait faire éviter ; c'est l'histoire des artério-scléreux que la digitale met parfois en état d'apoplexie séreuse, de certains néphrétiques qu'une préparation opiacée empêche de dormir ; c'est l'histoire enfin de certains insuffisants rénaux qu'une piqûre de morphine met en collapsus, etc., etc.

Nous aurons, du reste, tout à l'heure, l'occasion de revenir sur ce sujet, quand, vous parlant des injections de sérum artificiel massives, hypodermiques ou intraveineuses, je vous montrerai que c'est dans l'examen de la fonction rénale que vous puiserez les indications ou les contre-indications de l'emploi exclusif de cette méthode.

J'en ai fini, Messieurs, avec ces avertissements dont, un jour, vous reconnaîtrez le bien fondé, quand votre pratique vous aura montré dans la plupart des médications actives, notamment dans les injections de morphine, une arme qui peut être à deux tranchants. Si j'ai cru cette digression nécessaire, c'est, d'une part, que, témoin de nombre d'accidents (fort heureusement pas toujours mortels) dus à l'emploi réflexe de la morphine, j'ai voulu vous mettre en garde contre vous-mêmes et contre les sollicitations de tant de malades qui ne *veulent* pas souffrir ; c'est, d'autre part, que, pour vous apprendre la thérapeutique, je veux faire le plus possible mon enseignement pratique, m'efforçant de saisir, chaque fois que je les trouve, les occasions de vous montrer les médications avec leurs avantages, leurs difficultés, leurs inconvénients et leurs dangers.

Ceci dit, j'en reviens, Messieurs, aux injections minima de sérum artificiel et à leur mode d'emploi, non plus cette fois comme stimulant, comme viatique instantané, non plus comme médication nervine mise au service de vos neurasthéniques, de vos malades déprimés, dont vous pouvez ainsi, séance tenante, modifier la vitalité organique et fonctionnelle, mais comme médication reconstituante, susceptible d'apporter, dans la réfection dyscrasique des malades, son coefficient dynamogénisant autant qu'humoral. Je vise ici les injections hypodermiques que vous ferez avec avantages, à la dose de 10, 20 ou 40 grammes, une ou deux fois par semaine, chez des sujets mis, par une maladie longue, par une néoplasie, par une tuberculose torpide, par une inflammation subaiguë diffuse du bassin, par des suppurations intarissables, etc., etc., en état d'anémie marquée ou de cachexie profonde.

Dans ces cas, il vous est possible de remonter, de tonifier vos malades, de relever leurs forces, comme on dit, de les aider à se rétablir ; il vous apparaîtra clairement que votre injection avive chez eux les activités organiques et fonctionnelles, tant locales que générales. C'est par la vitalité imprimée aux activités des échanges intra et extracellulaires, aux mouvements osmotiques, aux activités phagocytaires, aux réactions nerveuses vasculaires et sécrétoires, que vous aiderez à la résolution de certains engorgements inflammatoires, notamment à la guérison de certains états fluxionnaires intrapelviens interminables, dont la thérapeutique purement médicale peut, dans certains cas, venir à bout par ses seules ressources. Il est incontestable qu'il nous arrive — quelle que soit, du reste, la destinée ultérieure de certains de ces engorgements périutérins — d'apporter, par la sérothérapie, à toute une catégorie de malades, contre l'élément douleur et contre l'élément anémie, un soulagement et une amélioration que ne leur avait procurés, aussi bien et aussi vite, aucune des autres médications employées.

Après tout ce que je vous ai dit au début de cette leçon, après l'essai d'interprétation physiologique que je vous ai donnée du mode d'action de la sérothérapie minima, j'imagine, Messieurs, que je n'ai plus grand' chose à ajouter, pour que vous puissiez analyser le mécanisme par lequel des injections hypodermiques de 10 ou de 20 grammes transforment l'état local d'un malade, changent sa statique et sa dynamique générales, et, en dernière analyse, modifient son état dyscrasique.

Ai-je besoin de revenir sur des choses déjà dites, ai-je besoin de retenir vos pensées sur la considération de toute la série d'actes, de mouvements, d'échanges, d'absorptions et d'excrétions cellulaires, qui, pour avoir d'abord été provoqués au centre d'un territoire d'apparence circonscrit, dans une province anatomiquement dénommée, ne pouvaient rester limités aux frontières purement virtuelles de cette province ? Ne savez-vous pas, qu'en matière de nutrition intime et de dynamisme cellulaires, tout est continuité dans notre fédération organique ? Ne savez-vous pas que le travail physique, mécanique, thermique, électrique, que le travail chimique, produit au point injecté, n'y reste pas confiné ? Ne savez-vous pas que le point percuté par l'injection devient centre d'une infinité d'actes réflexes qui, se résolvant en incitations vaso-motrices, aboutissent à des modalités nutritives dont la répercussion se fera aux quatre coins de l'horizon. Comprenez-vous comment la vitalité générale va désormais évoluer sur un nouveau mode ; comment les actes organiques et fonctionnels vont marcher à une allure différente ; comment le dynamisme et l'humorisme importés, pour si petits qu'ils apparaissent, vont aboutir à des rénovations organiques et fonctionnelles, autant qu'à des activités nutritives changées ? Comprenez-vous comment les activités cellulaires provinciales, statiquement et dynamiquement transformées, vont engendrer tout un consensus statique, humoral, dynamique, fonctionnel, aboutissant à la reconstitution d'un malade, qui, suivant l'expression aussi véridique qu'imagée des gens du monde, finit par faire « peau neuve » ?

Pour important que soit le rôle de la sérothérapie minima dans le traitement des états pathologiques que je viens de vous dire, pour nombreux que soient les malades qui vous paraîtront justiciables de vos injections de sérum à doses petites, sachez, Messieurs, que nous n'avons encore étudié qu'une des phases de la question.

La sérothérapie artificielle, vous disais-je en commençant, mérite de prendre place parmi les grandes médications ; c'est que, faite non plus à doses petites, mais à doses grandes, à doses massives, par injections hypodermiques ou intraveineuses, elle trouve son emploi tout indiqué, non seulement dans le traitement du collapsus postopératoire et de l'agonie posthémorragique, mais encore dans la cure des infections médicales et chirurgicales, dans la cure des intoxications endogènes ou exogènes. Ce sont ces injections massives de sérum artificiel que nous étudierons dans la prochaine leçon, sous le nom de sérothérapie artificielle *maxima*, ou de transfusion séreuse.

VINGT-TROISIÈME LEÇON

SÉROTHÉRAPIE ARTIFICIELLE

— SUITE —

Injections de sérums artificiels à doses massives : transfusions séreuses.

Ces injections vont à l'encontre de la déplétion vasculaire et de la dépression nerveuse ; elles excitent les activités cellulaires, les fonctions viscérales, spécialement la diurèse ; elles apportent une irrigation de l'économie quantitativement et qualitativement autre, d'où résultent des modifications organiques, dynamiques et fonctionnelles ;

Leurs indications visent l'hypotension vasculaire et nerveuse ; viciations humorales ; lavage du sang.

Emploi des injections à doses massives : dans le collapsus nerveux résultant du choc émotionnel, traumatique, opératoire ; dans la déplétion vasculaire rapide ou subite (collapsus hémorragique) consécutive aux blessures, aux opérations, aux accouchements, aux affections médicales hémorragipares.

Dans la dernière leçon, Messieurs, après vous avoir montré tout le parti que vous pouviez tirer de la sérothérapie *minima*, c'est-à-dire des injections hypodermiques de sérum artificiel à doses petites, je vous disais que la sérothérapie artificielle comprenait bien d'autres indications dans lesquelles elle faisait merveille. En parlant ainsi, je visais l'emploi du sérum à doses massives (plusieurs centaines de grammes en une fois, plusieurs milliers de grammes en une journée), en injections hypodermiques ou intraveineuses ; et, quand je vous aurai montré à combien d'indications répond la méthode des injections salines massives ou transfusions séreuses, vous comprendrez qu'il n'y a rien d'exagéré à compter, comme je le fais, la sérothérapie artificielle parmi les meilleures de nos grandes médications.

Les injections salines massives se font sous la peau ou dans la veine, suivant une technique des plus simples, que je vous enseignerai tout à l'heure, quand, à propos de chacune des indications de la méthode, je vous aurai dit lequel des deux procédés (hypodermique ou intraveineux) sera, dans chacun des cas particuliers, mis en œuvre par choix ou par nécessité. Vous verrez que la chose a son importance; vous verrez que le procédé varie non seulement avec les résultats que vous attendez de votre injection, mais encore et surtout avec l'état du malade; la clinique vous montrera que tel patient, merveilleusement réconforté par une injection hypodermique, risque parfois d'être desservi par une injection intraveineuse, et *vice versa*, alors même que vous injectez des doses égales de sérum.

Vous vous servirez soit du sérum de Hayem, soit du sérum chirurgical dont je vous rappelle la formule :

Eau bouillie	1000 grammes.
Chlorure de sodium.	7,50 —

Ce sérum, dont l'emploi tend à devenir, sinon exclusif, du moins presque général, n'est qu'une solution de sel marin, n'est que de l'eau salée : c'est de l'eau filtrée et bouillie, tenant en solution du chlorure de sodium, d'où notre manière abréviative de parler quand nous désignons, sous le terme d'injections salées ou injections d'eau salée, les injections que nous faisons avec le chlorure de sodium mélangé à d'autres sels, aussi bien que la méthode tout entière. Le vocable, injection salée, devient, dans la pratique, synonyme d'injection saline, de transfusion séreuse, de sérothérapie artificielle maxima, et aussi de ce que l'on a appelé, peut-être à tort, lavage du sang, hématocatharsise.

A proprement parler, cette expression, injection d'eau salée, ne devrait s'appliquer qu'au sérum chirurgical; elle ne devrait pas s'appliquer au sérum de Hayem, puisque vous savez que ce dernier sérum renferme, en plus du chlorure de sodium, du sulfate de soude. L'expression propre pour désigner le sérum de Hayem serait injection saline, et non point, comme l'écrivent certains auteurs, injections salées.

Vous savez pourquoi, dans vos formulaires, le sérum artificiel, l'injection d'eau salée, l'injection faite purement d'une solution de chlorure de sodium, porte le nom de sérum chirurgical? C'est que, jusqu'à ces derniers temps, les injections massives — qu'on faisait presque exclusivement intraveineuses — n'étaient guère usitées qu'en chirurgie, quoiqu'elles aient été inventées et faites d'abord en médecine, sur des cholériques.

Mais, depuis ces années dernières, les choses ont bien changé sur ce point comme sur tant d'autres, et les injections d'eau salée, que nous ne voyions naguère employées que rarement, ont pénétré dans la pratique quasi journalière et font en quelque sorte partie des médications courantes.

A voir le train que les injections salines mènent aujourd'hui dans la thérapeutique médico-chirurgicale, certains d'entre vous, Messieurs, pourraient croire la méthode nouvelle : ceux-là se tromperaient étrangement. Ce qui est nouveau, c'est cette extension que nous avons donnée à la médication ; c'est le grand nombre d'applications que nous lui trouvons ; c'est encore, et surtout, ce fait que nous recourons, *par choix*, aux injections hypodermiques plus souvent et plus largement que ne le faisaient nos devanciers.

Je ne voudrais pas vous faire ici l'historique des injections salines en thérapeutique, je ne voudrais point étudier la médication à ses débuts, et la suivre jusqu'à aujourd'hui ; cela m'entraînerait trop loin, ce serait trente ans d'histoire (pourtant fort instructive) de la Thérapeutique, qu'il me faudrait vous relater.

Je devrais remonter aux injections intraveineuses acidulées de Jœniker de Moscou, faites, en 1830, à des cholériques, sur le conseil d'Hermann ; aux injections intraveineuses salines de plusieurs milliers de grammes, qu'en 1832, le médecin écossais Latta faisait à des cholériques dont il voulait, lui aussi, en vertu d'idées humorales plus justes que celles du chimiste moscovite, changer la constitution sanguine.

Cette pratique de Latta, presque oubliée, aussi bien en Ecosse qu'en France, fut reprise par le professeur Hayem, qui, dès 1873, proposa de traiter les cholériques en leur injectant dans le système veineux de grandes quantités d'un liquide dont la composition, se rapprochant de celle du sérum sanguin, ne pouvait altérer les globules du sang.

Il se servit d'abord d'une simple solution de chlorure de sodium à 5 ou 6 pour 1000 ; puis, à cette formule il substitua la suivante :

Sulfate de soude.	10	grammes.
Chlorure de sodium.	5	—
Eau distillée *bouillie*.	1 000	—

dont l'emploi est devenu, vous le savez, courant sous le nom de *sérum de Hayem*.

Mon collègue se proposait, par ses injections, de restituer à l'organisme une certaine partie du liquide que les cholériques perdent en si grande abondance par leurs évacuations alvines, et de remédier ainsi à la déshydratation du sang et des tissus [1]. Vous savez combien les

1. G. Hayem. — Leçons sur les modifications du sang, 1883.

résultats obtenus par Hayem furent remarquables, puisque, sur 100 cholériques injectés, il obtint 25 guérisons.

Les observations de Hayem, dont le retentissement légitime fut grand, mirent les médecins en suggestions de toutes sortes et marquèrent une étape importante de l'histoire des injections salines. Ces observations furent suivies de nombreuses recherches du même auteur. Les unes et les autres s'ajoutant aux données expérimentales fournies, entre autres physiologistes, par Jolyet et Laffont, à certains faits cliniques d'injections intravasculaires publiés de divers côtés — témoin l'injection de plus de 1.000 grammes d'eau salée faite par Bischoff, de Bâle, à une accouchée en état de mort imminente — firent entrer la sérothérapie artificielle dans la période féconde d'applications dont l'importance s'accroît chaque jour. Observations cliniques et données expérimentales se trouvèrent d'accord pour montrer que les injections salées pouvaient, au point de vue physique et chimique, quantitatif et qualitatif, être, en pratique, considérées comme des équivalents des injections de sang auxquelles logiquement les médecins avaient eu jusque-là recours en matière d'exsanguinité, que celle-ci fût le résultat de pertes de sang ou d'états anémiques.

Remarquez pourtant, Messieurs, que si, aujourd'hui, la transfusion séreuse se substitue à la transfusion sanguine, ce n'est pas qu'elle prétende surajouter, *ipso facto*, une manière de chair coulante neuve au sang vicié, comme le faisaient les médecins transfuseurs ; la transfusion séreuse se substitue à son aînée, à la faveur de toute une série d'idées et de visées qui ne sont point aussi simplistes que celles de nos devanciers.

Les premiers médecins transfuseurs se promettaient de replacer les exsangues ou les malades (épileptiques, vésaniques, anémiques) dans des conditions sanguines quantitatives et qualitatives adéquates à la normale ; ils voulaient, de leurs malades, par des apports hématiques neufs, faire des *sanguins* neufs, qualitativement et quantitativement. Ce que nous nous proposons aujourd'hui, c'est aussi, évidemment, de remettre les exsangues à flot, c'est de *rénover* la dyscrasie des blessés, des malades et des infectés, mais cela, à la faveur de procédés instrumentaux qui ne sont pas ceux de la simple addition. Les premiers médecins transfuseurs ne cherchaient qu'une chose : apporter du sang dont la quantité ou la qualité devait guérir les vices du sang ; tandis que ce que nous nous proposons, nous, par la médication des injections salines massives (transfusions séreuses), est plus complexe.

Pour les cas de *collapsus hémorragique*, nous nous proposons, par un appoint quantitatif de sérum, de remplir l'appareil circulatoire, dont le contenu répond, pour une part, du tonus vasculaire, lequel ne saurait ni fonctionner, ni produire la *vis a tergo*, s'il n'avait à brasser une certaine quantité de chair coulante.

Pour les cas de *vices humoraux*, nous nous proposons de jeter chez le malade assez d'eau pour que celle-ci, charriée au taux d'une pression nouvelle (remise en tension des systèmes vasculaire et nerveux), circulant autour de chacun des organites, y apporte le stimulus nécessaire à leur activité fonctionnelle autant qu'il rétabli un va-et-vient indispensable à leur dépuration.

C'est là la vraie conception des injections d'eau salée appliquées au traitement des maladies et des états dyscrasiques : le principe, en est plus compréhensif que celui qui faisait agir les médecins transfuseurs.

La méthode d'aujourd'hui tend, au moyen de la masse d'eau salée jetée au travers de l'économie, à faire, par les stimulations organiques et fonctionnelles imposées aux collectivités cellulaires, un humorisme *purgé*, antiinfectieux, microbicide et antidotique; c'est cette méthode que certains médecins ont cru devoir désigner sous le nom de *lavage du sang*.

Sous prétexte que, jetant dans l'économie de grandes quantités d'eau salée, ils s'imaginaient qu'il suffit, pour désintoxiquer les malades, de changer le taux de dilution de leur toxinémie ; qu'il suffit que nos vaisseaux charrient vers le rein des masses de sang surhydraté pour réussir une véritable dépuration. Ils s'imaginaient qu'il suffit d'irriguer à grande eau nos tissus pour rétablir leur chimisme normal, comme si, vraiment, la sérothérapie massive ne remplissait pas d'autre rôle que celui de s'en remettre physiquement aux masses d'eau courante pour charrier vers le rein toutes les pollutions du sérum sanguin.

Les procédés instrumentaux que la sérothérapie artificielle met en œuvre pour pallier nos viciations humorales, sont bien autrement complexes qu'on ne le pense. Le lavage du sang — quand lavage il y a — n'est que la résultante de toute une série d'opérations physiologiques, locales et fédérales, que conditionne l'apport d'un sérum neuf.

Le terme ultime de toutes ces opérations physiologiques sera l'élimination de matières peccantes endogènes et exogènes, toxines et autres, que maintes oxydations vont porter à un degré de toxicité moindre, de solubilité plus grande et d'élimination plus facile.

C'est que, Messieurs, solubiliser les produits toxiques que nous charrions au travers de nos tissus importe plus à la dépuration organique que de les diluer; c'est que si nos pères disaient, avec justesse, en parlant des principes médicamenteux : « non agunt nisi soluta », nous dirons, avec non moins d'exactitude, en parlant des produits de nos impurations organiques ou microbiennes : « non exeunt nisi soluta ».

C'est par les stimulations qu'il apporte à chacun des multiples appareils dépurateurs que le sérum artificiel arrive à pouvoir jeter dans la circulation générale autant de ferments oxydants cellulaires que de sécrétions récrémentitielles. Ce sont ces ferments et ces sécrétions récrémentitielles qui conditionnent toute une série d'actes d'antidotisme, de métamorphoses et d'hyperoxydations qui *lessivent* plutôt qu'ils ne lavent le sang pollué par les produits toxo-albumineux cellulaires ou microbiens.

Ces quelques mots suffisent pour que vous compreniez, Messieurs, que l'expression *lessivage* du sang serait mieux que le terme lavage du sang, appropriée à désigner toute la série d'actes vitaux dépurateurs sollicités par la sérothérapie artificielle. J'aurai, du reste, à revenir plus loin sur cette question, en vous montrant tout l'intérêt qu'elle comporte, aussi bien au point de vue doctrinal que pratique.

L'expression *lavage du sang* semble avoir été employée pour la première fois par Sanguirico, qui, par les grandes injections veineuses d'eau salée, traitait les lapins qu'il avait, au préalable, intoxiqués avec différentes substances telles que la strychnine, l'alcool, le chloral, l'aconitine, le paraldéhyde, l'uréthane, la caféine, la morphine, la curarine, etc.

L'étude expérimentale la plus complète que nous ayions sur la question est celle de Dastre et Loye, qui préconisèrent la méthode comme médication physiologique des infections et des intoxications.

C'est alors que Sahli, de Berne, employa avec succès le lavage du sang dans la fièvre typhoïde, dans diverses autres maladies infectieuses, ainsi que dans un cas d'urémie convulsive où tout danger de mort fut écarté par les injections sous-cutanées d'eau salée .

C'est dans le même ordre d'idées que mon préparateur, le docteur Chassevant, dans des expériences récentes, réussissait à guérir des lapins de l'empoisonnement strychniné, à la condition expresse que le sérum leur fût massivement injecté avant l'apparition des troubles nerveux; ces grandes injections semblant, dans l'espèce, agir moins par le taux de grande dilution qu'elles donnent à la toxémie, que par la rapidité d'élimination des toxiques qui résulte de la suractivité imprimée à la fonction diurétique.

Nous aurons à nous souvenir des expériences de Dastre, Loye et leurs continuateurs, pour comprendre pourquoi et comment le rôle diurétique — pourvu bien entendu que la diurèse soit aussi bien qualitative que quantitative, car jusqu'à présent on ne s'est pas assez rendu compte que la qualité importait au moins autant que la quantité — des injections salines détient une part prépondérante dans les résultats heureux ou malheureux enregistrés par la clinique. Je n'ai pas besoin, j'imagine, d'insister longuement, d'abord pour que vous compreniez qu'il ne peut y avoir lavage du sang, dans le sens propre des mots, ni élimination véritable des poisons, si l'eau salée injectée ne circule pas, si sa sortie n'est pas facilitée par le fonctionnement mécanique et spécifique-dynamique des émonctoires. Qui dit lavage du sang suppose une eau circulante autour des cellules spécifiquement dépuratives ; qui suppose la diurèse manquante, admet stagnation au lieu et place de circulation ; qui suppose les émonctoires adultérés ou fermés, admet que les canaux vont se changer en lacs, la stagnation des liquides remplaçant leur circulation. Voilà comment des œdèmes, des extravasats, de l'anasarque, ont été, en Médecine expérimentale aussi bien qu'en Clinique, observés dans les cas où les injections massives ne pouvaient trouver le moyen de circuler ni de s'écouler ; c'est ce qui s'est vu, par exemple, chez certains cardio-néphrétiques, aux reins petits, coarctés, au système vasculaire sclérosés.

Messieurs, ce qui ressort le plus clairement, aussi bien des recherches de Médecine expérimentale que des applications de la Clinique, pour la compréhension du mécanisme intime par lequel animaux en expérience et malades bénéficient de la sérothérapie artificielle massive, c'est, qu'aussi bien en pathologie comparée qu'en clinique humaine, l'état morbide du patient se résout en un élément commun d'hypotension vasculaire et nerveuse, qui ne permet plus ni les circulations viscérales dépurantes ni les circulations éliminatrices par les émonctoires, alors même qu'ils sont demeurés perméables : l'hypotension s'étant présentée, à titre expérimental ou clinique, comme phénomène primitif et primordial ou comme phénomène secondaire, ou encore comme phénomène associé.

L'hypotension, voilà l'indication première à reconnaître, à saisir et à remplir ; voilà l'indication spécialement justiciable de la médication par les injections *maxima* de sérum.

Si je me sers de cette expression, sérothérapie *maxima*, c'est qu'elle est à la fois commode et rapide, et que, dans une leçon, comme dans le libellé d'une observation clinique, dire ou écrire, par exemple, sérothérapie *maxima* sous-cutanée est autrement moins long qu'écrire : « la médication consista en une injection sous-cutanée de solution salée à doses massives ».

Donc, Messieurs, sont justiciables de la sérothérapie *maxima* tous les cas dont la dominante, sans mélange ou associée, est l'hypotension.

En effet, vous allez voir, dans l'énumération des espèces cliniques auxquelles se sont adressées avec succès les injections salées, que, pour variable que fût la manière dont les malades avaient été jetés en état de dépression nerveuse ou de déplétion vasculaire, ils s'étaient trouvés tous logés à une enseigne commune, l'hypotension. Quel que soit le procédé instrumental mis en œuvre : que ce soit la frayeur, la commotion cérébrale, l'exsanguinité, les infections comme les intoxications, pour arriver à la dépression du système nerveux et à la déplétion du système vasculaire, la résultante paraît immanquable.

C'est pourquoi, comme je vous le disais en commençant, si l'indication de la sérothérapie massive est quasi univoque, si les injections trouvent à s'employer chaque fois qu'il s'agit de rendre aux systèmes vasculaire et nerveux le tonus qui leur manque, ils sont légion les cas pathologiques justiciables des transfusions séreuses. Ces cas sont d'autant plus nombreux, que la médication agit à double détente : elle stimule d'emblée les deux grandes fonctions de l'économie, par le viatique apporté à deux grands appareils, à l'innervation et à la circulation ; elle stimule médiatement toutes les activités organiques, aussi bien les générales que les spécialisées, aussi bien les défensives que les militantes, aussi bien les excrémentitielles que les récrémentitielles et les phagocytaires. C'est ainsi que la médication, quand elle fait merveille dans les septicémies, ne réussit pas seulement en agissant contre l'hypotension toxique, contre ce collapsus, par exemple, dans lequel vous verrez tomber vos malades en état d'infection puerpérale (état comparable à certains collapsus posthémorragiques), mais réussit également par la dépuration qu'elle provoque et qu'elle active. L'injection ne ranime pas seulement d'emblée la vie organique et fonctionnelle qui faiblissait, elle pousse à l'élimination des toxines (que celles-ci soient endogènes ou exogènes) par un double mécanisme. Le premier est représenté par le potentiel rendu au système cardio-vasculaire, dont les systoles relèvent la tension des circulations générale et locales. Le second, est représenté par les *rations* circulantes de liquide neuf, qui produisent un double travail : elles augmentent quantitativement la tension vasculaire et la poussée sur les émonctoires, d'où diurèse ; elles augmentent le fonctionnement des divers appareils, d'où désintoxication d'autant plus effective.

J'en ai dit assez, Messieurs, je crois, pour que vous saisissiez les indications générales de la médication sérothérapique massive : elle est indiquée, toutes les fois que vous vous trouverez aux prises avec des états pathologiques dans lesquels vous surprendrez la dépression des forces ; toutes les fois qu'il y aura stupeur ; toutes les fois qu'il y aura amoindrissement de la tension vasculaire et nerveuse; toutes les fois qu'il y aura asthénies viscérales.

Dans toute dépression subite ou rapide, la transfusion séreuse est de rigueur. L'indication ne saurait varier en tant que médication à employer, tout au plus variera-t-elle quant au procédé que vous mettrez en œuvre : toujours et partout, vous pourrez pratiquer une injection hypodermique, parfois vous ne pourrez pas (faute d'aides et d'outillage) pratiquer sur l'heure l'injection intraveineuse. Le collapsus, voilà l'indication formelle et pressante, encore que celui-ci soit complet ou incomplet; que le sujet soit inanimé, les pupilles dilatées, les membres en résolution, la sensibilité fortement émoussée, le pouls filiforme, ou qu'il soit simplement en état de faiblesse, la voix éteinte, le pouls déprimé, la volition anéantie, ou encore qu'il soit en état de demi-stupeur.

Ces états de collapsus, justiciables de la sérothérapie *maxima*, vous les observerez dans maintes circonstances : à la suite d'un choc nerveux émotionnel, comme cela se voit à propos d'une frayeur, d'un danger couru, à l'annonce d'un épouvantable malheur, à propos d'une catastrophe à laquelle nous ou quelqu'un des nôtres nous venons d'échapper; à la suite d'un choc traumatique, comme cela s'observe dans certains accidents de chemins de fer, par exemple; à la suite d'un choc opératoire, et cela sans pertes de sang, alors que le trauma a été considérable, qu'on a opéré sur la cavité abdominale, que le champ opératoire a été énorme, que l'opération a été longue, que l'opéré était d'une race particulière (les Slaves et les Israélites tombent assez facilement en collapsus opératoire) ou se trouvait dans un état de débilité extrême; à la suite encore d'une opération, alors que l'opérée (prédisposée par son tempérament nerveux) est d'autant plus sidérée par le choc opératoire, qu'à celui-ci peut s'ajouter une part de toxi-infection résultant d'une faute d'asepsie, si légère soit-elle.

C'est à la combinaison de ces causes qu'une malade, dont le Dr Berlin, de Nice, communiquait naguère l'observation[1] à la Société de Chirurgie de Paris, devait de tomber dans un état de perversions nerveuses dont le collapsus fût une des manifestations immédiates et alarmantes, au même titre que l'amnésie verbale, l'agitation, le délire, les hallucinations, l'insomnie, la tachycardie, les vomissements, etc.

Cette observation est trop intéressante, elle comporte en elle-même trop d'enseignements, où tous, doctrinaires et praticiens, vous trouverez votre compte; elle est une trop belle leçon de choses thérapeutiques;

1. Pozzi. — Rapport sur cette observation. *Société de chirurgie.* 1895. 18 Décembre.

elle est un exemple trop probant de ce que peuvent, dans un cas désespéré, les injections salées, hypodermiques et intraveineuses, pour que je ne vous la relate pas presque en entier.

Il s'agit d'une dame de trente-neuf ans, de tempérament nerveux très accusé, chez laquelle Pozzi pratique, le 16 Janvier 1895, par le vagin, l'ablation totale de l'utérus et des annexes. L'opération, troublée au début par une syncope respiratoire, s'achève en une demi-heure sans incident. Le soir, agitation, vomissements. P. 100. T. 36°5.

Le 18 Janvier, vomissements, agitation; pouls déprimé à 135. T. 38°3 : injections d'éther, de caféine; inhalations d'oxygène.

Le 19 Janvier, situation inquiétante : extrême agitation, insomnie complète, facies grippé, teinte subictérique des conjonctives; pouls filiforme 140-150. T. 36°4, vomissements incessants. Injections de caféine, d'éther; inhalations d'oxygène, champagne, thé alcoolisé, glaces. Injection sous-cutanée de sérum artificiel, 300 grammes.

Le 20 Janvier, état tout à fait grave; collapsus complet; pouls filiforme, incomptable. T. 36°. Inertie absolue de la vessie et de l'intestin; pas d'albumine dans l'urine prise par la sonde. Continuation des injections : caféine, éther. Nouvelle injection hypodermique de 250 grammes de sérum.

6 heures du soir, situation désespérée : respiration stertoreuse; peau froide, sueurs visqueuses; facies plombé, insensibilité absolue; pouls radial imperceptible. P. 40. T. 36°.

C'est alors, qu'en désespoir de cause, le Dr Berlin recourt à l'injection de sérum intraveineuse, pour « combattre l'abaissement de la tension vasculaire et stimuler l'irrigation insuffisante des centres nerveux ».

Six injections de sérum de Hayem à 37° sont successivement poussées par la veine céphalique, à l'aide d'une seringue de 100 grammes sur laquelle est amorcée l'aiguille moyenne d'un appareil de Potain; durée de l'injection, dix minutes.

A mesure que le liquide pénètre dans le système circulatoire, le pouls renaît et se remplit; la respiration, moins rapide, devient plus ample, plus facile; la malade sort de sa torpeur absolue pour se retourner dans son lit et pousser des plaintes. T. 36°5.

Au bout d'une heure, le pouls faiblit, la torpeur reparaît, la respiration redevient gênée et rapide, la malade retombe dans l'état le plus alarmant. Nouvelle injection intraveineuse de 800 grammes.

Un quart d'heure après, frisson d'une extrême fréquence; cyanose généralisée, arrêt de la respiration et du pouls; extrémités froides et rigides. Au bout de dix minutes seulement de soins énergiques et d'excitations de toutes sortes, la malade est ranimée.

Le 21 Janvier, on assiste à une résurrection véritable. P. 130, plein, assez bien frappé. T. 37°3. La malade semble reprendre connaissance.

23 Janvier, agitation extrême, délirante. P. 130. T. 38°4.

24 Janvier, agitation extrême; parole incessante, délirante; hallucinations de la vue.

Tout ceci est rapporté à un accès, chez une neurasthénique, de « délire névropathique aigu » provoqué et par le choc opératoire et par un certain degré de septicémie due à une eschare assez profonde de la fourchette, par contact d'une des pinces.

Lavages soigneux du vagin ; pansements à la gaze salolée.

25 Janvier, alternatives d'assoupissement et de délire. Certaine amnésie verbale et surtout confusion des noms propres et des dates. T. 37°. P. 84.

26 Janvier, amélioration progressive, plus de délire. T. 37°5. P. 90.

De nombreuses eschares sont expulsées avec le liquide des injections.

27 Janvier. T. 37°. P. 84.

A partir de ce moment, l'observation n'offre plus guère d'intérêt : tout rentre dans l'ordre, tant au point de vue local qu'au point de vue de la santé générale et de l'état psychique.

La malade retourne chez elle le 3 Février, dans un état très satisfaisant, qui aboutit à une guérison rapide.

Vous savez, Messieurs, qu'en dehors d'une toxi-infection chirurgicale surajoutée, semblable à celle dont je viens de vous dire l'histoire, le choc nerveux peut, à lui tout seul, mettre en danger par collapsus. Je vous ai cité, tout à l'heure, une série de circonstances dans lesquelles le choc nerveux (qu'il s'agisse d'une commotion reçue dans un déraillement de chemin de fer, ou d'un ébranlement amené par un acte opératoire rapide, ou d'un choc purement émotionnel) peut, en quelques heures, en un jour, amener la mort. Eh bien ! à ces chocs nerveux s'applique merveilleusement la médication des injections salées.

Le plus souvent, une injection sous-cutanée de 200 à 300 grammes suffit pour rendre aux malades la vie « qui s'en allait », et pour faire que, en quelques heures, vous en rappeliez de votre pronostic. A midi, mandés en hâte chez votre client, vous l'avez trouvé sans connaissance, le pouls misérable, les pupilles dilatées, insensibles ; vous avez jugé l'état presque désespéré ; à une heure, vous avez poussé sous la peau 300 grammes d'eau salée ; le soir on crie au miracle ! Il n'est ni guéri, ni hors d'affaire, mais son état est méconnaissable ; comme on dit dans le langage du monde, « vous répondez » de votre malade.

Le choc l'avait jeté en hypotension vasculaire et nerveuse par manière d'inhibition, le choc avait fait que *rien n'allait plus* ; et, la preuve qu'une *pose* dans sa vie (c'est de cette expression, vous le savez, dont se servent avec justesse les angineux de poitrine), qu'une pose dans sa vie organique s'était faite, c'est que, depuis l'accident, il n'avait point sécrété d'urine. Vos 300 grammes d'eau salée, agissant tant par excitations réflexes sur le système nerveux que par pénétration dans le système circulatoire, ont remis toutes choses en tension, ont ranimé les spécificités cellulaires, ont excité les divers appareils et rallié leurs activités fonctionnelles. Et c'est ainsi que le pouls se montre plus plein, que les pupilles redeviennent contractiles, que les traits ne sont plus tirés, que le teint n'est plus pâle, que les urines réapparaissent, que la connaissance revient, que la voix a repris son timbre, que la main peut saisir un verre, en un mot que le malade revit.

Il ne se trouve pas un seul d'entre nous, Messieurs, qui n'ait eu l'occasion d'opérer semblables miracles. L'injection, en pareil cas, donne de tels résultats, que certains chirurgiens, invités à y recourir préventivement, n'hésitent pas aujourd'hui *à préparer* tels de leurs opérés dont ils se méfient, en leur faisant une injection hypodermique de 100 grammes de sérum, afin de les prémunir contre le collapsus post-opératoire. L'opéré reçoit ainsi un viatique, qui, par la quantité, la qualité et la continuité des actes organiques et dynamiques engendrés, est bien supérieur aux excitations, bienfaisantes mais fugaces, obtenues par les injections d'éther ou d'huile camphrée.

Les transfusions séreuses de 100 à 200 grammes, *pro die*, m'ont rendu dans les chocs, en pratique médicale, de signalés services. C'est ainsi que tout récemment, j'ai pu remonter un vieillard chancelant, que la mort de son fils avait soudain jeté dans la stupeur et que nous avons cru voir s'éteindre dans les vingt-quatre heures. L'an dernier, par une injection salée hypodermique de 150 grammes, répétée deux jours de suite, j'ai rapidement remonté et sauvé un de mes clients, qui, fatigué par une maladie longue, déprimé par les soucis et les affaires de la politique, était, à la suite de terribles émotions, tombé dans un collapsus qui mit ses jours en danger quarante-huit heures durant.

Ce que vous avez retenu de la physiologie pathologique du choc nerveux fait, Messieurs, que non seulement vous aurez compris où était l'indication générale thérapeutique, mais encore que vous aurez saisi les raisons déterminantes par lesquelles ayant, dans une même médication, le choix entre deux procédés, vous vous serez décidés pour l'un, plutôt que pour l'autre.

En matière de collapsus par choc nerveux, vous ferez de la sérothérapie *maxima* hypodermique le procédé *de choix*, réservant la sérothérapie massive veineuse pour les cas où la quantité de sérum injecté est l'élément le plus important du problème thérapeutique. C'est que l'indispensable, l'urgent, en matière de collapsus nerveux, c'est le stimulus à procurer au patient : l'instantanéité de ce stimulus est la grande affaire, celle qui importe le plus. Vous avez compris que la transfusion séreuse hypodermique serait, en l'espèce, d'ordinaire parfaitement suffisante.

Donc ici l'injection hypodermique sera votre procédé *de choix*, et c'est d'autant plus heureux que de la rapidité de la médication dépend la moitié de son succès. Sans aide, et avec un outillage qui n'a rien de spécial, vous pourrez, en tous temps et en tous lieux, remplir l'indication thérapeutique, et cela, avec n'importe quelle seringue, pourvu qu'elle soit dans toutes ses parties aseptisable, mieux encore avec la seringue de Roux qui vous sert couramment pour la sérothérapie de la diphtérie. Vous pourrez toujours, soit en injectant en deux ou trois points différents — la question de douleur n'entre guère ici en ligne, je vous ai dit combien chez les malades en état de stupeur la sensibilité était émoussée, — soit même sans piquer à nouveau, vous pourrez toujours, en quelques minutes, faire pénétrer dans le tissu sous-cutané 200 à 300 grammes d'eau salée, dont vous assurerez la résorption par un doux massage.

Si, Messieurs, les occasions se présentent à vous de faire avec succès la transfusion séreuse en matière de choc, elles se présenteront plus urgentes encore et plus saisissantes, chez ceux de vos malades que d'énormes pertes de sang viennent de mettre en collapsus *a vacuo*, en état d'agonie posthémorragique. La sérothérapie *maxima* trouve à remplir ici la meilleure de ses indications : rien mieux qu'elle ne milite contre la déplétion du système vasculaire, puisqu'elle vient le remplir à peine s'il est tari.

Je n'ai pas besoin d'insister pour vous faire comprendre pourquoi ici le procédé *de choix* devient l'injection intraveineuse, l'injection hypodermique restant procédé de nécessité, c'est-à-dire le procédé auquel le médecin se résoud, alors que, ni aidé, ni outillé pour faire passer le sérum directement dans le système vasculaire, il est contraint de lui imposer le lent détour d'un drainage du tissu conjonctif. Ce qu'il faut ici, c'est agir quantitativement : l'idéal est, sans perte de temps, de transvaser l'eau salée de votre récipient dans les voies veineuses; l'indication pressante est de jeter dans la circulation un quantum d'eau salée indispensable au tonus, à l'élasticité et à la contractilité vasculaires, pour que la fonction circulatoire se rétablisse.

Vous arriverez à ce résultat en injectant en une fois, par la veine, 600, 800, 1 000 grammes ; mais, sachez aussi que vous pouvez souvent, à moindre dose, relever la tension vasculaire : il vous arrivera, avec 500 grammes, avec 300 grammes, même avec 200 grammes, de remonter un exsangue et de ranimer un moribond. Cependant, pour votre gouverne, ne vous fiez pas — si votre sujet a fait des pertes énormes de sang — à ce premier succès ; ne restez pas trop confiants dans ce résultat ; ne perdez pas de vue votre malade : il pourrait retomber quelques heures plus tard.

N'oubliez pas non plus ce fait, qui avait été dénoncé aux cliniciens par les données de la Médecine expérimentale et par les recherches anciennement faites déjà par le professeur Hayem en matière des quantités à employer dans les transfusions sanguines, fait que votre pratique vous montrera, à savoir : qu'injections veineuses salées, comme transfusions de sang, n'ont pas besoin, pour la survie de vos malades exsangues, d'être adéquates à la quantité de sang perdue. Cette non-indispensabilité pour l'exsangue de récupérer totalement sa masse sanguine, explique pourquoi, en matière de collapsus hémorragique, vous devez, comme je vous le disais tout à l'heure, *par procédé de nécessité,* ne pas manquer de faire bénéficier vos malades de l'injection salée sous-cutanée. Assurément, si abondante que vous la fassiez, ne pénétrant pas directement dans les vaisseaux sanguins, n'arrivant à faire masse qu'au bout d'un temps relativement long, elle est dans un état d'infériorité marquée vis-à-vis de l'injection intraveineuse ; mais, de ce qu'elle soit inférieure, elle ne doit assurément pas être répudiée. De suite, avec la seringue de Roux, poussez autant d'eau salée que vous pourrez sous la peau ; vous parferez la médication plus tard, dès que vous serez pourvus de l'outillage nécessaire pour l'injection veineuse. Sachez bien, Messieurs, que, si vous ne donniez pas à votre malade exsangue, menacé de perdre la vie, l'appoint de vos injections hypodermiques — ne représenteraient-elles même que 100 grammes, elles ne sont point à dédaigner — vous failliriez à votre devoir ; par elles, le moribond reçoit, *in extremis*, un viatique d'attente, sans lequel vos injections intraveineuses risqueraient d'arriver trop tard.

C'est dans les cas de déplétion vasculaire posthémorragique que triomphe vraiment la sérothérapie artificielle maxima. Les injections d'eau salée faites *par le procédé de choix* (intraveineuses) réussissent si merveilleusement, que la Clinique — invitée en cela comme en tant d'autres choses par la Médecine expérimentale — les substitue à la transfusion sanguine dont le rôle thérapeutique, vous allez en juger, a bien l'air d'être fini.

Aussi, Messieurs, tous tant que vous êtes, devez-vous être préparés à remplir sans hésitation l'indication formelle que commande le collapsus hémorragique ; je dis « tous tant que vous êtes », parce qu'il s'agit là d'un acte de médecine d'urgence, d'intervention médico-chirurgicale à laquelle nul d'entre nous n'a le droit de se soustraire : tout médecin pratiquant doit savoir faire une injection intraveineuse, comme il doit savoir saigner un urémique, comme il doit savoir faire la thoracentèse, comme il doit savoir pratiquer le tubage, comme il doit pouvoir ouvrir la trachée d'un œdémateux glottique qui va périr d'asphyxie.

Faute d'avoir su intervenir à temps chez des malades exsangues, vous pourrez, dites-vous le bien, Messieurs, être cause que ces moribonds mourront ou vivront.

Très nombreuses d'ailleurs sont les occasions où l'exsanguinité rapide ou subite crée l'indication immédiate des injections d'eau salée :

1° Chez *les blessés* victimes, dans les chantiers, dans les ateliers, sur les voies ferrées ou même dans les rues, de traumatismes avec fractures comminutives, broiement des membres, déchirures des vaisseaux.

C'est ainsi, par exemple, que Jayle a publié récemment l'observation d'un homme qu'on apporta à l'hôpital après une tentative de suicide, dans laquelle ce malheureux avait voulu se couper la gorge avec un rasoir[1]. Le suicidé s'était fait un traumatisme énorme, insuffisant cependant pour amener la mort immédiate, et avait perdu une quantité de sang telle, qu'à son arrivée à l'hôpital, il était en état de mort apparente. Séance tenante, on injecta dans la céphalique 900 grammes de sérum. Le malade reprit connaissance immédiate et assez complète pour pouvoir raconter son histoire. Une fois le blessé rappelé à la vie, on lui fit la ligature des thyroïdiennes sectionnées, et il survécut à son horrible traumatisme.

Tout dernièrement, mon collègue Richelot me disait avoir fait, il y a quelques mois, une hystérectomie vaginale à la suite de laquelle, une pince hémostatique s'étant détachée, s'était produite une hémorragie formidable. On fit rapidement un tamponnement, et, comme la malade était menacée de mort, on lui injecta 1 800 centimètres cubes de sérum artificiel. Ici encore l'injection fit merveille et la malade, quitte pour la peur, put, en dépit de son hémorragie, faire les frais de son opération comme de son accident opératoire ; c'est à peine si sa guérison fut retardée.

2° Chez *les opérés*, chez lesquels l'hémostase n'a pu être suffisamment faite ; chez lesquels la région se prêtait mal à l'application des pinces à forcipressure ; chez lesquels se font des hémorragies cavitaires en nappe, comme cela arrive, notamment, en matière d'épithélioma bucco-lingual ; chez les femmes, aux lendemains d'hystérectomies, quand des pinces se détachent trop tôt.

3° Chez *les parturientes*, en puissance de rétrécissement mitral pur (comme chez une de mes jeunes clientes que j'ai cru voir mourir d'hémorragie lors d'un second accouchement, qui, mécaniquement par-

---

1. JAYLE. — Injections intraveineuses de sérum artificiel. *Presse médicale*, 1896, 4 Janvier.

lant, avait été normal); ou en état d'inertie utérine; ou dont le placenta est vicieusement implanté.

C'est ainsi que, ces temps derniers, je voyais en consultation une femme d'une trentaine d'années enceinte avec insertion vicieuse du placenta. Cette femme eut, pendant l'accouchement une hémorragie formidable qu'on mit beaucoup de temps à enrayer et à la suite de laquelle elle tomba en tel état d'exsanguinité et de faiblesse, qu'on craignit pour ses jours. On lui injecta, aussitôt la consultation, 1 500 grammes d'eau salée dans la veine médiane-céphalique : l'effet fut immédiat, l'injection ranima la moribonde. Quelques heures plus tard, l'accouchée était méconnaissable ; suivant l'expression du mari, on « l'avait ressuscitée », et c'est vraiment à propos de cas pareils qu'on peut dire l'intervention médicale miraculeuse.

Faney[1] cite, dans sa thèse, dix-sept observations de femmes en couches qui furent atteintes d'hémorragies abondantes, soit à la suite d'une intervention chirurgicale, soit à cause d'une insertion vicieuse du placenta, et chez lesquelles on fit, avec des résultats remarquables, des injections sous-cutanées de sérum artificiel, à des doses variant entre 80 et 1 200 grammes. Nombreuses sont les femmes qui, en pareille occurrence, ont dû la vie aux injections salées, que vous verrez vos maîtres employer aujourd'hui couramment avec succès.

4° Chez *des malades rendus rapidement ou subitement exsangues* et mis en danger de mort : par des *hématémèses* et du *melœna*, au cours de cancers de l'estomac, bien plus souvent au cours d'ulcères simples, comme je l'ai vu, ces temps derniers, chez deux de mes clients que des injections hypodermiques, l'une de 600 grammes, l'autre de 800 grammes, ont empêché de mourir ; par des *hémorragies intestinales* du troisième septenaire de la fièvre typhoïde, comme les ont connues trop fréquentes les étudiants de ma génération.

Ces hémorragies s'observent aujourd'hui incomparablement moins, et cela pour plusieurs raisons : la première, c'est que la fièvre typhoïde, qui a perdu singulièrement de sa fréquence dans le milieu parisien, y a perdu aussi beaucoup de sa malignité ; la seconde raison, c'est que nous soignons mieux les dothiénentériques aujourd'hui qu'autrefois ; c'est que les grandes irrigations froides, *intus et extra*, imposées par quelques-uns d'entre nous aux malades, les font moins typhiques et moins ulcérants. Vous comprendrez, à ce propos, quand je vous parlerai des heureux effets de la transfusion séreuse dans la fièvre typhoïde, l'analogie grande

1. FANEY. — Du traitement des hémorragies par le sérum salé. *Thèse*, Paris, 1896.

qu'il y a entre la pratique de ceux qui, comme moi, font boire[1] et lavent à grande eau leurs typhiques, et la pratique de ceux qui, en matière de dothiénentérie, songent à faire de la sérothérapie artificielle maxima.

Pour en revenir aux hémorragies intestinales du dothiénentérique, elles peuvent être assez considérables et assez subintrantes pour mettre le malade en danger, et cela en quelques heures, tout comme le fait la perforation intestinale. C'est en pareille occurrence qu'il me fallut aviser ces années dernières.

Il s'agissait d'un jeune Parisien, de vingt-trois ans, pris d'une fièvre typhoïde d'allure grave dès le début. Je le voyais en consultation deux fois par semaine ; nous le traitions dès le commencement : par bains à 22° toutes les trois heures, jour et nuit ; sulfate de quinine 0,60 cent. *pro die* ; trois lavements boriqués à la température de la chambre (nous étions en Septembre) ; une tasse à café de bon café, donné froid, étendu dans deux fois son volume d'eau ; eau pure ; limonade vineuse ; lait, à discrétion, avec recommandation à l'infirmier de faire absorber trois litres de liquides par vingt-quatre heures. La diurèse se faisait abondamment : pas d'albumine. Pouls variant entre 96 et 104, de tension moyenne, régulier. Température rectale : matinale autour de 39° ; celle du soir au-dessus de 40°.

Au troisième septenaire, je fus, un matin, mandé en hâte ; notre malade venait d'avoir une hémorragie intestinale abondante, tellement abondante, que le sang arrivait dans le bassin et dans les draps, non point à l'état de melœna, mais à l'état de sang rouge. Je trouvai le malade sans connaissance, froid, cyanosé, blanc, le pouls impalpable, les battements du cœur à peine perceptibles. Nous fîmes, séance tenante, avec une seringue à laver la vessie, une injection hypodermique de 300 grammes de sérum de Hayem, en attendant l'outillage et l'aide nécessaires pour faire l'injection veineuse. L'après-midi, le typhique étant mal, pourtant en collapsus moins profond que le matin, nous injectâmes dans la médiane-basilique droite 500 grammes de sérum. Dans la soirée, le malade était remonté : chaleur réapparue aux extrémités, connaissance revenue, pouls comptable, battements du cœur mieux frappés ; le lendemain, la situation était meilleure ; le surlendemain, les forces se relevaient.

Le troisième jour, nouvelle hémorragie intestinale abondante, se faisant vraisemblablement plus en nappe, car les selles étaient méla-

1. L. Landouzy. — Indications thérapeutiques générales de la fièvre typhoïde ; leçon clinique de la Charité. *Gazette des hôpitaux*, 1886, p. 973.

niques. L'état étant de plus en plus précaire, la famille ayant désiré nous voir faire une transfusion sanguine plutôt que nos injections séreuses, nous nous mîmes en mesure d'exécuter celle-là. Un homme de vingt-sept ans, bien portant, vigoureux, blanchisseur de son état, nous fournit 306 grammes de sang que nous injectâmes dans la médiane-céphalique droite avec l'appareil de Collin. Le malade, qui était mourant, fut ranimé ; il sembla se remonter. Mais, quarante-huit heures après la transfusion sanguine, la mort survint, en quelques minutes, au milieu d'une hémorragie intestinale par laquelle il se vida littéralement de tout son sang.

Je vous ferai remarquer que les injections de sérum avaient fait aussi bien que la transfusion sanguine ; je vous ferai remarquer encore que les 300 grammes de sérum injectés étaient une petite dose, étant donné l'énormité de la perte de sang subie ; je vous ferai remarquer, enfin, qu'en dépit de toutes espérances, des injections fréquemment répétées auraient peut-être pu faire vivre ce malade jusqu'à cicatrisation de ses plaques de Peyer. Je crois que nous aurions dû injecter, comme on le fait en chirurgie, 1 000 à 1 500 grammes chaque jour ; et demain, en pareille aventure, je procéderais par doses massives, répétées, successives, et, en outre, par l'entéroclysme de Cantani (rien n'est plus simple que d'improviser l'instrumentation du professeur de Naples : il vous suffira d'emmancher un entonnoir sur un tube de caoutchouc de 3 mètres, que termine une canule rectale), je ferais passer dans l'intestin, très lentement, deux litres de sérum de Hayem, frais, dédoublé. Ce faisant, en même temps que je combattrais la déplétion vasculaire et la dépression nerveuse, je faciliterais (par le seul moyen que nous possédions vraiment) l'hémostase de la plaie intestinale.

5° Il est d'autres hémorragies terribles contre lesquelles vous devrez intervenir par les injections massivement faites : je vise les grosses *hémoptysies* à répétition, qui, en moins d'une journée, peuvent jeter des phtisiques caverneux dans le collapsus mortel.

Pour être relativement peu communes, pareilles hémoptysies ne sont point exceptionnelles. Sans parler de l'hôpital, j'en ai vu, ces années dernières, deux cas foudroyants, dont l'un avec mon maître le professeur Hardy, chez un jeune homme de vingt-trois ans, qui, en une heure, perdit son sang à pleine cuvette.

Si, dans chacune des espèces d'hémorragies que je viens de citer chez des malades (cancer, ulcère de l'estomac, ulcérations intestinales), les injections salées, par voie hypodermique ou veineuse, ont été faites avec succès, je ne sache pas qu'elles aient jamais été employées chez les phtisiques hémoptysiques.

Il n'y aurait pas chez eux à s'arrêter à cette considération que, l'hémoptysie étant le produit de la rupture d'un petit anévrysme de caverne dont l'hémostase directe est impossible, on a vu certaines médications, qui agissent par un mécanisme tout opposé à celui de la transfusion, arrêter le crachement de sang; vous savez qu'ainsi fait la syncope, qu'ainsi fait l'ipéca donné à doses nauséeuses. Il n'y aurait pas non plus à s'arrêter à cette considération que la sérothérapie *maxima*, comme tout ce qui peut hausser la tension sanguine (telle la toux, tel l'éternuement, tel l'effort), viendrait *rouvrir* l'hémoptysie, et que le moyen employé pour traiter les conséquences de la déplétion vasculaire deviendrait cause d'une nouvelle perte de sang. Je verrais, au contraire, dans les conditions d'hémostase impraticable sur un anévrysme de Rasmussen, l'indication d'agir par les injections hypodermiques d'eau salée ; car si, en pareille occurrence, il est un moyen possible d'empêcher l'hémorragie, c'est bien l'injection salée, puisque de nombreuses expériences, notamment celles de Hayem, prouvant son *action hémostatique*, ont montré que le sérum rendait la coagulabilité du sang plus facile. L'injection salée répond donc ici à une double indication : 1° refaire la réplétion vasculaire du phtisique tombé en collapsus ; 2° réussir l'hémostase en un point où tous moyens mécaniques de l'obtenir sont impossibles.

Je vous répète que je ne sache pas les injections salées avoir été employées en pareil cas ; mais, je ne manquerai pas d'y recourir à la première occasion. Je ne vois même pas pourquoi, étant donné le danger extrême que courent certains hémoptysiques, étant donné l'innocuité absolue, dans un parenchyme, d'une injection d'eau salée filtrée stérilisée (il m'est arrivé avec avantage de pousser dans le poumon malade, notamment en matière de sphacèle pulmonaire limité, des solutions médicamenteuses aseptiques), je ne vois pas, dis-je, pourquoi l'injection ne serait pas, à l'aide d'une longue aiguille capillaire, portée le plus près possible de l'anévrysme, de façon à imbiber les tissus péricaverneux et à faciliter l'hémostase.

J'en ai assez dit, Messieurs, sur chacune des affections hémorragipares, sur chacun des cas de collapsus ou d'agonie post-hémorragiques qui réclament la médication sérothérapique artificielle. C'est dans ces cas, surtout dans les premiers — je n'ai pas besoin d'insister pour vous faire comprendre pourquoi il vaut mieux, à égalité de pertes de sang, avoir à transfuser un blessé ou un opéré qu'un malade ; chez celui-ci, typhoïdique, hémoptysique, ulcéré de l'estomac, la plaie saignante persiste, tandis que, chez le blessé et l'opéré, l'hémostase est mécaniquement faisable — c'est dans ces cas, dis-je, que les injections salées hypodermiques et intraveineuses font merveille.

Jamais trop vous ne vous persuaderez, Messieurs, que, par la sérothérapie massive, vous obtiendrez des résultats inespérés et pourrez sauver demain des malades que nous laissions mourir hier.

Par les injections massives que vous saurez faire avec acharnement — comme vous savez faire la respiration artificielle ou les tractions rythmées de la langue — vous opérerez parfois des miracles, vous obtiendrez souvent des résurrections, presque toujours des survies.

VINGT-QUATRIÈME LEÇON

SÉROTHÉRAPIE ARTIFICIELLE

— SUITE —

Sérums artificiels injectés à doses massives : transfusions séreuses[1].

Leur emploi : dans la déplétion vasculaire des états hémorragiques, comme succédané de la transfusion sanguine; — dans les viciations humorales : empoisonnements, autointoxications, maladies toxi-infectieuses, fièvres.

Lessivage du sang et des tissus.

Ces cas de survie tout à fait inespérée à la suite d'injections salines massives, seront, Messieurs, chaque jour moins rares, quand ces injections hypodermiques ou vasculaires, entreront dans la pratique courante; quand elles se substitueront aux injections d'éther, de caféine, d'huile camphrée; quand elles se substitueront à la sérothérapie *minima* dont l'effet stimulant, pour indispensable qu'il soit, ne produit, d'ordinaire, que des effets transitoires dont il faut savoir ne pas se contenter.

Si invraisemblable que vous apparaisse jamais la possibilité d'un rappel à la vie d'une victime de gros traumatismes ou de fortes hémorragies, n'hésitez pas, pratiquez sur elle les transfusions séreuses.

Même faites en misérables conditions, mêmes faites *in extremis*, vos injections salines vous donneront assurément plus de résurrections

1. Depuis que ces leçons ont été professées (1896), un nombre considérable de travaux et d'observations ont été produits et communiqués sur la question des injections d'eau salée et le lavage du sang. Travaux et observations serviront à mieux pénétrer le rôle physiologique de la médication dont bien des inconnues nous échappent encore; ils serviront également à préciser les indications de la méthode, et à montrer, comme je le disais aux cours de Janvier-Février 1896, que la sérothérapie artificielle mérite de figurer parmi les meilleures de nos grandes médications. Travaux et observations ont montré, que, dans presque toutes les maladies proprement dites médicales (fièvre typhoïde, typhus exanthématique, fièvres éruptives, pneunomie, streptoccocies, staphylococcies, autointoxications, etc., etc.), la sérothérapie artificielle devenait la médication de choix, en rendant des services qui ne le cèdent en rien à ceux que la chirurgie en obtient depuis déjà longtemps.

momentanées ou durables, qu'il ne nous arrive d'en obtenir alors que, chez des asphyxiés, alors que, chez des chloroformés cessant de respirer, nous nous acharnons à faire la respiration artificielle ou les tractions rythmées de la langue.

Mettons, qu'en pareil cas, nos injections massives ne soient qu'une médication *in extremis*, un palliatif, rendant un peu de vie aux patients : le fait d'avoir prolongé de quelques heures l'existence n'en a pas moins un intérêt majeur. Est-ce que, en matière d'accident ou de crime, pouvoir reconstituer l'identité d'un blessé, pouvoir recueillir la déposition d'une victime, est-ce que tout ceci n'a pas une extrême importance, est-ce que votre intervention ne devient pas d'une telle utilité qu'elle s'impose ?

Comme bel exemple de ces résurrections momentanées, je vous citerai le cas de cet ouvrier apporté récemment dans le service de mon collègue Th. Anger, pour un écrasement des deux membres pelviens, avec mise à nu des vaisseaux fémoraux : le blessé était exsangue, anhélant et délirant, comme le sont les gens qui ont fait d'énormes pertes de sang. Ce malheureux ne pouvait être abandonné sans secours. Mon collègue Lejars [1] (à qui j'emprunte cette observation) avait à tenter un effort désespéré, à régulariser les chairs pantelantes et à détacher les membres en bouillie.

Aux premières inhalations de chloroforme, le blessé cessa doucement de respirer : il était d'une pâleur extrême, les paupières entr'ouvertes, la cornée insensible et terne ; on aurait dit d'un cadavre. Une veine du bras fut dénudée instantanément, et 1 500 grammes de sérum y furent injectés. Aussitôt, les lèvres, puis la face, se colorent, la respiration reprend, le pouls redevient perceptible et bientôt sensibilité et connaissance réapparaissent. Quatre litres et demi de sérum furent ainsi injectés et permirent de mener à bien l'intervention chirurgicale d'urgence : quelques heures plus tard, le blessé s'éteignait.

C'est justement parce que les transfusions séreuses trouvent leur indication si commune et si urgente, qu'il vous importe d'être bien persuadés qu'avec elles vous pouvez faire ce qu'on croyait jadis ne pouvoir obtenir que par la transfusion sanguine.

Autrefois, alors qu'on s'imaginait, chez les exsangues, devoir rendre sang pour sang, alors qu'on s'imaginait, qu'en dehors de la transfusion, il n'y avait point de salut, on comprend qu'on ait pu être moins secourable aux blessés. Se procurer l'appareil nécessaire à la transfusion,

1. LEJARS. — Les injections intra-veineuses de sérum artificiel à doses massives dans les infections. *Presse médicale*, 1896. 1er Janvier.

savoir le faire fonctionner, éviter quelques-uns des accidents de la manœuvre, trouver des aides, trouver un bras sanguinifère, tout cela était une affaire, tout cela demandait du temps et des efforts avec lesquels n'a pas à compter la transfusion séreuse.

Encore fallait-il, toute question de difficultés matérielles à part, pour que les injections d'eau salée prétendissent à se substituer à la transfusion sanguine, que la Médecine expérimentale nous eût mieux renseignés sur la physiologie pathologique des exsangues et sur le rôle des transfusions séreuses. Grâce à elle, heureusement, nous n'en sommes plus, comme nos pères, en matière d'hémorragie, à vouloir rendre intégralement leur sang aux hémorragiques. Aujourd'hui, nous savons que les accidents posthémorragiques sont moins le fait de la perte des hématies que de la diminution de la masse liquide circulante, dont le rôle physique, autant que le rôle chimique, importe à une suffisante irrigation cardiaque et cérébrale.

Dans le cas des premiers secours à donner au moribond exsangue, la quantité de liquide circulant importe plus que la qualité, d'autant que le sérum que vous pousserez dans le système veineux, pénétrant dans les recoins de l'organisme, y fait la mobilisation des globules qu'il remet en activité. La transfusion séreuse arrive à remédier à l'insuffisance numérique globulaire, surtout par l'activité même qu'elle imprime à la circulation des hématies persistantes, jusqu'à ce que, par l'effet de l'hématopoïèse incitée par l'eau salée, le patient puisse, avec le temps, retrouver son coefficient globulaire normal. Ceci, entre parenthèses, nous explique les effets heureux obtenus par la transfusion sanguine dans des cas où la quantité injectée ne dépassait pas 400, 300 ou même 150 grammes. Ne nous apparaît-il pas que la résurrection était moins le fait de la relève des hématies que la conséquence du stimulus apporté à l'économie tout entière par l'appareil circulatoire chargé des 400 grammes de chair coulante qu'on lui donnait à brasser ?

Ce n'est pas ici le lieu de faire complet le parallèle entre la transfusion séreuse et la transfusion sanguine ; je veux pourtant vous laisser sur cette impression, conforme au double enseignement de la Médecine expérimentale et de la Clinique, qu'il y a, pratiquement, équivalence entre les deux procédés. Cela étant, le médecin donnera sans hésiter la préférence aux injections salées, puisqu'elles peuvent se faire partout, avec un outillage improvisé, facilement, sans aides experts, et sans l'appoint d'un sujet vigoureux et sain consentant à se faire ouvrir la veine pour donner de son sang.

J'aurais, Messieurs, à excuser la longueur de toutes ces considérations, s'il ne s'agissait, dans cette question d'injections salées massives, d'une médication de premier ordre, dont vous aurez à vous servir journellement.

Quand je dis journellement, je n'exagère rien, puisque la médication va trouver son emploi dans toute la série des *viciations humorales*, et vous savez, Messieurs, si cette série est importante : ne s'ouvre-t-elle pas avec les empoisonnements, pour se clore avec les toxi-infections, que celles-ci soient spécialement exogènes, comme dans les fièvres, ou qu'elles soient endogènes, comme dans ces complexus morbides que la nosographie décrit sous la rubrique « auto-intoxications ».

Les injections massives trouveront encore leur emploi dans les *empoisonnements aigus* volontaires, accidentels ou criminels, quelle que soit, du reste, l'origine de la toxémie, aliments, médicaments, toxiques proprement dits, gaz méphitiques, car tout empoisonnement ne peut que bénéficier de la transfusion séreuse. Celle-ci ne vient-elle pas relever les fonctions capitales, circulatoire et nerveuse, qui, les premières touchées, tombent en dépression ; ne vient-elle pas diluer le toxique, ce qui aboutit, en fait, à la diminution qualitative et quantitative de la toxémie ; ne vient-elle pas enfin faciliter et précipiter l'élimination du poison, tant par la suractivité apportée aux oxydations cellulaires, tant par le stimulus apporté aux spécificités fonctionnelles viscérales, tant par le lavage des milieux intérieurs, tant par le brassage des humeurs, que par la poussée produite sur les émonctoires dépurateurs. Il est nécessaire, bien entendu, que ces émonctoires n'aient point subi d'adultérations profondes, soit du fait d'une maladie antérieure, soit du fait d'une détermination de la toxémie actuelle, comme c'est le cas, par exemple, des maladies qui *affectionnent* volontiers le rein ou le foie.

Pour bien vous fixer ces choses en l'esprit, Messieurs, je ne saurais mieux faire que d'en multiplier devant vous les exemples.

Il y a deux ans, un de mes collègues des hôpitaux et moi, nous dûmes à l'emploi des injections salées massives de sauver une malade que nous crûmes voir mourir empoisonnée par l'acide phénique.

Il s'agissait d'une jeune femme, récemment accouchée, à laquelle sa garde-malade donna maladroitement un lavement avec deux cuillerées à soupe d'une solution mère de glycérine phéniquée, au lieu de deux cuillerées de glycérine pure. Presque immédiatement, la jeune femme se plaignit d'une cuisson dans le bas-ventre, d'un extrême malaise, de sensations de refroidissement, puis resta sans parole, sans mouvement, et tomba sans connaissance.

Quand nous arrivâmes, mon collègue et moi, plus de trois heures après l'accident, nous trouvâmes la jeune femme en collapsus, la peau froide et visqueuse, les pupilles contractées, la face cyanosée. Nous n'eûmes pas de peine à faire le diagnostic d'empoisonnement aigu chez une parturiente que nous avions laissée quelques jours auparavant en parfait état de santé. L'empoisonnement, dénoncé par le syndrome que je viens de dire, par les urines rares et noires, était confirmé, du reste, par l'aveu que faisait la garde de sa terrible méprise.

Immédiatement, nous faisions donner de grands lavements, afin de débarrasser l'intestin de ce qu'il aurait pu contenir encore de glycérine phéniquée ; nous stimulions la malade par tous moyens indiqués, en même temps que nous injections à jet continu, par le tissu cellulaire des parois abdominales et des régions antéro-externes des cuisses, trois litres de sérum chirurgical.

Nous pûmes, trois heures après notre intervention, voir le collapsus diminuer, le pouls réapparaître, la température remonter à la normale, la connaissance reprendre, et les urines, de rares, redevenir abondantes. Quarante-huit heures après l'empoisonnement, il ne semblait en rester que des urines albumineuses ; deux semaines plus tard, malheureusement, la jeune femme succombait à des hémorragies formidables, provoquées par la chute d'eschares produites sur la muqueuse rectale par le lavement phéniqué.

Les injections massives de sérum artificiel ont donc, dans l'espèce, donné tout ce qu'on était en droit d'en attendre : elles ont arraché la malade à une mort imminente, elles l'ont sauvée de son empoisonnement. Il est évident qu'elles ne pouvaient avoir d'influence sur les lésions locales, qui devaient entraîner la mortification, puis la perforation des parois rectales.

Je crois cette manière de dépuration appelée à prendre une place prépondérante, non seulement dans la cure des empoisonnements médicamenteux accidentels, mais encore dans le traitement d'empoisonnements, parfois aussi redoutables, mais autrement fréquents. Je vise les accidents formidables de certains empoisonnements alimentaires survenant à la suite d'ingestion de viandes avariées (viandes de boucherie, veau notamment, ou gibiers faisandés), de poissons de mer, de coquillages ou de crustacés.

Je dirai la même chose à propos des empoisonnements si fréquents à la suite de l'ingestion de champignons mal choisis. Si vous connaissez la physiologie pathologique de l'empoisonnement par la muscarine, vous reconnaîtrez que les injections sont ici parfaitement indiquées ; en même temps que vous ordonnerez vomitifs, purgatifs et stimulants, que vous administrerez de la teinture de belladone ou recourrez à l'injection d'atropine, vous ferez la transfusion séreuse. Votre intervention, en pareil cas, ne sera jamais ni trop intensive, ni trop hâtive ; vous n'ignorez pas combien terribles sont ces empoisonnements, qui trop souvent, en quelques heures, peuvent entraîner la mort.

Si les injections salines sont indiquées dans les empoisonnements alimentaires, par viandes avancées, par poisson avarié, par ingestion de ptomaïnes, elles ne le sont pas moins dans les empoisonnements dus à la résorption de nos propres toxo-albumines, à la résorption des leucomaïnes. C'est que, si vous voulez bien y réfléchir, pour relever d'une physiologie pathologique complexe et mêlée, les auto-intoxications empruntent une série de traits communs aux empoisonnements alimentaires. Je n'ai pas besoin d'insister pour que vous saisissiez l'analogie grande qu'il y a dans l'empoisonnement par les ptomaïnes et dans l'empoisonnement par les leucomaïnes, dans l'empoisonnement par toute la série des toxines exogènes et dans l'empoisonnement par la série des toxines endogènes ; vous savez la presque identité pathogénique, symptomatologique et thérapeutique des toxémies résultant de l'ingestion d'une viande avariée ou de la résorption de nos propres déchets cellulaires : ecto-intoxications et endo-intoxications, relevant d'une même pathogénie, réclament même thérapeutique.

Voilà comment et pourquoi les empoisonnements alimentaires et les états pathologiques conditionnés par certaines intoxications intestinales aussi bien que par certaines insuffisances rénales, hépatiques et cardiaques, relèvent par certains côtés d'une même médication générale, de l'injection saline.

Il n'est pas de jour, Messieurs, où il ne vous faille compter avec les auto-intoxications : que celles-ci interviennent à titre principal, pour détenir toute la scène pathologique et réclamer pour elles-mêmes toute la médication ; qu'elles interviennent seulement à titre surajouté, à titre de complications, comme on dit en clinique, apportant leur appoint à la symptomatologie première, et demandant à la thérapeutique de remplir des indications nouvelles.

En parlant d'auto-intoxications *surajoutées*, je vise les toxémies que vous verrez si communément surgir au cours ou au déclin des fièvres, au cours ou au déclin de certaines angines, de l'érysipèle, de la grippe, de la pneumonie, pour ne prendre que les exemples les plus communs. L'auto-intoxication survient, dans ces cas, presque fatalement chez les vieillards, souvent chez les adultes (vieux avant le temps), porteurs de séquelles rénales, cardiaques, vasculaires, hépatiques, etc., dues à des maladies antérieures.

C'est que, Messieurs, ce sont les insuffisances organiques et fonctionnelles des malades qui font surtout d'eux, les infectés de la veille, des auto-intoxiqués du lendemain. Ces insuffisances font qu'un organisme qui, jusqu'à aujourd'hui, a vécu tant bien que mal avec certaines infériorités fonctionnelles, avec certaines *boiteries* viscérales, se trouve pris au dépourvu, quand il lui faut se purger d'une toxi-infection intercurrente, d'une fièvre éruptive, d'une pneumonie, d'un érysipèle ou de tout autre état morbide, qui porte toujours avec lui son coefficient de toxicité, lequel sera majoré, moins, peut-être, par la malignité de la maladie infectieuse, que par l'état dans lequel se trouvait le malade sans défense, auquel une toxi-infection vient de s'attaquer.

Chacun de vous, Messieurs, n'aurait qu'à réfléchir une seconde, pour évoquer le souvenir de telle personne, qui, pour débile et souffreteuse qu'elle fût, faisait encore figure dans le monde, jusqu'au jour où, mise à mal par un simple érysipèle ou une grippe d'apparence peu sérieuse, elle tomba en insuffisance cardio-rénale et succomba rapidement, au milieu d'un appareil symptomatologique suburémique. Pendant ce temps-là, aux côtés de cette personne débile, emportée en quatre jours par une maladie insignifiante, savait se défendre telle autre jeune femme robuste, qui, pendant quinze jours, était mise à mal par un érysipèle de tout le cuir chevelu, donnant lieu à un effroyable délire, à une grosse fièvre, et à tout un cortège symptomatologique tapageur, heureusement plus bruyant que dangereux.

Si j'insiste sur ces faits, c'est qu'ils sont d'une extrême importance, tant pour le pronostic que pour le traitement des malades. C'est que, sans les méconnaître, trop de médecins ne les ont pas assez en vue dans leur pratique journalière, et n'en inspirent assez ni leurs pronostics ni leurs interventions thérapeutiques. C'est que trop de médecins s'imaginent encore qu'un érysipélateux, un pneumonique, un grippé meurt, d'ordinaire, de son érysipèle, de sa pneumonie ou de sa grippe ! Trop de médecins ne réfléchissent pas que pareils faits sont exceptionnels, et qu'ils sont rares, les cas dans lesquels le streptocoque et le pneumocoque sont assez hypervirulents et assez hypertoxiques pour tuer par eux seuls !

Vous devez savoir, Messieurs, que les trois quarts de nos érysipélateux, de nos pneumoniques et de nos grippés, meurent *à propos* de leur érysipèle, de leur pneumonie ou de leur grippe : ces maladies ont trouvé leurs victimes sans défenses, parce qu'elles les ont frappées au moment où leur sérum était peu *microbicidant* ; parce qu'elles les ont saisies en état d'impotences organiques et d'insuffisances fonctionnelles, dans l'impossibilité de purger leur toxi-infection streptococcique ou pneumococcique.

Si j'insiste sur ces considérations, Messieurs, c'est parce qu'elles vous apprendront, contrairement aux enseignements schématiques de la nosographie, que le pronostic et surtout la thérapeutique d'une maladie s'établissent bien moins par la notion intrinsèque de ladite maladie, que par la connaissance complète du malade ; c'est aussi parce qu'elles font partie intégrante de mon sujet, puisqu'elles éclairent et fixent la thérapeutique pathogénique des auto-intoxications primitives aussi bien que secondaires, puisqu'elles vous iustruisent sur la nature de la médication (sérothérapie) spécialement indiquée ici.

Cette incursion pathogénique était d'ailleurs nécessaire, pour vous bien faire comprendre comment et pourquoi la transfusion séreuse, qui pourra être indiquée déjà chez certains sujets pour les mettre en état de se purger d'une maladie infectieuse, s'applique médiatement et immédiatement à l'auto-intoxication qui peut s'ensuivre. D'autant que la transfusion séreuse atténuatrice autant qu'éliminatrice des toxines de la maladie première, aussi bien que des toxines de l'état second, stimulante pour le malade (dont elle excite les fonctions cellulaires et viscérales), ne comporte pas par elle-même certains des inconvénients des autres médications, qui, parallèlement à leur coefficient d'actions physiologiques, présentent toujours une certaine part de toxicité. Si petite fassiez-vous, dans l'espèce, la part de la toxicité d'un alcaloïde médicamenteux, par exemple, vous comprendrez qu'elle n'est point négligeable, puisque, faut-il vous le rappeler, il s'agit ici de malades en d'états d'impotences viscérales et d'insuffisances fonctionnelles, lesquelles perturbent notre posologie, et risquent de changer la dose classiquement permise du médicament en une dose toxique et préjudiciable.

La transfusion séreuse, employée dans les maladies infectieuses, dans les fièvres, y a donné certains résultats des plus encourageants. Je ne doute pas que, quand les indications de la méthode seront mieux raisonnées, mieux comprises, quand son emploi aura été réglé, quand les médecins transfuseront leurs malades de propos réfléchi (je ne dis pas systématiquement) au début de leur infection et non point, comme ils l'ont trop fait jusqu'ici, *in extremis*, je ne doute pas, dis-je, que la sérothérapie artificielle ne donne des résultats plus heureux encore que ceux que procure déjà la méthode de Brand.

Ne sommes-nous pas, en matière de transfusion séreuse à opposer à toutes nos fièvres infectieuses, ne sommes-nous pas suggestionnés par la pratique que commencent à employer couramment certains chirurgiens, dans les états toxi-infectieux post-traumatiques ou post-opératoires, qui se rapprochent par tant de côtés des infections dites médicales ? Ces états toxi-infectieux des grands blessés et des opérés n'ont-ils pas avec nos maladies infectieuses plus d'un point commun d'étiologie et de physiologie pathologique comme nous l'avons déjà dit ?

Le blessé ou l'opéré, prostré, à l'aspect typhique, à la langue sèche, aux urines rares, au pouls dépressible, au refroidissement facile, au collapsus menaçant, hyperthermique ou hypothermique, est mis à mal par une série d'événements relevant d'une pathogénie complexe et mêlée : choc, infection exogène (streptocoques, staphylocoques, etc.), infections endogènes (résorption de toxines microbiennes, cellulaires, etc.), qui font de lui un toxi-infecté typhique. La chose est tellement vraie, qu'en clinique nous nous servons, pour témoigner d'une conception de pathogénie commune, des expressions typhus chirurgical, typhus urinaire, typhus cardiaque, typhus hépatique. Ces expressions, auxquelles on pourrait reprocher d'être trop elliptiques, sont pourtant commandées par la juste notion pathogénique que nous prenons de tous ces malades, qu'un classement artificiel répartit dans des salles de chirurgie ou dans des salles de médecine, mais qu'une même thérapeutique pathogénique rapproche dans les médications qui vont leur être appliquées.

La transfusion séreuse, chez pareils malades en proie à des septicémies primitives ou secondaires, est formellement indiquée comme le premier des viatiques, comme la meilleure des médications stimulantes, et, en cette qualité, comme la meilleure des médications dépuratives et antitoxiques. La preuve en est, que, usitée aujourd'hui par nombre de chirurgiens dans les états toxi-infectieux, post-traumatiques ou opératoires, aussi bien que dans les septicémies proprement dites, elle est devenue la planche de salut des malades désespérés.

Michaux [1], depuis trois ans, a fait, tant à l'hôpital qu'en ville, de 20 à 30 injections de sérum dans des cas de septicémie post-opératoire. Sur 15 cas de péritonite septique grave post-opératoire dont il a pu suivre l'observation, il a eu 5 cas de guérison.

Michaux cite, entre autres, le cas d'une femme âgée de cinquante ans, à laquelle il avait fait une hystérectomie vaginale par morcellements, pour un énorme fibrome remontant jusqu'à l'ombilic. Dès le lendemain, apparurent des accidents septiques graves, avec hyperthermie et accélération du pouls (130) ; Michaux fit à différentes reprises des injections de sérum artificiel dans le tissu cellulaire sous-cutané. Sous l'influence de celles-ci, la température revint rapidement à la normale ; l'état général s'améliora et, malgré une phlébite déclarée au huitième jour, la malade, six semaines après l'opération, pouvait être considérée comme guérie.

---

1. Michaux. — Des injections intraveineuses de sérum artificiel et du traitement de la septicémie post-opératoire. *Société de chirurgie*, 1896, 8 Janvier.

Chez une autre opérée, à laquelle il avait fait une hystérectomie vaginale pour une pyosalpingite à la suite de laquelle étaient apparus des accidents graves, Michaux fit dans les veines du bras deux injections de sérum de Hayem : l'une de 1300, l'autre de 1500 grammes. Il fit en même temps une laparotomie et un grand lavage du petit bassin avec l'eau salée chaude ; la malade guérit.

Dans quelques cas les injections n'ont pas empêché la mort ; elles n'ont fait que la retarder de quatre à cinq jours. Dans deux cas enfin, l'injection abondante (1500 et 1200 grammes) n'a été suivie d'aucun effet, la toxémie étant probablement déjà trop profonde.

Lejars[1] a obtenu également des résultats que l'on peut qualifier de merveilleux : dans des cas d'infections, où il semblait que le blessé ne pouvait en rappeler ; dans des cas où la nature et l'intensité du traumatisme, la difficulté et la longueur de l'opération, la quasi-impossibilité d'opérer aseptiquement, dans des cas, dis-je, où l'esprit le plus confiant et le plus présomptueux n'aurait osé espérer possible la guérison.

Lejars cite, entre autres, l'observation d'un jeune homme, atteint d'une perforation intestinale consécutive à un coup de pied de cheval dans le ventre, reçu la veille du jour où se fait le transport à Beaujon.

Lors de l'entrée à l'hôpital : facies très pâle, traits tirés, yeux excavés ; pouls petit, battant à 130 ; langue sèche ; température 36,4. Ventre ballonné, très douloureux à la pression. Vomissements noirâtres, fétides, fécaloïdes ; il n'y a eu, depuis l'accident, ni selles, ni émissions sanguines, mais des vomissements, commencés aussitôt après le coup de pied, persistant toute la journée et la nuit. La laparotomie est pratiquée à cinq heures du soir, dans des conditions très précaires. Abdomen rempli de matières fécales et de pus. Rupture siégeant sur l'intestin grêle ; réunion des bords de la plaie par un seul plan séro-musculaire. Vingt-quatre heures après l'accident, la péritonite avait tellement diffusé, qu'elle laissait fort peu d'espoir.

On injecta, dans la soirée, 500 grammes de sérum de Hayem par la voie sous-cutanée. Le lendemain matin, l'opéré paraissait mourant, et le pronostic unanimement porté fut que le malade *ne passerait pas la journée*. P. 130, petit, irrégulier ; T. 36°,8 ; vomissements noirâtres.

On continue les injections sous-cutanées de sérum : 500 grammes dans la matinée, 500 grammes le soir.

Le surlendemain de l'opération, le 7 Octobre, l'état est aussi désespéré ; les régurgitations fécaloïdes sont presque continues. On ne sent

---

1. LEJARS. — Les injections intraveineuses de sérum artificiel, à doses massives, dans les infections. *Presse médicale*, 1896, 1er Janvier.

plus le pouls radial, les extrémités sont froides ; les douleurs sont extrêmes ; le ventre est ballonné. Peu d'urine. La température est à 39°,5 ; le pronostic est plus noir encore que la veille.

A ce moment, première injection intraveineuse, 1 500 grammes, dans la médiane-céphalique droite. Deux autres injections intraveineuses de 1 500 grammes furent faites par l'interne, dans l'après-midi et la soirée : température 38°,2.

Le 8, le pouls est meilleur, température 37°,8 : les vomissements sont moins fréquents. Trois injections intraveineuses de 1 500 grammes à 2 000 grammes chacune. Température, le soir, 37°,8.

Le 9, la diurèse commence à être considérable ; diarrhée profuse. Température du matin 36°,8, le soir 38°. Trois injections comme la veille.

Le 10, la température est la même, matin et soir; le pouls est bon. Les vomissements ont cessé, la diarrhée persiste : les urines, très abondantes, ne contiennent ni albumine, ni globules rouges. Trois injections.

Le 11, l'état général continue à s'améliorer. Trois injections. Potion opiacée contre la diarrhée.

Le 12, l'amélioration se maintient pendant deux jours ; on cesse les injections.

Le 14, urines peu abondantes, plus colorées. A huit heures du matin, le malade vomit; le pouls est un peu plus fréquent, le faciès moins bon que la veille. On fait, à midi, au commencement et à la fin de la soirée, une injection de 1 500 grammes, soit 4 500 grammes de sérum pour cette seule journée.

Le lendemain 15 Octobre, trois dernières injections sont pratiquées : le malade avait reçu, *dans son système veineux*, en neuf jours, 26 litres de sérum artificiel, sans compter les 1 500 grammes de sérum injecté hypodermiquement dans les vingt-quatre premières heures qui avaient suivi l'opération.

Après quelques incidents et quelques péripéties, le malade guérit.

J'ai tenu à vous rapporter tout au long cette observation, parce qu'elle est un des plus beaux exemples des miracles que peut faire la sérothérapie artificielle dans les cas désespérés. L'histoire dramatique de cette perforation intestinale guérie, en dépit de toutes prévisions, donne raison à ceux qui, avec Lejars, professent qu'il y a, dans la sérothérapie intraveineuse appliquée aux infections spontanées ou traumatiques, une méthode thérapeutique appelée à nous prêter « une aide puissante dans la lutte suprême contre la mort ».

Lejars employa également les injections de sérum dans deux autres cas. Dans le premier, il s'agissait d'une femme chez laquelle on dut faire une laparotomie à la suite de la rupture d'une grossesse tubaire ; cette malade, dont l'état était très grave, guérit après avoir reçu plus de six litres de sérum en quelques jours. Le traitement par le sérum fut moins heureux dans le second cas, une perforation intestinale chez un typhique ; il ne put empêcher l'évolution des accidents et la mort. La perforation intestinale chez un typhique n'est cependant pas irrémédiable, puisque, retenez le fait, Messieurs, sur 25 cas traités par la laparotomie, relevés par Lejars, 6 ont guéri; et nul doute que les chirurgiens qui donneront, demain, à de pareils malades l'appoint d'une transfusion séreuse n'obtiennent une proportion plus élevée d'heureux résultats.

Lejars[1], revenant sur la question, a rapporté quatre nouveaux cas d'infection dans lesquels il a employé avec plein succès les injections intraveineuses.

Dans le premier cas, il s'agit d'un jeune garçon de dix-sept ans, porteur d'un gros abcès profond au voisinage du grand trochanter. Malgré l'ouverture et le nettoyage de ce foyer de suppuration, l'état général était très mauvais. On injecta, en cinq jours, par voie intraveineuse, 14 litres de sérum de Hayem : le malade guérit.

Le second sujet était un homme de cinquante ans, qui avait été écrasé par un wagon. On lui fit successivement l'amputation du bras gauche et de la jambe droite. Non seulement le malade était très affaibli par la quantité considérable de sang qu'il avait perdue, mais il était dans un état infectieux d'un mauvais pronostic. Grâce aux injections répétées de sérum, son état anémique et infectieux disparut, et il put mener à bien la cicatrisation de ses deux moignons d'amputation.

Dans le troisième cas, les injections intraveineuses n'ont été faites que deux fois, mais à hautes doses, chez une jeune femme opérée d'un kyste de l'ovaire de dimensions colossales. Cette femme avait été prise, le lendemain de l'opération, d'accidents graves, qui paraissaient devoir amener la mort à bref délai. On lui injecta, séance tenante, 3 litres et demi de sérum en une fois. Deux heures après, elle reçut de nouveau deux litres de sérum : immédiatement, les accidents disparurent et la malade entra en convalescence.

Enfin, la quatrième observation, qui se rapproche de la précédente, concerne une femme, atteinte d'une ovaro-salpingite double, très cachectique, à laquelle on fit une hystérectomie vaginale. Etant donné la gravité de l'état général et la faiblesse de la malade, on pratiqua les injections de sérum : l'opérée guérit.

1. Lejars. — Nouvelle contribution à l'étude du lavage du sang dans les infections. *Presse médicale*, 1896, 13 Mai.

Les résultats, malheureusement, ne sont pas toujours aussi beaux, et je n'entends pas dire qu'avec la transfusion vous allez sauver tous vos septicémiques et tous vos infectés ; je veux dire que la sérothérapie artificielle leur sera toujours applicable, toujours secourable, puisque c'est, à mon sens, la meilleure médication stimulante, au sens fonctionnel du terme ; et qu'au cas où les malades ne lui devront pas la guérison, ils lui devront tout au moins l'amélioration et une certaine survie.

La sérothérapie artificielle massive — que vous l'envisagiez simplement comme médication stimulante ou que vous l'envisagiez à la fois comme stimulant et lavant les milieux cellulaires — n'a pas uniquement donné des résultats encourageants dans nombre d'infections péritonéales traumatiques et post-opératoires ; c'est ainsi que je l'ai employée, dans mon service de crèche, chez deux femmes en état de *septicémie puerpérale* des plus graves, qui résistait aux médications simultanément mises en œuvre : irrigations intra-utérines, stimulants généraux, quinine à haute dose, injection de sérum de Marmorek, lavements frais. Dans ces deux cas (l'une de mes malades reçut une injection intra-veineuse des mains de mon collègue Delbet), je n'obtins qu'une survie de deux jours chez la première malade, de trente-six heures chez la seconde, comme dans les observations de Michaux relatées tout à l'heure, dans lesquelles les toxémies opératoires étaient trop profondes. Je dois ajouter que la transfusion fut faite vraiment *in extremis*, les malades m'ayant été envoyées par des sages-femmes de la ville dans l'état le plus misérable, avec une fièvre puerpérale effroyablement grave, datant de deux jours chez la première accouchée, datant de quatre jours chez la seconde.

Je me propose, à la première occasion, de revenir à la transfusion séreuse, tout en donnant à mes septicémiques puerpérales l'appoint des autres médications. Je fais allusion à ce que je vous ai dit antérieurement du traitement de la fièvre puerpérale par l'association du sérum de Marmorek à *toutes* les méthodes thérapeutiques indiquées par chacune des particularités cliniques que pourraient présenter mes parturientes.

Septicémies traumatiques, opératoires, puerpérales, septicémies médicales n'étant au fond que mêmes choses (à ne les considérer que par leur physiologie pathologique), il était logique d'appliquer la sérothérapie *maxima* à tous les états toxi-infectieux, quelle que fût leur origine, quel que fût leur aspect symptomatologique. Aussi, la sérothérapie *maxima* tend-elle à pénétrer dans la pratique médicale proprement dite, et, de divers côtés, fait-on, en médecine, des injections massives qui sauvent des malades dont l'état paraissait désespéré. Je fais allusion aux guérisons obtenues dans le choléra, dans la fièvre typhoïde, dans le typhus exanthématique, dans les fièvres éruptives malignes, dans les infections streptococciques, staphylococciques ou pneumococciques.

C'est dans ce sens que vous pouvez me voir, soit à mes pneumopathiques pneumococciques asthéniques, soit à mes dothiénentériques déprimés et urinant mal (en dépit de l'application qui leur est faite de la méthode de Brand), donner, avec très grand profit, l'adjuvance de la sérothérapie artificielle. C'est dans ce sens que vous pourriez voir tels de mes pneumopathiques ou tel de mes dothiénentériques (chez lesquels le pouls dépressible ne se relevait pas assez vite à mon gré, chez lesquels la langue restait sèche et l'urination insuffisante) vraiment métamorphosés par des injections salines hypodermiques. En injectant à pareils malades, dans la paroi abdominale, 100 grammes, *pro die*, de sérum artificiel, vous transformez leur état, vous les sortez de leur typhisation, vous relevez leur système nerveux et améliorez rapidement leur tonus vasculaire, comme en témoignent leur physionomie, l'aspect de leur langue, les caractères de leur pouls, aussi bien que l'augment qui se marque de suite dans leur sécrétion urinaire.

Il suffit de comparer les tracés de la température, du pouls, la courbe urinaire, les améliorations apportées dans l'état subjectif (toutes choses marchant parallèlement) *avant* et *après* le moment où l'on donne au patient l'appoint quotidien d'une injection hypodermique de 100 grammes de sérum artificiel, pour apprécier de quel secours nouveau ont été ces 100 grammes de sérum, qui, si vite et si utilement, ont fait chez lui de la stimulation générale autant que de la stimulation dépurative diurétique.

Si vous voulez bien y réfléchir, vous comprendrez que, dans chacun de ces cas, les indications sont aussi nettes que les raisons sont précises pour recourir aux transfusions séreuses. Le stimulant diffusible que réclame l'état général du malade, autant qu'un certain lessivage humoral et l'exonération dépurative que réclame son chimisme vicié, sont réalisés par la transfusion saline, mieux, plus vite et plus complètement, que par aucune autre médication, pourvu, bien entendu, que le médecin puisse compter sur un foie et sur un rein en intégrité fonctionnelle.

Je vous ferai remarquer, en passant, que, si vous donnez à vos typhiques l'appoint d'une injection saline massive par la voie hypodermique, au lieu de la leur donner par la voie veineuse, vous échappez d'ordinaire à la provocation des frissons observés dans la plupart des grandes injections intraveineuses.

Ce sont pareilles considérations de thérapeutique pathogénique, qui rallieront à la sérothérapie *maxima* les médecins, comme elles les ont déjà ralliés à l'emploi de la méthode de Brand. C'est en vertu de ces considérations que mon collègue Delbet faisait tout récemment, en faveur du lavage du sang dans les affections médico-chirurgicales, le chaud plaidoyer que vous avez pu lire dans *la Presse médicale*.

P. Delbet[1], qui, vous le savez, propose de désigner le lavage du sang sous le nom d'*hématocatharsise* (de αιμα, sang, et καθαρσις, purification), l'a employé dans des cas très différents, dans des cas médico-chirurgicaux, avec des chances et une fortune bien inégales du reste.

Le premier fait qu'il cite, est celui d'un individu, jeune, atteint d'un érysipèle très grave du cou et de la face, chez lequel les injections de sérum antistreptococcique de Roger furent sans effet, et dont on n'obtint la guérison qu'à l'aide des grandes injections de sérum artificiel.

Le second cas concerne une fillette en traitement à l'hôpital pour une tumeur blanche du genou. Cette malade, à la suite d'une légère angine, fut prise d'accidents généraux graves, accompagnant les symptômes d'une pneumopathie de nature indéterminée. Son état s'améliora très rapidement à la suite d'une seule injection intraveineuse de 1 500 grammes de sérum artificiel : dès le lendemain, les phénomènes généraux avaient disparu pour ne plus revenir, et la guérison se fit promptement.

Enfin, le troisième cas concerne un vieillard, trachéotomisé à l'hôpital Laennec pour de la sténose laryngée, qui fut pris de phénomènes urémiques et tomba très rapidement dans un état comateux complet. Les urines, peu abondantes, renfermaient une grande quantité d'albumine. On lui injecta, en douze minutes, deux litres de sérum. Immédiatement après l'injection, le malade reprit connaissance, ce fut une véritable résurrection ; malheureusement, l'amélioration ne dura pas et le malade mourut le soir même, au cours d'un nouvel accès de coma urémique.

Delbet, au cours de son travail, fait remarquer que, dans l'hématocatharsise, on observe toujours trois phénomènes favorables : un frisson, une sensation de bien-être et l'abaissement de température.

Le frisson se produit de quinze minutes à deux heures après l'injection. La sensation de bien-être est, en général, très marquée : la prostration, l'accablement, la céphalalgie disparaissent au fur et à mesure que le liquide pénètre dans la circulation du malade.

---

1. P. Delbet. — De l'hématocatharsise. *Presse médicale*, 1896, Février.

L'abaissement de température obtenu est supérieur à celui que donne tout autre moyen thérapeutique ; si les résultats donnés par la balnéothérapie froide s'en rapprochent, on peut dire qu'ils sont moins durables.

Quant au mécanisme de cet abaissement thermique, il reste, pour le moment, inconnu, car on ne saurait l'attribuer uniquement à la pénétration du liquide dans l'organisme : 2 litres de liquide à 37°, introduits dans un cadavre de 76 kilos chauffé à 40°, abaisseraient à peine la température d'un dixième de degré.

L'explication est d'autant plus difficile à donner, que, dans quelques cas, les injections de sérum artificiel, au lieu d'abaisser la température, déterminent un certain degré d'hyperthermie, et cela, toutes quantités de liquide employées à part. C'est ainsi que mes collègues Debove et Bruhl [1], ayant soumis certains malades atteints de sciatique à des injections de sérum artificiel (eau stérilisée, 1 000 gr. ; chlorure de sodium, 5 gr. ; sulfate de soude, 5 gr.), à la dose de quelques centimètres cubes à 3/4 de litre, ont toujours observé, à la suite de ces injections, une élévation thermique très nette, accompagnée ou non de phénomènes généraux. Comme ils avaient toujours opéré aseptiquement, Debove et Bruhl considèrent comme inadmissible l'interprétation d'origine infectieuse à donner à cette élévation de température, qu'ils se disent incapables d'expliquer.

D'ailleurs, dans le choléra, lorsque l'on recourt, pendant la période d'algidité, aux injections intraveineuses, on observe que la température remonte très rapidement de 34° à la normale et au-dessus; d'ailleurs encore, chez les typhiques auxquels on a fait de pareilles injections, on a noté tantôt de l'abaissement thermique, tantôt une diminution très sensible de la fièvre, tantôt au contraire une exagération de l'hyperthermie.

Bosc [2], qui propose de joindre la saignée aux injections de sérum artificiel dans le traitement des maladies infectieuses (appliquant cette méthode, qu'il désigne sous le nom de *saignée-transfusion* au traitement de plusieurs cas de choléra), a noté, à la suite de l'injection, une *période de réaction critique*, pendant laquelle le malade présente la symptomatologie d'un accès de fièvre paludéenne : grand frisson avec accélération du pouls, dyspnée, exagération des réflexes rotuliens, vomissements, diarrhée, miction abondante. Puis, vient une période de

---

1. Debove. — Des élévations de température produites par les injections sous-cutanées de sérum artificiel. *Société médicale des Hôpitaux*, 1895, Mars.

2. Bosc. — Injections de sérum artificiel dans les maladies infectieuses et les intoxications. Injections intraveineuses. *Presse médicale*, 1896, 3 Juin.

chaleur, pendant laquelle la température atteint un maximum de 39°, 40°, 41°; la peau est brûlante, la face cyanosée, couverte de sueur; le pouls très rapide; la respiration haletante. Au bout de trente à quarante minutes, les phénomènes s'amendent, la température revient à la normale; cette période réactionnelle, favorable au dire de Bosc, ayant duré en tout de trois à cinq heures.

A propos des réactions thermiques, je vous dirai que l'élévation de température n'est pas en rapport direct avec les fortes quantités de sérum employées, et, d'autre part, que vous pouvez l'obtenir parfois aussi bien après les injections salines hypodermiques qu'intraveineuses; maintes fois déjà, je vous ai dit que vous auriez à compter avec elles et qu'il pourra vous arriver que, faisant des injections de sérum artificiel, même à la dose de 2 centimètres cubes, vous observiez une hyperthermie, le plus souvent légère et passagère, ne s'élevant pas au delà de 1°. J'ajouterai que vous l'aurez surtout, cette élévation de température, lorsque votre injection de sérum artificiel sera faite à un malade ayant déjà eu de la fièvre, si faible, si peu apparente qu'elle ait été.

Je vous rappelle que cette élévation de température, sans être un phénomène constant, est aussi bien observée, alors qu'au lieu de sérums artificiels on se sert de sérums animaux, que ceux-ci aient été empruntés à des animaux neufs ou à des animaux immunisés : votre injection de sérum semblant réveiller la fièvre ou tout au moins élever la température de tout individu qui ne se présente pas en parfait équilibre de santé.

Pourquoi a-t-on parfois, exceptionnellement, de l'hypothermie et d'autres fois, le plus souvent, presque toujours, chez la majorité des malades, de l'hyperthermie? Il y a là des inconnus, un phénomène complexe dans la pathogénie duquel entrent des facteurs multiples. Répondre que ces injections ont une action sur les centres thermiques, ce n'est à peu près rien expliquer. Je vous ai dit déjà qu'elles ont d'ordinaire une influence vaso-constrictive très nette, à laquelle on doit rattacher en partie leur pouvoir hémostatique indéniable; il est possible que ce soit par l'intermédiaire des états alternativement coarctés ou relâchés des vaso-moteurs que se produisent ces accès d'hyperthermie, lesquelles hyperthermies seraient fonctions de décharges toxiniques cellulaires? Certaines toxines, mises en circulation par le fait de l'injection *minima* ou *maxima*, ne sont-elles pas susceptibles de produire par elles-mêmes tantôt élévation ou abaissement de température, pour des raisons et par des mécanismes complexes encore mal déterminés? Il y a d'ailleurs là, en outre, une question de réaction individuelle dont il faut savoir tenir compte; le coefficient de réaction individuelle intervenant, vis-à-vis de la sérothérapie, comme il intervient vis-à-vis de toute incitation apportée à l'économie, pour conditionner le plus ou le moins de phénomènes thermiques réactionnels.

Mais, Messieurs, ce n'est là qu'un des nombreux points encore obscurs, de cette importante question de la médication dépurative par la sérothérapie artificielle. Si, chaque jour, les indications des injections salines nous apparaissent, en médecine comme en chirurgie, plus précises et plus pressantes; si, chaque jour, les résultats que nous en obtenons sont meilleurs; si, chaque jour, nous sommes amenés à nous convaincre de la place prépondérante que prendra la sérothérapie dans notre pratique, il s'en faut que nous soyons édifiés sur le procédé et le mécanisme thérapeutique de la méthode nouvelle.

Le mode d'action des grandes injections salines est, je vous le répète, encore assez peu dégagé, malgré les nombreuses expériences auxquelles il a donné lieu, malgré les nombreuses explications qu'on en a proposées.

C'est ainsi que Dastre et Loye [1], qui, les premiers, firent de ce sujet l'objet de recherches expérimentales méthodiques, ont constaté qu'on peut faire pénétrer successivement dans les veines d'un animal sain des quantités considérables d'une solution salée physiologique, sans provoquer aucun trouble apparent immédiat ou consécutif : on peut dépasser les 2/3 du poids de l'animal. D'autre part, il semble bien que l'effet non nocif de ces grandes injections soit intimement lié à une parfaite élimination urinaire. Il y a, dans l'organisme animal, grâce à la sécrétion urinaire excrémentitielle hydrique, un équilibre à peu près constant dans les liquides qui imbibent nos tissus : aussi, un des premiers effets de ces grandes injections est-il de suractiver la diurèse qui sauvegarde l'économie contre les perturbations organiques et fonctionnelles qui suivraient sa surhydratation. Quand les reins ne fonctionnent pas ou fonctionnent mal mécaniquement, le drainage des tissus devient impossible, par élévation de la tension vasculaire en amont des émulgentes : le liquide, ne passant plus au travers du filtre rénal, s'accumule dans l'organisme, imprègne tous les tissus et produit un état d'hydrémie adultérante, organiquement et fonctionnellement.

C'est d'ailleurs par la constatation expérimentale de ces faits que Dastre et Loye étaient arrivés à cette hypothèse, que le lavage du sang, au cas où l'irrigation à grande eau de l'organisme pourrait se faire facile et complète, devrait rendre de grands services dans le traitement de cer-

1. Dastre et Loye. — Le lavage du sang. *Arch. de Physiologie*, 1888, p. 93. Nouvelles recherches sur l'injection d'eau salée dans les vaisseaux. *Arch. de Physiol.*, 1889.

taines maladies infectieuses, en faisant plus rapide et meilleure la dépuration par élimination urinaire des produits toxiques[1]. Mais, ayant infecté des animaux avec du charbon, de la morve, du bacille pyocyanique, de la toxine diphtéritique, et ayant fait des lavages du sang, ils n'obtinrent, comme vous savez, que des résultats de tous points en opposition avec ceux qu'ils annonçaient dans leurs prémices expérimentales : contrairement à leurs prévisions, le lavage eut pour conséquence de hâter l'évolution des accidents et la terminaison mortelle ; dans tous les cas, les animaux inoculés ou intoxiqués qu'ils lavèrent périrent plus rapidement que les animaux témoins.

Tout à l'heure, après avoir entendu le parallèle que j'établirai — au point de vue dépurateur — entre la sérothérapie artificielle et la méthode de Brand, vous comprendrez comment doivent, peut-être, s'interpréter les résultats, aussi peu heureux que paradoxaux, obtenus par Dastre et Loye dans leurs tentatives de thérapeutique expérimentale désinfectante et désintoxiquante.

Dores et déjà, ne peut-on pas se demander, si, pour momentanée qu'ait été la véritable inondation en laquelle Dastre et Loye jetaient l'économie tout entière de leurs animaux, ne peut-on pas se demander si cette inondation n'a pas, momentanément au moins, adultéré mécaniquement et fonctionnellement tous les appareils dépurateurs ? Pour quantitative, par exemple, qu'ait semblé s'établir la diurèse, rien ne prouve, au contraire, qu'elle ait été qualitative. Ne savons-nous pas, en clinique, qu'il ne suffit pas au rein de filtrer de grandes quantités de sang : il faut que le filtre fonctionne spécifiquement, que les tubes et les épithéliums rénaux ne soient pas adultérés fonctionnellement, le coefficient urotoxique étant fonction plutôt de qualité que de quantité urinaire.

Dans ce même ordre d'idées, Charrin et Cassin ont, au contraire, constaté que des doses minimes de sérum artificiel permettent de retarder la mort, aussi bien des animaux infectés par un microbe, que des animaux intoxiqués par des sécrétions bactériennes. D'ailleurs, d'après Charrin[2], on déterminerait des effets très différents, suivant qu'on injecte plusieurs litres, une fraction de litre ou seulement quelques centimètres cubes. Expérimentalement, il aurait observé, à la suite de ces lavages, la diurèse, un flux intestinal intense, une exagération de l'excrétion urinaire, un accroissement de l'urée, des oscillations thermiques, une incitation du névraxe ? Charrin, rappelant que la dialyse atténue les toxines, émet d'ailleurs l'opinion, que, dans l'action des grandes injec-

1. Dastre et Loye. — Le lavage du sang dans les maladies infectieuses. *Société de Biologie*, 1889.
2. Charrin. — *Société de Biologie*, 1896, 9 Mai.

tions, il faut faire intervenir des modifications de l'osmose, la fixation, la précipitation de certains produits toxiques, et peut-être aussi des excitations du neurone ?

Lejars ne croit pas à l'action dynamogénisante du liquide injecté ni à son influence sur les organes hématopoiétiques. D'après lui, les lavages provoqueraient des décharges microbiennes, en même temps que de larges évacuations de toxines par les reins ? Il fait remarquer, à ce sujet, que le lavage du sang n'a d'effet qu'à la condition que la diurèse s'établisse; dans les cas où les reins sont malades, chez les sujets âgés dont le cœur et les reins fonctionnent mal, la diurèse ne se produit qu'incomplètement ou pas du tout, et le lavage du sang reste sans résultats utiles. C'est là une remarque que les médecins ont présentée depuis longtemps et que je vous ai faite maintes fois déjà, en particulier quand je vous démontrais que la sérothérapie massive ne vous donnerait la dépuration désirée, qu'alors que le liquide par vous introduit pourrait vraiment s'écouler et non point stagner.

Pour justifier ses conclusions, Lejars a entrepris de réaliser expérimentalement[1] les conditions observées en clinique, en infectant des chiens par la voie intrapéritonéale (avec parties égales de bile de bœuf et de culture de colibacille) et en ne recourant à l'injection intraveineuse qu'au moment où l'état général paraissait gravement atteint.

Dans quelques cas, il a obtenu les mêmes mauvais résultats que Dastre et Loye : l'injection de sérum artificiel, pratiquée immédiatement, avant ou très peu de temps après l'inoculation, était nocive et entraînait une mort plus prompte que chez les témoins ; d'autre part, chez un de ses animaux, cependant, profondément infecté et mourant, il a obtenu une guérison inattendue, aussi remarquable que celle signalée dans plusieurs de ses observations sur l'homme.

Delbet[2] attribue également une grande importance à l'état de la tension artérielle et à l'élimination urinaire, celle-ci ne commençant, d'après lui, que lorsque le système vasculaire est rempli. Dans ses expériences, il a remarqué que l'effet obtenu était proportionnel à la quantité de liquide éliminé par les reins ; et, de plus, comme Terrier le faisait récemment à la Société de Chirurgie, comme Lejars dans son dernier mémoire de *la Presse médicale*, il attribue une grande importance au fonctionnement, non seulement mécanique, mais surtout sélectif du rein comme vous me l'avez entendu constamment répéter. Ce qui prouve bien d'ailleurs, *au point de vue dépurateur*, l'indispensabilité du fonctionne-

1. LEJARS. — *Presse médicale,* 1896. Mai.
2. P. DELBET. — *Société de Biologie,* 1897. 6 Juin.

ment plus qualitatif que quantitatif du rein — lequel n'est pas absolument corrélatif à la masse de liquide qui traverse le filtre rénal — c'est ce fait, que si, le système vasculaire étant rempli, on continue à injecter du sérum, l'animal se vide absolument comme un vase percé, suivant l'expression de Dastre, s'exonérant du trop-plein des liquides introduits, plus qu'il ne se purge des substances toxiques contenues dans le liquide que les émonctoires noyés plutôt qu'irrigués sont dans l'impossibilité fonctionnelle de lessiver.

Pour essayer de pénétrer plus avant dans le mécanisme et dans l'analyse du traitement des intoxications par son hématocatharsise, Delbet a fait toute une nouvelle série de recherches.

Ayant expérimenté tout d'abord avec de la strychnine, il a constaté que celle-ci ne passe, après lavage, ni dans les urines ni dans la salive. Une fois sur huit seulement, le lavage paraît avoir eu quelque influence sur les accidents d'empoisonnement. Un chien de 4k,300 reçoit dans le tissu cellulaire 3 grammes d'une solution de strychnine à un millième et est soumis au lavage du sang. Après avoir reçu 910 grammes de sérum artificiel, il ne présente aucun phénomène de strychnisme et guérit. L'augmentation de poids, après l'expérience, était de 300 grammes, ce qui prouve que l'animal avait emmagasiné 300 grammes de liquide avant de commencer à éliminer. Soumis quelque temps après à la même injection strychninée, mais sans lavage consécutif, l'animal est mort en vingt et une minutes.

L'hématimétrie a montré à Delbet que le nombre des hématies baisse relativement peu après le lavage, encore cet abaissement peut-il être mis sur le compte de la dilution sanguine. Enfin, le lavage du sang ne paraît pas avoir sur la pression sanguine l'influence que l'on pourrait croire : si elle est normale ou au-dessus de la normale, le lavage du sang ne l'augmente pas ; si, au contraire, il y a hypotension, le lavage ramène d'ordinaire la tension à la normale.

Une étude plus complète de ces faits servira peut-être à expliquer comment et pourquoi — en même temps qu'elle aidera à catégoriser les cas justiciables de la médication — les injections massives sous-cutanées donnent, dans certaines maladies *médicales*, infectieuses, tantôt des résultats meilleurs, tantôt de moins bons résultats que les injections intraveineuses.

En effet, comme le fait remarquer Delbet, il est probable que le tissu cellulaire cesse d'absorber quand la tension artérielle atteint un certain degré ; il se passerait pour le tissu cellulaire quelque chose d'analogue à ce que l'on observe pour les séreuses. Il a démontré, en effet, que la séreuse péritonéale cesse d'absorber quand l'hydratation du sang a atteint un certain taux. Ayant injecté dans le péritoine d'un chien, préalablement lavé avec la solution physiologique, 500 grammes d'une solution de strychnine à 20 centigrammes pour 1 000, il n'a observé aucun phénomène de strychnisme. Mais, quelques jours après, la même quantité de la même solution, injectée dans le péritoine, sans lavage préalable avec la solution physiologique, a tué l'animal en une heure.

De ces faits, comme des considérations cliniques que je vous ai présentées à plusieurs reprises, vous pourrez tirer une indication précieuse pour le lavage du sang.

Si vous êtes en présence d'un malade ayant de l'anasarque, dont le rein fonctionne mal, n'injectez pas de sérum sans faire au préalable une large prise de sang : vous n'aboutiriez, comme bien vous pensez, qu'à augmenter la gravité de la situation. Le liquide que vous introduiriez, en pareil cas, dans l'organisme, ne pouvant sortir par le rein et trouvant un système vasculaire déjà rempli, ne pourrait sortir que par la seule voie qui lui soit ouverte : passant, par osmose, du système veineux dans le tissu sous-cutané, il viendrait augmenter l'anasarque que présentait déjà le malade.

Que si, Messieurs, vous n'avez rien oublié : d'une part, des enseignements que je vous ai donnés en analysant avec vous certains cas concrets cliniques ; d'autre part, des quelques indications que nous avons puisées aux sources expérimentales, vous aurez compris que l'écueil ici ne réside pas seulement dans l'anasarque, c'est-à-dire dans la distension généralisée des mailles du tissu cellulaire sous-cutané. Ce qui fait la gravité de la situation et ce qui va nuire à l'efficacité de l'injection saline, c'est que les œdèmes, gagnant les viscères, en adultèrent la texture et en perturbent les fonctions. C'est pour cela qu'en pareille occurrence, — notamment chez les urémiques cardio-rénaux, chez lesquels l'insuffisance cardio-rénale est faite parfois autant d'éléments mécaniques que d'éléments dyscrasiques, — alors que vous voudrez recourir à la sérothérapie artificielle, ne tentez celle-ci qu'après avoir obtenu de vos malades de fortes pertes de liquides.

Ces pertes de liquides, vous les obtiendrez par des procédés que vous pourrez mettre en œuvre d'une façon isolée ou associée. Ce sera à vous de choisir la voie la meilleure, suivant l'état morbide, suivant surtout l'état du malade que vous êtes appelés à soulager : vous pouvez songer à des mouchetures, aseptiquement faites, que vous aurez à surveiller et à entretenir avec l'antisepsie la plus scrupuleuse ; vous pouvez encore recourir à un purgatif, mais vous avez beaucoup mieux à faire, pour agir vite et bien. Vous faites une large, très large, saignée de la veine, sachant par avance que votre médication va répondre à trois indications : 1° emporter, immédiatement, directement, rapidement — la rapidité de la médication n'est ici nullement indifférente — une somme de toxines que ne saurait vous donner aucune autre voie excrémentitielle ; 2° abaisser la tension vasculaire (surtout si vous n'avez pas peur d'une saignée de 100 à 200 grammes, qui, dans l'espèce, est la meilleure des dépurations), ce qui facilitera d'autant la diminution des œdèmes ; 3° permettre, par voie intraveineuse, l'injection de sérum artificiel.

Dans l'espèce, vous le devinez, l'injection saline hypodermique ou intraveineuse n'a pas besoin d'être *quantitative,* elle se propose d'être stimulante ; et, en fait, l'expérience nous a montré qu'une injection de 50 grammes de sérum pouvait faire mieux qu'une injection plus abondante : c'est qu'elle est suffisante pour stimuler les appareils nerveux et circulatoire et réveiller les activités cellulaires, excrémentitielles et récrémentitielles, qui aboutiront au lessivage du sang.

Remarquez, Messieurs, que je répète lessivage et non point lavage, contrairement à l'expression très inexactement employée, car la dépuration de nos humeurs que donne la sérothérapie artificielle est loin d'être un phénomène purement mécanique, c'est un phénomène essentiellement vital, c'est l'aboutissant de la mise en activité de toute une série d'appareils dépurateurs. Et si vous voulez me passer une comparaison familière, de même que vous ne sauriez blanchir un linge souillé en le plongeant simplement dans une eau courante, de même, il ne suffit point d'irriguer à grande eau nos tissus, pour les laver de leurs impuretés : on aboutirait ainsi plutôt à les noyer qu'à les dépurer. Le lessivage ne s'obtiendra dans un organisme toxi-infecté qu'en faisant, *mutatis mutandis*, passer celui-ci par toute une série d'opérations analogues à celles qui constituent une lessive. Vous n'obtiendrez, sachez-le bien, le lessivage des tissus, chez les toxi-infectés, que par la remise en plein fonctionnement physiologique de chacun des appareils spécifiquement dépurateurs.

VINGT-CINQUIÈME LEÇON

SÉROTHÉRAPIE ARTIFICIELLE

— SUITE ET FIN —

Sérums artificiels injectés à doses massives. Transfusions séreuses.
Technique des injections hypodermiques et intraveineuses.
Analogies d'emplois, de rôles, d'effets et de résultats des injections salées massives et des bains frais ou froids, dans les toxi-infections.
Sérothérapie massive et méthode de Brand, manières d'équivalents thérapeutiques.

J'en arrive, Messieurs, à la *technique* des injections hypodermiques et intraveineuses de sérum artificiel.

Votre sérum sera, soit la solution salée dite sérum chirurgical, soit le sérum de Hayem, dont je vous ai déjà donné les formules.

Toutes les fois que vous procéderez par injections intraveineuses, vous porterez votre sérum à la température de 37°. En matière d'injections hypodermiques, l'échauffement du sérum n'est point indispensable, si vous ne dépassez pas 50 ou 100 grammes : au delà de cette dose, il est préférable de porter votre sérum au moins à 28°, surtout quand la sérothérapie hypodermique s'applique à des cas de collapsus, qu'il s'agisse de collapsus post-traumatique, post-opératoire ou de collapsus hémorragiques. La manière la plus simple d'échauffer votre liquide est d'en élever la température en plongeant votre flacon de sérum dans un bain-marie.

Les injections pouvant être soit hypodermiques, soit intraveineuses, l'outillage et le manuel opératoire varieront naturellement dans l'un et l'autre cas.

Les injections hypodermiques de sérum artificiel peuvent se faire, absolument comme toutes les autres injections hypodermiques, d'éther, d'huile camphrée, de morphine, de caféine, etc., à l'aide d'une des nombreuses seringues construites à cet effet; mais, avec ces instruments, vous ne pouvez injecter qu'une trop faible dose de liquide à la fois. Vous pourriez, à la rigueur, vous servir de telle seringue de grande dimension que vous trouvez dans l'arsenal chirurgical, comme la seringue à hydrocèle ou la seringue à laver la vessie. Toute seringue sera, d'ailleurs, utilisable, pourvu que, sans en altérer le fonctionnement, vous puissiez la maintenir plusieurs minutes dans l'eau amenée à ébullition. Je vous ai dit, qu'en pareil cas d'urgence, le plus simple était de vous servir de la seringue de Roux, que nous avons tous entre les mains : en la rechargeant plusieurs fois, vous pouvez, par une même piqûre, faire une injection quantitativement suffisante pour pourvoir aux indications absolument pressantes.

Que si vous vouliez être outillés de façon à être prêts à faire, couramment et sans perte de temps, la transfusion séreuse, il vaudrait mieux recourir aux divers appareils construits à cet effet. Ces appareils sont tous faits d'après le même principe : mettre sous pression, à l'aide d'une poire ou d'une pompe, un liquide contenu dans un récipient, de manière à faciliter sa pénétration dans les tissus. L'appareil de Burlureaux pour les injections sous-cutanées d'huile créosotée est un type du genre. On en a fabriqué beaucoup d'autres sur le même principe, mais le plus simple est d'en construire un soi-même extemporanément, avec l'appareil de Potain par exemple. Vous avez là tout ce qu'il faut pour faire une injection de sérum : une pompe foulante, un flacon de verre, un tube en caoutchouc muni d'une aiguille ; le flacon, le tube et l'aiguille peuvent être stérilisés dans l'autoclave, ou, si vous n'avez pas d'autoclave à votre disposition, dans une marmite pleine d'eau que vous amenez doucement à ébullition. Je n'ai pas besoin de vous recommander de placer votre flacon dans la marmite avant d'avoir fait chauffer l'eau, car, si vous le mettiez directement dans l'eau bouillante, vous seriez sûrs de le briser.

L'appareil une fois stérilisé, vous remplissez le récipient d'un des sérums dont je vous ai donné la formule et que vous avez aussi préalablement stérilisé à l'autoclave. A ce sujet, je vous ferai remarquer que cette dernière stérilisation, vous pouvez l'obtenir en portant simplement à l'ébullition le liquide à injecter, comme le faisait le professeur Hayem. En effet, quand, en 1873, on a commencé à faire des injections de sérum artificiel aux cholériques, on ne se servait pas de l'autoclave : on se bornait à employer de l'eau distillée ou bouillie, et, avec le sérum ainsi préparé, on n'avait pas d'accidents infectieux. Quoi qu'il en soit, comme il vaut mieux prendre trop de précautions que pas assez, toutes les fois que vous disposerez d'un autoclave, je vous conseille de vous en servir pour la stérilisation de votre sérum. Ceci fait, vous montez l'appareil. A l'aide de la pompe foulante, vous mettez le liquide sous pression (petit détail qui a son importance : fixez le bouchon du récipient avec un lien, si vous ne voulez pas qu'il s'échappe pendant le temps de l'opération). Vous ouvrez le robinet qui fait communiquer le récipient avec l'aiguille, de manière à vous assurer que tout fonctionne bien et que le liquide s'écoule. Puis, la peau ayant été préalablement nettoyée par lavage et brossage à l'eau de savon et au sublimé, vous enfoncez l'aiguille sous la peau, pincée entre le pouce et l'index, aussi profondément que possible.

L'aiguille ayant pénétré, vous ouvrez alors le robinet et le liquide s'épanche dans le tissu cellulaire. Vous pouvez facilement régler la vitesse de cette pénétration, en ouvrant plus ou moins le robinet de sortie. Il se forme alors une boule d'œdème dont vous faciliterez la résorption en exerçant sur la peau une légère pression, en faisant avec les doigts de la main libre un peu de massage. De cette façon, le liquide pénètre lentement, régulièrement, sans déterminer aucune espèce de douleur. Je vous ai d'ailleurs dit, précédemment, qu'il m'était arrivé d'injecter ainsi facilement, en quelques heures, plusieurs litres de sérum dans le tissu cellulaire de la paroi abdominale, de la partie latérale du tronc et de la face antéro-externe de la cuisse, toutes régions où les téguments ont assez de laxité pour que la pénétration du liquide, faite lentement, soit facile. Cette opération est donc très simple.

Bien qu'il soit préférable d'employer un appareil à pression continue, vous pourrez, si celui-ci vous fait défaut, pratiquer l'injection sans autre pression que celle résultant d'une différence de niveau, que vous saurez établir facilement entre votre malade et le réservoir d'où s'écoule le sérum à injecter : élevant votre réservoir à 1 mètre ou $1^m,50$ du plan du lit, il suffira du poids de la colonne liquide pour équivaloir en pratique à la pression que vous aurait donnée la chambre à air comprimé de votre appareil.

Pour ce faire, il vous suffira d'un entonnoir, d'un bock à injections, d'un ballon ou d'une carafe fermés d'un bouchon traversé de deux tubes de verre : l'un des tubes destiné à l'entrée de l'air, qui permettra l'écoulement du liquide, l'autre tube de verre destiné à recevoir le tube en caoutchouc muni d'une aiguille. Le tout ayant été stérilisé dans l'eau bouillante, vous remplissez votre bock de sérum, puis vous introduisez l'aiguille sous la peau, et vous levez votre récipient à une hauteur variable, suivant la pression que vous cherchez à obtenir. Le liquide pénétrera ainsi dans le tissu cellulaire. Ce procédé est évidemment moins rapide, parce que, le liquide mettant une certaine lenteur à pénétrer dans les mailles du tissu cellulaire, l'opération devient naturellement plus longue.

Pour une série de raisons que je vous ai détaillées, et dans nombre de circonstances que je vous ai énumérées, les injections hypodermiques, employées seules, sont inférieures, comme résultats, aux injections intraveineuses. Pour certains cas, en chirurgie notamment, l'injection hypodermique est une opération de nécessité, d'urgence ; l'injection intraveineuse est le procédé de choix. Je ne veux pas dire par là que vous deviez abandonner les injections hypodermiques, puisque je vous ai dit que, dans maintes maladies infectieuses d'ordre médical, elles étaient parfaitement suffisantes : il est des cas urgents, je vous le rappelle, où, étant insuffisamment outillés et devant parer à des accidents immédiats, vous pouvez commencer par faire une injection hypodermique de quelques centaines de grammes de sérum. Vous donnez ainsi à votre malade le moyen d'attendre que vous ayiez tout préparé pour faire une injection intraveineuse.

La technique de celle-ci est également des plus simples ; elle demande seulement un peu plus d'attention et des habitudes d'antisepsie rigoureuse ; vous n'avez même pas besoin d'avoir un appareil à pression continue, un simple bock à injections en verre, de un à deux litres, vous suffira. A ce récipient vous fixez un tube en caoutchouc, muni à son extrémité d'une aiguille de calibre variable ; vous pouvez employer l'aiguille de Pravaz ; il est préférable de prendre des aiguilles d'un plus grand calibre, telles que celles que vous emprunterez à l'appareil Potain. L'appareil ainsi monté est stérilisé à l'autoclave et vous ne le développez qu'au moment de vous en servir. Au cas où vous êtes pris au dépourvu, vous pouvez aseptiser tout votre appareil en le mettant dans une marmite dont vous amenez l'eau à ébullition, comme je vous l'ai dit déjà, à propos des injections hypodermiques.

Votre outillage étant au complet et bien préparé, vous en arrivez à l'ouverture de la veine. A la rigueur, vous pourriez piquer la veine à travers la peau, mais je vous engage à ne jamais recourir à ce procédé ; il est bien préférable de dénuder la veine, de façon à ne pas marcher à l'aveugle et à ne pas risquer de passer à côté.

Je vous engage à choisir généralement une des veines du bras, la médiane-céphalique, par exemple. Après avoir soigneusement nettoyé la région, après l'avoir au besoin anesthésiée à l'aide de quelques gouttes de cocaïne, au cinquantième, vous incisez la peau parallèlement à la veine, pendant qu'un assistant exerce avec ses doigts une légère constriction à la partie moyenne du bras, de manière à faire saillir le vaisseau.

La veine une fois dénudée sur une étendue de 1 à 2 centimètres, vous la détachez avec la sonde cannelée et vous passez au-dessous deux fils.

Vous versez alors dans le bock le sérum stérilisé et chauffé à 37° ou 38°; vous laissez écouler un peu de liquide, de façon à chasser complètement l'air contenu dans le tube de caoutchouc. Soulevant alors la veine avec une pince, vous faites au vaisseau une petite incision transversale et vous introduisez rapidement l'aiguille dans la veine ainsi ouverte, en allant, bien entendu, de la périphérie vers le centre. Vous appuyez le doigt sur la veine, de manière à fixer l'aiguille et à la bien maintenir dans l'axe du vaisseau; le liquide pénètre facilement dans la veine avec une rapidité variable, suivant la hauteur à laquelle on élève le bock, rapidité qu'il vous est ainsi facile de régler.

Chez les malades à la jambe gracile, n'ayant ni œdème, ni varices, il est une veine presque désignée pour faire vite et très commodément l'injection massive : c'est la saphène interne, dans sa partie inférieure, au côté interne de la jambe. La saphène repose là sur un plan osseux qui rend la dissection de la peau et la dénudation de la veine particulièrement faciles. La jambe étendue sur le plan du lit, sans effort pour le patient, sans effort pour les aides, vous opérez comme sur une table de dissection. La saphène est dénudée, liée, ouverte au-dessus de votre ligature et la canule introduite encore plus aisément que dans les veines de l'avant-bras ou de la saignée. Cela, non seulement parce que, chez beaucoup de malades, il est autrement difficile de bien maintenir l'avant-bras en extension que la jambe, mais encore parce que les médiane-céphalique et médiane-basilique n'émergent pas de leur lit adipeux, parfois très épais, aussi nettement que la saphène fait saillie sur la table osseuse représentée par la face interne du tibia. Pour ces raisons, il vous arrivera de préférer la saphène, comme je l'ai fait en plusieurs circonstances, récemment encore, chez deux de mes clientes mises en péril, l'une par une fièvre puerpérale, l'autre par un typhus hépatique. Par la saphène il leur fut injecté, trois jours de suite, à l'une 600 grammes, à l'autre 1 000 grammes d'eau salée : dans le premier cas la malade a guéri, dans le second cas la vie a été seulement prolongée.

A ceux d'entre vous qui voudraient s'outiller au mieux pour être prêts toujours à tout événement, je pourrais recommander l'emploi de longues canules en verre, qui me paraissent d'un maniement commode. Il vous suffira d'avoir en mains et de bien considérer lesdites canules : pour en deviner les avantages; pour comprendre comment et pourquoi leur introduction dans la veine est plus simple que celle d'une canule à bouts mousses ; pour comprendre comment a été résolue la difficulté que nous avions à maintenir, dans la veine, par une ligature, une canule à parois unies et régulières. Vous voyez comment l'extrémité de ces canules, taillée en biseau (ce qui facilite singulièrement la pénétration intraveineuse), est montée sur une manière de col. Grâce à cette disposition, au cas où vous voudriez lier la canule, une fois celle-ci introduite dans la veine, son extrémité ne glisserait pas sur la ligature, comme le font par exemple les aiguilles à parois lisses et à calibre uniforme de l'appareil Potain. Ces canules en verre, dont je vous fais passer deux grandeurs diversement calibrées, s'amorcent facilement sur tous les tubes de caoutchouc dont vous aurez à vous servir, qu'il s'agisse d'un appareil tout préparé pour la transfusion séreuse, ou d'un outillage que vous vouliez improviser vous-mêmes.

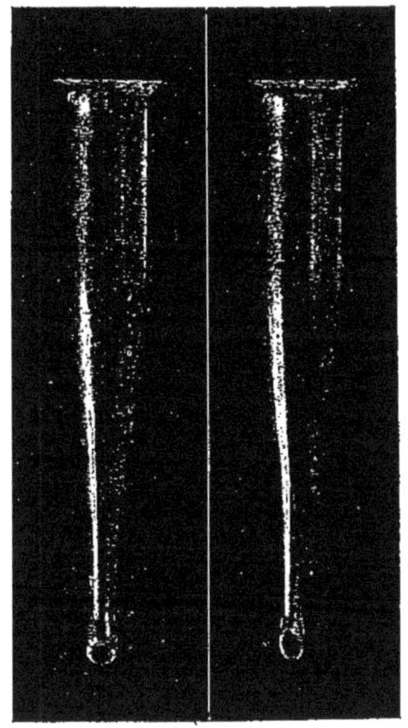

Fig. 27.

D'une façon générale, il est préférable que l'injection se fasse lentement.

Quand vous jugez suffisante la quantité de liquide introduite, vous retirez l'aiguille de la veine. Si vous ne devez pratiquer qu'une seule injection, vous faites un point de suture à la peau, de manière à obtenir la réunion par première intention; si, au contraire, les injections doivent être répétées, vous laissez la plaie ouverte, vous contentant de faire un pansement aseptique.

Si vous avez plusieurs injections à faire, la même veine peut servir, il suffira de l'ouvrir un peu plus haut; on peut ainsi pratiquer dans la même journée plusieurs transfusions par le même vaisseau, ce qui évite de nouvelles plaies tégumentaires et de nouvelles dénudations veineuses, d'autant mieux que les seuls points délicats sont la mise à nu et l'ouverture de la veine.

Il est une précaution sur laquelle je ne saurais trop insister : il faut, avant de commencer la transfusion séreuse, avant d'entrer l'aiguille dans la veine, être sûr que tout l'air contenu dans le tube a été chassé. Pour cela, le meilleur moyen est de laisser le liquide couler à travers l'aiguille, avant d'introduire celle-ci dans la veine ; cette pratique rend peut-être un peu plus difficile l'introduction de l'aiguille, mais elle a au moins l'avantage de mettre à l'abri d'un accident grave, l'embolie gazeuse.

Je n'ai pas besoin de vous rappeler ici ce que je vous ai dit, à plusieurs reprises, des avantages de faire chez vos malades toxi-infectés succéder les transfusions séreuses à des saignées; de faire ce qu'on appelle une saignée-transfusion, afin de rendre plus utile l'effet des injections précédées d'une déplétion vasculaire et d'une dépuration sanguine. Je n'ai pas besoin d'insister pour vous montrer comment, par l'ouverture d'une même veine, vous faites à peu de frais pour le malade votre prise de sang et votre injection, comment vous le désintoxiquez par la saignée, et comment vous le réconfortez et le lessivez par la transfusion.

En résumé, Messieurs, la pratique des injections de sérum, aussi bien hypodermiques qu'intraveineuses, est facile. Elle est à la portée de tout le monde, et peut se faire en tous temps et en tous lieux, puisque rien n'est plus simple que d'avoir une solution aseptique de chlorure de sodium; puisqu'elle n'exige que des habitudes d'asepsie minutieuse et un outillage qu'on peut improviser partout. Aussi, si vous comparez le peu de difficultés que présente la sérothérapie artificielle aux résultats parfois merveilleux qu'elle donne, j'espère que vous n'hésiterez jamais à y recourir.

Les longues considérations — à propos desquelles je n'ai pas craint les redites — que je vous ai présentées sur la sérothérapie artificielle, dont j'ai envisagé le rôle : stimulant général, dynamogénisant, incitateur des activités cellulaires et phagocytaires, excitant des organes hématopoïétiques, lessiveur et antitoxique, éliminateur enfin, vous auront définitivement montré les multiples indications de son emploi, en même temps qu'elles vous fixaient sur les raisons de son efficacité.

Ce que nous savons du rôle bienfaisant déjà joué, en médecine proprement dite, par la sérothérapie artificielle, n'est rien, vous l'avez compris, comparé à la place qui lui est réservée, quand, expérimentalement et cliniquement, nous aurons mieux encore étudié la nature de la médication nouvelle et appris à mieux saisir chacune de ses indications.

Je ne parle pas de contre-indications, car je ne sache pas, — une fois les principes de la méthode acceptés dans les espèces que nous avons longuement étudiées — que bien employée, nuancée, adaptée avec détails dans les procédés, avec adjuvances et préparations (je fais allusion aux laxatifs et à la saignée, à la saignée surtout, mis en œuvre concurremment avec la transfusion séreuse), je ne sache pas, dis-je, qu'il y ait jamais de contre-indication formelle à l'emploi de la méthode. Ce que la clinique vous fera connaître, ce ne sont certes pas les cas dans lesquels la sérothérapie artificielle sera contre-indiquée, ce sont les cas très bons, moyens, passables ou mauvais, dans lesquels vous devrez y avoir recours. Ce que la clinique vous apprendra à reconnaître, c'est que les cas dans lesquels la sérothérapie artificielle échouera sont ceux où toutes autres médications n'auraient pas fait mieux ou auraient fait encore moins bien.

. . . .

Vous avez vu, Messieurs, dans les considérations doctrinales et pratiques longuement exposées, qu'en somme, la sérothérapie artificielle, appliquée au traitement des vices humoraux, se résume en deux éléments fondamentaux, excitations locales et fédérales, diurèse, par lesquels, en dernière analyse, l'économie toxémiée est mise en facilités de se purger.

Par ces deux manières d'agir, la transfusion séreuse ne saurait être mieux comparée qu'à une autre médication des plus importantes parmi les meilleures : je fais allusion à la méthode de Brand, dénommée à tort méthode antithermique ; je dis, à tort, parce que la dénommer ainsi, en manière de synonymie, ne laisse entrevoir qu'une, et la moins importante peut-être, parmi toutes ses résultantes. La méthode de Brand n'est pas seulement une médication exclusivement antithermique, elle est plus et beaucoup mieux que cela.

Comme je vous l'ai longuement exposé, en 1893, dans mes premières leçons consacrées aux Antithermiques physiques et chimiques, la méthode de Brand n'est antithermique que dans ses effets seconds : elle est bel et bien antithermique parce qu'elle est tonique, parce qu'elle est lessivante et parce qu'elle est diurétique ; et c'est pour tout cela qu'elle est antitoxique. Dire des bains frais et froids, comme je vous l'enseignais, qu'ils sont, chez les infectés, le meilleur diurétique que nous ayons ; dire, d'une façon elliptique, que le bain froid est diurétique, ceci n'est que l'expression rigoureuse de la vérité, d'autant que la clinique nous montre, qu'en général, le bain frais est d'autant meilleur antithermique, qu'il a quantitativement et qualitativement mieux assuré la diurèse.

C'est à ce titre de tonique et de dépurateur, que l'analogie la plus complète vous apparaîtra entre les effets de la médication par les injections massives et ceux de la méthode de Brand. La manière même d'aboutir aux irrigations territoriales, au stimulus du système nerveux et du système circulatoire, au fonctionnement des appareils, aux éliminations par surfonctionnement diurétique, cette manière, pour différente qu'elle apparaisse dans l'injection saline et dans le bain froid, n'est rien moins pourtant qu'analogue. Comment, s'il vous plaît, dans l'atonie générale de certaines fièvres ataxo-adynamiques aboutissant aux congestions passives que vous savez ; comment, s'il vous plaît, agit, par exemple, dans le cas d'un typhoïdique baigné, comment agit le bain froid qui relève le pouls, excite le système nerveux, stimule l'économie tout entière, diminue les congestions, abaisse la température, augmente la toxicité urinaire, suractive la diurèse ? En grande partie, vous l'avez appris, par le fait que la contraction des vaisseaux de la périphérie a jeté dans l'organisme une masse de liquide, qui, drainé de la superficie vers les centres, est venu modifier chimiquement l'humorisme, changer les conditions hydrauliques et faire tout autre la tension vasculaire. Par le fait, le typhoïdique, au sortir de la baignoire (ceci est plus raison que comparaison), ressemble par bien des côtés au typhique auquel Sahli, de Berne, faisait une injection salée. Avec cette différence, bien entendu, que, dans la méthode de Brand, il s'agit d'une manière d'auto-injection séreuse, tandis que, dans la sérothérapie, il s'agit d'une injection faite avec un liquide neuf.

C'est par ce côté, si vous voulez bien y réfléchir, que la transfusion saline hypodermique ou intraveineuse semble devoir l'emporter sur la méthode de Brand. Dans celle-ci, en effet, ce sont, qualitativement et quantitativement, les propres humeurs du malade qui font les frais des activités cellulaires, viscérales et diurétiques, engendrées par l'immersion : le malade s'irrigue et se lave avec son propre sérum. Le grand avantage qu'il retire du bain, c'est que, chez lui, le lavage des milieux intérieurs se passe avec plus d'activité, sous une tension meilleure, qui force aux dégorgements des viscères et qui fait une poussée plus forte sur les émonctoires : d'où coups de fouet donnés à toutes les sécrétions, aussi bien aux récrémentitielles qu'aux excrémentitielles.

C'est là, en somme, le véritable aboutissant du bain froid ; c'est par là qu'il est si salutaire aux infectés, s'appliquant par suite aussi bien à ceux qui sont en hyperthermie qu'à ceux qui sont en hypothermie.

Bien des médecins ralliés à la méthode de Brand ne se sont pas rendu compte que, si la méthode s'appliquait merveilleusement aux maladies infectieuses, ce n'était pas spécialement parce qu'elle a, parmi ses rôles, celui d'aboutir aux abaissements de la température. Le plus souvent, quand nous employons le bain frais, c'est plus les actions tonique, antitoxique et diurétique que nous cherchons, que l'antithermie, laquelle viendra après ; cela est si vrai, que bien des médecins, qui demandent la diminution de la fièvre aux bains froids, soumettent sans s'en douter leurs fiévreux à l'une des meilleures médications toniques et diurétiques dont nous disposions. Chez les fiévreux hyperthermiques en question, les médecins pour lesquels la fièvre est tout et qui diraient volontiers : « l'hyperthermie voilà l'ennemi », s'imaginent par le bain froid souscrire à l'indication principale, unique. Eh bien ! ils font plus que de l'antithermie, et le mieux-être du malade, obtenu en même temps que l'abaissement de température, est là pour leur prouver que la méthode de Brand n'a été antithermique que parce qu'elle a été tonique, antitoxique et diurétique.

Tout ce qu'apporte la méthode de Brand dans le traitement des infectés, la transfusion séreuse promet de le donner et permet de l'obtenir, et cela, comme je vous le disais tout à l'heure, dans des conditions meilleures, puisque c'est par l'apport du sérum, quantitativement et qualitativement neuf, que l'irrigation tonique, nutritive, éliminatrice, dépurative, va se trouver assurée ; d'autant que, la transfusion refaisant mécaniquement la tension vasculaire, la médication aura aussi peu que possible à demander à l'innervation et à la contractilité vasculaire du malade.

Chez un infecté typhoïdique, adynamique ou ataxique, encore faut-il que le bain froid, pour être un bon remède, trouve un système nerveux et un système vasculaire capables de recevoir les incitations constrictives que vous savez nécessaires à produire l'auto-injection dont je parlais tout à l'heure. Si la vaso-constriction venait à faire défaut, il en irait de la non-réplétion du système vasculaire central, de sa non-remise en tension, de la non-irrigation des cellules, des viscères et des appareils. Chez semblable infecté, l'état des forces, comme disaient avec raison nos pères, étant et restant misérable, le pronostic resterait mauvais et la thérapeutique impuissante; puisque, vous l'avez compris, pour obtenir du bain frais une réaction salutaire, il est de toute indispensabilité que le système nerveux du malade ait perçu l'incitation provoquée par son immersion dans la baignoire : il faut, comme je ne cesse de le répéter, que le système nerveux du malade soit participant à la médication.

Comprend-on, qu'en pareil état, chez un infecté typhoïdant, adynamique, l'injection qui pousse sous une certaine pression le sérum neuf, fasse, mécaniquement et humoralement parlant, de la meilleure et de la plus rapide besogne dynamogénisante que le bain froid ?

Si je me suis bien fait comprendre, vous avez saisi que, dans l'espèce du typhique adynamique que j'évoquais tout à l'heure, la transfusion séreuse massive même hypodermique aboutit à une remise en tension et à une régulation circulatoires quasi passives, le patient ayant, pour quelques instants au moins, une participation réflexe, aussi petite que possible, à l'acte thérapeutique entrepris sur lui.

Mais, apprenez, Messieurs, que ce n'est pas seulement sur la tension, l'élasticité, la contractilité vasculaires mécaniquement avivées, qu'agit l'injection; elle agit encore par un apport vierge, puisque c'est un apport extrinsèque physiologique, puisque c'est un sérum qui, du dehors, vient ravitailler l'organisme. L'injection salée vient apporter le réconfort de constituants neufs à la masse dyscrasique circulante qui s'était adultérée aux contacts des milieux intérieurs toxi-infectés.

Vous avez saisi, qu'à tous les avantages (toniques, antitoxiques, diurétiques) du bain froid, la transfusion séreuse joint encore l'avantage personnel d'apporter au malade un humorisme neuf, qui, par la répétition même des injections, tendra à se substituer à l'humorisme ancien : lessivé par un sérum nouveau, le malade finira (en ne prenant l'expression que pour la très grande part de vérité qu'elle contient) par faire *sang neuf.*

Ce parallèle que je soumets à vos réflexions n'a pas été, j'imagine, inutile pour faire complètement saisir le rôle des transfusions séreuses. Il vous a montré, je l'espère, qu'il n'y a rien d'exagéré à relever comme très grandes les analogies que présente la méthode de Brand avec les injections salées, envisagées l'une et les autres dans leurs emplois, leurs rôles, leurs effets, aussi bien que dans leurs heureux résultats.

Je vous ai dit, Messieurs, qu'en dépit des travaux produits, des observations publiées, des recherches de laboratoire faites sur la transfusion séreuse, bien des points restaient obscurs et bien des inconnues restaient à dégager touchant le mécanisme intime de la méthode, en même temps que restaient à expliquer certaines des contradictions expérimentales, celles, par exemple, sur lesquelles j'ai appelé votre attention à propos des travaux de Dastre et Loye.

Vous avez compris qu'on pourra s'expliquer certains échecs des expérimentateurs par ce fait, que leurs énormes transfusions, noyant les cellules, en éteignaient toutes les activités dépuratives : pareilles énormes transfusions faites à des toxi-infectés ne pouvaient aboutir à mieux. Tout thérapeute qui se persuadera bien que les transfusions séreuses ne sont utiles qu'à condition de spéculer sur la mise en activité des appareils glandulaires éliminateurs-dépurateurs, celui-là se mettra en garde contre les grandes injections, qui noient les appareils dépurateurs, alors qu'au contraire elles servent les intérêts des blessés jetés en coma hémorragique. Sachez, Messieurs, qu'en médecine, dans la généralité des cas, une injection saline de 100 à 200 grammes chaque jour vous suffira parfaitement pour produire le stimulus dépurateur.

Parmi les points qui restent à éclairer de cette question si importante de la sérothérapie artificielle appliquée couramment aux toxi-infections médicales, il en est un qui consistera à nous faire connaître lequel des deux procédés, injection hypodermique ou injection intraveineuse, devra avoir la préférence dans chacune des espèces morbides justiciables de la méthode. Ceci sera l'œuvre des observations publiées demain et des recherches expérimentales faites comparativement dans les deux sens.

A priori, l'avantage, tant au point de vue mécanique, dynamogénisant, qu'au point de vue immédiatement stimulant, me paraît devoir être donné aux injections intraveineuses de 200 grammes de sérum; et cela, pour des raisons physiologiques analogues à celles que je vous ai déjà énoncées à propos du rôle *relativement* inférieur des bains froids, considérés comme dépurateurs. Si l'injection intraveineuse, en effet, apporte immédiatement et directement du sérum neuf tout prêt à faire le lessivage du sang, l'injection hypodermique, si massive que vous la supposiez, fera moins vite et moins bien. Pour se déverser, en dernier terme, dans le circulus, les 100 grammes d'eau salée que vous injectez dans le tissu cellulaire de la région abdominale antérieure, par exemple, devront être drainés par le tissu conjonctif; au travers des mailles de ce tissu, l'eau salée s'est spoliée, en se chargeant de la purge des nutritions cellulaires autant que des ferments cellulaires, en se mélangeant aux sérosités adultérées de l'infecté, et c'est seulement en qualité de solution salée chargée de toutes les lavures des milieux intérieurs, que le liquide, injecté neuf sous la peau, pénétrera dans la circulation veineuse, pour arriver aux émonctoires. Délai à part imposé à l'injection hypodermique pour jouer son rôle, ce procédé apporte au système veineux un humorisme déjà spolié. L'injection veineuse, elle, au contraire, transmet neuf le sérum, qui, neuf, parcourra le système circulatoire, sans avoir pris contact avec les milieux intérieurs : irrigation et lessivage de ces milieux se feront par un sérum qui n'aura pas subi d'autres mélanges que ceux du sang.

En somme, dans le cas d'injections intraveineuses, le sérum est porté directement, quasi inaltéré, par les grandes voies étanches de la circulation, aux organes dépurateurs et éliminateurs; dans le cas d'injections hypodermiques, le sérum n'arrive que de troisième main, si on peut ainsi dire, au système circulatoire; encore y arrive-t-il spolié et en quantité non adéquate à la quantité injectée, la résorption, si complète soit-elle, ne pouvant donner les mêmes résultats quantitatifs que l'injection poussée directement dans la lumière d'un vaisseau veineux.

A bien considérer les choses, ce n'est donc pas seulement comme inférieur dans le temps, qu'il faut interpréter le rôle des injections hypodermiques, c'est aussi comme inférieur dans l'action.

Pour ces raisons, Messieurs, l'avenir, aussi bien pour les cas de médecine proprement dite, que pour les cas chirurgicaux, me paraîtrait appartenir aux transfusions séreuses intraveineuses, si les injections hypodermiques ne rachetaient pas, par l'extrême facilité et la rapidité qu'on trouve à les faire (facilité telle, qu'aucun médecin n'hésitera plus jamais à les proposer ni aucun malade à les accepter), l'infériorité *relative* de leurs résultats. Au total, il n'y a guère qu'une différence d'acuité dans les procédés intraveineux et hypodermique : l'un comme l'autre donne à l'économie le *stimulus* et le *pabulum* dépurateur dont elle a besoin.

Ce n'est pas seulement à propos de leur communauté d'emploi, de rôle, d'indications, que nous pourrions continuer le parallèle ébauché tout à l'heure entre les transfusions séreuses et la méthode de Brand, ce serait encore à propos des résultats obtenus par les deux médications, à propos surtout des cas dans lesquels elles échouent l'une et l'autre.

J'ai déjà suffisamment montré que, l'une comme l'autre, ces médications échouent quand leur rôle éliminateur ne peut pas s'exercer; quand les fonctions lessivantes et filtrantes viennent à manquer; quand, pour une raison organique ou fonctionnelle, variable en sa forme, univoque en ses résultantes, le rôle des glandes, des reins, rôle de filtre vital excrémentitiel et récrémentitiel, mécanique ou sélectif, vient à manquer. De même qu'il ne peut y avoir lessivage d'un organe fluxionné dont la circulation effective est supprimée, de même il ne peut y avoir lessivage d'un sang dont les circulations se font sans changements suffisants quantitatifs et qualitatifs, les appareils à sécrétions internes étant adultérés, les humeurs ne pourront purger leurs toxines, et, d'autre part, le filtre rénal étant doublement faussé, le fleuve sanguin ne sera plus à l'étiage physiologique, d'où hypérémies, congestions, stases, œdèmes, etc.

Voilà comment et pourquoi succombent, en dépit des bains froids et des transfusions séreuses, ceux des malades, entre autres, qui sont desservis par leur système cardio-rénal. Voilà pourquoi, chez ces malades dont l'appareil rénal est, soudainement, rapidement ou de longue date, mis en défaut de fonctions excrémentitielles et récrémentitielles par des lésions parenchymateuses ou interstitielles, catarrhales, congestives, inflammatoires ou œdémateuses, suraiguës, subaiguës ou chroniques, le rôle de la transfusion séreuse doit logiquement être préparé, aidé et précédé par la saignée d'emblée désintoxiquante ; la saignée vient ici faire œuvre immédiate de dépuration, puisque la prise de sang soutire à la masse circulante une quantité x de toxines. Voilà pourquoi certains malades seront avant tout justiciables des grandes saignées : puisque, chez eux, le lavage du sang, pris dans le sens vrai du terme, est rendu impossible, la transfusion séreuse aboutissant tout au plus à faire moindre le taux de la dilution toxique ; puisque la même dose de poison reste en conflit avec les cellules qui n'arrivent pas à être désintoxiquées : il n'y a place que pour une manière de désintoxication, pour la soustraction directe du poison par la veine.

C'est pourquoi, Messieurs, la transfusion séreuse a donné les moins bons de ses résultats dans les auto-intoxications des urémiques, par ce fait que les quatre cinquièmes de ces malades sont placés dans des conditions organiques telles, que le rôle incitateur-éliminateur des transfusions séreuses est périmé. Et je puis ajouter que ceux de mes urémiques qui ont bénéficié des transfusions séreuses sont ceux chez lesquels j'ai, après larges saignées déplétives et désintoxiquantes, injecté successivement, au jour le jour, par l'hypoderme, 60 ou 100 grammes seulement d'eau salée. Mes injections, dans l'espèce, étaient destinées à inciter les systèmes circulatoire et nerveux du malade, à réveiller les activités cellulaires et glandulaires, plutôt qu'à traverser par la masse un émonctoire malfonctionnant, du fait de la toxi-infection qui s'opposait aussi bien à une suffisante irrigation rénale qu'au rôle sélectif des épithéliums.

Puisque c'est par la provocation d'activités éliminatrices que les injections massives sont dépuratives, antitoxiques, on conçoit que la médication ne donne le plein de ses effets, qu'autant qu'elle s'adresse à des malades en possession de l'intégrité organique et fonctionnelle de leur appareil rénal. Si le malfonctionnement rénal est complet, permanent, irrémédiable, la transfusion, qui n'est dépurative que parce qu'elle se fait éliminatrice, perd ses droits ; elle devient sans objet, puisqu'elle reste sans effets.

Chez pareil malade scléreux, arrivé au dernier terme de l'imperméabilité rénale, la sérothérapie exclusive est presque la dernière des médications à employer pour la dépuration : en fait de moyens de dépurer, il faut chercher ailleurs ; chez cet urémique, la transfusion suractiverait-elle la sudation et les sécrétions alvines, que la dépuration ne s'ensuivrait pas pour cela.

Il ne faut pas oublier que, dans nos diverses sécrétions, tout étant affaires de spécificité, la quantité du liquide obtenu est relativement le facteur le moins important : à quantités égales de liquides sécrétés, il n'y a point parités dépuratrices. Il n'est que temps, pour l'orientation rationnelle des médications dépuratives, d'en finir une bonne fois avec la fameuse égalité et les trop fameux vicariats établis entre chacun de nos divers émonctoires, que certaines prémisses physiologiques avaient, en matière de dépuration, fait accepter aux médecins.

Sachez bien, Messieurs, qu'au point de vue de l'exode à faire des déchets de nos oxydations cellulaires, qu'il s'agisse de matières extractives, de créatine, de créatinine, d'urée, d'acide urique ou de toxines, etc., il n'y a aucune parité à établir entre les diverses sécrétions excrémentitielles. Dites-vous bien que, les sécrétions relevant d'actes de spécificités glandulaires, il ne saurait y avoir, chimiquement parlant, de suppléances sécrétoires, puisqu'il n'y a ni identités, ni parités fonctionnelles glandulaires, puisque, à égalité d'eau filtrant pour servir d'excipient aux sécrétions glandulaires, il y a complète disparité dans la teneur de cette eau en principes organiques ou inorganiques.

Je ne saurais trop vous le répéter, les médecins ont jusqu'à ce jour trop vécu sur la foi erronée en ces équations éliminatrices, qu'ils croyaient pouvoir indifféremment obtenir des reins, de la peau ou de la muqueuse intestinale ! Il y avait là une erreur d'interprétation, qui n'a pas été sans entraîner de lourdes fautes de pratique et de grossières erreurs de thérapeutique.

J'ai été le premier, dans une série de leçons [1] déjà anciennes, faites à la Clinique de l'hôpital de la Charité (1882-1883), à en appeler des errements thérapeutiques qu'endossait ce dogme fameux des vicariats dépurateurs.

A propos d'une série de cas cliniques ayant trait principalement à des malades asystoliques ou néphrétiques, étudiés au triple point de vue pathogénique, pronostique et thérapeutique, j'ai fait le parallèle théorique et appliqué des dépurations réalisables par chacun de nos émonctoires. Figurant par des tableaux schématiques les volumes des liquides soustraits à l'économie, à fins dépuratives, j'évaluais le rendement dépurateur, suivant qu'on le demandait à tel appareil plutôt qu'à tel autre.

Je montrais que, si nous disposions de quatre voies pour débarrasser l'économie des matières extractives dont elle doit se dépurer par vingt-quatre heures, la quantité d'excipient nécessaire était singulièrement différente, suivant que la thérapeutique empruntait, pour la dépuration, telle ou telle voie plutôt que telle autre.

Je montrais la colossale distance qui sépare la dépuration sudorale de la dépuration par la saignée; je montrais combien illusoire autant

1. LANDOUZY. — *Journal de médecine et de chirurgie pratiques*, 1883. *Gazette des hôpitaux*, 1883. Exposé de titres et travaux scientifiques, 1890, p. 30 et 34. Alcan, éditeur.

que ruineuse était la fameuse dépuration par les sueurs. L'épithète colossale appliquée à la distance qui sépare la dépuration sudorale des dépurations par la saignée, les laxatifs et les diurétiques, n'avait rien d'exagéré, puisque la dépuration de 50 centigrammes de matières extractives ne coûte à notre organisme que 30 grammes par la saignée, 250 grammes par les sécrétions alvines, 1 500 grammes par les urines, tandis que la même dépuration par la peau exige 100 litres de sueur !

Je prouvais par cela même dans quelle erreur tombaient les médecins et dans quel péril ils jetaient leurs malades intoxiqués, alors qu'ils militaient contre l'insuffisance urinaire par les purgatifs drastiques ou par les sudorifiques, que ceux-ci fussent les bains de vapeur ou les injections de pilocarpine ! Je montrais ces médications erronées, aussi intempestives que pernicieuses, citant nombre d'exemples où les urémiques avaient été mis à mal et à mort par les drastiques et les suées employées sans calcul et sans mesure : le seul résultat obtenu avait été, spoliant l'urémique de grandes quantités d'eau, de déshydrater les tissus, d'abaisser la tension artérielle, tout cela pour l'exode minuscule de quelques milligrammes de matières extractives que la saignée eût donnée facile, instantanée, directe, à peu de frais et sans perturbations fonctionnelles

La prise de sang, faite sous forme de ventouses scarifiées, d'application de sangsues ou de phlébotomie, n'eût-elle pas dépassé 30 grammes, aurait mieux fait que toutes autres médications, puisqu'elle eût été équivalente à la dépuration urinaire physiologique, comprise, cela s'entend, dans le sens qualitatif, toute question d'excipient hydrique mise à part. Il va de soi, en effet, que, si le médecin voulait mettre en déplétion le système circulatoire d'un urémique œdémateux, le point de vue changerait et qu'il devrait demander à une large saignée d'être déplétive, quantitativement et qualitativement.

Si j'insiste sur ces considérations, c'est pour montrer à nouveau que la médication dépurative, pas plus qu'aucune autre, ne saurait être une médication univoque, uniforme, s'adaptant à l'ensemble des malades qui ont besoin d'être dépurés : la dépuration doit varier chez chacun des malades, dans ses voies et moyens, suivant les effets possibles à chercher et les résultats à obtenir. Que si le médecin fait ici acte de cette thérapeutique réflexe, contre laquelle je ne cesse de mettre en garde les débutants, que si le médecin agit ici sans discuter les indications, la thérapeutique sera viciée et le malade desservi par la médecine.

Comme vous le voyez, Messieurs, le rôle stimulant, dépurateur, éliminateur, prêté aux injections salines, en matière d'urémie, m'a fourni l'occasion d'appeler votre attention sur la plus grosse peut-être des questions d'intervention thérapeutique, sur la question d'assurer la dépuration des malades.

C'est que, surtout avant le temps où j'ai pris soin (1882-1883) de montrer, en matière d'urémie, l'écueil des purgatifs drastiques et des bains de vapeurs, l'effroyable danger des injections de pilocarpine — avec lesquelles je me charge, disais-je, de mener doucement à trépas tous les urémiques qu'on voudra, — il était d'enseignement classique, il était de pratique courante, de s'adresser indifféremment à ceux-là ou à celles-ci, chez les néphrétiques mis en insuffisance urinaire. C'était l'époque où doctrinaires et praticiens, prenant à la lettre certains enseignements physiologiques sur les vicariats urinaires, s'imaginaient pouvoir frapper indistinctement à toutes les portes, et croyaient faire sortir indifféremment par la peau et l'intestin les principes nocifs non excrétés par les reins !

Le dogme des vicariats régnait tant et si bien sur le traitement de l'urémie, que je pourrais citer tel de vos livres classiques, dans lequel il est conseillé de recourir indifféremment aux diurétiques, aux sudorifiques, notamment aux bains de vapeur ou aux drastiques!

Eh bien! les médecins qui enseignaient et pratiquaient ainsi étaient trompés par les apparences : ils étaient dupes de la quantité de liquide enlevée à l'économie. Ils s'imaginaient que les sécrétions demandées à l'organisme à fins dépuratives étaient qualitatives, alors qu'elles n'étaient que quantitatives ! Ils comptaient sans la composition intime des sécrétions alvines et sudorales, si disparates entre elles, plus disparates encore si on les compare à la sécrétion urinaire ; ils comptaient sans la spécificité sélective des émonctoires.

Ces longues considérations que vous pourriez, Messieurs, croire me faire sortir de mon sujet, m'y ramènent au contraire, puisqu'elles me serviront à vous faire comprendre comment et pourquoi, de toutes les intoxications, ce sont celles résultant des adultérations rénales qui ont le moins bénéficié des injections salines.

Tout ce que vous savez de la pathogénie des intoxications urémiques, tout ce que vous avez retenu des effets dépurateurs des injections agissant en vertu de leur rôle éliminateur, tout cela vous aidera à comprendre que l'indication dépurative à remplir en matière d'urémie est la grande saignée, suivie, parfois, dans certains cas spéciaux, d'injections salines. Ces cas spéciaux visent surtout ceux des malades chez lesquels l'insuffisance rénale tenant à une asystolie par exemple, l'organisme a tout à gagner à ce qu'une première dépuration ayant été faite par la saignée, la transfusion séreuse vienne apporter au rein la vis à tergo qui lui faisait défaut; ils visent encore ceux des malades chez lesquels l'imperméabilité du rein est transitoire, ceux des malades qui sont tombés en urémie par état catarrhal ou œdème aigu du rein. Vienne l'adultération néphrétique à disparaître ou à s'amender, l'état humoral du malade n'en restant pas moins vicié, la transfusion séreuse sera alors tout indiquée.

Ces considérations dernières vous aideront aussi à comprendre pourquoi et comment des injections successives, faites chaque jour, ont mieux servi certains néphrétiques que plusieurs injections pratiquées dans les mêmes vingt-quatre heures : successives, elles ont chargé le filtre rénal ; accumulées le même jour, elles l'eussent forcé, en augmentant la fluxion ou l'œdème qui faisaient en partie son imperméabilité.

J'en ai fini, Messieurs, au travers des mille et une réflexions doctrinales et pratiques auxquelles son étude a donné lieu, avec tout ce que j'avais à vous dire de la sérothérapie artificielle.

Ce à quoi je tenais, c'était autant à vous inviter à réfléchir sur chacune des faces du problème à l'étude, qu'à vous faire connaître toute la question. Ce que je voulais, c'était vous bien pénétrer du rôle de la sérothérapie artificielle dont la valeur vous apparaîtra, comme à moi-même, aussi grande que celle de la sérothérapie immunisatrice.

Quand la sérothérapie artificielle sera entrée dans le domaine de la thérapeutique courante, quand on en connaîtra mieux le maniement, quand on n'y aura plus seulement recours *in extremis*, nul doute que nous ne possédions en elle une des meilleures parmi les grandes médications. Je ne doute pas qu'elle ne devienne en bien des cas l'arme préférée du thérapeute, et que ne se multiplient bientôt les affections qui en seront justiciables. Il suffira, pour cela, que les indications de la méthode aient été mieux précisées; que nous soyons mieux fixés sur la part prémonitoire à faire à la déplétion du système vasculaire, à la saignée-transfusion ; que nous soyons fixés sur le meilleur des procédés à employer, pour que la transfusion séreuse apporte à l'économie viciée son coefficient stimulant-dépurateur. Ce jour-là, la thérapeutique aura conquis une de ses meilleures médications ; ce jour-là pourront guérir, par la sérothérapie artificielle, celles des infections et des intoxications que n'aura pas su prévenir ou guérir la sérothérapie animale immunisatrice.

Mes paroles ne dépassaient donc pas, Messieurs, la portée des faits cliniques, quand, au début de mes leçons, je proclamais la sérothérapie artificielle une des meilleures méthodes de la Thérapeutique nouvelle, quand je disais que les injections séreuses, comme la méthode de Brand, compteraient parmi les plus importantes conquêtes de la Médecine contemporaine.

Encore, si la sérothérapie artificielle et la méthode de Brand ont assez d'analogies pour être considérées en quelque sorte comme des médications succédanées, la prépondérance, à mon sens, paraît devoir être laissée aux injections salines, qui aident plus et mieux que les bains froids aux efforts de la « natura medicatrix ».

VINGT-SIXIÈME LEÇON

TUBERCULINE

Tuberculine et Malléine étudiées en tant qu'agents de Matière médicale, diagnostiques et non thérapeutiques. — Tuberculine et Malléine, agents de Matière médicale nouvelle : produits de cultures microbiennes, comme les vaccins de Toussaint et de Pasteur. — Vaccinations pastoriennes et vaccination jennérienne.

Tuberculine. Son histoire : la tuberculine comme *agent thérapeutique* (lymphe de R. Koch), 1890 : grandeur et décadence. — La tuberculine comme *agent de diagnostic* : chez les animaux ; chez l'homme.

Nécessité du diagnostic précoce et certain de la tuberculose par la tuberculine. — Importance de l'emploi de la tuberculine pour la prophylaxie de la tuberculose des bovidés. Question de police sanitaire.

Succédané de la tuberculine considérée comme agent de diagnostic chez l'homme : l'iodure de potassium.

Je voudrais, Messieurs, traitant non plus exclusivement d'un sujet de Thérapeutique, comme dans toutes les leçons précédentes, mais de sujets de Matière médicale, vous parler aujourd'hui de deux substances empruntées au *règne microbien*, qui ont acquis, dans ces derniers temps, une grande importance pour le diagnostic précoce de maladies parfois difficiles à dépister à leur début. Je vise la *tuberculine* et la *malléine* que la médecine vétérinaire emploie couramment pour déceler, avec l'une la *tuberculose* chez les bovidés, avec l'autre la *morve* chez les solipèdes. Ce sont là deux substances d'extrême intérêt, dont la Matière médicale nouvelle dote les cliniques humaine et vétérinaire. Réactifs de premier ordre, éléments de diagnostic pathognomonique, la tuberculine et la malléine viennent singulièrement faciliter le diagnostic de la tuberculose et de la morve.

La tuberculine et la malléine devaient vous être montrées et enseignées ici, puisque j'ai mission de vous instruire de toutes les ressources mises à la disposition du médecin par la Matière médicale nouvelle. Est-ce que, si la tuberculine et la malléine sont réactifs de tuberculose et de morve, leur usage ne va pas devenir courant, comme, dans un autre ordre d'idées, s'est répandu l'emploi de l'atropine pour aider au traitement des affections oculaires, comme s'est répandu l'emploi de la cocaïne pour aider à certaines interventions chirurgicales ?

Et puis, sans rien vouloir forcer, pour simples réactifs diagnostiques qu'elles soient — et parce que réactifs spécifiques elles sont — la tuberculine et la malléine ne vont-elles pas devenir des agents *médiats* de thérapeutique, puisque (surtout par le temps de médications spécifiques qui court) la précision et la certitude dans le diagnostic sont le commencement de la sagesse thérapeutique ?

Si tuberculine et malléine ne trouvaient pas place dans mon enseignement de la Matière médicale, je m'en voudrais d'autant plus, que c'est à peine si quelques-uns, parmi les plus récents de vos nombreux manuels de Thérapeutique, font mention de ces agents, qui rendront, croyez-moi, de signalés services à votre pratique médico-chirurgicale.

Si c'est aujourd'hui que je traite de la tuberculine, *réactif* et non médicament de tuberculose, c'est parce que j'y suis logiquement amené après tout ce que je viens, dans les leçons précédentes, de vous dire des tentatives sérothérapiques et microbiothérapiques, faites pour guérir spécifiquement la phtisie.

Si je vous fais aujourd'hui, en Matière médicale, l'histoire de la tuberculine, ce n'est point qu'elle ait quoi que ce soit à voir avec la sérothérapie de la tuberculose, c'est simplement parce que, par la dénonciation hâtive et certaine de processus tuberculeux qui souvent ne sont pas susceptibles d'être dépistés, elle est appelée à servir *médiatement* au traitement de la tuberculose.

Avec l'étude de la tuberculine et de la malléine, j'ouvre une manière de parenthèse, pour ne parler guère que de Matière médicale, me proposant de reprendre les leçons de Thérapeutique proprement dite, en commençant, dans quelques jours, l'histoire de l'Opothérapie.

La tuberculine, Messieurs, dans son origine, dans sa préparation, dans ses visées comme dans ses résultats, ne dérive en quoi que ce soit et ne se réclame en rien des procédés d'immunisation par passages d'animaux, qui sont l'essence même des procédés et des méthodes sérothérapiques. La tuberculine n'est en quoi que ce soit un produit de tuberculisation ou de tuberculination animale ; le sérum d'animaux tuberculisés n'a rien à voir dans son affaire. Si la tuberculine, au lieu d'être employée au diagnostic de la tuberculose, était employée comme médicament, elle se réclamerait exclusivement des méthodes et des procédés de microbithérapie, et non de sérothérapie.

Si je tiens à faire cette remarque, c'est que j'ai rencontré des médecins qui, faute d'avoir bien compris ce qu'on avait écrit sur la tuberculine et la malléine, s'imaginaient que ces substances étaient des extraits de sérums empruntés à des animaux rendus tuberculeux ou morveux. Or, sachez-le bien, la malléine et la tuberculine sont agents de Matière médicale, obtenus exclusivement par culture *in vitro* des microbes tuberculeux et morveux.

Je n'ai pas besoin de vous en dire plus long, Messieurs, pour vous faire comprendre comment et pourquoi vous serez bactérithérapeutes et toxinothérapeutes, quand, pour le service *médiat* de la thérapeutique, vous manierez tuberculine et malléine à fins diagnostiques ; agissant avec la tuberculine vous ne faites rien de comparable à votre conduite de sérothérapeutes, alors que vous injectez vos malades diphtériques, tétaniques ou pestiférés.

Vous vous rappelez le principe de la sérothérapie, vous savez que, par cette méthode, on emprunte du sérum à un animal immunisé contre une maladie microbienne déterminée, afin de se servir de ce sérum pour garantir les individus contre cette même maladie ou pour les en guérir. Quand nous voulons préparer du sérum antidiphtéritique, soluté séromineux d'antidiphtérine, nous injectons à un cheval de la culture de bacilles de Lœffler, suivant les procédés que je vous ai décrits; et, quand cet animal ne réagit plus contre le bacille, quand il est capable de supporter sans accidents une dose considérable de culture diphtérique, en un mot quand il est immunisé, son sérum a acquis des propriétés préventives et curatives vis-à-vis de la diphtérie et devient agent thérapeutique.

Eh bien! dans la fabrication et la provenance de la tuberculine et de la malléine, rien de semblable : ces substances représentent des extraits de cultures de bacilles de tuberculose et de morve, et ce sont ces extraits microbiens qui deviennent agents de Matière médicale.

Avec la tuberculine et la malléine, vous agissez à fins diagnostiques, exactement comme le font, à fins thérapeutiques (immuniser un organisme contre une maladie, c'est l'en guérir par avance), les vétérinaires qui, grâce aux travaux de Toussaint, de Pasteur et de leurs élèves, ont trouvé l'agent de vaccination du charbon, de la clavelée, du rouget des porcs, du choléra des poules. Je vous rappelle, en passant, qu'en médecine humaine, des tentatives du même genre ont été faites, et que par elles Haffkine — je vous ai dit ses travaux avec les développements nécessaires dans une leçon antérieure — semble avoir trouvé le vaccin du choléra.

A ce propos, je dois vous faire remarquer que, si vous n'y preniez garde, l'expression vaccination, dont on se sert pour dénommer les procédés d'emploi de cultures microbiennes — dans le but d'immuniser contre les maladies animales que je viens de citer, — pourrait tromper votre religion, puisqu'un usage antérieur a consacré le mot vaccination à l'invention jennérienne. Or, les vaccinations des animaux n'ont avec la vaccination jennérienne de commun que l'appellation, le but et les résultats ; ils en diffèrent totalement par la méthode comme par les moyens.

En quoi le procédé de Jenner ressemble-t-il à celui qu'emploient les vétérinaires pour vacciner les moutons contre le charbon, ou les gallinacés contre le choléra des poules? Tandis que, dans la vaccination jennérienne, on communique à un individu une maladie bénigne, à évolution connue, la vaccine, qui, en vertu de conditions encore indéterminées, immunisera cet individu contre une autre maladie, la variole; dans les vaccinations charbonneuse, cholérique, etc., au contraire, on prend des extraits de cultures des microbes spécifiques du charbon, du choléra, etc., et ce sont ces extraits que l'on emploie directement pour vacciner les animaux, en vue de les rendre réfractaires à ces mêmes maladies.

La tuberculine et la malléine, que la Matière médicale nouvelle met à la disposition des médecins, en quête de diagnostic et non plus de thérapeutique, appartiennent au même ordre de produits que ces vaccins extraits de cultures microbiennes, et sont manutentionnées de même manière.

La tuberculine, agent de diagnostic, n'est autre, Messieurs, que la lymphe de R. Koch, que son inventeur nous donna, en Novembre 1890, comme un *remède* contre la tuberculose. Cette fameuse lymphe, pour éphémères qu'aient été sa réputation, sa vogue et son emploi, appartient donc à l'histoire de la Thérapeutique ; elle mérite que je vous rappelle en quelques mots ce que furent et le *remède* de la tuberculose, et sa grandeur et sa décadence.

L'annonce faite par R. Koch, au Congrès des Sciences médicales de Berlin, d'un procédé par lequel, « après avoir réussi à rendre réfractaires à l'inoculation de la maladie des animaux déjà inoculés, il avait institué des recherches analogues chez l'homme »; eut un retentissement immédiat, considérable, universel, et cela aussi bien dans le public médical que dans le grand public : on crut à la découverte du remède contre la tuberculose [1].

Le grand public, renseigné par les journaux politiques plus empressés qu'avisés, ne comptant avec aucune des réserves dont l'auteur avait pris soin de souligner sa découverte, acceptant comme certaine la guérison de la tuberculose, se fiant enfin à des déclarations publiques, aussi prématurées que dithyrambiques, de certains professeurs de Berlin, de Vienne et d'Italie, le grand public allait croyant et répétant que c'en était fini de la phtisie !

La communication de Koch n'autorisait pourtant pas pareilles affirmations qui, reproduites à l'envi par certaine presse intéressée, y prenaient plutôt l'allure d'un bulletin de victoire que d'une découverte scientifique.

Le résultat était à prévoir : vous vous rappelez quel il fut. Certains médecins, persuadés par la notoriété de R. Koch, ne doutant pas que celui qui avait découvert le bacille de la tuberculose, n'ait pu en trouver le remède, provoquaient, sans le vouloir, vers Berlin le dangereux exode des tuberculeux qu'une injection devait guérir.

Que de douloureux mécomptes, que de désillusions, que d'aggravations physiques, que de dépressions morales, surtout quand on s'aperçut, à l'user, que la découverte de Koch n'en était qu'à la période d'expérimentation et que le véritable côté thérapeutique de l'invention apparaissait aussi plein de dangers que d'inconnues !

Rapidement, de tous côtés, les médecins tombèrent d'accord sur l'activité, l'intensivité du moyen et la constance spécifique de ses réactions mais, constatant aussi dans son emploi plus d'inconvénients que d'avantages, ils lui contestèrent la qualité de remède.

C'est ce que firent ceux de nos compatriotes (votre maître, le professeur Cornil, fut de ceux-là, alors qu'il entreprit ses expériences et fit ses leçons à l'hôpital Laennec), qui, dénonçant la lymphe de Koch comme étant vraiment la pierre de touche de la tuberculose, montrèrent la vive réaction qu'allait, en tous foyers de tuberculose, produire le remède ; réaction telle, que s'ensuivaient des processus fluxionnaires et nécrosiques qui mettaient à mal les phtisiques, en aggravant localement les lésions tuberculeuses, en changeant la maladie torpide ou chronique en une phtisie aiguë et rapide.

L'inégalité des réactions obtenues, leur extrême intensité en certains cas, leur inanité dans d'autres, l'extrême élévation de température cons-

1. L. Landouzy. — La communication de Robert Koch sur le remède contre la tuberculose. *Revue de Médecine,* 1890. 10 Décembre, p. 1035.

tatée chez certains malades, le collapsus dont certains autres se relevaient péniblement ; le non-constat d'améliorations vraiment sensibles ou durables ; l'énormité et la diffusion de lésions fluxionnaires, hémorragiques ou nécrosantes, observées chez certains phtisiques qui étaient morts, non point parce que mais quoique injectés, firent rapidement, aux jours d'enthousiasme et de confiance absolue, succéder les jours de désenchantement, de méfiance et de dénigrement.

En quelques mois, le nouveau *remède* était abandonné ; de l'invention de R. Koch, incontestablement l'une des plus importantes de la médecine moderne, une seule chose allait rester : la découverte d'un agent doué d'une action spécifique, élective, sur les processus tuberculeux, si minces, si latents, si profondément cachés qu'ils fussent.

Avant d'en terminer, Messieurs, avec cette rapide digression historique, permettez-moi de vous faire remarquer deux choses assez intéressantes au point de vue doctrinal et pratique.

En croyant doter la médecine d'une lymphe qui guérissait la tuberculose, R. Koch n'était pas tout à fait aussi inventeur qu'il en avait l'air. C'est que, comme l'a fort judicieusement fait remarquer mon collègue de Lyon le professeur Arloing, Koch faisait — avec une merveilleuse intuition — très ingénieuse extension et application à la tuberculose d'une méthode générale d'immunisation par injection de matières solubles vaccinantes d'origine microbienne. Vous n'ignorez pas, j'espère, que cette méthode, dans son principe, est bien française ; vous n'ignorez pas que son invention date de dix-sept ans, et qu'elle appartient à Toussaint.

La seconde remarque que je tenais à faire, c'est que Koch, lors de sa fameuse communication sur sa lymphe, tout en disant que, « pour l'avenir, ces injections serviront comme un moyen précieux de diagnostic », ajoutait : « mais l'importance de l'action du liquide comme remède, comme agent curatif, est beaucoup plus considérable que celle qui se rapporte à la question du diagnostic ».

Vous savez, Messieurs, comment la clinique s'est vite chargée d'inverser l'ordre d'importance donné par Koch à sa lymphe.

Vous vous souvenez des accidents signalés lors de l'emploi de la lymphe de Koch. Vous savez combien souvent la tuberculine détermina, au niveau des régions tuberculeuses, des poussées congestives intenses, avec exsudation, puis infiltration leucocytaire ; vous savez également qu'on vit des foyers tuberculeux nettement délimités se nécroser en quelque sorte et se détacher du tissu sain. Vous concevez que, si le résultat fut avantageux quand il s'agissait de tuberculoses externes, cutanées par exemple, il n'en fut plus de même pour les tuberculoses viscérales, notamment pour les tuberculoses pleuro-pulmonaires ou péribronchiques, puisque la tuberculine y provoquait une prolifération abondante des foyers, qui pouvait devenir le point de départ d'une généralisation promptement mortelle.

Vous vous rappelez combien vite les médecins abandonnèrent *le remède*, pour ne retenir que l'agent diagnostique. C'est dans cet ordre d'idées, que j'écrivais, en Décembre 1890 : « Mettant en œuvre prudemment, judicieusement, la nouvelle lymphe, les médecins arriveront à affiner certains diagnostics de tuberculose commençante, tenus en échec par l'auscultation autant que par la bactérioscopie ». Je signalais l'application diagnostique de la lymphe pour le dépistement : des tuberculoses latentes de l'adulte, notamment pour le dépistement de la nature tuberculeuse des pleurésies ; des tuberculoses frustes, si particulières à la première enfance, que nous avons décrites, mes anciens internes les docteurs Queyrat, Aviragnet et moi, et dont nous avons dénoncé certaines évolutions symptomatiques, si différentes de ce que sont les tuberculoses de la seconde enfance. Je signalais également l'application qui serait à faire de la lymphe dans ces formes d'infection bacillaire aiguë prétuberculeuse, de typho-bacillose, que j'ai décrites en 1883 et 1885, formes qui ne sont rien à la granulie, comme symptomatologie ni comme anatomie pathologique, et qui simulent, à s'y méprendre, la fièvre typhoïde.

Tombée rapidement dans l'oubli, *comme remède*, la lymphe de Koch allait donc reparaître en médecine, comme un merveilleux agent de diagnostic, et ne restât-il que cela de la grande découverte de Koch, la médecine devra lui en garder une éternelle reconnaissance.

La nature et la préparation de la tuberculine furent longtemps tenues secrètes par Koch. Mais bientôt, guidés par son odeur particulière, Bujwid à Varsovie, Roux et Metchnikoff à l'Institut Pasteur, Hüppe à Prague, arrivèrent à se convaincre qu'il s'agissait certainement d'un extrait de cultures de bacilles tuberculeux sur milieux glycérinés; et bientôt, Roux, se servant de différents spécimens de bacilles tuberculeux, prépara des tuberculines d'une activité au moins égale à celle de la lymphe qui nous était venue de Berlin.

La préparation en est très simple [1] : une culture en bouillon glycériné, laissée six semaines à l'étuve à 37-38°, est stérilisée à l'autoclave à 110° ;

1. Nocard. — *Annales de l'Institut Pasteur*. Revue critique, 1892. 25 Janvier. — Les tuberculoses animales, *Ibidem*, 1895, p. 71-80. — Nocard et Leclainche. — Les maladies microbiennes des animaux, 1896, p. 542.

on concentre ensuite dans le vide, en présence de l'acide sulfurique ou plus simplement au bain-marie, jusqu'à ce que le volume de la culture soit réduit au dixième de son volume primitif; on filtre et on conserve en vase clos, à l'abri de la chaleur et de la lumière ; comme le bouillon de culture renfermait 5 pour 100 de glycérine, le produit évaporé en contient 50 pour 100 environ, ce qui explique pourquoi il se conserve si longtemps avec toute son activité.

La tuberculine ainsi obtenue est un liquide brunâtre, sirupeux, limpide, qui possède, mais très affaiblie, l'odeur de fleurs particulière aux cultures du bacille de Koch.

Administrée par les voies digestives, elle reste sans effet; injectée dans les veines et sous la peau, son action est des plus saisissantes.

Tandis que, chez le cobaye sain, une injection de 2 centimètres cubes et plus n'a pas d'inconvénient, chez le cobaye tuberculeux au contraire un demi-centimètre cube suffit pour entraîner la mort. Si l'on n'injecte que de petites doses, graduellement croissantes, l'évolution de la maladie est retardée, et l'on constate la cicatrisation de l'ulcère tuberculeux au point d'inoculation; vous comprenez, pour le dire en passant, que pareilles constatations aient pu faire croire à la possibilité de la guérison des animaux tuberculeux. Tandis que le cobaye et les bovidés sains supportent sans réaction l'injection de tuberculine, l'homme est d'une extrême sensibilité à cet agent : si le cobaye sain résiste bien à la dose de 2 centimètres cubes, chez l'homme sain un vingtième de centimètre cube provoque déjà des troubles sérieux; chez l'homme tuberculeux, quelques milligrammes suffisent pour donner naissance à des accidents inquiétants, parfois mortels.

L'inégale réaction des animaux vis-à-vis de la tuberculine, suivant qu'ils sont tuberculeux ou non, devait amener les vétérinaires — qui ne sont pas tenus aux mêmes réserves que les médecins et poursuivent d'autres objectifs qu'eux — à faire, d'une façon suivie et méthodique, usage de la tuberculine comme agent de diagnostic.

Vous savez que la tuberculose fait, en tous pays, chez les bovidés, de grands ravages, et que ces animaux peuvent devenir une source importante de contagion de la tuberculose à l'homme. Ceci vous explique, entre parenthèse, que la tuberculose des bovidés soit devenue une question qui intéresse non seulement l'économie rurale et la richesse du pays, mais encore l'hygiène publique ; ceci vous explique que la plupart des Gouvernements se soient entendus pour prendre contre la tuberculose animale des mesures de police sanitaire.

C'est ainsi que le décret ministériel rendu en France le 28 Juillet 1888, porte que tout animal reconnu tuberculeux doit être isolé, séquestré et abattu. En outre, les viandes provenant d'animaux tuberculeux sont exclues de la consommation, si les lésions sont généralisées ; même, bien que localisées, si elles ont envahi la plus grande partie d'un viscère, ou se traduisent par une éruption sur les parois de la poitrine ou de la cavité abdominale. L'utilisation des peaux des animaux n'est alors permise qu'après désinfection ; la vente et l'usage du lait provenant de vaches tuberculeuses sont interdits.

Vous comprenez, qu'en présence de ces mesures prophylactiques préjudiciables en apparence aux intérêts des cultivateurs, il était du plus haut intérêt pour les éleveurs de dépister la tuberculose des bovidés dès son début, afin de pouvoir isoler les bêtes malades, afin de les empêcher de contaminer les bêtes saines et de restreindre, au plus vite et au minimum, les pertes que le propriétaire allait subir du fait de l'envahissement de ses étables par la tuberculose.

Malheureusement, la tuberculose des bovidés évolue très lentement, souvent sans se trahir à l'extérieur par aucun symptôme qui permette, non seulement de la reconnaître, mais même de la soupçonner. Il n'est pas rare de voir abattre des bœufs superbes en apparence, dont les viscères sont farcis de tubercules ; feu Bouley m'a raconté qu'un animal, primé au concours agricole pour son poids autant que pour son aspect florissant et la beauté de ses formes, toutes raisons qui l'avaient fait choisir pour tenir l'emploi de « bœuf gras », ne put être livré à la consommation en raison des lésions tuberculeuses multiples dont il fut trouvé porteur !

Les travaux de Nocard, Baux, Ledsin, Schuctz, Johne et Siedamgrotzky furent donc bien accueillis par les éleveurs, quand ils démontrèrent qu'on avait dans la tuberculine un moyen de faire le diagnostic précoce de la tuberculose des bovidés.

Nocard, dont vous connaissez tous la compétence en la matière, s'est occupé spécialement de l'emploi de la tuberculine comme moyen de diagnostic de la tuberculose des bovidés, et je ne saurais mieux faire que de lui emprunter les conclusions du remarquable mémoire dans lequel il résume l'état actuel de la question.

« La tuberculine, dit-il, possède, à l'égard des bovidés tuberculeux, une action spécifique incontestable, se traduisant surtout par une notable élévation de température. L'injection d'une forte dose (30 à 40 centigrammes, suivant la taille des sujets) provoque ordinairement chez les tuberculeux une élévation de température comprise entre 1, 5 et 3° ; la même dose, injectée à des bovidés non tuberculeux, ne provoque aucune réaction fébrile appréciable.

« La réaction fébrile apparaît, le plus souvent, entre la douzième et la quinzième heure après l'injection, quelquefois dès la neuvième heure, très rarement après la dix-huitième : elle dure toujours plusieurs heures. La durée et l'intensité de la réaction ne sont nullement en rapport avec le nombre et la gravité des lésions. Il semble même que la réaction soit plus nette dans le cas où, la lésion étant très limitée, l'animal a conservé les apparences de la santé. Chez les sujets très tuberculeux, phtisiques au sens propre du mot, chez ceux surtout qui sont fiévreux, la réaction peut être peu accusée ou même absolument nulle.

« Il est prudent de prendre la température des animaux à éprouver, matin et soir, pendant plusieurs jours avant l'injection, de façon à éviter les causes d'erreur qui peuvent résulter, soit d'un malaise passager, soit d'un état pathologique peu grave, méconnu, et autre que la tuberculose.

« Chez certains animaux tuberculeux, non fiévreux, la réaction consécutive à l'injection de tuberculine ne dépasse guère un degré ; néanmoins, l'expérience démontrant que, chez les animaux parfaitement sains, la température peut subir des variations atteignant un degré et plus, on devra ne considérer comme ayant une valeur diagnostique réelle que les réactions supérieures à 1°,4. L'élévation de température inférieure à 8 dixièmes de degré n'a aucune signification : toute bête dont la température subit une élévation comprise entre 0°,8 et 1°,4 sera considérée comme suspecte et devra être soumise, après un délai d'un mois environ, à une nouvelle injection d'une dose plus forte de tuberculine ».

Les injections successives, répétées chaque jour, ou à quelques jours d'intervalle, donnent des réactions graduellement moins intenses. Cependant, cette accoutumance est très passagère : chez plusieurs vaches tuberculeuses soumises aux injections tous les quinze jours, tous les douze jours, ou tous les huit jours, Nocard a enregistré, huit ou dix fois de suite, des hyperthermies sensiblement égales.

La technique de l'inoculation est des plus simples. On inocule, chez les bovidés adultes, 3 à 5 centimètres cubes de la solution au dixième ; pour les veaux, la dose varie entre 1 et 2 centimètres cubes. L'injection est faite avec la seringue de Pravaz, dans le tissu conjonctif souscutané, au niveau de la partie moyenne de l'encolure, ou au niveau de l'épaule. En règle générale, il convient de pratiquer l'inoculation le soir, vers neuf ou dix heures : on dispose ainsi de toute la journée du lendemain pour relever les températures ; celles-ci sont prises régulièrement, à partir de la neuvième jusqu'à la vingtième heure, à des intervalles de deux à trois heures au plus.

Ainsi que l'ont remarqué les auteurs qui les ont pratiquées, les injections de tuberculine n'ont aucune influence fâcheuse sur la quantité ou sur la qualité du lait, pas plus que sur l'issue de la gestation.

Ces données ne s'appliquent pas seulement à la tuberculose des bovidés : la tuberculine décèle également les lésions tuberculeuses chez le mouton, la chèvre, le cheval, le porc, le chien et le chat, bien entendu en en variant la dose, suivant la taille et l'âge de l'animal.

En dépit des résultats positifs donnés par la tuberculine, certains auteurs ont contesté la valeur des indications qu'elle fournit : on lui a reproché, d'une part, de ne provoquer parfois aucune réaction sur des animaux manifestement tuberculeux, et, d'autre part, de provoquer la réaction spécifique chez des animaux que l'autopsie montrait indemnes de tuberculose.

Mais, ainsi que le fait remarquer Nocard, si le premier grief repose sur un fait exact, il est cependant injustifié ; car il ne faut pas oublier que, chez les sujets très tuberculeux, phtisiques au sens propre du mot, ou déjà *fiévreux,* la réaction thermique peut être peu accentuée, ou même absolument nulle ; d'ailleurs, cela ne retire rien à la valeur pratique de la tuberculine agent révélateur de tuberculose, puisque, chez les animaux en question, pour faire le diagnostic, les signes cliniques y suffisent amplement.

Quant à la seconde objection, celle qui consiste à dire que la réaction thermique se verrait chez les sujets non tuberculeux, elle aurait, dit Nocard, beaucoup plus de valeur, car elle n'irait à rien moins qu'à démontrer la non-spécificité de la tuberculine, partant son inutilité et les erreurs de diagnostic que peut entraîner son emploi. Mais, si l'on analyse attentivement les travaux des auteurs qui, comme Chütz, ont fait cette objection, on constate que, loin de se conformer aux règles imposées pour l'emploi judicieux de la tuberculine, les vétérinaires ont souvent tenu compte de réactions thermiques ne dépassant pas un demi-degré. Or, vous le savez, il y a des animaux sains qui présentent, du matin au soir, des écarts de température pouvant atteindre et même dépasser un degré ; c'est pourquoi Nocard insiste expressément pour qu'on déclare seulement tuberculeux ceux des animaux dont la température a subi, sous l'influence de la tuberculine, une élévation supérieure à 1°,4.

Il est très possible, d'autre part, qu'un animal donne la réaction caractéristique à la tuberculine, et, qu'à l'autopsie, on ne trouve pas de lésion tuberculeuse, sans que, pour cela, on ait le droit d'affirmer que l'animal était sain, et que la tuberculine ait induit en erreur ; personne ne saurait avoir la prétention, quelque minutieux que soit son examen, de ne pouvoir laisser passer inaperçu quelque très petit foyer tuberculeux profondément caché dans quelque viscère.

Tous les journaux de médecine vétérinaire qui ont, ces derniers temps, mis à leur ordre du jour la question de la tuberculine et de son emploi diagnostique, aussi bien que les vétérinaires qui ont traité le sujet au Congrès international d'hygiène de Buda-Pest, ont confirmé les propositions formulées par Nocard dès la fin de 1891. Tout le monde admet aujourd'hui l'exactitude et la précision merveilleuses des indications diagnostiques fournies en Vétérinaire par la tuberculine. Mais, si la réaction à la tuberculine permet d'affirmer l'existence de lésions tuberculeuses aussi minimes qu'on les suppose, elle ne donne par contre absolument aucune indication utile sur l'âge, la forme, le siège, l'étendue et la gravité de ces lésions.

Vous avez compris, Messieurs, l'énorme importance de l'*épreuve par la tuberculine*, puisqu'elle permet maintenant aux cultivateurs de se mettre en garde contre la tuberculose de leur bétail. Un éleveur désire-t-il être renseigné sur la valeur-santé de ses animaux, il fait appel à la tuberculine, injecte la dose voulue à chacune de ses bêtes : celles qui ne réagissent pas sont considérées comme saines ; celles qui donnent, au contraire, la réaction complète ou incomplète, sont isolées, mises en observation et abattues si une nouvelle injection confirme le diagnostic. L'éleveur a donc ainsi le double avantage de se débarrasser de ses bêtes malades, d'empêcher l'infection des étables, la contamination des animaux sains ; de plus, l'éleveur qui se livre à l'industrie du lait offre la garantie scientifique que ses vaches laitières donnent du lait qui n'a pas besoin d'être bouilli pour prémunir les bébés contre la contagion tuberculeuse possible par l'allaitement artificiel.

En présence d'aussi remarquables résultats, n'était-il pas logique, n'était-il pas indiqué d'appliquer à l'homme ce qui avait si bien réussi chez les bovidés ? Vous ne pouvez ignorer que la nouvelle orientation qu'a prise l'étude de la tuberculose en général nous a tous convaincus que, le jour où notre diagnostic serait plus hâtif, plus pénétrant et plus certain, la thérapeutique de la tuberculose en bénéficierait singulièrement. Vous savez que tout ce qui servira à faire précoce et certain votre diagnostic de tuberculose servira merveilleusement la thérapeutique de vos tuberculeux ; c'est dans ce sens-là que je vous disais, en commençant cette leçon, que la tuberculine employée chez l'homme était plus qu'un réactif, qu'elle était plus qu'un agent de diagnostic, qu'elle devenait un agent *médiat* de thérapeutique.

Si nous connaissons plus de tuberculoses curables que n'en ont connu nos pères ; si, en l'absence de toute thérapeutique spécifique de la tuberculose, nous obtenons plus de guérisons de tuberculoses, c'est que nous avons été amenés à pouvoir faire nos diagnostics plus précis, plus rigoureux, et surtout bien plus précoces, qu'on ne les faisait jadis. Tout ce que par l'étude du faciès, de l'habitus, des antécédents des malades, tout ce que par l'étude des signes fournis par une auscultation minutieuse et une percussion très affinée, nous aurons pu collecter, pour faciliter le diagnostic, dans un cas suspect de tuberculose, tout cela n'aidera pas seulement à un diagnostic serré, mais singulièrement aussi à la thérapeutique qui, du coup, se faisant hâtive, précoce, n'en deviendra que plus efficace.

Vous savez, Messieurs, par expérience, combien l'analyse d'un certain nombre de phénomènes, tant subjectifs qu'objectifs, permet quelquefois de soupçonner l'existence d'une tuberculose latente en tout commencement d'évolution. Je n'ai pas l'intention de vous les rappeler; je veux seulement vous faire remarquer que beaucoup de ces symptômes sont sujets à caution; que, d'autre part, leur interprétation exige une longue pratique, une connaissance approfondie des débuts de la tuberculose.

Loin de moi la pensée de rabaisser la valeur des moyens de diagnostic dont nous disposons, percussion et auscultation, ainsi que l'importance des données qu'ils nous fournissent; cependant, je ne crois pas trop m'avancer en disant que, dans les cas difficiles, leurs données ne sont accessibles qu'à une oreille très exercée, rompue aux finesses de la stéthoscopie combinées aux minuties d'une très délicate percussion; c'est alors que le clinicien bien exercé en cette technique peut avoir l'air de « trancher du devin », comme c'était la mode de le reprocher à Laennec, quand il fit ses premiers enseignements de stéthoscopie.

Ce sont les difficultés inhérentes aux auscultations et aux percussions des premières heures de l'infiltration des sommets, qui nous donnent l'explication du nombre si considérable de tuberculoses initiales qui passent inaperçues ou sont faussement étiquetées : chlorose, anémie, neurasthénie, surmenage, etc.

Il semble donc que si l'on pouvait, à l'aide de la tuberculine, déceler avec rigueur la tuberculose latente ou commençante chez l'homme, ainsi que cela se pratique aujourd'hui couramment chez les bovidés, on affinerait singulièrement le diagnostic, on le hâterait considérablement, laissant par suite échapper moins de cas de tuberculose circonscrite légère. Mise à même, sans hésitation, d'attaquer la maladie à ses débuts, la médication aurait incomparablement plus de chances, comme je vous le disais tout à l'heure, de diminuer l'énorme mortalité de la tuberculose.

Malheureusement, l'emploi de la lymphe de Koch chez l'homme avait eu de si tristes résultats, et lui avait conquis si terrifiante réputation, qu'on hésita pendant longtemps à s'en servir comme moyen de diagnostic.

C'est justement à fins de diagnostic pathogénique de la pleurésie dite franche, *a frigore*, qu'en Novembre 1890, dans mon service de l'hôpital Tenon, après avoir enlevé, par thoracentèse, plus d'un litre de liquide citrin à une jeune femme, je lui faisais trois injections de lymphe, de 1, de 1 1/2, de 2 milligrammes. Cette jeune femme, de très bon aspect, d'apparence solide, sans fâcheux antécédents, ne m'ayant pu fournir d'autre motif de son épanchement qu'un coup de froid, ne relevant non plus d'aucune indisposition, ni d'aucune maladie pleurogène, je la suspectais bacillaire. J'obtins chez ma malade, après les injections, chacune faite à quarante-huit heures d'intervalle, la réaction thermique très nette (élévation de 1°,6 ; 1°,8 ; 2°), en même temps qu'apparaissaient, avec une durée de quatre à six heures, des râles de congestion pulmonaire limitée au côté pleurétique.

Je trouvai donc, par l'épreuve de la lymphe de Koch, la démonstration que la pleurite de ma malade était bien fonction de tuberculose.

Certains parmi vous, Messieurs, n'ignorent pas sur quelle série de considérations de clinique, de pathologie générale, d'anatomie pathologique, de médecine expérimentale, je me basais, pour proclamer la pleurésie *franche*, la pleurésie dite *a frigore* (décrite dans les livres classiques comme une maladie au même titre que la pneumonie, à côté de laquelle la rangeaient les nosographes !) un état morbide toujours symptomatique, pour proclamer la pleurésie *fonction* de maladie, et le plus souvent *fonction de tuberculose localisée.*

Ce n'était pas seulement la Clinique qui m'avait incité à pareille manière de voir; c'était encore la biographie complète des malades, tuberculeux avérés, que j'apprenais avoir eu autrefois une pleurésie par coup de froid, ou inversement, des pleurétiques en activité d'épanchement, que j'apprenais avoir déjà eu maille à partir avec l'une quelconque des manifestations de la tuberculose ; c'était encore la Médecine expérimentale par les injections que je faisais en 1881 et 1882, à la Clinique de la Charité, avec du liquide pleural, aussitôt après les thoracentèses, dans le tissu cellulaire et dans la cavité péritonéale de cobayes, qui, dans la proportion d'un tiers, devenaient tuberculeux.

Vous savez comment cette idée, si fort combattue au début, a fait son chemin et est acceptée aujourd'hui.

Cette application de la lymphe de Koch au diagnostic de la nature de la pleurésie, le Dr Revers la faisait, de son côté, en 1890, à la Clinique du professeur Leyden, chez une jeune femme de vingt-sept ans, entrée à l'hôpital pour une pleurésie droite : la réaction générale obtenue dans la série de ses injections lui faisait dire que la lymphe de Koch venait confirmer la légitimité de la théorie que je défendais, touchant la nature du plus grand nombre des pleurésies « franches ».

C'est dans ce même ordre d'idées, que, sur des bébés de la crèche de l'hôpital Tenon, j'ai, à la même époque, fait, à dose proportionnelle à leur âge, des injections minuscules de tuberculine, qui, par l'intensité des fluxions produites et de l'hyperthermie consécutive, ont dénoncé la tuberculose que la Clinique nous permettait de suspecter, mais non pas d'affirmer ; la tuberculose du premier âge, vous le savez sans doute, Messieurs, étant, dans sa fréquence et dans ses modalités symptomatologiques, tout autre qu'on ne nous l'avait enseigné dans ces dernières années. Son diagnostic au début est parfois difficile, le bébé témoignant souvent, par la cachexie, par la fièvre et la symptomatologie générale de sa bacillose, bien plus que de la tuberculose en évolution, et cela, bien avant qu'il ne dénonce localement les premiers linéaments des nodules tuberculeux.

Voyant que je n'étais pas maître, chez ces bébés, du travail phlegmasique qui s'opérait au niveau des lésions tuberculeuses, sous l'influence de la tuberculine, et que, par suite, je risquais fort d'aggraver, momentanément au moins, leur état, j'abandonnai cette pratique et me rattachai à l'avis de ceux qui pensaient que la lymphe de Koch, telle qu'on nous la présentait alors, ne devait pas être employée dans la pratique humaine.

Il allait falloir que plusieurs années se passassent sur la crainte éveillée par l'emploi thérapeutique de la lymphe de Koch, pour qu'elle réapparût, cette fois, comme agent de diagnostic, sous le nom de tuberculine.

A propos des renforts diagnostiques qu'en matière de tuberculose peuvent vous fournir certains agents de la Matière médicale, j'ouvre une parenthèse, pour vous dire que, lorsqu'il s'agit de tuberculose pulmonaire soupçonnée, point n'est exclusivement besoin de recourir à la tuberculine, au cas où nos moyens d'investigation, habituellement suffisants pour nous faire craindre, sont insuffisants pour nous mettre en certitude.

J'enseigne, depuis une dizaine d'années déjà, que nous avons dans l'iodure de potassium un agent capable de nous aider à dépister la tuberculose pulmonaire. Ce médicament, par sa spécificité vaso-dilatatrice, détermine d'ordinaire, au niveau et au voisinage des petits foyers latents de tuberculose pulmonaire, des poussées congestives grossissant, à l'auscultation, les signes localisés qui, la veille, permettaient de soupçonner plus que d'affirmer la tuberculose.

Je crois donc devoir vous signaler le secours diagnostique que vous pourrez trouver, le cas échéant, dans l'emploi de l'iodure de potassium. Je n'ai pas besoin d'ajouter : que dans son emploi vous saurez être réservés; que vous saurez avoir la main légère, puisque l'iodure ne peut aider au diagnostic difficile qu'en produisant des phénomènes congestifs, qui, par leur intensité ou leur durée, pourraient jusqu'à un certain point être fâcheux. Ces inconvénients de l'iodure de potassium sont pour beaucoup dans la gravité que vous verrez parfois prendre à la tuberculose commençante chez les syphilitiques, à la période des accidents secondaires où ce médicament leur est administré.

S'il y a longtemps déjà que, dans des leçons cliniques, j'ai appelé l'attention sur le détestable commerce que faisait avec la syphilis la tuberculose à ses débuts, s'il y a longtemps que j'ai l'habitude de formuler grave le pronostic de la tuberculose chez les syphilitiques, c'est que j'avais été frappé des poussées fluxionnaires coïncidant, surtout chez les malades strumeux, mous, lymphatiques, avec l'emploi de l'iodure de potassium. Sans même tenir compte de l'action fâcheuse que peuvent exercer l'une sur l'autre les deux maladies infectieuses, le médecin se trouve parfois empêché de recourir comme il le voudrait à la thérapeutique spécifique. L'iodure de potassium, indiqué pour le syphilitique, « fait d'ordinaire mal au tuberculeux ». Ce sont là des faits que mon interne, le docteur Jacquinet[1], a mis récemment en relief dans sa thèse inaugurale.

Ces considérations suffisent, Messieurs, pour que vous sachiez que l'iodure de potassium peut, dans certains cas et entre des mains prudentes, devenir moyen de présomption de la tuberculose.

Remarquez bien que je dis dans certains cas, et toujours prudemment. Ces réserves faites, nous pouvons avoir de tels intérêts à dépister la tuberculose simplement soupçonnée, que nous sommes parfaitement autorisés (déterminerions-nous pendant quelques heures des phénomènes congestifs) à nous servir de l'iodure de potassium comme réactif diagnostique. Le fait d'avoir, par l'emploi de l'iodure, été exactement renseignés, le fait d'être mis en demeure d'instituer chez un tuberculeux l'hygiène thérapeutique appropriée, lui sont de bien d'autres avantages que l'iodure de potassium ne lui sera d'inconvénients, puisque, au demeurant, vous savez ces inconvénients assez légers et purement passagers.

1. Jacquinet. — Contribution à l'étude de la tuberculose pulmonaire chez les syphilitiques. *Thèse*, Paris, 1895.

VINGT-SEPTIÈME LEÇON

TUBERCULINE

— SUITE ET FIN —

Applications de la Tuberculine au diagnostic de la tuberculose latente humaine ; au diagnostic de maints états morbides, à symptomatologie fruste : pleurésies, états chlorotiques, états asthmatiques, certaines dermatoses, sciatiques, lèpre.
Tuberculine, réactif de diagnose, devenue, par ce fait, agent médiat de thérapeutique.
Solidarité de toutes les branches de la médecine ; inventions de la Matière médicale et progrès, dans la séméiotique, la nosographie, la pathologie générale, la prophylaxie, la thérapeutique.

Quoi qu'il en eût été, Messieurs, des inconvénients et dangers de la tuberculine, signalés par tous ceux qui l'avaient employée comme remède, on se reprit à se souvenir que R. Koch, lors de sa fameuse communication, avait annoncé que sa lymphe pourrait devenir un moyen de diagnostic, pourrait prétendre à devenir le réactif de la tuberculose.

Certains médecins ne craignirent pas, en dépit de la déplorable impression qu'avaient laissée les injections de lymphe, d'y recourir chez l'homme : communiquant les résultats encourageants de leur pratique, ils proposèrent de se servir hardiment de la tuberculine comme moyen courant de diagnostic précoce de la tuberculose.

C'est ainsi que Schreiber [1] avait proposé de déceler, à l'aide de la tuberculine, la tuberculose héréditaire latente chez les enfants issus de parents tuberculeux. Mettant ses idées en pratique, il fit des injections à quarante enfants nouveau-nés de tuberculeux et constata ainsi que les nouveau-nés, peu sensibles à l'action de la tuberculine, pouvaient en supporter sans réaction des doses de plusieurs centigrammes. Ce fait est des plus intéressants pour la pathologie générale, puisque, indiquant

1. Schreiber. — Ueber das Koch'sche Heilverfahren. *Deutsche med. Wochenschrift*, 1891, p. 306.

que les bébés ne sont pas en puissance de germes tuberculeux, il vient à l'appui de cette opinion : que la tuberculose du jeune âge est plus souvent acquise qu'héréditaire ; que, pour possible, pour démontrée que soit l'hérédité de graine tuberculeuse, elle est l'exception.

A la même époque, Lannelongue pouvait, par la lymphe, diagnostiquer une coxalgie insidieuse chez un tout jeune enfant.

Ed. von Mayer, chez une femme considérée comme atteinte de péritonite tuberculeuse, injectant une petite dose de tuberculine, provoquait une métrorragie et pas de diarrhée ; il en concluait à l'existence de la tuberculose ovaro-salpingienne sans tuberculose intestinale : son diagnostic fut confirmé par la laparotomie. Dans un autre cas, une jeune fille de dix-huit ans était atteinte de pyo-néphrose du côté droit, d'origine indéterminée. Après injection de tuberculine, on vit s'écouler de l'urine claire, sans pus ni albumine, qui venait du rein sain. Le lendemain, l'urine redevint louche et purulente : on conclut à un rein tuberculeux. La néphrectomie montra un rein droit caséifié et abcédé ; dans ces deux cas, les malades ont guéri.

Denisor de Denver rapporte, dans le *New York medical Journal*, trois cas de tuberculose dans lesquels le diagnostic ne put être fait qu'après injection. — Première observation : tuberculose pulmonaire soupçonnée chez un homme, révélée après l'épreuve de la tuberculine. — Deuxième observation : méningite de la base chez un homme de trente-huit ans, suspect de tuberculose par ses antécédents héréditaires et personnels ; réaction positive par injections de 13 milligrammes de tuberculine. — Troisième observation : jeune femme de dix-huit ans, souffrant des genoux ; on pense à une arthrite tuberculeuse. Réaction à la tuberculine. Sept mois se passent : la jeune femme prend la grippe, qui laisse après elle du gonflement des ganglions cervicaux, gonflement qui ne tend pas à résolution ; on enlève les ganglions qui, à la coupe, montrent des cellules géantes et des bacilles de Koch.

Le Dr Springthorpe rapporte, dans le *British medical Journal*, deux cas d'hémoptysie dans lesquels le diagnostic, tenu en échec par ce fait que les crachats ne renfermaient pas de bacilles, ne fut éclairé que par l'épreuve de la tuberculine.

Epstein nous a donné sur la question un travail remarquable, portant sur le diagnostic de 14 enfants âgés de 14 jours à 3 ans. Non seulement il a établi que des enfants bien portants, de 5 à 8 semaines, supportent, sans réaction fébrile comme sans malaise, des injections de tuberculine ; mais il a confirmé la valeur de la lymphe de Koch, au point de vue du diagnostic différentiel. Une des observations a trait à une bronchite suspecte : l'épreuve par la tuberculine fut positive ; l'autopsie venait plus tard confirmer le diagnostic. Une autre observation d'Epstein se rapporte à un nourrisson chez lequel le diagnostic hésitait entre la syphilis héréditaire et la tuberculose. L'enfant et la mère, injectés à la tuberculine, réagirent positivement : l'un et l'autre étaient atteints de tuberculose, sans en avoir la symptomatologie révélatrice.

Escherisch a confirmé de tous points les résultats d'Epstein. Le professeur allemand fait remarquer un détail spécial à l'emploi infantile de la tuberculine, qu'il est bon que vous n'ignoriez pas : c'est que, chez le bébé, contrairement à ce qui se passe chez l'adulte, la réaction inflammatoire à la piqûre, pour passagère et sans suite qu'elle soit, se fait très vive.

Pareille valeur diagnostique a été révélée, en pédiâtrie encore, à Naples, par Tommaso Guida, dans une série d'observations se rapportant à des formes latentes de tuberculose ; entre autres, chez un enfant de trente-deux mois, que l'on soupçonnait de tuberculose abdominale. En même temps qu'on obtenait chez lui la réaction générale, l'articulation cubito-humérale gauche se tuméfiait, devenait chaude, rougeâtre et douloureuse, aussi bien à la pression que dans les mouvements spontanés.

C'est à Hutinel que revient, en France, le mérite d'avoir étudié le plus et le mieux la valeur diagnostique de la tuberculine, dans les cas où la clinique était impuissante à l'éclairer sur la nature de l'affection de ses petits malades.

Vous trouverez les résultats de sa pratique de l'hôpital des Enfants assistés consignés tout au long dans l'intéressante thèse de son élève Gaffie, qui a fait une excellente critique de la question. Vous y verrez qu'Hutinel procède par injections sucessives — l'intervalle des injections est d'ordinaire de cinq jours — allant de la dose de 1/20 de milligramme ou 1/10 de milligramme, pour atteindre 1 milligramme.

L'expérience d'Hutinel l'a amené à formuler de très nettes conclusions dont nous devons, en médecine pratique, tirer profit, à savoir : que la tuberculine, employée chez les enfants qui n'ont pas de fièvre, devient une manière pathognomonique de diagnostiquer la tuberculose, tout enfant ne réagissant pas à une injection de 1 milligramme de tuberculine n'étant pas un tuberculeux.

Les applications de la tuberculine faites au diagnostic de la tuberculose infantile n'ont pas été les seules : pareilles recherches ont été faites aussi chez l'adulte.

C'est ainsi que Grasset et Vedel[1] ont obtenu avec la tuberculine des

1. Grasset et Vedel. — *Académie de médecine*, 1896, 25 Février.

résultats assez appréciables. Ils se sont servi d'une dilution de tuberculine à un dixième dans l'eau phéniquée à 5 pour 1000. Un gramme de cette première dilution, mis dans un demi-litre d'eau bouillie, donne une dilution à 1 pour 5000 : chaque centimètre cube de cette dilution contient 2 dixièmes de milligramme de tuberculine brute. Leurs premiers essais, faits avec un dixième de milligramme, leur ont montré que cette dose est insuffisante et que la dose utile est de 2 à 3 dixièmes de milligramme pour une première injection, et de 5 dixièmes de milligramme pour une seconde.

Le malade étant au lit, on prend sa température pendant deux ou trois jours, matin et soir. On fait l'injection sous la peau de la cuisse avec toutes les précautions classiques, et l'on continue à prendre la température du malade deux ou mieux trois fois par jour, pendant deux à trois jours.

Grasset et Vedel ont ainsi fait des injections chez quatorze malades pour lesquels le diagnostic présentait quelques difficultés. Dans cinq cas la réaction a été des plus nettes ; il s'agissait de deux cas de méningite, l'une cérébrale, l'autre rachidienne ; de deux cas d'induration du sommet sans bacilles dans les crachats ; enfin, d'une maladie d'Addison. Les autres fois, la réaction a été ou douteuse ou nulle : pleurésies ancienne et récente, tumeur blanche, tuberculose avancée avec bacilles dans les crachats.

Grasset dit que, si la tuberculine ne donne pas de réaction chez les individus atteints de tuberculose avancée, comme cela se passe, vous vous le rappelez, pour les bovidés, c'est que ces malades, en raison même du degré de leurs lésions, ont subi une imprégnation suffisante pour les rendre insensibles aux doses minimes de tuberculine injectées ; il fait en outre remarquer que, chez aucun de ses malades, les injections de tuberculine n'ont déterminé d'accidents ni locaux ni généraux.

Combemale et Baviard ont publié dans le *Bulletin médical du Nord* le résultat d'observations intéressantes, d'épreuves positives par la tuberculine chez des adultes : il s'agissait de malades chez lesquels une injection de 2 à 5 décimilligrammes de tuberculine montrait, par la réaction générale comme par la réaction thermique, que, derrière l'emphysème pulmonaire et la pleurésie sèche, sommeillait la tuberculose.

Bien que pareilles recherches, surtout faites chez l'adulte, soient peu nombreuses encore, il est permis de conclure que la tuberculine, à condition d'être maniée avec très grande précaution, comme l'ont fait mes collègues Hutinel, Grasset et Combemale, mérite d'entrer dans nos méthodes séméiotiques, et est appelée à nous rendre de signalés services pour le diagnostic précoce de la tuberculose chez l'homme.

Je crois, Messieurs, à l'avenir de la tuberculine, employée comme moyen de dépister la tuberculose pulmonaire à ses premiers débuts, alors qu'elle se dénonce seulement par cette inspiration rude et basse dont Grancher nous a appris à reconnaître toute l'importance séméiotique. Je crois à l'avenir de la tuberculine, pour un peu je dirais à son indispensabilité, si nous sommes bien pénétrés de cette vérité (dont je voudrais que fût faite la pratique de tous les médecins), que, pour les exigences de la thérapeutique, le diagnostic de la tuberculose ne se fera jamais ni avec trop de promptitude, ni avec trop de certitude.

Vous savez l'orientation du traitement de la tuberculose tout autre aujourd'hui qu'elle n'était hier. Si nous professons la tuberculose curable, si nous nous faisons forts de guérir les tuberculeux, c'est à la condition de les diagnostiquer tels dès la première heure de leur infection, au moment où ils sont bacillisés plutôt que tuberculisés ; à condition, encore, de les traiter *manu militari,* à condition de dire, avec ménagement, la vérité aux intéressés, qui, avertis, souscrivent d'autant mieux à la rigueur des soins imposés, que nous sommes plus à même de tenir nos promesses de guérison. A ce prix, à ce prix seulement, nous décuplons les chances que nous avons de mettre le terrain en bonne défense ; à ce prix, nous décuplons les moyens que nous avons de mettre le malade en état d'en finir au plus vite avec sa bacillose, et de ne pas, chez lui, laisser aboutir les processus tuberculeux commençants.

A ce propos, Messieurs, par une association d'idées que vous avez saisie, je vous dirai que si, demain, on veut remettre à l'étude la question de la cure spécifique de la tuberculose par la sérothérapie, on fera bien de procéder tout autrement qu'on ne s'y est pris jusqu'ici. Pour faire de la sérothérapie antituberculeuse chez l'homme, on devrait vraiment commencer par ne s'adresser qu'à des cas minutieusement analysés, scientifiquement catégorisés, appartenant tous à une même période de la maladie, et seulement au premier degré de cette maladie. On devrait s'attaquer aux malades diagnostiqués par la tuberculine, alors que ces malades sont en train d'évolutionner de la bacillose vers la tuberculose, alors qu'ils en sont encore au premier travail réactionnel provoqué par les bacilles, pour aboutir à la prolifération des endothéliums. Peut-être la tuberculine nous avertira-t-elle (avant que ne puisse le faire la respiration rude et basse) que cellules épithélioïdes et que cellules géantes sont à la veille de se conglomérer, pour aboutir à la formation des premières granulations tuberculeuses ? Peut-être la tuberculine dénoncera-t-elle les moindres granulations, et cela, avant que, par action de contact, autant que par action spécifique, ces granulations aient sollicité toute la série de désordres à la faveur desquels — pour peu que des associations microbiennes se mettent de la partie — la phtisie entre en scène? On ne s'est pas assez rendu compte, qu'en matière de tuberculose, la plupart des sérothérapeutes avaient, dans tous leurs essais, demandé à la sérothérapie antituberculeuse l'impossible, et cela, quand bien même ils auraient eu en mains un vrai sérum antituberculeux.

Que demandaient en effet les sérothérapeutes, alors qu'ils injectaient aussi bien les phtisiques porteurs de cavernes, de dilatations bronchiques, d'adhérences pleurales, que les tuberculeux nouvellement atteints d'infiltration limitée? Ils demandaient à la sérothérapie de réduire et de guérir les lésions de grossière anatomie pathologique, aussi bien que les adultérations histologiquement ou humoralement commençantes. Phtisies ulcéreuses, infections, toxémies tuberculeuses isolées ou associées, la sérothérapie devait s'essayer sur toutes choses et suffire à toutes tâches! Ce demandant, les sérothérapeutes agissaient, sans s'en rendre compte, comme auraient fait des syphiliographes qui auraient demandé aux médications spécifiques de combler des perforations gommeuses du voile du palais ou de guérir sans cicatrices des syphilides ulcéreuses des jambes.

Le sérum antituberculeux serait-il trouvé, qu'il ne faudrait encore demander à la sérothérapie que ce qu'elle peut donner. Demander à la sérothérapie antituberculeuse d'enrayer l'infection tuberculeuse et de faire les frais de réparation des inflammations parabacillaires, c'est vraiment demander plus que ne donnera jamais la thérapeutique la plus spécifique qu'on puisse inventer. Demander à la sérothérapie antituberculeuse d'éteindre la bacillose et de guérir du même coup la phtisie, ce serait se placer, *mutatis mutandis*, dans des conditions semblables à celles qui seraient faites au médecin qui, avec le sérum de Roux, s'attaquerait à une angine pseudo-membraneuse compliquée de pharyngite, de stomatite, de gingivite avec bubons suppurés. Combien mal armé serait, dans l'espèce, celui qui devrait opposer la sérothérapie antidiphtéritique à toute une association de streptocoques, de staphylocoques, de cocci et de saprophytes!

La thérapeutique spécifique de la tuberculose, quels que soient du reste ses voies et moyens, ne sera efficace qu'autant qu'elle se fera hâtivement entreprenante; c'est pourquoi l'emploi diagnostique de la tuberculine est tout indiqué : elle fera partie des instruments courants de diagnostic dont le clinicien se servira, toutes les fois que le moindre doute restera dans son esprit.

Mais ce n'est pas seulement, Messieurs, au traitement précoce de la tuberculose pulmonaire que la tuberculine est appelée à vous rendre *médiatement* de signalés services.

Il est des cas où la tuberculine vous paraîtra formellement indiquée comme pierre de touche. Ce sont, par exemple, les cas relevant de la pathologie infantile dans lesquels, en dépit d'une symptomatologie qui jure la méningite tuberculeuse, on se demande s'il ne pourrait cependant pas, dans l'espèce, s'agir de méningo-encéphalopathie syphilitique ou parasyphilitique héréditaire? Je n'ai pas besoin d'insister pour que vous compreniez l'intérêt thérapeutique immédiat que prend ici le diagnostic différentiel. La réponse négative de la tuberculine, chez certains petits malades guéris par l'iodure de potassium *larga manu*, viendrait fixer les thérapeutes sur cette question encore en litige, à savoir si les guérisons de méningites tuberculeuses mises à l'actif de l'iodure de potassium ne devraient pas aller grossir le nombre des syphilis méconnues ?

En tout cas, m'est avis qu'il y a dans la tuberculine délicatement maniée, appliquée aux méningites des enfants et des adultes, un moyen diagnostique autrement pratique que ne l'est la ponction lombaire. Vous n'ignorez pas comment et pourquoi elle a été proposée et faite il y a quatre ans par Quincke. Le manuel opératoire réglé par Quincke est assez facile pour qu'on n'hésitât pas à la pratiquer, si on devait en retirer bénéfices curatifs, palliatifs ou diagnostiques. Jusqu'à présent, les résultats fournis en tous sens par la rachicentèse (comme Marfan a proposé de dénommer la ponction lombaire) sont assez minces ; vous pourrez vous en convaincre en lisant la thèse récente du docteur G. Bernard.

La rachicentèse vous apparaîtra, comme à moi, un moyen bien inférieur aux injections de tuberculine, d'autant que, si le traitement des méningites ne semble guère avoir bénéficié de la ponction lombaire, le diagnostic y trouvât-il son compte en matière de tuberculose, il ne le trouverait que par une voie détournée, bien plus longue et bien moins sûre que l'injection de tuberculine, puisqu'il faut (comme l'a fait avec succès Lichtheim) recourir à l'examen bactérioscopique du liquide céphalo-rachidien pour y découvrir le bacille de Koch. Outre que la recherche est délicate, les bacilles étant très rares dans les liquides méningés, l'examen ne pourrait aboutir qu'au cas où il serait positif, le médecin conservant tous ses doutes dans le cas de réponse négative. Or, vous savez que ce n'est pas le cas, au contraire, pour l'injection de tuberculine, dont la réponse est toujours positive, puisque, de la réaction ou de la non-réaction thermique vous pouvez toujours tirer des présomptions qui, dans l'espèce, équivalent à une certitude.

Il est toute une autre catégorie de malades chez lesquels l'emploi de la tuberculine pourra se trouver indiqué. Je vise certaines chlorotiques chez lesquelles on se prend trop souvent à voir des chloroses vraies, alors qu'il s'agit de fausses chloroses, alors qu'il s'agit de chloro-anémies symptomatiques soit d'un ulcère simple de l'estomac, soit de brightisme, soit de syphilis, soit d'un rétrécissement mitral méconnus, soit, beaucoup plus souvent, de tuberculose latente.

L'injection de tuberculine faite sur certaines de ces malades pourrait présenter un intérêt double, intérêt doctrinal et pratique.

L'emploi de la tuberculine, réformant plus d'un diagnostic, donnerait vraisemblablement maintes fois raison à la manière de voir que vous m'entendez professer depuis longtemps à l'hôpital, à savoir que la chlorose vraie (entendue dans le sens de la conception de Virchow) est aussi rare que les chloro-anémies sont communes. L'injection de tuberculine ne servirait pas seulement à éclairer la pathogénie si controversée de la chlorose, l'injection permettrait encore de dépister la tuberculose chez maintes chlorotiques chez lesquelles notre percussion, réunie à l'auscultation, ne parvient pas à la démontrer. Combien de jeunes filles n'ai-je pas vues, qu'on me présentait comme devenues tousseuses, bronchitiques, fébricitantes, expectorantes, par « débilitation et misère physiologique de leur chlorose, qui les avait prédisposées à la tuberculose », qui n'étaient rien moins que de malheureuses tuberculeuses chlorotiformes, lentement anémiées par une bacillose restée latente ? Pareilles malades n'étaient pas devenues tuberculeuses parce qu'elles étaient chloro-anémiées, mais au contraire s'étaient montrées anémiées bien avant de se démasquer tuberculeuses.

Vous saisissez, Messieurs, sans que j'aie besoin d'y insister, toute la portée diagnostique, pronostique et thérapeutique, que pourrait prendre une injection de tuberculine, alors que les signes ordinaires ne suffiraient pas pour vous permettre d'affirmer que, chez votre cliente, il n'y a pas tuberculose sous roche.

Je crois, Messieurs, les injections de lymphe de Koch destinées encore à vous éclairer dans maints autres états morbides, dans lesquels la tuberculose ne se rend pas symptomatologiquement visible ; dans maints états morbides où la biopsie, dans un but histologique, microbiologique ou expérimental, ne parvient pas à démontrer la tuberculose.

Vous savez combien déjà les études biopsiques auxquelles je fais allusion ont changé nos connaissances en matière de tuberculose ; vous savez combien, du lupus aux pleurésies *a frigore*, s'est agrandi le chapitre des tuberculoses localisées.

Eh bien ! je suis persuadé que l'emploi scientifique de la tuberculine en matière diagnostique nous réserve plus d'une surprise ; je suis persuadé que, par la tuberculine, se fera la revision de plusieurs de nos cadres de pathologie ; je suis persuadé que, par l'emploi de la tuberculine, l'empire de la tuberculose sera plutôt agrandi que démembré ; je suis persuadé que nous devrons à la tuberculine de démontrer tuberculeuses nombre de dermopathies, par exemple, qui sont seulement suspectes d'être tuberculeuses ; ou encore certaines dermatoses dont les nosographes rendent responsables toutes autres choses que la tuberculose.

Je ne doute pas que, si les dermatologistes se mettent à faire couramment appel à la tuberculine, comme aide diagnostique, ils n'arrivent à inscrire au chapitre des localisations tuberculeuses toute une série de pathies assez mal dénommées, assez mal classées, qui vont, dans leurs expressions symptomatiques, depuis les états érythémateux, lichénoïdes, verruqueux, kéloïdiens, éléphantiasiques, depuis l'état bulleux ou pemphigoïde, jusqu'aux états ulcéreux, jusqu'aux états nodulaires ou gommeux, destructifs, caractéristiques des formes lupiques de la tuberculose, jusqu'aux états qu'on pourrait appeler phtisies cutanées, puisqu'ils marquent le terme le plus élevé et le plus grave des dermopathies tuberculeuses ou paratuberculeuses.

La tuberculine a là tout un champ d'action diagnostique ; son emploi arrive juste à l'heure où les dermatologistes, trop longtemps oublieux de l'enseignement philosophique de Bazin, se mettent à reviser leurs cadres nosographiques, si étroits et si artificiels. De leur revision sortira cette vérité, pour laquelle je plaide depuis quinze ans, à savoir : qu'à bien prendre les choses, en pathologie générale, les « Maladies de la peau » n'ont pas l'autonomie qu'on leur prête ; qu'à bien analyser les faits, il n'y a guère plus de maladies de la peau qu'il n'y a de maladies de la moelle ou de maladies des reins ; que partout il s'agit de déterminations, de localisations (infectieuses ou toxiques, acquises ou héréditaires) se faisant tantôt sur le névraxe, tantôt sur la peau, tantôt sur les reins.

Que si la tuberculine démontre tuberculeux certains des états morbides auxquels nous faisons allusion, elle permettra une fois encore à la pathologie générale de dire, qu'en matière de dermopathies comme en matière de névropathies ou de néphropathies, les enquêtes étiologiques et pathogéniques doivent primer les expressions symptomatiques et les modalités anatomiques. En pathologie générale, ce qu'il nous importe de considérer, à nous autres médecins préoccupés de prophylaxie et de thérapeutique, c'est, en somme, peut-être moins la localisation que la nature de la maladie, moins sa manière de se montrer que sa manière de venir; c'est moins encore l'aspect symptomatique de la localisation morbide que sa nature; c'est moins l'effet que la cause[1]. Et ce n'est pas seulement à ces enseignements de Pathologie générale et à ces réformes de Nosographie qu'aidera, en matière de dermatologie, l'emploi de la tuberculine; la Thérapeutique, elle aussi, en bénéficiera.

Il est encore d'autres cas dans lesquels nous ferons bien de recourir à l'emploi diagnostique de la tuberculine : la clinique autant que la nosographie y gagnera. Je fais allusion au diagnostic pathogénique de l'asthme et des sciatiques.

Je pense, Messieurs, à l'emploi à faire de la tuberculine chez les asthmatiques, parce que, si le réactif de la tuberculose donnait, au moins chez certains d'entre eux, une réponse positive, il servirait à fixer la nosographie sur un point important : celui de savoir si l'asthme dit essentiel est vraiment idiopathique, et s'il diffère tant qu'on l'enseigne partout des accès de dyspnée décrits sous le nom d'asthme symptomatique, chez les cardiaques, chez les neurasthéniques, chez les urémiques.

J'estime, pour ma part, que très souvent, que le plus souvent, la tuberculose se cache chez l'asthmatique vrai, chez l'asthmatique réputé le plus franc. Et, si vous voulez ma pensée telle que je la formule depuis longtemps à l'hôpital, je crois que les asthmatiques *vrais* sont sujets à des accès de spasmes respiratoires, parce qu'ils ont une épine tuberculeuse, celle-ci conditionnant la névrose pulmonaire au même titre que telles lésions des fosses nasales auxquelles on a, ces temps derniers, fait, en matière d'asthme, jouer un rôle pathogénique au moins exagéré.

Ce qui me fait considérer les asthmatiques comme des tuberculeux localisateurs frustes, comme des névrosés pulmonaires *asthmatiformes*, c'est, entre autres raisons, la biographie tout entière de maints asthmatiques, qui, à l'une quelconque des étapes de leur existence, ont laissé percer leur tuberculose : ils sont nombreux les asthmatiques dont j'ai pu colliger l'histoire au travers d'une biographie de douze, quinze et vingt années, et chez presque tous j'ai pu trouver la trace palpable de la tuberculose.

Il est évident que cette tuberculose s'est, chez tous, présentée sous des traits adoucis, sous une forme qui ne tirait pas l'œil et qui ne se réclamait en presque rien de la symptomatologie habituelle aux tuberculoses classiques commençantes. Mais, cette symptomatologie larvée serait-elle la première que la phtisiologie moderne nous aurait

1. L. Landouzy. — *Revue de Médecine*, 1880, p. 1037.

appris à rapporter à sa véritable origine ? Que de tuberculoses frustes (à commencer par le lupus, par certaines gommes cutanées, à continuer par la scrofule, par la pleurésie a frigore, par certaines sténoses mitrales et la chlorose vraisemblablement) ont été longues à se faire reconnaître ! C'est que nous étions encore dominés par la considération trop exclusive de ne pouvoir reconnaître tuberculeux que ceux des états pathologiques dans lesquels se montrait le nodule spécifique de Laennec.

N'est-ce pas en vertu de ces conceptions exclusives, qui dataient d'un autre âge (de l'âge où étaient inconnues et la tuberculose histologique et la tuberculose bacillaire), que nous avons eu tant de peine à faire accepter comme tuberculeux : les pleurétiques a frigore, certains bébés athrepsiques, tuberculeux et tuberculineux sans en avoir l'apparence symptomatique, certains typhiques qu'on traitait autrefois comme dothiénentériques et que j'ai montré être atteints de fièvre typhoïde bacillaire prétuberculeuse.

Eh bien ! la distance symptomatique et les différences anatomo-pathologiques qui séparent certains pleurétiques, certains bébés athrepsiques, certains typhoïdiques bacillaires prétuberculeux, de la tuberculose pleurale grossière, de la tuberculose infantile classique et de la fièvre typhoïde éberthienne, je les retrouve chez les asthmatiques qui ne *sentent* la tuberculose pulmonaire que de très loin.

Quoi d'étonnant, après tout, à ce qu'une épine de tuberculose atténuée, à évolution spéciale, fasse d'un nerveux un asthmatique, et conditionne ses accès à la faveur de causes occasionnelles surajoutées : fatigues, émotions, excitations pharyngées, bronchiques, gastriques, etc. ?

Le terrain sur lequel apparaît d'ordinaire l'asthme, expliquerait en partie l'évolution si torpide et la symptomatologie si spéciale de la bacillose. Ce sont, en effet, les neuro-arthritiques les plus authentiques qui frayent avec l'asthme vrai, ce sont les neuro-arthritiques qui, touchés par une épine tuberculeuse pulmonaire, font de l'asthme. Éclosant chez eux, la tuberculose aboutit à l'appareil dyspnéique convulsif qui fait entrer certains arthritiques néotuberculeux dans la catégorie des asthmatiques.

Pour qui voudra bien y réfléchir, cette évolution torpide fruste de la tuberculose n'a, à tout prendre, rien d'extraordinaire. Ne savons-nous pas combien les neurasthéniques, combien les arthritiques sclérogénisants vivent d'ordinaire en quasi-santé avec leurs servitudes tuberculeuses, quelle que soit, du reste, la localisation de celles-ci ? Ne connaissons-nous pas les pronostics moins sombres à porter chez toutes les jeunes femmes, névropathiques et neurasthéniques renforcées, dont les phtisies, marchant avec une extrême lenteur, tendant plutôt à se circonscrire qu'à diffuser, les fatiguent par les accès de toux et de dyspnée plus que par la fièvre, la tuberculose se montrant chez elles remarquablement peu infectieuse ? Est-ce que Pidoux, déjà, ne nous avait pas appris à compter avec la marche spécialement lente et originale de la tuberculose chez les asthmatiques ?

Qu'on ne vienne pas m'objecter que, si tel asthmatique avéré, après une carrière bien remplie d'accès d'asthme, s'est formellement révélé tuberculeux, qu'on ne vienne pas me dire que cela tient à ce que la contagion s'est abattue sur lui et l'a fait tuberculeux, quoique ou parce que asthmatique.

Cette objection, ne me l'a-t-on pas faite à propos des pleurétiques *a frigore* qu'on me disait devenir tuberculeux six mois, deux ans, cinq ans après leur pleurite, sous prétexte que celle-ci les avait mis en infériorité respiratoire et en opportunité morbide pulmonaire ? Alors que je disais les ex-pleurétiques continuer simplement à être tuberculeux, on les prétendait néotuberculeux ; alors qu'on m'objectait que la tuberculose venait se greffer sur la pleurésie, je déclarais au contraire mes malades tuberculeux, après comme pendant leur pleurésie.

Je pense qu'il en est ainsi, d'ordinaire, pour l'asthme vrai, et, sans méconnaître en rien le rôle que la dyscrasie, spéciale aux neuro-arthritiques, peut jouer dans l'apparition de la névrose pulmonaire, j'estime qu'une épine tuberculeuse y prend une place prépondérante, ne serait-ce qu'à titre fixateur.

Toute l'histoire de maints asthmatiques réclame contre cette conception étroite que la nosographie classique nous donne de l'asthme *vrai* ; je crois que, de ce côté, la revision est au moins nécessaire, et que la tuberculine passant sur maints asthmatiques pourrait bien nous apporter autant de révélations que de surprises.

D'autant que nous savons tous combien est chose délicate le diagnostic d'un noyau d'infiltration commençante chez les asthmatiques dont un certain degré d'emphysème, commensal obligé de l'asthme, vient gêner l'examen par la percussion et par l'auscultation.

Cette année encore, j'ai pu, dans mon cabinet, suivre l'histoire de trois arthritiques avérés, un homme et deux femmes, dont le dossier arthritique était absolument complet (épistaxis de l'enfance, métrorragies, migraines, hémorrhoïdes, camptodactylie, etc., etc.,) et qui, considérés par des maîtres comme asthmatiques vrais, étaient atteints de tuberculose du sommet.

Chez ces trois consultants, la tuberculose unilatérale, étroitement circonscrite, n'ayant jamais allumé de fièvre ni donné lieu à quelque symptomatologie infectieuse, provoquait, de loin en loin, quelque peu d'expectoration ; de nombreux examens des crachats avaient, une fois seulement, signalé de rares bacilles. Chez ces trois asthmatiques dont j'évoque spécialement aujourd'hui le souvenir — parce que ce sont les derniers qui se sont présentés à moi — la tuberculose ne put être décelée (sommet droit chez deux des malades, sommet gauche chez la troisième) qu'après une percussion très délicate et l'auscultation minutieuse de la respiration, de la voix et de la toux, sans entraîner, du reste, la conviction des confrères chez lesquels fréquentaient ces clients en même temps que chez moi.

Ce ne sont pas seulement des idées de Pathologie générale qui m'ont suggéré des conceptions pathogéniques analogues touchant l'asthme, la pleurésie a frigore, la fièvre prétuberculeuse ; c'est encore un fait sur lequel, à l'hôpital, j'appelle fréquemment votre attention : je parle des fluxions circonscrites périturberculeuses, déterminées par l'iodure de potassium. Tandis que vos asthmatiques devront à l'emploi de l'iodure de respirer mieux, d'avoir une circulation pulmonaire plus facile, de sentir leurs accès de dyspnée réduits d'intensité et de longueur, souvent vous surprendrez, en faisant comparative votre auscultation avant et après l'emploi de l'iodure, vous surprendrez, dis-je, des localisations fluxionnaires limitées au point précis où votre doigt et votre oreille auront, antérieurement, soupçonné une infiltration commençante.

J'en ai fini avec cette digression dont vous aurez, Messieurs, saisi l'intérêt tant pratique que doctrinal. Quelle que soit la conception que vous preniez de l'asthme, vous aurez fréquemment, en clientèle, à résoudre pratiquement la question délicate de savoir si, oui ou non, votre client asthmatique n'est pas entaché de tuberculose ? Convenez avec moi que la réponse à votre question, que vous savez déjà difficile à obtenir de la percussion et de l'auscultation, ne sera en rien aidée par la symptomatologie classique de la tuberculose, puisque le propre de la tuberculose du neuro-arthritique est d'évoluer sans fièvre, est d'évoluer sèche, c'est-à-dire sans expectoration, c'est-à-dire sans permettre de recourir aux examens bactérioscopiques.

Reconnaissez combien vous seriez aises que le doute dans lequel la clinique vous laisse en pareil cas pût être levé par un appel fait aux injections de tuberculine, et le réactif de la tuberculose vous apparaîtra donc, comme à moi, d'un emploi légitime chez les asthmatiques. La conviction dans laquelle vous serez mis par vos injections de tuberculine n'importe pas seulement, dans l'espèce, à la précision de votre diagnostic : elle importe surtout à l'orientation que vous donnerez au traitement de votre malade, aussi bien qu'à la prophylaxie par laquelle, de suite, vous travaillerez à sauvegarder son entourage.

Je crois, vous disais-je tout à l'heure, Messieurs, que vous ferez bien aussi, en certains cas de sciatiques, de recourir à l'emploi des injections de tuberculine. C'est que, depuis longtemps déjà, j'appelle l'attention de mes élèves sur les rapports très étroits qui unissent la sciatique à la tuberculose : très fréquemment, beaucoup plus fréquemment qu'on ne le pense, qu'on ne le dit surtout, je crois la sciatique *fonction de bacillose.*

C'est que, nombre de fois il m'est arrivé de suspecter de bacillose des malades qui ne m'accusaient d'autre trouble de santé qu'une sciatique, dont on aurait cherché en vain la raison dans le paludisme, dans le rhumatisme, dans le diabète, dans une gonococcie, dans une compression, dans la syphilis, ou encore dans une affection spinale. Je ne fais pas allusion ici, bien entendu, aux sciatiques dont se plaignent, au cours de leur maladie, des phtisiques avérés ; je ne fais pas allusion à ces faits bien connus, décrits par Peter, dans ses Leçons cliniques, et par son élève Friot dans sa thèse : pour intéressants qu'ils soient, ces faits ont trait plutôt à ce qu'on pourrait appeler les complications de la phtisie. Je vise d'autres faits singulièrement plus importants, je vise spécialement toute une catégorie de malades souffrant uniquement de sciatique, chez lesquels, si tant est que la tuberculose évolutionnât dans d'autres points de l'organisme, elle n'apparaissait pas. J'ai vu, j'ai suivi de nombreux malades chez lesquels seule une sciatique avait mis mon attention en éveil touchant une tuberculose latente, touchant une phtisie à craindre. Cette phtisie, je l'ai vue survenir des mois ou des années après la sciatique, et cela assez fréquemment pour suspecter aujourd'hui de tuberculose tout individu porteur d'une sciatique, chez lequel aucune des causes que j'énumérais plus haut ne peut m'expliquer l'affection nerveuse.

Parmi les cas types que j'ai suivis en clientèle, j'évoquerai l'observation d'un jeune homme de vingt ans, sans antécédents héréditaires particuliers, sans tare personnelle (pas de fièvre typhoïde, pas de fièvre rhumatismale, pas de blennorrhagie, pas de syphilis, pas de paludisme, pas de traumatisme, pas d'alcoolisme, pas d'intoxication professionnelle ou alimentaire, pas de tabes fruste), qui, sans raison apparente, se mit, en Juillet, à souffrir d'une sciatique droite. Un mois après, le membre droit était atrophié : deux centimètres de moins pour la cuisse, un centimètre de moins pour la jambe que du côté gauche, sans compter qu'il y avait, à droite, cet épaississement du pannicule adipeux sous-cutané sur lequel, il y a longtemps déjà, j'ai appelé l'attention, comme pouvant masquer la macilence myopathique. Sauf la sciatique, j'eus beau chercher, je ne trouvai rien chez mon client qui, pourtant, ne se sentait plus aussi bien « qu'au commencement de l'année, avant l'apparition des douleurs ». En Septembre, petit rhume avec légère hémoptysie ; fin de Septembre, quelques petits crachements de sang. En Octobre, la toux, l'expectoration, la fièvre s'installent, le malade perd ses forces, son entrain et s'amaigrit ; en même temps, des signes de congestion et de ramollissement apparaissent sous la clavicule droite. Rapidement, il se fit là une fonte pulmonaire à laquelle l'ancien névralgique succombait, en Décembre, six mois seulement après la venue de la fameuse douleur de la fesse qui, suivant l'expression de mon client, « n'avait l'air de rien ».

Si j'insiste sur pareilles observations, c'est que je professe depuis longtemps que les sciatiques *prennent souvent l'air de quelque chose* ; c'est que je professe que pareilles sciatiques peuvent aider à faire un diagnostic de *suspicion à longue portée*, et servir à une orientation pronostique et thérapeutique meilleure, puisque derrière la sciatique tuberculineuse se prépare à se démasquer un tuberculeux. Si j'insiste sur pareilles observations, c'est qu'en dépit de la dénonciation que j'en fais en clinique, depuis longues années, on n'en saisit pas la valeur. Cela tient, Messieurs, à ce que, notamment en matière de déterminations tuberculeuses, les médecins sont encore beaucoup trop organiciens, trop anatomo-pathologistes, et ne comptent pas encore assez avec l'humorisme, avec l'histochimisme, avec certaines imprégnations tuberculineuses périphériques, partant de foyers bacillaires viscéraux, qui, bien avant de faire œuvres tuberculeuses, savent faire œuvre de toxinémie, de tuberculinémie.

Aux médecins tentés de nier la pathogénie de ces sciatiques prémonitoires (qui, comme je le dis familièrement, marchent fort à l'avant-garde de la tuberculose pulmonaire), sous prétexte que, d'une part, pendant de longs mois, le patient reste exclusivement souffrant de sa sciatique, que, d'autre part, on n'a jamais vu de tubercules dans les nerfs de phtisiques qui avaient eu ces sciatiques préliminaires ; à ces médecins je réponds que, si les choses sont ainsi, c'est que le malade est un bacillaire toxinémique, tuberculinant longtemps avant de se dénoncer grossièrement tuberculeux, c'est qu'il souffre d'une sciatique tuberculineuse et non point d'une sciatique due à des granulations tuberculeuses qu'on sait ne se développer, en pareil cas, ni dans le parenchyme, ni dans la gaine du nerf.

Je n'irais pas jusqu'à répéter pour la sciatique *a frigore* ce que j'ai dit, il y a quinze ans déjà, de la pleurésie *a frigore* ; et pourtant, je tiens pour suspect de tuberculose tout individu qui me fait une sciatique dont je ne parviens pas à dépister l'origine et qui résiste aux médications spécifiques : sulfate de quinine à hautes doses, salicylate de soude donné avec insistance, alcalins à doses élevées, iodure de potassium *larga manu*. J'avoue que, si la tuberculine me donnait, chez de pareils malades — chez lesquels bien entendu l'oreille la plus exercée ne permettrait pas de suspecter les sommets, — la réaction spécifique, j'y trouverais une nouvelle confirmation de ma manière de voir qui, vous le reconnaîtrez, a une importance pratique plus grande encore que doctrinale.

Pour être complet, je tiens à vous faire remarquer, Messieurs, qu'il est prudent, surtout étant donnée la nouveauté de l'emploi de la tuberculine chez l'homme, de faire quelques réserves sur la spécificité univoque de la réaction tuberculineuse. Il paraîtrait que l'application de la tuberculine à diverses maladies non tuberculeuses — qui sait pourtant si les malades en question n'étaient point en même temps entachés de bacillose ? — a montré qu'il en était peut-être quelques-unes qui donneraient vis-à-vis de cet agent la même réaction que la tuberculose ?

Dans des cas de *syphilis*, J. Neumarck (de Vienne), Straus et Teissier[1] ont obtenu plusieurs fois une réaction générale, moins souvent une réaction locale, consistant en une poussée congestive au niveau des lésions cutanées (gomme, rupia), tout à fait comparable à ce que l'on observe dans le lupus.

V. Eiselsberg dit avoir obtenu la même réaction dans l'*actinomycose* chez l'homme ; Schwiencer et Kaposi dans le *lupus érythémateux* ; d'autres enfin dans certaines formes de *bronchites fétides* et dans quelques cas de *sarcome* et d'*épithéliome* ; sans qu'il soit possible d'affirmer si, dans tous ces cas, la réaction vis-à-vis de la tuberculine n'était pas due à quelque foyer de tuberculose latente ?

Parmi les cas pathologiques qui auraient répondu affirmativement à l'épreuve de la tuberculine, je dois vous citer encore la *lèpre*, dans laquelle Max Joseph, Kaposi, Arning ont observé, quoique plus rarement et *à un degré moins accusé*, une réaction locale et générale. Goldschmidt[2] (de Madère), Babès et Kalendero[3] ont également obtenu la réaction dans la lèpre, le premier avec une dose de 1 milligramme de tuberculine, les seconds avec des doses plus élevées.

---

1. STRAUS et P. TEISSIER. — De l'emploi de la tuberculine comme agent révélateur de la syphilis. *Congrès pour l'étude de la Tuberculose*. Juillet 1893.

2. GOLDSCHMIDT.— Bericht über fünfzehn mit dem Koch'schen Heilmittel behandelte Fälle von Lepra. *Berliner phys. Wochenschrift*. 1891, p. 28.

3. BABÈS et KALENDERO. — Ueber die Wirkung des Koch'schen Heilmittels bei Lepra. *Deutsche med. Wochenschrift*. 1891, p. 115.

Straus [1] a employé la tuberculine chez un homme (présentant de l'atrophie musculaire prédominant au niveau de l'éminence thénar et des interosseux de la main, de la sclérodermie digitale, des lésions mutilantes des doigts et des orteils, des maux perforants et une dissociation incomplète de la sensibilité) que certains médecins avaient considéré comme un syringomyélique, d'autres, tels que Zambaco, comme un lépreux. Ce malade portait, en effet, le long des nerfs du bras et de l'avant-bras, des névromes caractéristiques de la lèpre. Or, chez ce malade, une injection de 2 milligrammes de tuberculine provoqua une réaction très intense avec ascension thermique à 40°,6, frisson, courbature, céphalée ; la fièvre persista quarante-huit heures.

Il semble donc, d'après certaines observations, que la tuberculine puisse provoquer en matière de lèpre une réaction générale. Peut-être, pour le cas particulier de Straus, serait-il prudent de faire quelque réserve, car, d'une part, le bacille de la lèpre n'a pu être trouvé chez le malade, et d'autre part, il ne serait point impossible que ce lépreux fût en même temps tuberculeux ?

Si de nouvelles observations démontraient la constance de réaction de la tuberculine dans la lèpre, il n'en faudrait pas conclure à la mévaleur de la tuberculine comme instrument diagnostique, d'autant qu'il se pourrait que la réaction obtenue en matière de tuberculose et de lèpre ne fût point absolument, identiquement, la même. Est-ce que nous ne sommes pas, relativement à maintes réactions diagnostiques, accoutumés à des nuances plutôt qu'à de véritables différences ? Est-ce que la matité et le souffle ne sont pas signes de pneumonie et de pleurésie ; est-ce que pourtant matité et souffle n'ont pas leur physionomie dénonciatrice particulière ? La preuve de ce que je pense pouvoir être des nuances observables en matière de réaction de tuberculine chez les tuberculeux et chez les lépreux, la preuve en est, Messieurs, que Babès [2], recherchant l'action de la tuberculine dans des cas de lèpre nerveuse systématisée, a relevé de véritables différences dans la manière dont réagissaient ces lépreux par rapport aux tuberculeux. Chez ces derniers, la réaction n'apparaissait guère que dix à douze heures après l'injection, tandis que chez les lépreux c'était beaucoup plus vite, trois à quatre heures après l'injection, que survenait l'hyperthermie. De plus, la réaction de la tuberculine durait plus longtemps et donnait lieu à des phénomènes généraux plus sérieux chez les lépreux que chez les tuberculeux.

---

1. Straus. — Sur l'action de la tuberculine dans un cas de lèpre systématisée nerveuse. *Congrès pour l'étude de la Tuberculose*. Juillet 1893. — La tuberculose et son bacille, 1895, p. 832-833.

2. Babès. — *Congrès pour l'étude de la Tuberculose*. Juillet 1893.

S'il arrive qu'en pays où la lèpre règne endémiquement on démontre, par toute une série d'observations bien conduites, que la tuberculine donne constante la réaction positive, la Matière médicale nouvelle nous aura dotés d'un élément de diagnostic de plus, d'un élément de diagnostic dont, croyez-moi, Messieurs, nous n'avons pas à faire fi. Non seulement la tuberculine servira médiatement à la prophylaxie, mais, devenue réactif de la lèpre, elle aidera les nosographes à faire le départ de ce qui appartient vraiment à cette maladie, dans toute une série de cas qui lui empruntent un appareil symptomatique bien propre à tenir parfois en échec le jugement des cliniciens les plus experts.

N'allez pas, Messieurs, vous imaginer que, pour l'analyse des cas cliniques difficiles auxquels je fais allusion, l'étude des commémoratifs et des antécédents des malades, jointe à la considération de rareté de la lèpre, suffise pour que vous opiniez facilement vers le diagnostic d'affections léproïdes et non lépreuses. D'abord, la lèpre est beaucoup moins rare en Europe, en France, à Paris même, que vous ne l'imaginez, et puis, sachez que, si, *in ære parisiensi*, vous l'observez à l'état de curiosité clinique en ville ou à l'hôpital, vous la rencontrerez assez communément dans nos colonies d'Orient, au Tonkin particulièrement. Apprenez que la lèpre nous menace à l'extrême nord et à l'extrême orient par ses foyers endémiques; sachez qu'elle risque fort de nous être importée par la légion de marins que la pêche attire en Islande; sachez que nos fréquentations incessantes et rapides avec nos possessions asiatiques peuvent nous ramener la lèpre comme l'apportèrent autrefois les Croisés.

Sachez donc, Messieurs, que, dans la métropole comme dans nos possessions d'outre-mer, vous aurez à compter avec la lèpre et devez, tous tant que vous êtes, vous précautionner de savoir la reconnaître : soit dans ses formes classiques, léonines, nodulaires et mutilantes, comme celles que j'ai, il y a dix ans, vues, nombreuses, dans la sordide léproserie de Jérusalem, ou disséminées dans divers quartiers de Damas; soit dans ses formes frustes, anesthésiques et maculeuses, comme celle qu'il m'a fallu dépister dans mon service de l'hôpital Tenon, chez un cultivateur des environs de Paris, qui, pris par le service militaire, n'avait quitté son village que pour faire partie de notre expédition du Mexique. Les commémoratifs, les antécédents, chez ce lépreux surtout maculeux, porteur sur le tronc de larges taches de teinte saumonnée, les commémoratifs, dis-je, étaient assez minces pour ne pas inviter au diagnostic, d'autant que les premières manifestations de la lèpre n'apparurent, chez ce paysan, que sept ans après son retour au foyer domestique.

L'histoire de ce lépreux, aussi authentique que fruste, n'est point seulement intéressante par ses difficultés diagnostiques grandes, elle l'est aussi, et surtout, par la longue durée de l'incubation. C'est à ce titre spécial que mon collègue Leloir l'a rapportée dans son traité magistral de la lèpre. Le cas de mon lépreux doit être retenu, comme fort instructif, par la pathologie générale, qui y verra un bel exemple de ce que peut durer la période d'incubation ou au moins d'apparition d'une maladie infectieuse.

Donc, Messieurs, ne vous fiez ni aux commémoratifs ni à la rareté relative de la lèpre pour trancher en matière diagnostique. Sachez que, vraisemblablement, vous vous trouverez bien d'employer la tuberculine pour classifier certains de ces cas, qui, assez fréquemment, tiennent en haleine, par exemple, le jugement des neuropathologistes.

En présence d'appareils symptomatologiques complexes et mêlés, rappelant par certains côtés la lèpre, il arrive aux neuropathologistes de se demander de quoi il retourne. Il nous arrive de discuter longuement, pour savoir si nos malades doivent rentrer dans la catégorie des vrais lépreux frustes, ou bien être considérés comme des léproïdes, les troubles organiques et fonctionnels ressortissant, dans ces cas, soit à la maladie de Morvan, soit à la sclérodermie, soit à la syringomyélie. Il y a là peut-être tout un champ d'applications pour la tuberculine, dont l'emploi permettra non seulement d'aiguiser les diagnostics obscurs, mais qui donnera le moyen de fixer la nosographie hésitante sur certaines questions doctrinales et pratiques, celle, par exemple, de savoir s'il ne faut pas, avec mon confrère de l'Académie, Zambaco-Pacha, rattacher à la lèpre maint état morbide qu'on serait tenté d'en distraire. Je fais allusion à l'enquête que Zambaco-Pacha a menée, ces années dernières, en Bretagne, d'où il est revenu restreignant fort la part à accorder à la maladie de Morvan et aux syringomyélies, pour nous montrer les analogies grandes existant entre les malades qu'il avait découverts en Bretagne et ceux qu'il avait communément soignés en Orient : des uns comme des autres, il faisait des lépreux.

Ce sont là des considérations qui peut-être vous font croire que je sors de mon sujet ; il n'en est rien, puisque je vous montre combien fréquemment trouvera vraisemblablement à s'employer la tuberculine, agent de la Matière médicale nouvelle, pour le diagnostic d'affections plus nombreuses que vous ne sauriez l'imaginer.

Parmi les questions qui divisent le plus les neuropathologistes, il en est une, celle de la syringomyélie, dans laquelle la tuberculine est vraisemblablement appelée à jouer un rôle, si l'on veut soigneusement distinguer le syndrome syringomyélique (que peut donner la lèpre authentique) de la soi-disant maladie syringomyélie. Il ne serait nullement indifférent pour la clinique de débrouiller le chaos dans lequel se trouve encore cette question de la syringomyélie et des états syringomyéliformes. Vous savez que l'on voudrait faire de ce syndrome une entité morbide ; vous savez qu'on décrit la syringomyélie comme on décrit le tabes dorsal, et cela, sous prétexte que la syringomyélie a un fond lésionnal quasi personnel, sous prétexte qu'assez ordinairement on a trouvé en regard de la symptomatologie présentée par les malades étiquetés syringomyéliques, une lésion cavitaire médullaire. Mais, cette lésion cavitaire, par laquelle on voudrait caractériser autant que dénommer le syndrome, faudrait-il encore chercher à savoir quel a été le mode instrumental de son développement; faudrait-il chercher à savoir s'il ne s'agit pas là d'une séquelle de maladie infectieuse toxique, héréditaire ou acquise ?

Vous comprenez, Messieurs, d'après les exemples que je viens de vous citer rapidement, combien la tuberculine semble devoir prendre d'importance pour nous, cliniciens, donnant à nos diagnostics un caractère de précision et de certitude auquel ne pouvait nous accoutumer la séméiotique de nos pères.

Vous saisissez aussi le bien fondé de cette affirmation que je vous fais entendre chaque jour : que tout se tient en médecine, que le moindre progrès fait dans une branche de notre science et de notre art, devient rapidement la source de progrès pour toutes les autres.

De cette vérité, la tuberculine maniée comme agent diagnostique vous est un bel exemple : la Matière médicale trouve, dans le *règne microbien*, un agent nouveau, doué de réactions biologiques spéciales ; la médecine l'applique à l'étude du diagnostic; du coup, la nosographie s'éclaire, se complète et se réforme ; la clinique aussitôt en tire des indications thérapeutiques précises ; et, de la nouvelle interprétation des faits, l'étiologie, la pathogénie, la prophylaxie, le traitement des maladies profitent; l'hygiène, la santé publique, l'économie sociale, la fortune du pays bénificient.

Voilà comme d'une invention de laboratoire, voilà comme de l'emploi d'un agent nouveau de Matière médicale, peut découler toute une série de résultantes que l'esprit le plus généralisateur n'aurait pu pressentir.

Est-ce que, par exemple, les économistes pouvaient songer aux colossales épargnes dont l'agriculture allait être redevable à l'invention de la lymphe de Koch ?

Est-ce que les statisticiens avaient supputé les millions déjà économisés (sans parler du capital humain épargné) par l'application de l'antidiphtérine et de l'antitétanine au traitement des malades ; par l'application de la tuberculine à la prophylaxie des tuberculoses animale et humaine ?

Est-ce que les économistes et les statisticiens avaient chiffré la part que les inventions de laboratoire, appliquées à la diminution de la morbidité et de la léthalité humaines et animales, ont faite à la puissance morale, comme à la force matérielle et à la richesse de l'Europe ?

VINGT-HUITIÈME LEÇON

MALLÉINE

EMPLOI DE LA MALLÉINE POUR DIAGNOSTIQUER LA MORVE

La morve. Maladie virulente, contagieuse, bacillaire, transmissible de l'animal à l'homme. — Formes symptomatiques : classiques, frustes.
Difficulté du diagnostic. — Intérêt du diagnostic précoce. — Moyens de diagnostic : signes cliniques ; signes bactérioscopiques ; inoculations. — Signe de Straus : sarcocèle morveux expérimental. — Insuffisance relative de tous ces moyens de diagnostic.
La malléine, comme moyen de diagnostic. Sa préparation ; ses caractères ; ses effets. — Discussion sur la valeur *absolue* de la malléine dans le diagnostic de la morve.
Question économique ; question de police sanitaire. — Emploi possible de la malléine en séméiotique humaine ?

Vous avez vu, Messieurs, dans la dernière leçon, tous les avantages que l'on devra retirer de l'emploi de la tuberculine pour le diagnostic des tuberculoses latentes. Je vous ai fait voir à ce sujet combien cette nouvelle méthode de diagnostic différait, en son principe comme en ses moyens, des méthodes que nous ont transmises nos maîtres, et combien il est intéressant de voir emprunter au règne microbien un agent destiné à permettre de déceler une maladie que nos moyens d'investigation clinique, même très perfectionnée, sont impuissants parfois à dépister.

Lorsque au commencement de ce siècle des inventeurs comme Avenbrugger et Piorry, comme Laënnec, ajoutèrent aux anciennes méthodes d'examen des malades les procédés qu'on appelle la percussion et l'auscultation, la science du diagnostic fut, vous le savez, singulièrement élargie ; nos pères étaient les témoins émerveillés d'une étonnante révolution en Médecine.

Le progrès n'est-il pas aussi grand, lorsqu'un agent de Matière médicale microbienne, comme la tuberculine, nous donne le moyen de déceler avec certitude une maladie qu'aucun de nos meilleurs procédés de recherches ne permettait encore de reconnaître ?

Dans cet ordre d'idées, dans cet ordre de progrès, la tuberculine n'est pas le seul agent diagnostique que les découvertes de la microbiologie nous aient fourni. Il est une autre substance, également empruntée au *règne microbien*, qui, elle aussi, rend de grands services en médecine vétérinaire ; et cela, non seulement pour le diagnostic, mais encore pour la prophylaxie d'une maladie qui fait sur les solipèdes des ravages moins fréquents, mais aussi terribles que ceux que la tuberculose exerce sur les bovidés : ce disant, je vise la *malléine* et ses applications au diagnostic et par suite à la prophylaxie de la *morve*.

Cette question de la prophylaxie de la morve n'importe pas seulement à la richesse de notre pays ; elle ne regarde pas seulement, comme vous pourriez le croire, les vétérinaires ; elle nous touche de très près, nous autres médecins, puisque nous savons la morve contagieuse du cheval à l'homme.

Sans vouloir étudier ici la symptomatologie de cette maladie, je tiens cependant à vous rappeler, pour vous mieux faire toucher du doigt l'extrême intérêt de l'invention de la malléine, les points les plus saillants de l'histoire de la morve.

Maladie contagieuse, inoculable, la morve est due à la pullulation dans les divers tissus de l'organisme d'un agent microbien. Apanage presque exclusif de l'âne, du mulet et du cheval, elle peut cependant atteindre d'autres animaux domestiques et de ceux-ci passer à l'homme.

Bien que la notion de la contagion paraisse avoir existé depuis la plus haute antiquité, ce n'est réellement qu'à partir du milieu de ce siècle que l'on commence à reconnaître l'erreur de ceux qui, comme Renault et Bouley, incités par la doctrine de Broussais, enseignaient, il n'y a pas bien longtemps encore, la spontanéité de la morve.

Médecins et vétérinaires n'avaient pourtant pas cessé de réclamer contre cette manière de voir, et, par des observations évidentes, étaient arrivés à démontrer que la morve est contagieuse d'animal à animal, et de l'animal à l'homme, puisque plusieurs fois ils avaient vu des chevaux morveux infecter des hommes d'écurie.

Ce que la clinique et la médecine expérimentale nous avaient révélé fut démontré en 1882, le jour où Bouchard, Capitan et Charrin[1] en

1. Bouchard, Capitan et Charrin. — Note sur la culture du microbe de la morve et sur sa transmission. *Académie des Sciences*, 1882, 26 Décembre.

France, Lœffler et Schütz[1] en Allemagne, isolèrent et cultivèrent le microbe de la morve.

Une des raisons pour lesquelles le désaccord avait si longtemps régné sur la nature de la morve, est que, cette affection se présentant sous des aspects extrêmement divers, beaucoup d'auteurs se refusaient à rattacher à une seule et même maladie des manifestations disparates.

Quelquefois aiguë, évoluant en huit à trente jours, la morve affecte le plus souvent le type chronique; si, dans ce dernier type, des formes telles que la morve *cutanée* ou *farcin*, la morve *nasale*, la morve *laryngo-trachéale*, sont le plus souvent facilement reconnaissables, d'autres formes, telle la forme *pulmonaire*, peuvent évoluer pendant des mois sur tous les chevaux d'une écurie, sans se traduire par aucun symptôme révélateur.

D'ordinaire, le diagnostic, vous le savez, se fait aisément dans la morve cutanée, par le bouton, la lymphangite et l'adénite farcineuses; dans la morve nasale par le chancre de la pituitaire, le jetage et la tuméfaction des ganglions sous-glossiens.

Dans la morve laryngo-trachéale ou morve d'Abadie (du nom de l'auteur qui a pour la première fois décrit cette forme), le diagnostic devient déjà plus difficile, et n'étaient la vive sensibilité du larynx, de la trachée, la toux et l'expectoration muco-purulente, la maladie pourrait aisément passer inaperçue. Ceci arrive surtout pour la morve pulmonaire, dans laquelle il n'y a pas de symptômes pathognomoniques, ceux que l'on observe pouvant se rencontrer dans d'autres affections de l'appareil respiratoire; c'est même ce qui explique comment, pendant longtemps, la morve pulmonaire ne fut guère, pour les vétérinaires, qu'une découverte d'autopsie.

Sachez, en outre, que, même dans les formes qui, à un moment de leur évolution, deviendront les plus faciles à diagnostiquer, il est des cas où la maladie, lente dans sa marche, reste muette, absolument latente, pendant plusieurs années.

Vous comprendrez donc que, étant données, d'une part la difficulté du diagnostic, d'autre part la latence prolongée de la maladie, la morve ait pu et puisse, en raison de son extrême contagiosité, faire des ravages étendus dans les écuries, et que cette maladie ait été considérée à juste

---

1. Lœffler et Schutz. — Ueber den Bacillus des Rotzes. *Deutsche med. Wochenschrift*. 1882. Décembre. — Lœffler. — Die Ætiologie der Rotzkrankheit. *Arbeiten aus den K. Gesundheits. zu Berlin*, 1886, t. I, p. 141.

titre comme l'ennemi le plus redouté de ceux qui s'occupent de l'élevage des chevaux.

Dans toutes ces raisons, Messieurs, vous pressentez l'immense intérêt qu'avait le vétérinaire à trouver un moyen certain et facile de diagnostiquer la morve et surtout de la déceler dans ses formes cachées ?

Pour cela, on eut tout d'abord recours aux procédés qui avaient donné de si bons résultats dans cette autre maladie infectieuse qui a avec la morve tant d'analogies, la tuberculose. On employa, d'une part, l'examen bactérioscopique ; d'autre part, les inoculations, comme l'avait fait, il y a trente ans, notre immortel Villemin, dans les mémorables expériences par lesquelles il devait nous révéler la virulence, la spécificité et la contagiosité de la tuberculose.

Malheureusement, la recherche du bacille morveux n'a pas donné, au point de vue diagnostique, les résultats qu'on était a priori en droit d'en attendre, pour la raison que, si cette recherche est aisée dans les formes aiguës, elle ne fournit que rarement des résultats positifs dans les formes chroniques, dans les cas où précisément on aurait le plus d'intérêt à faire le diagnostic microscopique.

C'est pourquoi les cliniciens ont plutôt recours aux inoculations, qui, vous le savez, consistent à prendre du pus du jetage ou du produit de râclage des chancres, et à insérer ces matières virulentes sous la peau, soit de l'animal malade lui-même, soit d'autres animaux, tels que le chien, l'âne, le chat et surtout le cobaye.

Chez le chien, l'âne et le chat, on voit apparaître, au point d'inoculation,une ulcération d'où s'écoule du pus : les ganglions s'engorgent, et, l'infection se généralisant assez rapidement, l'animal ne tarde pas à mourir.

Chez le cobaye on a, en plus, la ressource de recourir à une manière d'inoculation qui aboutit à une réaction spécifique des plus intéressantes, dont la révélation est due tout entière au professeur Straus [1]. Mon collègue a constaté que, si l'on inocule dans la cavité péritonéale d'un cobaye *mâle* des produits *purs* de morve, tels que le liquide recueilli dans les boutons farcineux ramollis ou la pulpe ganglionnaire, il se produit, *deux ou trois jours après l'inoculation*, une tuméfaction des testicules qui font saillie au dehors. La peau qui les recouvre est rouge, chaude; la région est le siège d'une douleur assez vive. Ces accidents vont en augmentant d'intensité et de gravité, et l'animal meurt au bout de quatre à quinze jours. A l'autopsie, on cons-

1. Straus. — Sur un moyen de diagnostic rapide de la morve. *Arch. de méd. expérimentale*. 1886. *Recueil de médecine vétérinaire*, 1889, p. 644.

tate, comme nous l'a appris Straus, que le testicule et l'épididyme sont ordinairement sains, et que « les lésions consistent à peu près exclusivement en une inflammation spécifique très accusée de la tunique vaginale. La séreuse est recouverte de granulations blanc jaunâtre, de la grosseur d'une tête d'épingle ; les deux feuillets sont étroitement soudés par un exsudat purulent, épais, riche en bacilles. »

Je dois ajouter que, d'après Nocard, ce sarcocèle n'aurait pas toute la valeur exclusive que Straus lui a attribuée pour le diagnostic de la morve : le professeur d'Alfort aurait eu à traiter certains processus lymphangitiques des membres, avec engorgements ganglionnaires et ulcérations, dus à un tout autre microbe que celui de la morve, et qui lui aussi serait susceptible de provoquer chez le cobaye la réaction testiculaire décrite par Straus dans la morve inoculée. Le sarcocèle n'aurait, d'après Nocard, toute sa valeur, qu'à la condition que celle-ci fût confirmée par l'examen bactériologique et par les cultures de l'exsudat vaginal : la démonstration fournie par cette trilogie deviendrait absolue.

Vous voyez, en somme, que les procédés d'examen microscopique direct et d'inoculations aux animaux, qui, pour le diagnostic de la tuberculose, donnent d'ordinaire des résultats péremptoires, sont applicables à la morve avec restriction ; que ces procédés présentent l'un et l'autre inconvénients et insuffisances ; aussi y avait-il un intérêt considérable à ce qu'on trouvât un procédé de diagnostic de la morve à la fois rigoureux et plus pratique.

Ce procédé fut trouvé le jour où deux vétérinaires russes, Helman et Kalming, obtinrent (1890-1891) avec les cultures stérilisées du bacille morveux, une substance qu'ils désignèrent sous le nom de *malléine*.

Deux mots d'explication sur cette expression, que vous chercheriez en vain dans les plus récents de vos livres.

L'expression de « *malléine* » vient du mot *malleus*, nom sous lequel Végèce (*Vegetius Renatus*), hippiâtre du IVe siècle, avait, parmi les sept maladies du cheval, distingué et décrit la morve (*malleus humidus*) ; cette expression est encore employée en Allemagne simultanément avec le mot « Rotz ».

Lœffler, qui, un des premiers, étudia le bacille de la morve, le désigna sous le nom de *bacillus malleinus*, d'où le nom de *malléine* employé pour désigner la toxine sécrétée par le bacille de la morve.

Je ne puis résister au désir de vous dire, en passant, qu'il y a dans le travail de Végèce l'affirmation — qui, si elle fut comprise, a été complètement perdue — très nette de la contagiosité de la morve. Il affirme en propres termes « que si un animal est atteint de *malleus humidus*, tous ceux qui sont en rapport avec lui le contractent ; aussi recommande-t-il d'isoler sans retard et avec le plus grand soin tout animal malade d'avec les autres ».

N'empêche qu'il a fallu quinze siècles pour faire admettre sans conteste, c'est-à-dire pour démontrer, la nature virulente et contagieuse de la morve, que l'on trouve dénoncée en toutes lettres par Végèce !

La malléine, d'après les recherches de Helman et Kalming, est douée du pouvoir de déterminer chez le cheval morveux, et chez les animaux morveux seulement, une réaction thermique spécifique, analogue à celle que la tuberculine détermine chez les bovidés tuberculeux.

Cette découverte a été contrôlée de différents côtés. En Allemagne Dieckerkoff, Lothes, Preusse, Peters, Foth, Kitt, Schultz ; en France Nocard et Roux ; en Autriche Schindelka ; en Russie Semmer, ont étudié également l'action de la malléine sur les chevaux morveux et confirmé pleinement les assertions des vétérinaires russes Helman et Kalming.

La malléine, dont je vous mets sous les yeux un échantillon provenant de l'Institut Pasteur, n'est autre chose qu'un *extrait stérile de cultures de bacilles morveux*, de même que la tuberculine représente un extrait stérile de cultures de bacilles tuberculeux.

Vous vous rappelez, Messieurs, que je vous ai exposé rapidement le mode de préparation de la tuberculine ; je dois en faire autant aujourd'hui pour la préparation de la malléine.

Et d'abord, un avertissement : quand vous ouvrirez un livre de médecine vétérinaire à l'article Morve, quand, dans les journaux de médecine français ou étrangers, vous lirez les articles concernant l'emploi de la malléine, vous verrez qu'au mot malléine est le plus souvent associé un nom propre, et vous entendrez dire qu'on s'est servi de malléine de Roux, de malléine de Foth, de malléine de Johne, de malléine de Charkoff, de malléine de Höfflich, etc.

Il faut que vous sachiez ce que cela veut dire, et que vous ne croyiez pas qu'à chacune de ces désignations corresponde un produit spécial. Les auteurs qui ont étudié la malléine l'ont préparée de différentes façons, les uns avec des cultures en bouillon glycériné, les autres avec des cultures sur pommes de terre, les uns à l'état liquide, les autres à l'état solide pulvérulent. Au fond, le procédé importe peu : le produit obtenu est toujours le même, sa force seule peut varier, et c'est pourquoi il est bon, dans l'appréciation des résultats obtenus, de tenir compte de l'origine et de la nature de la malléine employée. De même qu'en sérothérapie diphtéritique, il faut savoir si l'on a affaire à du sérum de Behring, de Roux ou d'Aronson, de même, en matière de malléinisation, il importe de connaître quel genre de produit l'on emploie.

En France, on n'utilise que la malléine de Roux, dont voici la préparation, d'après les indications de Nocard.

On fait un bouillon glycériné de cultures avec un bacille morveux dont la virulence maxima est entretenue par des inoculations intraveineuses chez le lapin. Des ballons ensemencés contenant 250 centimètres cubes de bouillon sont laissés un mois à l'étuve ; les cultures sont ensuite stérilisées à l'autoclave par un chauffage à 100-110° pendant trente minutes. La culture stérile est concentrée par évaporation au bain-marie, jusqu'au dixième de son volume primitif ; puis le résidu est filtré sur papier Chardin.

On obtient ainsi un liquide sirupeux, brun foncé, d'une odeur un peu vireuse. C'est la *malléine brute*, dont vous avez entre les mains un échantillon, qui, comme l'indique l'étiquette collée sur le petit flacon, doit être employée à un quart de centimètre cube par cheval que l'on veut éprouver par la malléine.

Pour l'employer, on dilue la malléine au dixième dans de l'eau phéniquée à 5 pour 1000 : on a ainsi un liquide jaune qui, conservé à l'abri de la lumière et de la chaleur, garde ses propriétés pendant plusieurs mois.

Comment, en clinique vétérinaire, doit-on se servir de la malléine ? En quoi consiste la réaction qu'elle détermine chez le cheval morveux ? Quels résultats son emploi a-t-il donnés et quelle valeur peut-on lui attribuer ? Tels sont les trois points que je vais étudier.

Lorsqu'on doit soumettre un cheval à l'épreuve de la malléine, on commence par le laisser au repos pendant quarante-huit heures, en prenant sa température trois fois par jour : le matin, à midi et le soir.

Si le thermomètre indique une température élevée, ou des écarts de température dépassant un degré, on doit différer l'inoculation.

Vous remarquerez que pareilles recommandations nous les avons faites à propos de l'emploi de la tuberculine chez les bovidés ; vous vous souvenez également que je vous ai dit que la certitude diagnostique, en matière de tuberculine injectée à l'homme, comportait la constatation de l'hyperthermie faite en période d'apyrexie. Il importe, en effet, d'éviter les causes d'erreur que pourrait amener l'existence, chez le cheval, d'une autre maladie fébricitante que la morve, la gourme par exemple.

Ces précautions prises, on injecte au cheval suspect, avec une seringue de Pravaz, sous la peau de l'encolure, 2 centimètres cubes et demi de la solution de malléine au dixième. Il faut, autant que possible, pratiquer l'injection le soir, de manière à pouvoir suivre facilement la température pendant toute la journée du lendemain. Il faut prendre la température régulièrement toutes les deux ou trois heures, depuis la neuvième jusqu'à la vingtième heure après l'injection.

Si le cheval soumis à l'épreuve ne présente aucune réaction locale ni générale, si le thermomètre n'indique qu'une variation de quelques dixièmes de degré, Nocard dit qu'on peut affirmer que l'animal est sain.

Si, à la suite de l'injection, on n'observe qu'un peu d'œdème local, s'accompagnant d'une ascension thermique de 1° à 1°,5, ou si la température seule varie de 1° à 2°, sans s'accompagner de réaction générale ni locale, on doit considérer l'animal comme suspect, l'isoler, et, au bout d'un mois environ, le soumettre à une nouvelle épreuve.

Que si enfin on a affaire à un cheval morveux, l'injection sera suivie d'un consensus symptomatique tout différent et autrement marqué. En quelques heures on verra, au niveau de l'injection, apparaître une tuméfaction chaude, douloureuse, tendue, volumineuse ; autour de cette tumeur rayonnent des traînées lymphangitiques, également chaudes et douloureuses, la reliant aux ganglions voisins.

Pendant vingt-quatre à trente-six heures, la tuméfaction augmente ; puis, après être restée stationnaire pendant quelques jours, elle s'efface progressivement et disparaît au bout de cinq à six jours.

Ces accidents locaux s'accompagnent de phénomènes généraux graves, dont j'emprunte la description suivante à Nocard.

« L'animal est triste, abattu ; la face est grippée, le regard anxieux, le poil terne et hérissé, le flanc retroussé, la respiration précipitée ; l'appétit semble supprimé. On observe des frissons au niveau des muscles olécraniens et cruraux antérieurs ; parfois même le tronc subit de violentes secousses convulsives ; si l'on fait sortir l'animal, on est frappé de son aspect misérable et de son état de prostration intense ; le cheval le plus vigoureux, le plus difficile, le plus dangereux, est complètement transformé : il est devenu mou, indifférent à ce qui l'entoure, d'une docilité complète. Ces phénomènes généraux constituent la *réaction organique* ; variables dans leur intensité suivant les sujets, ils ne font jamais complètement défaut.

« Il existe en outre une *réaction thermique* constante : la température centrale du cheval morveux s'élève graduellement de 1°,5 2°, 2°,5, et plus; déjà notable, dès la huitième heure après l'injection, l'hyperthermie persiste longtemps : elle atteint son maximum entre la dixième et la douzième heure, parfois seulement vers la quinzième heure, plus rarement vers la dix-huitième.

« Les phénomènes provoqués sont persistants : après vingt-quatre, trente-six et quarante-huit heures, il existe encore de la prostration ; la température descend lentement, graduellement, pour ne revenir à la normale qu'après quarante-huit à soixante heures en moyenne ».

S'il était démontré que le réactif fût toujours et partout aussi rigoureusement précis, vous pensez, Messieurs, qu'il ne resterait rien à désirer et que nous pourrions considérer la médecine vétérinaire comme possédant un moyen certain de diagnostiquer la morve, même dans ses formes les plus cachées.

Je dois à la vérité de dire que, sur ce sujet, les opinions sont partagées et que la malléine n'est point encore unanimement regardée comme l'absolu réactif de la morve.

Pourtant, Nocard, auquel je viens d'emprunter les détails de la technique de la malléinisation et la description de la réaction provoquée par la malléine chez les animaux morveux, est si persuadé de la quasi-infaillibilité des diagnostics fournis par l'emploi de la malléine, qu'au dernier Congrès vétérinaire de Berne, il a fait, d'accord avec Preusse, l'affirmation suivante.

« 1° La malléine est un moyen puissant pour assurer le diagnostic de la maladie dans les cas de morve suspecte.

« 2° L'application systématique de la malléine, dans les écuries où sévit la maladie, est le meilleur moyen d'en obtenir l'extinction ».

Tous les auteurs, vous disais-je tout à l'heure, ne sont pas de cet avis ; et, tout en reconnaissant les bénéfices qu'on peut tirer de l'emploi de la malléine, beaucoup de vétérinaires pensent qu'il faut s'en servir, tout en sachant ne pas lui attribuer une valeur absolue.

En Allemagne, où l'on s'est beaucoup occupé de cette question, on est arrivé à des résultats très disparates, et, si vous voulez bien parcourir le « *Centralblatt für Bakteriologie und Parasitenkunde* » de ces dernières années, vous y trouverez l'analyse de nombreux travaux, dont il semble assez difficile de tirer une conclusion ferme.

C'est d'ailleurs cette incertitude qui semble avoir inspiré la proposition faite, au même Congrès de Berne, par MM. Foth, Chauveau, Leblanc Antoine, Muller, dans laquelle il est demandé que les Gouvernements mettent à la disposition des écoles vétérinaires les fonds nécessaires pour « liquider définitivement la question de la valeur des injections de malléine comme mesure de police sanitaire, en procédant à des expériences concluantes par infection expérimentale d'un certain nombre de chevaux, et traitement par la malléine ».

Je voudrais, Messieurs, par quelques exemples, vous mettre en main les pièces du procès, et vous montrer qu'à l'heure actuelle, malgré l'accumulation de travaux sur ce sujet, travaux qu'il me serait ici trop long de vous énumérer, il est difficile de se faire une opinion définitive.

Putscher [1] cite le cas d'un cheval, porteur depuis dix ans, dans l'aine gauche, d'une glande douloureuse de la grosseur d'un œuf : à la suite d'un coup de bâton sur le chanfrein, ce cheval présenta, au niveau du maxillaire, une tuméfaction assez étendue, que l'on considéra tout d'abord comme symptomatique d'une périostite avec inflammation du sinus.

L'animal avait en outre du jetage du naseau gauche, et bientôt on vit apparaître un engorgement douloureux du membre antérieur droit.

On fit alors une première injection de malléine, qui détermina la réaction thermique suivante :

Temp. avant l'injection.	Temp. après l'injection.						
38°,2	38°,8	39°,2	39°,5	40°,2	39°	39°,5	39°

Cette réaction fit considérer l'animal comme suspect, et, douze jours plus tard, on lui fit une nouvelle injection qui donna :

Temp. avant l'injection.	Temp. après l'injection.						
38°	40°,4	40°,1	40°	39°,8	39°,9	39°,5	39°,4

En présence de ces faits, bien que l'état général du cheval fût bon, qu'il ne présentât ni toux ni aucun autre symptôme de morve viscérale, il fut déclaré morveux et abattu. A l'autopsie, on trouva les poumons farcis de tubercules morveux ; mais, comme les lésions constatées semblaient être de date relativement récente, Putscher émit l'opinion que ce cheval devait avoir été infecté par un de ses compagnons d'écurie ; ceux-ci furent soumis à la malléine, donnèrent la réaction caractéristique, furent déclarés morveux et abattus comme tels. L'autopsie confirma le diagnostic.

Sans le coup de bâton que le premier cheval avait reçu sur le chanfrein, on peut dire que, dans ce cas, la morve serait passée inaperçue et que, par suite, l'écurie aurait constitué pendant un temps plus ou moins long un foyer d'infection morveuse.

Dans un autre cas, un poulain de sept mois, porteur au niveau du flanc de tumeurs adhérentes à la peau, fut *soupçonné* être atteint de farcin. Une injection de malléine ayant confirmé cette hypothèse, l'animal fut abattu, et, à l'autopsie, indépendamment des lésions farcineuses, on trouva de nombreux tubercules morveux pulmonaires.

Or ce poulain avait, comme compagnons d'écurie, dix autres chevaux offrant toutes les apparences de la santé. Malgré cela, ils furent, après l'autopsie du poulain, soumis à la malléinisation. Ayant tous fourni la

1. PUTSCHER. — Wochenschrift für Thierheilkunde und Viehe. *Recueil de Médecine vétérinaire*. 1896, 15 Juin.

réaction caractéristique, ils furent abattus, et les lésions constatées à l'autopsie démontrèrent qu'ils étaient atteints de morve pulmonaire ancienne, et que, loin d'avoir été contaminés par le poulain, ils avaient été la source de son infection.

Il me serait, je crois, difficile de vous citer des faits plus probants, pour vous démontrer le rôle que la malléine peut jouer dans le diagnostic épineux des formes latentes de la morve.

Mais, Messieurs, nous n'avons vu jusqu'ici qu'une des faces de la question. Si vous parcourez, en effet, les nombreux travaux écrits sur la malléine, vous verrez qu'on lui fait deux graves reproches : le premier est de ne déterminer qu'une réaction incomplète, ou même aucune réaction, chez des animaux incontestablement morveux ; le second reproche est de déterminer la réaction chez des animaux qui, abattus pour cause de morve, ne présentent à l'autopsie aucune lésion morveuse ou seulement des lésions suspectes, que ni l'examen bactériologique, ni l'inoculation ne permettent de qualifier de morveuses.

Je ne saurais à ce sujet vous citer tous les faits dans lesquels on a donné des preuves de l'insuffisance possible de la malléine.

Parmi les travaux que j'ai consultés sur ce sujet, je vous citerai seulement le mémoire très documenté de Leblanc [1].

Dans ce travail, Leblanc cite un certain nombre d'enquêtes qui ont été faites dans quelques dépôts de remonte de l'armée française ; ces enquêtes ont donné des résultats assez curieux. En effet, au dépôt d'Agen, par exemple, on abattit, en Août 1892, deux jeunes chevaux pour cause de morve, et, à l'autopsie, on trouva des lésions peu étendues, douteuses : néanmoins, on crut devoir soumettre à des injections de malléine 109 chevaux se trouvant dans ce dépôt.

La réaction à la malléine permit de considérer sur ces 109 chevaux : 10 comme morveux (ascension thermique de 2°,1 à 3°,2) ; 20, comme très suspects (ascension thermique de 1°,6 à 2°,6) ; 19 comme suspects (ascension thermique de 1° à 1°,5) ; et 60 comme sains.

Or, sur ces 109 chevaux, dont aucun n'avait présenté le moindre symptôme clinique de morve, 90 furent, au mois de Février 1893, versés dans divers corps de troupe. Sur ce nombre, il y en avait de suspects, de très suspects : sept même avaient de par la malléine été considérés comme morveux.

Or trois seulement, un morveux, un très suspect et un suspect, versés au 4e hussards, furent soumis à une nouvelle malléinisation. Deux d'entre eux, ayant présenté une hyperthermie de 2°, furent abattus :

---

1. Leblanc. — Sur la malléine. *Recueil de Médecine vétérinaire*, 1895, nos 21, 22, 23.

chez l'un on trouva dans la plèvre quelques tubercules fibreux ; chez l'autre on découvrit trois tubercules translucides, qui, inoculés à des cobayes, donnèrent un résultat négatif. Ces résultats furent contrôlés et confirmés par Nocard.

Par conséquent, en ne considérant que les faits, on peut dire que si, dans cette enquête, on s'en était rigoureusement rapporté aux données de la malléinisation, on aurait sacrifié, pour le moins, dix chevaux et on en aurait réformé une quarantaine, considérés comme plus ou moins suspects.

Voici un autre exemple du même genre : le dépôt de remonte de Mérignac reçoit, en Mai 1892, deux chevaux morveux qu'on abat ; deux autres sont ensuite reconnus morveux et sacrifiés. Le 30 Novembre 1892, on malléinise 125 chevaux, qui donnent 15 morveux, 79 suspects, 31 sains. Le 6 Décembre, on abat trois chevaux choisis parmi les 15 morveux, puis un quatrième le 30 Décembre : onze restaient morveux. Quant aux 79 suspects, une seconde injection les avait réduits à 23, soit 56 reconnus sains.

En 1893, on continue à malléiniser et on abat un cheval reconnu cliniquement morveux. Sur huit que la malléine classe comme morveux on en abat quatre. L'autopsie ne dénote aucune lésion confirmant le diagnostic. Cette découverte fait qu'on s'arrête, et qu'on envoie dans les régiments, à la fin de 1893, tous les chevaux restant, morveux ou suspects ; depuis, on n'a pas entendu dire qu'ils fussent tombés malades et aient dû être abattus.

D'autre part, on a avancé que la malléine ne dénonce pas toujours les chevaux morveux. Voici des exemples : à la suite d'un cas de morve et d'un cas de farcin survenus au dépôt d'Agen, en Juin 1894, on malléinise 83 chevaux. Sur ces 83 chevaux trois avaient du jetage avec épistaxis : on inocule sans succès six cobayes avec le jetage des trois chevaux, on fait de même sur deux chiens, et le résultat est affirmatif.

Or, l'un de ces chiens avait été inoculé avec du jetage d'une jument qui, soumise à la malléine, avait donné une réaction de 1°,1 et ne devait par conséquent être considérée que comme suspecte, bien que cliniquement elle fût morveuse. Au mois de Septembre, cette jument, s'étant fracturé le canon gauche, fut abattue. A l'autopsie, on trouva dans les poumons un certain nombre de tubercules morveux avec pneumonie lobulaire et congestion.

Voilà donc un animal morveux bien que la malléine eût prononcé en sens contraire ; si un accident n'avait amené l'abatage de cette jument, on l'aurait conservée dans le rang, malgré le résultat de l'inoculation au chien.

Sur une autre jument du 32e d'artillerie, atteinte de chancres avec épistaxis, et isolée depuis trois mois, l'injection de malléine ne donne aucune élévation thermique. Néanmoins l'animal est abattu, et, à l'autopsie, on trouve : trois chancres et deux cicatrices sur la pituitaire, des tubercules dans un poumon et de l'adénopathie bronchique.

Je me borne à ces quelques exemples cliniques qui sont, je crois, assez significatifs : les premiers semblant démontrer que la malléine peut indiquer comme morveux des animaux qui ne le sont pas ; les seconds tendant à prouver qu'elle peut, parfois, ne pas déterminer de réaction chez des animaux nettement morveux.

Vous pressentez, Messieurs, toute l'importance de cette question de la malléinisation, tant pour le service de la remonte dans l'armée, que pour les éleveurs. Il y a, en effet, de graves inconvénients, d'une part à abattre des animaux qui ne sont pas morveux, d'autre part à laisser des animaux morveux dans une écurie où ils risquent d'infecter les autres chevaux.

Il y a donc urgence à faire sur ce sujet de nouvelles recherches, de manière à élucider définitivement une question qui touche de si près aux intérêts économiques et militaires de notre pays.

Il y a urgence à ce que la Matière médicale soit fixée sur la valeur de son nouvel agent qu'elle a, ainsi que la tuberculine, tiré du *règne microbien*. Il faut que la clinique vétérinaire nous apprenne, si, définitivement, la malléine est capable de rendre à la police sanitaire des équidés d'aussi importants services que ceux que la tuberculine rend chaque jour à la prophylaxie de la tuberculose des bovidés.

Quoi qu'il en soit des résultats encore contradictoires obtenus par la malléinisation, notre Comité consultatif des épizooties de 1894, jugeant, qu'en matière de malléinisation, la somme des avantages l'emporte de beaucoup sur la somme des inconvénients, a cru devoir, en France, régler l'emploi de la malléine par une instruction dont voici les principales propositions.

« L'injection de malléine, en désignant ceux des animaux contaminés qui sont actuellement dangereux, ou qui peuvent le devenir, permet de parer à un danger. Il y a donc lieu de soumettre à l'épreuve de la malléine tous les compagnons d'écurie du cheval reconnu morveux.

« 1° Ceux qui manifesteront la réaction ordinaire (hyperthermie, œdème, prostration, etc.) sont déclarés *suspects* ; ils seront rigoureusement isolés des autres, marqués et soumis à la surveillance du service sanitaire pendant un an, au même titre que ceux qui ont présenté quelque symptôme pouvant se rattacher à la morve (art. 46 du règlement). Au cours de cette surveillance, l'injection sera répétée tous les deux mois ; les chevaux qui, en outre de la réaction à la malléine, viendraient à présenter l'un quelconque des signes cliniques de la morve (glande indurée, jetage, lymphangite suppurée, sarcocèle, ulcération nasale ou cutanée, etc.) seront considérés comme morveux et abattus ; au contraire, ceux qui auront subi sans réaction deux injections successives de malléine seront déclarés sains ; ils pourront être remis dans le rang ; le propriétaire en disposera librement.

« En tout cas, les sujets déclarés suspects à la suite de l'injection de malléine, resteront en surveillance tant qu'ils n'auront pas subi, sans réagir, deux injections de malléine ; ils pourront être utilisés tant qu'ils ne présenteront aucun symptôme clinique pouvant les faire considérer comme dangereux, et seulement sous la condition de ne jamais boire aux abreuvoirs communs et de ne jamais entrer dans une écurie autre que la leur.

« 2° Quant à ceux des animaux contaminés qui n'auront pas réagi à la malléine, le propriétaire en aura le libre usage, à la condition de les maintenir rigoureusement isolés des suspects et de désinfecter à fond l'écurie et tous les objets à leur usage : toutefois, ces chevaux ne pourront être vendus pendant les deux mois qui suivront l'épreuve de la malléine (art. 44 du règlement) ».

Vous voyez, Messieurs, que ce règlement, tout en tenant compte des cas dans lesquels la malléine ne détermine pas de réaction chez des animaux suspectés morveux, est assez rigoureux.

Sans vouloir donner mon appréciation sur une question de clinique comparée encore à l'étude, je crois pouvoir vous signaler le grand tort qui pourrait résulter pour les éleveurs des conclusions promulguées par le Comité consultatif des épizooties. Vous estimerez, je pense, qu'il est préférable de considérer comme morveux des chevaux sains, et de les abattre, que de laisser dans une écurie un cheval suspect de morve, sous prétexte qu'il n'aura pas réagi à la malléine, alors qu'il est susceptible de contaminer non seulement ses compagnons d'écurie, mais encore les gens qui le soignent ; car, sachez-le bien, la morve humaine, pour être une affection rare, n'en fait pas moins, de temps en temps, des victimes, et je n'ai pas besoin de vous rappeler que la morve humaine est une des maladies pour lesquelles la Thérapeutique en est presque réduite à reconnaître son impuissance.

J'espère, Messieurs, que vous n'en voudrez pas à votre professeur de Matière médicale de cette digression sur l'invention de la malléine, puisque son étude, comme celle de la tuberculine, nous ouvre des horizons nouveaux, en nous montrant que les agents tirés du règne microbien peuvent être mis au service *médiat* de la thérapeutique, alors qu'ils ne lui sont point appliqués immédiatement, comme c'est le cas, par exemple, pour les méthodes vraiment thérapeutiques que constitue la microbithérapie ou la toxinothérapie. J'espère que vous ne m'en voudrez pas de cette digression sur l'emploi, à fins diagnostiques, de la malléine, celle-ci devrait-elle à tout jamais rester exclusivement agent de Matière médicale vétérinaire.

Qui sait pourtant si, un jour, nous n'aurons pas à emprunter à la malléine la spécificité de ses réactions, et si nous n'aurons pas à *tâter*, par la malléine, quelques-uns de nos malades dont d'insolites symptomatologies font parfois autant de problèmes insolubles ? C'est que, pour s'attaquer rarement à l'homme, la morve n'en est parfois que plus difficile à reconnaître, puisqu'on songe moins à la possibilité de son existence.

Vous verrez de temps en temps, en clinique médico-chirurgicale, des infections farcino-morveuses tenir en échec le diagnostic des médecins les plus experts. C'est le cas, entre autres, d'un malade de trente ans, soigné à l'hôpital Saint-Louis par mes collègues Hallopeau et Janselme. Chez ce charretier, atteint d'infection farcino-morveuse chronique terminée par une poussée de morve aiguë[1], le diagnostic ne put être posé qu'avec grande difficulté ; l'affection ne fut soupçonnée qu'après plusieurs mois d'observation, et le diagnostic, infaisable par la clinique réduite à ses ressources ordinaires, ne fut définitivement établi qu'après de patientes recherches expérimentales.

J'insiste sur ce mot « patientes recherches expérimentales », les études bactérioscopiques ne pouvant suffire ici, puisque, vous le savez, le bacille de la morve n'a pas, comme le bacille de Koch, une réaction de coloration caractéristique. Chez ce malade, le diagnostic fut donné par l'examen des cultures sur pommes de terre, combiné avec les inoculations intra-péritonéales, qui aboutirent à la vaginalite dont Straus nous a révélé la si grande portée séméiotique.

Eh bien ! Messieurs, la malléine, maniée avec extrême prudence, comme doit toujours l'être la tuberculine, deviendra peut-être demain, en clinique humaine, un moyen d'apporter certitude et rapidité diagnostiques dans ces cas où toutes circonstances semblent se réunir (commémoratifs incomplets ou erronés, changements de profession des malades, etc., etc.) pour tenir en échec le médecin ? Il pourra vous arriver que, vous trouvant en présence de certaines lésions mutilantes de la

1. HALLOPEAU et JANSELME. — *Société française de Dermatologie*, 1891. Avril.

face, par exemple, vous vous embarrassiez fort, et vous vous demandiez si c'est à de la lèpre que vous avez affaire, à de la syphilis, à de la tuberculose, à de l'épithéliomatose, ou encore à quelques lésions hybrides, syphilis et tuberculose, ou enfin à quelqu'une des manifestations rares, frustes et protéiformes du farcin.

Ces manifestations dernières, que nous disons rares, le sont d'abord peut-être moins qu'on ne le pense, et la malléine, appliquée — après études et expériences établissant au préalable son absolue innocuité — à la clinique humaine, nous rendra peut-être autant de services qu'elle nous ménage de surprises ? Si la malléine devenait, demain, pour nous autres médecins, un instrument de diagnostic, reconnaissez qu'elle serait la bienvenue, non seulement dans des cas semblables à celui de MM. Hallopeau et Janselme, que je vous rappelais tout à l'heure, mais encore chez des malades logés à la même enseigne que ce *garçon marchand de vins* de vingt-cinq ans, chez lequel il a fallu toute la perspicacité de mon savant collègue Ernest Besnier pour parvenir à dépister une farcinose mutilante de la face[1].

1. E. Besnier. — *Société française de Dermatologie*, 1891, p. 184.

VINGT-NEUVIÈME LEÇON

MALLÉINE

— SUITE ET FIN —

MATIÈRE MÉDICALE ET THÉRAPEUTIQUE COMPARÉES

Solidarité des Matières médicales vétérinaire et humaine : Thérapeutiques animale et humaine fusionnées.
Services rendus par la médecine vétérinaire à la médecine humaine : emprunts faits par la médecine humaine à la Matière médicale et à la Thérapeutique vétérinaires.
Nécessité pour le médecin thérapeute d'étudier comparativement la pathologie humaine, animale et végétale : épidémies, épizooties, épiphyties.
Intérêt doctrinal et pratique de ces études associées. — Thérapeutiques appliquées, humaine, animale et végétale, éclairant la Thérapeutique générale.
Identité de certaines toxines animales et végétales : mithridatisme des unes et des autres (Brieger, Ehrlich). — Immunisation acquise et héréditaire contre la ricine et l'abrine, aussi bien que contre les toxines animales. — Le jequirity, toxine végétale, antidote de toxine animale, antidote de venins.
Unité de la Matière médicale, qu'elle tire ses agents et ses effets des protoplasmas humain, animal, végétal ou microbien : faits et doctrines. — Empirisme et Thérapeutique moderne.

Quoi qu'il en soit de l'avenir que la clinique humaine réserve peut-être à l'emploi de la malléine, vous ne sauriez m'en vouloir, Messieurs, d'avoir, devant vous, traité une question de Matière médicale vétérinaire. Je regretterais plutôt de ne vous en avoir point parlé ; de même que je m'en voudrais si je m'étais interdit les nombreuses incursions que j'ai déjà faites, au cours de ces leçons, dans la médecine vétérinaire, afin d'y puiser maints enseignements dont ne saurait, aujourd'hui moins que jamais, se désintéresser *notre* Thérapeutique. Jamais trop, comprenez-le bien, vous n'entendrez parler physiologie, pathologie, thérapeutique des animaux; et, s'il n'est guère de chaires de Médecine proprement dite qui ne trouvent à propos de faire d'incessants emprunts à la pathologie animale, il n'en est aucune, croyez-moi, qui doive rester en plus constante et plus complète communion d'idées avec la Médecine comparée, que cette chaire de Thérapeutique et Matière médicale.

Que serait la Thérapeutique expérimentale, je vous le demande, sans la connaissance de la maladie expérimentale et l'étude de la pathologie comparée ? Ne savez-vous pas que la vraie thérapeutique expérimentale date d'hier seulement, nos devanciers ayant plus contribué, par leurs expériences sur les agents médicamenteux, à faire l'histoire de la pharmacodynamie et de la toxicologie que l'histoire de la thérapeutique, pour cette raison très simple, que j'ai développée ailleurs, que, pour pouvoir faire de la véritable thérapeutique expérimentale, il fallait d'abord pouvoir faire de la pathologie expérimentale. Il fallait pouvoir donner à l'animal une maladie expérimentale, par exemple une maladie infectieuse ou une maladie toxique, puis trouver le moyen et l'agent capables d'arrêter, d'empêcher ou de guérir ces maladies. C'était sur l'animal malade, et non sur l'animal sain, qu'il fallait pouvoir expérimenter les agents de la Matière médicale réputés médicaments.

Comprenez-vous comment et pourquoi la pénétration de la médecine humaine par la médecine vétérinaire est devenue aussi intensive qu'indispensable ? Comprenez-vous que si, par un côté immédiatement utilitaire, la médecine humaine se reconnaît tributaire de la Vétérinaire, ce soit surtout par le côté Matière médicale nouvelle, par exemple par l'emploi des sucs organiques ; ce soit encore et surtout par la thérapeutique, par la sérothérapie et par la toxinothérapie ?

Notez, Messieurs, que je ne vise ici qu'une des faces de la question, car si, au lieu de Matière médicale et de Thérapeutique, je parlais de Séméiotique, j'aurais à vous rappeler toutes les réactions que nous demandons quotidiennement à la pathologie comparée, depuis le diagnostic courant de la tuberculose par inoculation du cobaye et du lapin, depuis le diagnostic de la pneumococcie par inoculation des souris, jusqu'au diagnostic du farcin par les inoculations intrapéritonéales du cobaye mâle, par exemple, etc., etc.

Notez que, si je parlais en pathologiste général ou en hygiéniste, j'en aurais long à vous dire sur l'ignorance de la nature et des causes des maladies humaines, dans laquelle nous serions encore, si nous n'avions pas eu, pour nous fixer, les enseignements de la pathologie vétérinaire. Celle-ci n'a-t-elle pas démontré combien énorme, combien continue est la solidarité qui unit l'animal à l'homme, dans la santé comme dans la maladie ? Ne voyons-nous pas, chaque jour davantage, comment la maladie passe de l'animal à l'homme, soit médiatement, par l'intermédiaire des plantes ou du sol, soit immédiatement, quand l'animal devient par exemple matière alimentaire, soit immédiatement encore par les mille et un contacts de la domesticité animale ?

Pour en revenir spécialement à la Thérapeutique et à la Matière médicale, *notre* thérapeutique humaine n'a-t-elle pas, pour se faire immunisatrice, calqué les procédés empiriques à l'aide desquels la Vétérinaire avait obtenu et proclamé les immunités animales ; n'est-elle pas tributaire des inventions et des procédés de vaccinations animales de Toussaint et de Pasteur ? La Matière médicale nouvelle ne tire-t-elle pas des animaux les plus merveilleux, les plus puissants de ses agents, puisqu'elle s'adresse aux animaux pour élaborer, pour manufacturer ses médicaments nouveaux ? N'est-ce pas sur les animaux, sur les équidés le plus souvent, que notre Matière médicale se fournit de ses meilleurs sérums, que ceux-ci soient employés à l'état physiologique, ou qu'ils aient été au préalable travaillés, en vue de remplir le rôle immunisateur ou curateur que vous savez ?

N'avons-nous pas vu encore la thérapeutique humaine appliquée recevoir de la médecine vétérinaire révélation de certaines quasi-spécificités médicamenteuses, telles, par exemple, celle de l'iodure de potassium employé par le vétérinaire hollandais Thomassen dans l'actinomycose des bovidés ? Transporté de la thérapeutique vétérinaire dans *notre* thérapeutique, l'iodure de potassium y trouve son application spéciale assez fréquente, puisque vous ne pouvez ignorer que les cas d'actinomycose ont cessé d'être une rareté clinique, maintenant que, mieux instruits, nous songeons à la possibilité de localisations sur l'homme des actinomycètes, maintenant que nous ne les confondons plus ni avec la syphilis ni avec la tuberculose.

Nos remarques, à nous médecins, sur ce point particulier, se sont trouvées encore singulièrement d'accord avec celles des thérapeutes vétérinaires qui nous avaient dit qu'aussi bien l'iodure de potassium faisait merveille chez les bovidés, dans l'actinomycose des muqueuses, aussi insuffisant il se montrait dans l'actinomycose osseuse, dans l'actinomycose maxillaire si fréquente chez le bœuf. Par suite, les cliniques vétérinaire et humaine se sont entendues pour opposer hâtivement à l'actinomycose osseuse la thérapeutique chirurgicale, tandis que, par la médication iodurée seule, elles venaient à bout le plus souvent de ces formes d'actinomycose linguale, bucco-pharyngée, œsophagienne ou cervico-faciale relativement communes, dont maintes observations chez l'homme ont depuis lors été relatées un peu partout.

Je n'en finirais pas, Messieurs, si je me laissais aller rien qu'à vous énumérer les occasions qui, chaque jour, font et feront la médecine humaine et la médecine vétérinaire alliées et solidaires. Réfléchissez-y bien, par ce temps de pénétration les unes par les autres de toutes les branches de la science, le médecin en quête de lumières ne peut plus rien comprendre, s'il n'est biologiste dans toute la force du terme.

Sans vous condamner, Messieurs, à l'ignorance, à l'impuissance devrais-je dire — je parle ici à des médecins-thérapeutes, — sans vous condamner à rétrécir de gaieté de cœur le champ de votre activité militante, vous ne pourrez plus dire comme nos pères (dans la variante qu'ils donnaient du mot de Térence), vous ne pourrez plus dire : « Medicus sum, nil humani a me alienum puto » ; vous ne pourrez même plus dire : « Nil animali » ; il faut que vous disiez : « Medicus sum, nil *vitæ* a me alienum puto ».

Au train dont vont toutes choses, celles de la Thérapeutique et de la Matière médicale en particulier, il ne suffit plus d'arrêter nos études de médecine comparée sur les animaux, il faut que nous les poussions jusque sur les végétaux ; et c'est encore de la physiologie, de la pathologie et de la thérapeutique végétales dont il faut savoir nous soucier. Je ne crois rien exagérer en disant que, demain, les thérapeutes, autant que les étiologistes et les nosographes, autant que les pathologistes généraux et les hygiénistes, auront beaucoup à apprendre de l'étude de la pathologie végétale, de l'étude des épiphyties.

Lorsque, Messieurs, à propos de thérapeutique préventive, défensive autant que curative, j'aurai à étudier avec vous les *terrains* humains dans leur facile connivence ou dans leur non-connivence avec les éléments pathogènes, avec les graines morbides, aussi bien qu'avec les agents médicamenteux ; quand, à propos des médications reconstituantes, je vous dirai ce que la thérapeutique sait faire, en matière d'amendements des terrains humains, comme l'agriculture en matière d'assolements ; quand je vous dirai, en matières d'étiologie et de thérapeutique comparées, ce qu'on a fait contre les maladies de la vigne, contre les maladies des betteraves (qu'il s'agisse du phylloxera ou du silphe opaque), vous saisirez mieux la portée de ces études de pathologies comparées.

Vous comprendrez merveilleusement que si, pour l'homme, pour les animaux et pour les plantes, la maladie se résout toujours et partout en un vice de nutrition (ressortissant à une infection ou à une intoxication, acquise ou héréditaire), vous comprendrez, dis-je, que les lois générales de la thérapeutique ne sauraient guère différer avec le milieu organique malade. Homme, animal et plante sont, dans la santé comme dans la maladie, gouvernés par les mêmes règles ; l'égalité biologique est la même pour tous. La nature représente une démocratie, où règnent vraiment l'égalité et la solidarité : dans cette démocratie, l'homme et l'animal n'ont — biologiquement s'entend — qu'une avance et qu'une supériorité toutes relatives, faites de leurs spécificités organiques et fonctionnelles.

Ce sont là des considérations que j'aurai à développer surtout quand j'étudierai les modificateurs de la nutrition, les reconstituants, les parasiticides et les antiseptiques. J'aurai à citer alors maintes observations de pathologie humaine, de pathologie animale et de pathologie végétale (en parlant de pathologie des plantes, je vise beaucoup d'autres choses que les questions de parasitologie végétale), qui permettront de comprendre aussi bien la pathogénie des épidémies, des épizooties et des épiphyties, que la thérapeutique générale destinée à enrayer ou à pallier les unes comme les autres.

Ce n'est pas encore tout, Messieurs : vos études de thérapeutique appliquée aux maladies humaines, animales et végétales, après vous avoir mis en heureuses suggestions de médecine pratique, vous donneront des choses une conception singulièrement élargie, qui vous permettra de satisfaire, pour une part au moins, les tendances doctrinaires de vos esprits.

Vous trouverez dans vos réflexions de quoi constituer les éléments d'un corps de doctrines, dussiez-vous considérer celui-ci comme sujet à constantes revisions ; vous arriverez ainsi à pénétrer les communes lois qui régissent la Thérapeutique et la Matière médicale, alors qu'elles empruntent leurs moyens et leurs agents au règne humain, au règne animal, au règne végétal ou au règne microbien.

Vous vous apercevrez que, au demeurant, la constitution fondamentale, la constitution essentielle des agents médicamenteux étant la même — où sont, par exemple, les réactions chimiques qui permettent de différencier les toxo-albumines animales des toxo-albumines végétales ? — rien d'étonnant à ce que, thérapeutes, nous puisions indifféremment à des sources diverses les effets de dynamogénèse que nous mettons au service de notre système nerveux, de nos insuffisances organiques, de nos défaillances fonctionnelles, de nos activités phagocytaires, ou encore au service de nos forces immunisatrices ; rien d'étonnant, dis-je, à ce que ces activités dynamogénisantes, ces puissances thérapeutiques, nous allions les demander au protoplasma cellulaire d'un homme, d'un animal, aussi bien qu'au protoplasma d'une plante ou d'un bacille.

A bien voir les choses, les humeurs animales sont-elles si différentes des humeurs végétales qu'on nous le disait hier encore, avant que nous n'ayons justement cherché à pénétrer le comment et le pourquoi des états réfractaires, des états de mithridatisme qu'ont de tout temps connus les empiriques ?

A ce propos, et sans rentrer dans l'étude de la question, je pourrais, Messieurs, vous rappeler mon enseignement de 1893 [1], en ce qui concerne les analogies que nous savons aujourd'hui exister entre les humeurs animales et végétales, alors que je vous apprenais qu'Ehrlich, opérant avec des toxines végétales, comme nous faisons en médecine humaine en vue d'effets immunisateurs avec des toxines animales, était parvenu, non seulement à vacciner directement les animaux contre des toxines végétales, contre la ricine et l'abrine, mais encore à rendre réfractaires à l'action de ces toxines des animaux neufs, en leur injectant simplement du sérum de sujets mithridatés.

De ces expériences nous retiendrons comme conclusion que ces deux poisons — le premier retiré du Ricinus communis, de la famille des Euphorbiacées, le second du Jequirity, de la famille des Légumineuses, — toxines végétales, peuvent de tous points être comparés aux ptomaïnes, aux toxines animales.

A propos du Jequirity, j'ouvre une parenthèse, car il s'agit d'une plante récemment importée du Brésil, aussi peu connue de la majorité des médecins que le ricin est au contraire connu de tout le monde. Le Jequirity, du genre Abrus (abrus precatorius), liane à réglisse, de la famille des Légumineuses, de la tribu des Papillionacées, porte des grains rouges, tachés d'un point noir, qui sont la partie employée par la Matière médicale ; la Pharmacologie vous apprendra à préparer avec ces graines des macérations ou des infusions.

Ce n'est point le moment de vous rappeler les études faites sur le Jequirity, pour savoir si le principe actif de la graine était inhérent à son protoplasma ou s'il n'était pas sécrété par des bacilles (bacilles de Sattler) qui trouvent dans la graine de cette liane leur milieu de culture ? Démonstration faite, il s'agit d'un véritable poison protéique végétal, rappelant beaucoup certains poisons trouvés dans les venins de serpents, et c'est justement cette analogie de constitution chimique et de réactions biologiques qui rend si suggestives les expériences d'Ehrlich.

Mais, ce n'est pas seulement par ce côté doctrinal dejà si intéressant, que le Jequirity mérite d'être connu de vous ; vous ne pouvez ignorer qu'il a sa place dans la thérapeutique appliquée, qu'il a trouvé son

---

1. L. Landouzy. — Leçon d'ouverture du cours de Thérapeutique et Matière médicale. *La Presse médicale*, 1893, p. 9.

emploi dans la clinique oculaire, dans les affections conjonctivales chroniques, dans le traitement du pannus surtout ; vous ne pouvez ignorer qu'on l'a substitué avec grands avantages aux inoculations de pus blennorragique qu'on faisait autrefois dans le cul-de-sac conjonctival. L'application du Jequirity au traitement de certaines kératites a marqué un progrès dans la thérapeutique oculaire : c'est de lui dont de Wecker a dit : « c'est pour la cornée le moyen le plus éclaircissant que nous ayons ».

J'en aurai fini avec cette parenthèse ouverte à propos du Jequirity, quand je vous aurai dit — fait très intéressant — que le Dr Bottard a trouvé dans le Jequirity un spécifique contre les accidents occasionnés par les piqûres des nageoires dorsales de la Lynancée, ce poisson venimeux que les marins appellent sorcière, pythonisse, crapaud ou diable de mer, tant en raison de ses formes horribles qu'en raison du venin qu'il sécrète. Le Jequirity, une légumineuse, renfermant dans ses graines un poison végétal, antidote d'un poison animal, d'un venin de poisson ! Ceci, Messieurs, doit peu vous étonner, puisque je vous ai dit, dans les premières leçons de ce cours, qu'il y avait beau temps que certains empiriques avaient traité et guéri les morsures de serpents par « les plantes » ; ce qui doit vous surprendre aussi peu que l'efficacité reconnue, en matière de morsures de serpents, à l'huile de scorpions, à l'huile, au bouillon et aux chairs de vipères, par la fameuse Pharmacopée de Charras, le meilleur livre de recettes qu'aient connu les médecins des XVIIe et XVIIIe siècles.

La vérité de ce que je vous affirmais tout à l'heure, Messieurs, quand je vous disais que Matières médicales humaine, animale, végétale et microbienne ne faisaient qu'un, qu'au total, les procédés d'action et les effets ne différaient guère ; cette vérité, les expériences d'Ehrlich la démontrent absolument : faire de la sérothérapie antitoxique avec une matière première végétale ou de la sérothérapie antitoxique avec une matière première animale, c'est tout un.

Cette vérité ressort encore des expériences de Brieger sur les toxines animales. Si vous vous souvenez de la manière dont il immunisait ses animaux contre les toxines animales, vous apercevrez, au point de vue du fait aussi bien que de la doctrine, la complète identité des expériences de Brieger sur les toxines animales et de celles d'Ehrlich sur les toxines végétales. L'identité est d'autant plus complète, que l'état réfractaire, que l'immunisation conférés par Ehrlich contre l'empoisonnement végétal, sont, eux aussi, transmis par hérédité aussi bien que par allaitement.

Entrevoyez-vous, Messieurs, toute la portée doctrinale et pratique de pareils faits, qui jettent une singulière lumière sur tant d'observations curieuses recueillies par l'empirisme? C'est ainsi que l'empirisme avait merveilleusement su apprécier, par des guérisons incontestables, les propriétés antivenimeuses — nous disons aujourd'hui antitoxiques — de certains sucs animaux et végétaux, auxquels la Médecine expérimentale reconnaît maintenant mêmes réactions biologiques et mêmes analogies de constitution. L'empirisme, qui n'avait pas plus souci de la composition du protoplasma des vipères que de la composition du protoplasma des lianes antivenimeuses, savait pourtant assez bien colliger les observations, pour en tirer de précieux enseignements. C'est même, par cette préoccupation exclusive qu'il avait de trouver et d'appliquer les remèdes, que l'empirisme diffère de la thérapeutique, car, vous le savez, si le propre des guérisseurs empiriques fut de se montrer soucieux de la puissance et non de la science de guérir, le propre du Thérapeute moderne est, tout en augmentant et en perfectionnant ses remèdes, d'enquêter sur le *comment* et le *pourquoi* de l'efficacité curative des agents qu'il emploie. Ne devons-nous pas en effet à l'empirisme de nous avoir, de tout temps, appris que certaines races, certaines espèces, certains individus, hommes, animaux aussi bien que végétaux, se montraient réfractaires à certains empoisonnements comme à certaines maladies? A maintes reprises, nous avons évoqué pareils faits, notamment à propos de croyances et de pratiques dont l'Antiquité nous a légué la tradition, qui s'est tour à tour perdue, altérée et retrouvée au travers des âges étonnés, et dont la Science s'efforce aujourd'hui de trouver l'interprétation.

Ces considérations singulièrement instructives vous prouvent une fois de plus, Messieurs, combien le Thérapeute doit se soucier de toutes choses, combien le Thérapeute doit, en toutes matières, en tous sens, en tous pays et dans tous les temps, pousser ses enquêtes et chercher son enseignement.

La plupart des questions doctrinales auxquelles j'ai touché, Messieurs, ne pouvaient pas ne pas être abordées dans un cours de Thérapeutique et de Matière médicale appliquées, consacré à l'étude des médications immunisatrices aussi bien qu'à l'étude des médicaments empruntés à toutes matières du monde organique, aux protoplasmas humain, animal, végétal et microbien.

Ces considérations générales devaient, à mon sens, vous être présentées en une rapide esquisse, pour servir à éclairer l'étude didactique, faite ici pour la première fois, des méthodes thérapeutiques nouvelles : de la Sérothérapie et de l'Opothérapie. Ces considérations générales devaient vous être présentées dans un cours de Faculté, puisque je vous ai dit et ne saurais trop vous répéter que mon devoir était de vous inviter à réfléchir, autant que de vous instruire sur toutes choses afférentes à la Matière médicale aussi bien qu'à la Thérapeutique.

Au reste, beaucoup de ces idées que j'ai déjà maintes fois soumises à vos réflexions, j'aurai à les développer de nouveau, quand je vais traiter devant vous la question de l'Opothérapie.

Si, Messieurs, la Matière médicale animale nouvelle, avec les invites de Brown-Séquard, nous apporte tant de curieuses médications, c'est depuis que la Biologie, découvrant les sécrétions internes, a reconnu à toutes nos cellules, aussi bien aux cellules des glandes qu'aux cellules des viscères, des activités et des réactions spécifiques. Ce sont ces activités et ces réactions spécifiques que la Thérapeutique s'ingénie à appliquer à la curation de maints états morbides.

Ce faisant, vous comprenez comment la Thérapeutique devient thérapeutique physiologique, comment elle devient thérapeutique spécifique, puisque c'est par l'intermédiaire des réactions cellulaires spécifiques qu'elle se propose d'arriver à la guérison des états pathologiques.

Voilà comment, pour vous le dire en passant, Messieurs, l'idée de spécificité que l'histoire de la Médecine nous a montré se faire jour d'abord en Pathologie, pénètre ensuite et règne en Physiologie, pour apparaître enfin dans la Thérapeutique, en lui apportant le meilleur de ses suggestions scientifiques. Ceci devait être, puisque, je ne cesse de vous l'apprendre, elles se montrent efficaces celles-là seulement de nos médications qui savent être physiologiques en leurs moyens.

Puisque la spécificité cellulaire, puisque le dynamisme spécifique cellulaire commande la vie entière des êtres organisés — aussi bien la vie normale, c'est-à-dire l'état physiologique, que la vie anormale, c'est-à-dire l'état pathologique, aussi bien que les modifications organiques et fonctionnelles apportées par nos médications, — n'est-elle pas spécifique, à son tour, la Thérapeutique, qui, tablant sur les propriétés biologiques (l'école de Montpellier disait, avec raison, vitales) cellulaires humaines, animales, végétales et microbiennes, oppose les spécificités médicamenteuses aux spécificités morbides?

Cela est si vrai, qu'aujourd'hui on pourrait, à proprement dire, parler de Matière médicale et de Thérapeutique cellulaires, si le souvenir de la Pathologie cellulaire de Virchow ne risquait de jeter, au premier abord, l'esprit en confusion. Entendant parler de Thérapeutique cellulaire, vous pourriez, Messieurs, vous imaginer que nous voulons traiter de la thérapeutique de la cellule comme corollaire de sa pathologie, alors que, dans notre esprit comme dans nos actes, thérapeutique cellulaire voudrait dire thérapeutique par la cellule, le protoplasma ou la sécrétion cellulaire devenant agent de Matière médicale, agent de médication. C'est même pour cela que j'ai préféré, pour désigner les méthodes thérapeutiques nouvelles (qui se servent des sécrétions internes comme moyens médicamenteux), le mot Opothérapie aux expressions Organothérapie et Histothérapie, qui prêtaient à confusion, les médecins pouvant s'imaginer qu'il s'agissait, dans l'espèce, de la thérapeutique *des* organes ou *des* cellules et non point de la thérapeutique *par* les organes et *par* les cellules. Et ce mot répondait si bien à l'idée qu'il exprimait, qu'il a été depuis lors généralement adopté et que vous trouverez dans les nouvelles pharmacopées allemandes, par exemple, le chapitre « Opotherapeutische präparate ».

Quand je vous parlerai des sécrétions internes, des activités spécifiques cellulaires et de leur emploi dans la Thérapeutique nouvelle, vous verrez comment, en prenant soin de s'expliquer nettement sur ce point, on pourrait comprendre qu'il y eût une Matière médicale et une Thérapeutique cellulaires, puisque le substratum de certaines médications n'est rien autre chose qu'un élément cellulaire. C'est ce que vous comprendrez merveilleusement, Messieurs, quand, commençant l'étude de l'Opothérapie, je ferai par exemple l'histoire de l'opothérapie thyroïdienne; quand je vous dirai comment le myxœdème, syndrome morbide engendré spécifiquement par une déviation organique ou fonctionnelle thyroïdienne, est arrêté ou guéri par l'apport d'un agent de Matière médicale animale doué, dans l'espèce, d'activités vitales spécifiquement vicariantes.

Dans l'évolution des idées au travers des choses de la médecine, de la physiologie et de la thérapeutique, vous allez, Messieurs, retrouver l'application du principe que je visais tout à l'heure. Vous allez voir que l'idée de spécificité devait logiquement passer de la pathologie à la physiologie, pour pénétrer enfin dans la thérapeutique, la notion de spécificité en thérapeutique étant la plus suggestive et la plus féconde, peut-être, parmi toutes les idées qui méritent de gouverner la Médecine.

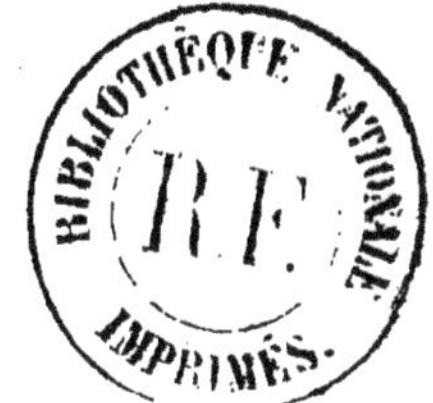

TABLE DES MATIÈRES

PREMIÈRE LEÇON

DEUXIÈME LEÇON

SÉROTHÉRAPIE GÉNÉRALE. — SÉROTHÉRAPIE PRÉVENTIVE DU TÉTANOS

TROISIÈME LEÇON

SÉROTHÉRAPIE PRÉVENTIVE DU TÉTANOS *(Suite et fin).*

QUATRIÈME LEÇON

SÉROTHÉRAPIE ANTIVENIMEUSE

CINQUIÈME LEÇON

SÉROTHÉRAPIE ANTIVENIMEUSE *(Suite et fin).*

SIXIÈME LEÇON

SÉROTHÉRAPIE ANTISTREPTOCOCCIQUE

SEPTIÈME LEÇON

SÉROTHÉRAPIE ANTISTREPTOCOCCIQUE (*Suite*).

HUITIÈME LEÇON

SÉROTHÉRAPIE ANTISTREPTOCOCCIQUE (*Suite*).

NEUVIÈME LEÇON

SÉROTHÉRAPIE ANTISTREPTOCOCCIQUE (*Suite*).

DIXIÈME LEÇON

SÉROTHÉRAPIE ANTISTREPTOCOCCIQUE (*Suite*).

ONZIÈME LEÇON

SÉROTHÉRAPIE ANTISTREPTOCOCCIQUE (*Suite et fin*).

DOUZIÈME LEÇON

SÉROTHÉRAPIE ANTIDIPHTÉRITIQUE

TREIZIÈME LEÇON

SÉROTHÉRAPIE ANTIDIPHTÉRITIQUE (*Suite*).

QUATORZIÈME LEÇON

SÉROTHÉRAPIE ANTIDIPHTÉRITIQUE (*Suite et fin*).

QUINZIÈME LEÇON

TRAITEMENT DU CROUP

SEIZIÈME LEÇON

TRAITEMENT DU CROUP (*Suite et fin*).

DIX-SEPTIÈME LEÇON

SÉROTHÉRAPIE DES MALADIES INFECTIEUSES

ESSAIS PARTICULIERS D'APPLICATION

DIX-HUITIÈME LEÇON

SÉROTHÉRAPIE DES MALADIES INFECTIEUSES (*Suite*).

DIX-NEUVIÈME LEÇON

SÉROTHÉRAPIE DES MALADIES INFECTIEUSES (*Suite*).

PESTE

VINGTIÈME LEÇON

SÉROTHÉRAPIE DES MALADIES INFECTIEUSES (*Suite*).

SYPHILIS. — TUBERCULOSE

VINGT ET UNIÈME LEÇON

SÉROTHÉRAPIE DES MALADIES INFECTIEUSES *(Suite et fin).*

TUBERCULOSE

VINGT-DEUXIÈME LEÇON

SÉROTHÉRAPIE ARTIFICIELLE

SÉRUMS ARTIFICIELS

VINGT-TROISIÈME LEÇON

SÉROTHÉRAPIE ARTIFICIELLE *(Suite).*

VINGT-QUATRIÈME LEÇON

SÉROTHÉRAPIE ARTIFICIELLE (*Suite*).

VINGT-CINQUIÈME LEÇON

SÉROTHÉRAPIE ARTIFICIELLE (*Suite et fin*).

VINGT-SIXIÈME LEÇON

TUBERCULINE

VINGT-SEPTIÈME LEÇON

TUBERCULINE (*Suite et fin*).

VINGT-HUITIÈME LEÇON

MALLÉINE

EMPLOI DE LA MALLÉINE POUR DIAGNOSTIQUER LA MORVE

VINGT-NEUVIÈME LEÇON

MALLÉINE (*Suite et fin*).

MATIÈRES MÉDICALE ET THÉRAPEUTIQUE COMPARÉES

ÉVREUX, IMPRIMERIE DE CHARLES HÉRISSEY

www.ingramcontent.com/pod-product-compliance
Ingram Content Group UK Ltd.
Pitfield, Milton Keynes, MK11 3LW, UK
UKHW020307200726
13857UKWH00001B/108